U0300982

儿童骨科治疗决策
Paediatric Orthopaedics
A System of Decision-Making

第 2 版

主　编　Benjamin Joseph　Selvadurai Nayagam
　　　　Randall Loder　Ian Torode

主　译　刘　宏　肖　晟

副主译　文　捷　李　欣　方　科

译　者（以姓氏笔画为序）
　　　　王健舟　文　捷　方　科　宁剑秋　刘　宏　李　欣　李　波
　　　　李　博　李范玲　肖　晟　邱海玲　何　彪　郑岸柳
　　　　徐　滔　郭　蓉　唐仲文　曹　舒　曾　鸣　蔡广庆

单　位　湖南省人民医院（湖南师范大学附属第一医院）

人民卫生出版社

Paediatric Orthopaedics: A System of Decision-Making/by Benjamin Joseph, Selvadurai Nayagam, Randall Loder, and Ian Torode
ISBN: 978-1-4987-0840-1
Copyright© 2016 by Taylor & Francis Group, LLC
Authorized translation from English language edition published by CRC Press, part of Taylor & Francis Group LLC; All rights reserved. 本书原版由 Taylor & Francis 出版集团旗下 CRC 出版公司出版,并经其授权翻译出版。版权所有,侵权必究。

People's Medical Publishing House is authorized to publish and distribute exclusively the Chinese (Simplified Characters) language edition. This edition is authorized for sale throughout Mainland of China. No part of the publication may be reproduced or distributed by any means, or stored in a database or retrieval system, without the prior written permission of the publisher. 本书中文简体翻译版授权由人民卫生出版社独家出版并限在中国大陆地区销售。未经出版者书面许可,不得以任何方式复制或发行本书的任何部分。

Copies of this book sold without a Taylor & Francis sticker on the cover are unauthorized and illegal. 本书封面贴有 Taylor & Francis 公司防伪标签,无标签者不得销售。

图字号:01-2018-2405

图书在版编目(CIP)数据

儿童骨科治疗决策 /(印)本杰明·约瑟夫
(Benjamin Joseph)主编;刘宏,肖晟译.—北京:
人民卫生出版社,2019

ISBN 978-7-117-28640-4

Ⅰ.①儿…　Ⅱ.①本… ②刘… ③肖…　Ⅲ.①儿科学
- 骨科学　Ⅳ.①R726.8

中国版本图书馆 CIP 数据核字(2019)第 129728 号

| 人卫智网 | www.ipmph.com | 医学教育、学术、考试、健康, 购书智慧智能综合服务平台 |
| 人卫官网 | www.pmph.com | 人卫官方资讯发布平台 |

版权所有,侵权必究!

儿童骨科治疗决策

主　　译:刘　宏　肖　晟
出版发行:人民卫生出版社(中继线 010-59780011)
地　　址:北京市朝阳区潘家园南里 19 号
邮　　编:100021
E - mail:pmph @ pmph.com
购书热线:010-59787592　010-59787584　010-65264830
印　　刷:人卫印务(北京)有限公司
经　　销:新华书店
开　　本:889×1194　1/16　印张:29
字　　数:939 千字
版　　次:2019 年 9 月第 1 版　2019 年 9 月第 1 版第 1 次印刷
标准书号:ISBN 978-7-117-28640-4
定　　价:298.00 元

打击盗版举报电话:010-59787491　E-mail:WQ @ pmph.com
(凡属印装质量问题请与本社市场营销中心联系退换)

原著作者

Benjamin Joseph MS (ORTH), MCH(ORTH), FRCS ED
Adjunct Professor of Paediatric Orthopaedics,
Christian Medical College,
Vellore, India
and
Consultant Paediatric Orthopaedic Surgeon,
Aster Medcity,
Kochi, India

Selvadurai Nayagam BSC, MCH(ORTH), FRCS ED
(TRAUMA AND ORTH)
Consultant Orthopaedic Surgeon,
Royal Liverpool Children's Hospital,
Alder Hey, Liverpool, UK
and
Honorary Reader,
University of Liverpool,
Liverpool, UK

Randall Loder MD
Garceau Professor of Orthopaedic Surgery,
Indiana University School of Medicine
and
Chief of Orthopaedics,
James Whitcomb Riley Children's Hospital,
Indianapolis, Indiana, USA

Ian Torode FRCS (C), FRACS
Director of Clinical Orthopaedics and Deputy Director
of Orthopaedics,
Royal Children's Hospital,
Melbourne, Australia

译者序

儿童骨科矫形是骨科学中最古老的话题，也是现代儿童骨科的重要组成部分，具有极大的专科魅力，同时最具挑战性。记得我开始做小儿骨科医师的时候，国内基本没有正规的儿童矫形外科书籍，当时是从刘广杰老师和吴守义老师编写的一本《脊髓灰质炎后遗症的外科治疗》开始学习。后来随着改革开放，有大量的出国学习人员回国和许多英文原著进入国内，加上历届全国小儿骨科学组的推动，中国的小儿骨科工作取得了很大的进步。

儿童骨科矫形是一项系统工程，并非任何畸形都需要手术矫形，由于儿童的生长发育特点以及畸形随患儿年龄的增长变化，还有一些病变的自然演化特点，这一切都预示着对不同情况选择什么时机做什么治疗，选择什么手术方法都应当仔细推敲。还有许多神经肌肉性病变需要与儿科医师和儿童康复科医师进行会诊沟通。

2009 年，第一次看到 Benjamin Josep 教授的第 1 版 *Paediatric Orthopaedics—a system of decision-making* 就爱不释手，一连读了好几遍。本书从临床工作的角度出发，按诊断或畸形直接提出需要解决的问题和进行治疗计划时需要注意的事项，就好像医师面对家长，通俗解释。然后再根据患儿的年龄、畸形的不同情况制定相应的具体计划，寥寥几笔，结合恰到好处的图和表，不仅分析到位，而且还包含了大量的近几年的新进展，对于年轻医师和高年资医师都有很好的指导作用。因为其中许多看起来简单的决策都隐含了大量的文献支撑，年轻医师可以很快地掌握所述畸形或病变的整体概念，而高年资医师却可以就其提出的决策、概念不断地进行品味、验证和发掘，实在是一本不可多得的好书。2016 年第 2 版发行，萌生了翻译的念头。本书的出版对于广大的儿童骨科医师，特别是兼职作儿童矫形的成人骨科医师能够起到快速学习和理解儿童骨科的矫形原则，起到少犯错误，规避风险，更好服务于广大患儿，具有积极意义。

感谢原著四位作者 Benjamin Joseph、Selvadurai Nayagam、Randall Loder 和 Ian Torode 教授。感谢肖晟主任（主译）及文捷、李欣和方科副主译，以及参加翻译和图表处理的各位同事的共同努力。

由于翻译水平有限，难免有不妥之处，敬请读者不吝赐教。

刘 宏

2019 年于长沙

原著序

全世界的儿童人口数量已经接近20亿,并仍在增加,这让这一新版的儿童骨科教材成为非常重要的改版。该书由国际级的作者团队合作完成,适合所有患儿的处理。该书不受考虑患儿的生活条件所限,对儿童骨骼肌肉系统畸形的处理进行了十分详细的描述。这些卓越的儿童骨科专家们倾尽学识经验,为儿童时期的最为常见的骨骼肌肉系统畸形的评估和治疗提供有条有理的依据。他们非常体贴地将内容限制在73章,9个区,覆盖了儿童大部分畸形。这样成书使得该书的组织和检索更加便捷。

该书是为那些经验还不够丰富、需要对疾病进行合理的处理的医生所设计。通过针对不同临床情况推荐不同的处理,使处理方法变得更加全面。也正是通过这些全面的处理方法,该书将会成为那些有经验和经验暂缺的手术医生行医生涯中一名极有价值的向导。

当Benjamin教授第一次请我为他的新书作序,他将该书描述成一本连接治疗的导航册。我以为该书将是一本充满了流程图的书,但实际上,作者创造了一个非常有效的治疗表格形式,将临床特点和推荐的治疗非常方便地匹配起来。这个方法使得依照重要的临床发现去选择治疗方案更加便捷。

该书的设计兼具功能性和吸引性。第二种颜色的使用使得图画更加直观,也更容易区分主题。图画的线条非常简约,对处理步骤的描述清晰细致,文字简明扼要。该书的设计、格式以及内容使得该书既适合深度阅读,也适合快速检索。优秀的书目总是能快速有效地表达信息,该书正是其中典范。

我预测该书将会被临床医生奉为至宝并物尽其用,而绝非束之高阁。

Lynn Staheli MD

看到该书名的第一眼,大家一定会问"什么? 又一本这个主题的书? "确实,同样的主题已经出版了很多的权威著作,有些甚至连主书名都和该书一样,有些还比该书厚上不少。在一些儿童骨科医生没进行进一步翻阅前可能会将此书与其他书一样束之高阁。

但那样你就大错特错了。该书值得阅读和参考,特别是对于那些已有一些临床经验的医生。该书夺人眼球的特点不在于主书目,而在于其子标题:决策指南。 Joseph、Nayagam、Loder 和 Torode 等采用了我们的书里不常见的视角和结构。他们不拘泥于诊断和鉴别诊断,而选择将目光放在临床问题和解决该问题的策略上。例如,没有关于脑瘫的章节,但是却有关节活动度减少的版块。他们采用了有趣的方法描述这些策略,通过使用表格展现指征和治疗方法,并从左向右根据年龄或者严重性逐步进展。对我而言,这样做比其他那些治疗决策中规则的表述和整洁的分类更有效。如何使四个作者保持笔调一致是个艰巨的任务,但最后章节的格式非常连续,读者在章节之间切换阅读时根本意识不到作者不一样了。书的内容也成功地覆盖了儿童骨科的疾病但却没有求大求全,并且在提出临床证据为决策起到支持作用这方面做得非常好。

虽说这种方式很有创新性,但我觉得至少有两种情况下这种方式可能行不通。第一种情况是决定性的临床证据缺失。在儿童骨科的临床工作中,我们经常面临这种问题。我们很少有研究去评估患者的终身疗效,尤其是

考虑到我们的患者从儿童到青少年再到成人到老人的一些具体变量的研究就更少了。作者们认为现实世界中的实践性循证医学意味着当前瞻性的随机研究不可行时，采用最佳证据治疗。而最佳证据可能是临床观察研究，或者专家共识，该书面对这些情况也是如此。Perthes 病这一章就是个例子，决策指南的提出建立在了还没有非常确定的临床证据的基础上。

第二种情况是一个临床问题可能来自不同病因。我对关节活动度减低这一章非常感兴趣，因为关节僵硬可能是由于儿麻脊灰炎、脑瘫痉挛或关节炎疼痛所致，其合并的关节僵硬也各不相同。而该书则不出所料，作者仅在给出活动及恢复的一般原则后，被迫各自对因再进行处理。

作为儿童骨科医生，我们必须掌握很多种技能，这些技能的重要性无人能否定，如沟通的技巧或者操作的技巧。我认为其中最为重要的技巧就是决策，去为合适的患者在合适的时机做合适的事情，该书正是精准的瞄准这个方向去培养这种能力。

Colin F Moseley MD

原著前言

该书第 1 版受到很多正面的评价,如在第 1 版前言中一样,作者们在此继续表达同样的感情。

本书增加了新的章节,并增加了彩图。我们希望本书可以继续成为年轻骨科医生开始个人儿童骨科生涯的起点。

在数字时代,可以迅速地从网上或者智能手机上得到一些信息,但是这些信息不足以形成足够的概念并解决问题,这时拥有一本清晰的指南对于那些年轻骨科医生而言是多么重要!我们希望本书可以填补这类的需求。

原著第 1 版前言

即便在最佳时间里,决策对于大部分人来说也是件十分困难的事情,而在那些不恰当的决策将会带来深远的影响的时候决策则更加艰难。对一个儿童骨科问题的判断失误可能导致患儿终身残疾。当文献中报道了根据不同情况采用了很多不同方法的时候,决策过程变得更加复杂。骨科教材常会针对一个特别的问题列举很多手术方式。怎么去做出正确的选择?对于特定的患者如何选择手术方式?什么影响了手术医生选择治疗方式?这些问题萦绕在每个手术医生的脑海里。对于那些仍在接受训练以及刚踏入初级阶段的年轻医生,临床决策非常困难。伴随循证医学要求的日益增加,需要形成一种决策路径,这种路径基于可及的临床证据而非天马行空的猜想。该书拟提供一种简明的信息以供儿童骨科医生决策 - 本书瞄准的就是上述两类医生,但笔者希望其他人也能从中受益。

同时我们承认每一种推荐的处理方式都并非这个临床问题的唯一解决方法,采用一种治疗方法代替另一种方法的原则将附在文中。希望本书能作为年轻骨科医生开展他个人儿童骨科生涯合理的处理问题的一个起点。

目录

第一篇

畸形

儿童畸形的基本治疗原则

SELVADURAI NAYAGAM AND BENJAMIN JOSEPH

概述

畸形是一种结构（包括长度、排列或关节的位置）的改变，这种结构改变会生产或有可能产生症状或功能障碍。这是小儿骨科医生所面临的最常见问题之一。这些外形可见的异常对患儿和父母都会产生很大的烦恼，同时对医生来说也必须区分某种畸形是正常变异还是病变。如果是病变，对于治疗而言，还有两个问题需要解决：

1. 这种情况的自然发展历程会怎样？
2. 如果不进行治疗，它的结果会是什么？

回答好这两个问题，治疗决策就变得非常简单（表1.1）。

表1.1 根据畸形自然史和产生后果进行决策

根据畸形自然史做出决策	
畸形自然史	干预措施
畸形有自然好转的倾向	安慰和随访
畸形倾向于进展	早期干预以纠正畸形，防止进展或复发（如果不可能治愈，想法阻止其发展）
畸形保持静止不变	根据畸形的后果确定是否进行干预
根据畸形后果做出决策	
畸形后果	干预决策
畸形在美观上可接受并且不会导致残疾	不进行干预
畸形在美观上不可接受但不会导致功能障碍	在权衡干预的并发症及潜在风险后确定是否干预
畸形会导致残疾	干预
畸形可能导致远期的有害结果	早期干预防止远期结果的发生和畸形的进展
畸形可能对病人是有利的	避免进行畸形的干预

畸形的自然史

畸形有自然好转的倾向

医生所遇到的无害的大量会自行好转的畸形患儿占很高的比率。这些正常的变化包括生理性膝内翻和膝外翻、婴幼儿扁平足、新生儿的仰趾外翻畸形，以及一些股骨和胫骨的扭转畸形。基于这类诊断的认识，医生可以向家长解释不必有顾虑。但有一部分患儿的这些改变不会完全恢复，明智的选择是保持随诊直到正常。

畸形倾向于进展和（或）手术矫正后倾向于复发

麻痹性畸形和骺板损伤有出现畸形进行性加重的倾向，直至骨骼生长停止。除非导致畸形的原因得到解决（如肌力不平衡或骨骺骨桥），否则看似令人满意的矫形效果将会复发。某些畸形，如脊柱侧凸，甚至在骨骼成熟后仍有进行性加重的可能。

畸形保持静止不变

有些畸形保持不变，典型的例子包括骨折畸形愈合，是由于复位时的排列太差或者患儿的年龄太大，骨折畸形不能完全塑形好。

畸形的影响

外形上可以接受并且没有功能障碍的畸形

应当不做处理。

外形上不可接受但没有功能障碍的畸形

一种畸形的外观能否接受的标准差别很大，与个人和社会的认同有关。即使是医生之间也会有不同的意见。

导致功能障碍的畸形

这类畸形需要进行治疗从而减少功能障碍。

可能会导致功能障碍的畸形

患儿目前看上去很好,但如不治疗可能将来不能保持目前的状况,是否需要提供治疗呢? 如果有足够的证据支持,这种畸形应当在出现功能障碍之前进行畸形矫正。另一方面,如果存在不确定性,就需要获得更多的证据来支持是否需要干预畸形的发展。

有关问题的处理

外观

外观常常是来院就诊的原因。目前对于儿童畸形的大量知识,知道哪些畸形随着儿童年龄的增长会自行改善,关键问题是需要从正常的变化中区分出病变。

功能丧失

畸形降低功能,因畸形发生的部位或严重程度而有所不同,它能够影响正常的关节运动,步态或日常活动。

疼痛和由疼痛导致的问题(不稳定)

关节走行线的异常或关节的不匹配会使关节面出现疼痛症状或退化。这种情况在上肢和下肢都会发生,在上肢,疼痛可能伴有关节的"滴答"声,或力量的丧失,而在下肢,更典型的表现是对关节位置的控制丧失。

继发性适应和退行性改变

在幼年就有并且长期存在的某些畸形,对骨产生的影响并不罕见,这种异常的应力会导致出现继发性畸形。如未经治疗的马蹄内翻足,其跗骨形状的改变一部分来自于内在的原因,还有一部分是由足的异常负重所产生。

治疗的目标

- 改善外观
- 改善功能

- 减轻疼痛和不稳定
- 防止继发性适应或退行性改变的发生或进展

畸形的评价原则

评价一个畸形应遵循下列基本原则:

- 对畸形的所有平面进行检查(临床检查和影像学检查)包括冠状面、矢状面和轴位。如果畸形靠近关节,还要对相应的骨和韧带(挛缩)进行检查。当关节畸形的起源是骨性关节畸形时,这种关节异常可能是由于关节面之间的倾斜或不匹配所导致的。需在麻醉下行关节造影和体格检查。
- 畸形近端和远端关节的情况(挛缩、活动范围、稳定性、继发性适应性的发展或退行性病变)。
- 对侧肢体的情况。
- 畸形对功能的影响。下肢要包括步态、行走耐力或参与运动的能力,而上肢要包括屈伸、抓握和日常生活能力。
- 是否已经产生代偿机制以及代偿的性质和效果。

许多表面上看起来是单一的畸形表现出一些额外的特征,这些特征一部分是以症状表现出来,一部分表现为代偿后的特点。如先天性下肢不等长,可以表现有从髋到足的多种畸形(症状的部分),还可以表现为踝关节长期的马蹄挛缩并伴有膝关节过伸(代偿表现)。

畸形分析的原则

畸形分析更多的是根据多个放射影像或其他的影像资料来进行,包括测量畸形的成角或移位的程度。而畸形的矫正就是恢复其各种放射学参数达到正常的范围内。畸形分析和随后的矫正手术就是一种平衡,就是手术要达到解剖上的"正常"与预期功能获得之间的平衡。需要强调的是,手术矫正到解剖"正常",大多数效果是满意的,但并不总是如此。一个适当的例子是骨骼畸形伴有神经肌肉的问题,手术矫正获得最大的功能效果要比获得解剖学上的精确性更为重要。

畸形矫正的方法有 Ilizarov 方式(包括急性和渐进的方式)、使用环形外固定器和 Paley[1, 2] 彻底改写了分析原则而发生彻底的改变。这些原则内容非常广泛,超出了本章范围,但作者建议医生们要熟悉这些参考文献中的内容。

现代畸形分析是根据大多数畸形三维程度作出的,可信度好,无论这些畸形的根本问题是来自于骨或关节,或两者均有影响。骨的畸形是在冠状面或矢状

面均存在偏差（或在两个面中均有偏差），这些偏差可以测量出其成角的角度或偏移的毫米数，或者在轴为测量出其存在旋转的角度或长度畸形上的毫米偏差。

成角旋转中心

大多数医生都能熟悉绘制畸形近端和远端的解剖轴线图，从而测量轴线交叉点处成角畸形的角度。该解剖轴线的交点在现代畸形的分析和治疗计划中的意义重大；该交叉点被称为成角旋转中心（CORA），也可以确定由畸形近端和远端的机械轴交点。CORA 代表要纠正畸形的旋转轴位置，并且也是纠正畸形近端和远端轴向排列的位置。

矫正畸形 CORA 点，横行二等分线和旋转轴位置定位

近端轴线和远端轴线的交叉点就是 CORA。如果围绕 CORA 进行旋转，这两个轴线就会重新排列。该旋转轴（Paley 命名其为成角矫正轴或 ACA）还可以设在 CORA 以外的合适位置并且仍能重新排列近端和远端轴线。旋转轴可以位于 CORA 横行线的任何一边，这条线称为"横行二等分线"。也就是说这条线的命名是将畸形的成角平分为二个相等的角（图 1.1a）。旋转轴的位置放置在畸形凸侧就产生开放性楔形矫正的效果，反之如果旋转轴的位置放置在凹侧，则产生闭合性楔形矫正效果。进一步沿着二等分线移动旋转轴可起到增加或减少的作用，即在纠正成角畸形的同时，可获得延长或缩短的效果（图 1.1b 和 c）。

如果旋转轴没有放在 CORA 或横行二等分线上的某一点，近端和远端轴会出现平行而不是出现排列对线，即发生侧向移位。

CORA 的位置

CORA 点在骨的位置与畸形成角项点相一致

当 CORA 点位于受累骨的边缘并与成角畸形项点相一致时，说明该畸形仅仅为一个成角畸形组成。矫正畸形的旋转轴就可以定位于二等分线上，并且在该部位进行截骨——这就是经典的开放性或闭合性楔形截骨矫正畸形的方法（图 1.1b）。

CORA 点位于骨范围内但与成角项点的平面不一致

这表明该畸形除了有成角因素外还存在移位（图 1.2）。该旋转轴仍然保持在二等分线上，但截骨的位置却有两个（在骨的成角项点的位置上或在 CORA 点上）：在前者，即在原始畸形的位置上截骨，成角畸形和移位畸形两者可同时得到纠正（图 1.2b）；而在后者，会出现一个新的排列畸形用来"平衡"原始畸形移位的修正（图 1.2c）。

CORA 点位于受累骨范围之外

这种情况可能是存在多项点畸形（和畸形为多个类似的弧形）。该畸形需要进行多重截骨来治疗。

这些 CORA 点特点，本质上就是 Paley 描述的截骨术原则。它解释了为什么在 CORA 点上或在其二等分线上放置一个旋转轴，在离开畸形成角项点的位置上进行截骨同样能够成功地矫正畸形的原因。许多儿童骨科的例子说明了这一原则，如进行股骨粗隆间或粗隆下截骨纠正由股骨头骨骺滑移患儿的髋内翻或用外侧移位来纠正起源于股骨关节线部位的膝外翻。

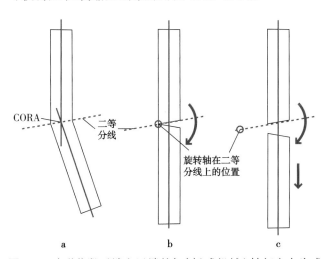

图 1.1　畸形节段近端和远端的解剖（或机械）轴相交点为成角旋转中心（CORA）（a）。二等分线是指该线是成角畸形的补角。将旋转轴放在二等分线上将能促进两个轴的重新排列（b）。将旋转轴放在二等分线畸形凸侧更远的位置将会增加截骨部位的距离（延长作用）（c）

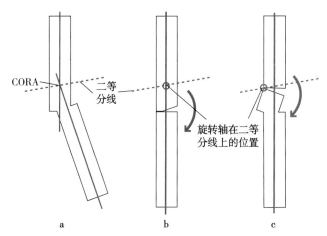

图 1.2　如果成角旋转中心（CORA）位于成角顶点的近端或远端，这表明该畸形除了有成角畸形外还有移位（a）。将旋转轴放在二等分线上将能保证两个轴的重新排列，无论截骨是做在原始畸形的位置（b）或是做在 CORA 点的平面（c）

治疗选择

软组织

这些问题都经得起各种策略的检验。

- 关节挛缩可以通过拉伸得到纠正（如连续地手法复位和石膏固定，控制性地用增加重量牵引系统或用外固定器，或通过手术对挛缩组织进行延长或松解）。对于软组织挛缩时间很长或非常严重的畸形都有骨的适应性改变，要纠正这些畸形，进行楔形截骨或短缩截骨的同时还必须加行软组织手术。
- 如果是关节囊或韧带松弛导致畸形，这些问题可以通过韧带重建、手术紧缩或关节支撑得到解决。重要的是要注意关节松弛的临床影响，如果肢体的机械轴有改变，如果存在其他骨性异常引起的原发性力线偏离，要进行矫正[3]。
- 先天性韧带缺失在正常临床应力下有关节松弛的表现，但对功能可能不会产生太大的影响。要根据功能异常的程度决定是否进行重建。

骨组织

截骨术有关节内截骨、关节周围截骨和骨干截骨。需要做关节内截骨的情况很少，如 Blount 病胫骨半侧平台的抬高[4]或先天性腓骨缺如的弧形截骨[5]。关节周围截骨是在骨干骺端，用于解决由骨骺或骨干骺端畸形引起的关节面倾斜。关节周围截骨也能用于矫正那些软组织松解无效的关节挛缩所引起的关节线的倾斜（如股骨髁上伸直截骨治疗长期膝关节屈曲挛缩）。对于骨骺畸形（关节平面）进行干骺部截骨时常常有这种情况，就像上面的例子，会出现一个次要畸形来抵消原发畸形。只要遵循截骨原则这种矫形技术是合适的（参见前面内容）。骨干截骨技术上更容易，用于远离生长板部位的畸形，并且能获得良好的内部稳定性。

矫正儿童畸形的另一个重要手术策略是引导生长。在某些情况下是通过支具来完成的，更常见的是生长板控制技术。例如用半骨骺阻滞术去改变肢体外形或行髂骨干固定术治疗下肢不等长[6,7]。

预防复发的策略

如果导致畸形的潜在原因一直存在，就会导致畸形复发，因此可以根据这些原因确定避免畸形复发的策略。

肌力不平衡

麻痹性畸形矫正后可能会复发，除非能解决潜在的肌力不平衡。这可能需要通过肌腱转移来增强弱侧的肌力，通过肌腱延长来削弱强侧的肌力，或通过肌腱切断术使肌肉功能丧失来完成。

生长板损坏

不对称的生长板损伤所导致的骺板骨桥应该进行骺板骨桥切除来治疗，如果畸形复发，将仍有生长能力的骺板消融切除，可以避免畸形发展和多次手术。

代谢性骨病变

潜在的代谢性骨病变如果通过药物治疗得不到解决，会导致畸形复发——在某些情况下，这可能意味着需要终生治疗。

软组织挛缩

纤维化和瘢痕组织随着生长不能被充分伸长使畸形容易复发。采用长期的牵伸运动和生长期使用夹板，使畸形复发的风险降到最低。

参考文献

1. Ilizarov GA. *Transosseous Osteosynthesis*, 1st edn. Berlin: Springer-Verlag, 1992.
2. Paley D. *Principles of Deformity Correction*. Berlin: Springer, 2002.
3. Saleh M, Goonatillake HD. Management of congenital leg length inequality: Value of early axis correction. *J Pediatr Orthop B* 1995; **4**: 150–8.
4. Jones S, Hosalkar HS, Hill RA, Hartley J. Relapsed infantile Blount's disease treated by hemiplateau elevation using the Ilizarov frame. *J Bone Joint Surg Br* 2003; **85**: 565–71.
5. Exner GU. Bending osteotomy through the distal tibial physis in fibular hemimelia for stable reduction of the hindfoot. *J Pediatr Orthop B* 2003; **12**: 27–32.
6. Yilmaz G, Oto M, Thabet AM, Rogers KJ, Anticevic D, Thacker MM *et al.* Correction of lower extremity angular deformities in skeletal dysplasia with hemiepiphysiodesis: A preliminary report. *J Pediatr Orthop* 2014; **34**: 336–45.
7. Stevens PM, Kennedy JM, Hung M. Guided growth for ankle valgus. *J Pediatr Orthop* 2011; **31**: 878–83.

2

马蹄足

BENJAMIN JOSEPH

概述

马蹄足或踝关节跖屈畸形是一种非常常见的畸形,在小儿骨科工作中,可见其由多种先天性和后天性因素发展而来。

"马蹄足"一词一般指的是固定性踝关节跖屈畸形,但少数情况下,患儿在行走时,踝呈马蹄足,而当休息时,踝关节可以被动恢复到中立位,甚至能够背屈。这种现象被称为动力性马蹄足,多见于习惯性踮脚行走及脑性瘫痪小腿三头肌痉挛的患儿。

虽然先天性马蹄足可以是一种单独的畸形(图2.1),

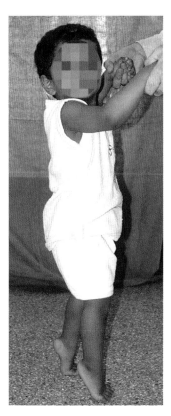

图2.1 先天性跟腱挛缩患儿的双侧马蹄足畸形

但更常见的是属于复杂畸形的一部分,如马蹄内翻足、凸底外翻足、腓侧半肢畸形的马蹄外翻足。

马蹄足畸形最常见于腓肠肌、比目鱼肌或者两条肌肉同时挛缩时发展而来,也常常发生于踝关节畸形及胫骨远端骨骺板的异常生长。小腿三头肌挛缩的原因有先天性挛缩和后天获得性挛缩(表2.1)。

马蹄足畸形的结果

步态改变

出现马蹄足畸形时,表现为前足着地而不是用后跟着地。在步态站立相的后期,足跟也根本不与地面

表2.1 小腿三头肌挛缩的原因

挛缩的原因	产生的病变
在子宫内未能正常发育导致的先天性挛缩	一些习惯性踮脚行走的先天性挛缩,多发性先天性挛缩,先天性马蹄内翻足,先天性凸底外翻足腓侧半肢畸形,等等
姿态畸形导致的挛缩	长期昏迷的患儿
出现踝关节背伸肌瘫痪时,由于缺乏伸长刺激导致肌肉生长障碍	下运动神经元瘫痪,如脊柱裂、脊髓灰质炎和外周神经损伤等 上运动神经元瘫痪,如脑性瘫痪
因肌肉纤维化导致的肌肉生长障碍	Volkmann缺血性挛缩,肌肉血管瘤,损伤后纤维化或烧伤后挛缩
原发性肌肉疾病	杜氏肌营养不良

接触,患儿表现为尖足步态。这种步态导致能量消耗增加。

对膝关节的影响

当马蹄足患儿行走时,其负重力线和地面反作用力线通过膝关节运动轴的前方。小腿三头肌产生的力偶使踝关节跖屈和膝关节伸直。跖屈肌-跖伸肌的力偶及前移到膝关节运动轴线之前的负重力线会产生膝反曲或膝关节过伸畸形。如果存在股四头肌麻痹,这种过伸畸形可能会促进膝关节的稳定性(见第55章)。但是,当不存在股四头肌麻痹时,这种马蹄足畸形是有害的。

对踝关节的影响

正常情况下,踝关节背伸时,距骨前面宽大的部分进入踝穴。为了促进完成这一动作,背屈时踝穴需要变宽,这是通过外踝向外侧轻度移动完成的(图2.2)[1]。长期马蹄足畸形患儿,其胫腓韧带发生挛缩,不能产生足够的空间使距骨前部进入踝穴。

对后足的影响

使足跟能够着地休息的代偿机制,即使是存在马蹄足畸形也会逐渐发展成后足外翻畸形。这种情况可查阅"外翻前马蹄"(valgus ex-equino)[2]。其

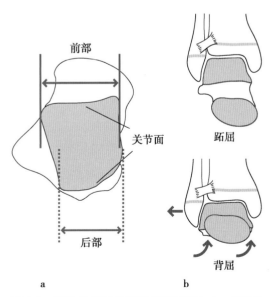

图2.2 距骨关节面的前部较后部宽(a)。在踝关节背伸时,外踝向外侧移动以适应距骨前部的宽大部分进入踝穴(b)

足弓也会出现塌陷并发展成扁平外翻足畸形(见第62章)。

对前足的影响

如果患儿持续的踮脚行走,会导致前足增宽和足趾张开。如果马蹄足未纠正,到中老年时会出现跖骨疼痛。如果合并有足底感觉缺失,跖骨头部位的压力增加会产生神经源性溃疡。

下蹲困难

正常情况下蹲是司空见惯的事情,然而对于马蹄足畸形,即使是轻度的马蹄足患儿,下蹲都有困难。对于这类患者,要尽可能努力使背伸达到20°~30°。

处理的问题

畸形复发

由于在许多情况下,造成挛缩的潜在原因不可能被消除,因此就有畸形复发的风险。

过度矫正的风险

小腿三头肌过长会造成跖屈无力和跟行足畸形。这在脑性瘫痪中是一种特殊的残疾,会导致严重的蹲伏步态(见第62章)。

治疗目标

- 恢复跖行步态
  这是所有马蹄足矫形的主要目的。
- 恢复后跟-足趾的步态顺序
  恢复正常后跟-足趾的步态模式是大家所希望的,但是因为有潜在的疾病过程,很多情况下无法达到这种效果。
- 预防膝关节及足的不良适应性改变
  需阻止膝反曲和后足外翻畸形的进展。
- 如果需要,促进被动背屈超过中立位
  如果想要能下蹲,应当充分地松解挛缩,达到至少20°的背屈。
- 预防畸形复发
  如果马蹄足畸形是由于肌力不平衡造成,那治疗

决策就应该包括肌腱转移,如果不能做肌腱转移,则需长期行被动牵伸训练和使用支具。

- 预防过度矫正

小腿三头肌过度延长会导致跟行足畸形,必须要避免,这种情况的出现比马蹄足畸形造成的残疾更严重。

治疗方法的选择

不予干预

仅仅只有一种情况,就是合并有股四头肌无力的轻度的马蹄足,这种固定性马蹄足是有益。这类患儿的马蹄足畸形不需要治疗。

踝足矫形器和牵伸训练

踝足矫形器能有效的纠正动力性马蹄足。在马蹄足矫正手术后也必须使用矫形器,以预防畸形复发的风险。同时还应该定期进行小腿三头肌的牵伸训练作为防止复发的补充[3]。

管型石膏的楔形矫形

较为轻度的马蹄足可通过管型石膏的楔形矫形纠正。这对于血友病患儿特别有用,血友病患儿手术时需要将Ⅷ因子升到接近正常的水平。对于马蹄内翻足患儿的马蹄足畸形早期复发病例也是有效的治疗方法。开始的石膏可以在全身麻醉下进行,比患儿清醒时包石膏的矫形效果更好。

跟腱切断

对于足踝僵硬,马蹄足纠正后不太可能有较大活动者,可以行经皮跟腱切断。对于多发性先天性挛缩(多关节挛缩症),肌腱切断是首选的治疗方案。

经皮跟腱延长

对于中度马蹄足,经皮跟腱延长术应该足以纠正畸形,获得满意的效果而不需要切开踝关节囊。Hoke或White延长技术简单而有效(图2.3)[3]。

跟腱冠状面Z形延长

单纯性严重的马蹄足畸形可以行开放性跟腱冠状面Z形延长,同时行踝关节后关节囊切开进行矫正。

跟腱矢状面Z形延长

严重的马蹄内翻足或马蹄外翻足畸形应当行跟腱

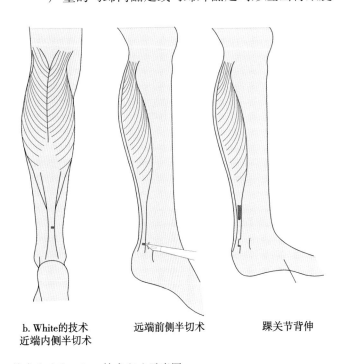

a. 马蹄足的Hoke技术　　小腿三头肌半切术　　踝关节背伸　　　b. White的技术 近端内侧半切术　　远端前侧半切术　　踝关节背伸

在三个平面经皮分割肌腱厚度的一半

图2.3　经皮跟腱延长技术。Hoke技术(a)和White技术(b)示意图

矢状面 Z 形延长来治疗。如果是内翻畸形,注意在跟骨分离切断跟腱的内侧半部分;如果是外翻畸形,则在跟骨部切断跟腱的外侧半部分。

腓肠肌的选择性延长

如果证明马蹄足畸形是由腓肠肌痉挛所致,而没有比目鱼肌受累,就采用腓肠肌延长多种方法中的一种,这些方法均已有描述(见第 62 章,图 62.3)。脑瘫患儿大多数有腓肠肌痉挛,腓肠肌延长是首选治疗方案[4-7]。

跟腱延长及肌腱转移恢复背屈活动

瘫痪患者都会有明显的肌力不平衡,除了跟腱延长手术之外,从后侧间隔内选择一条适当的肌腱转移到足的背侧来恢复背屈的力量。除非用这种方法恢复肌力平衡,否则畸形将会复发。

半跟腱转移

脊柱裂患儿即使已经做了跟腱切断术,马蹄足畸形仍可能复发,尽管其小腿三头肌不能主动收缩。这种患儿的肌肉通常都是痉挛的,即使看起来是非常满意的跟腱切断术后,其跟腱和跟骨常常会再愈合。这种情况下,跟腱外侧半转移到足的背侧能预防马蹄足畸形复发(图 2.4)[8]。

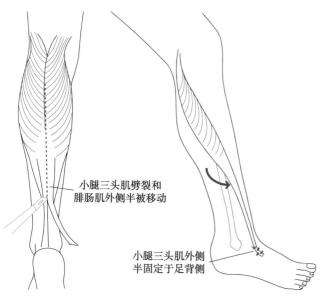

小腿三头肌劈裂和腓肠肌外侧半被移动

小腿三头肌外侧半固定于足背侧

图 2.4　跟腱外侧半转移到足背的技术

踝上截骨术

年龄较大的患儿,由于存在足僵硬及长期的马蹄足,即使跟腱延长和踝关节的后关节囊切开可能也不能使距骨复位。当距骨不能复位到踝穴时,跟腱延长及后踝关节囊切开不会有可观的治疗效果,对于这种情况,行胫骨的踝上截骨术可能恢复跖行足。

胫骨远端前方的半骨骺阻滞术

胫骨远端前方生长板的暂时性生长阻滞对于踝上截骨来说似乎是一种诱人的选择,但用 8 字板的骨骺阻滞术纠正马蹄足还没有证据支持[9]。

三关节融合

骨骼成熟的青少年合并严重畸形,鸟嘴式三关节融合将能纠正马蹄足(图 2.5)。采用该手术,任何合并有内翻或外翻畸形都可以在距下关节平面得到纠正。

治疗时考虑的因素

潜在的病变过程

如果小腿三头肌纤维化且没有收缩功能,那么跟腱延长后有复发的风险,跟腱切断应该是治疗首选。因为纤维化,跟腱切断后过度矫正的风险很小。另一方面,对于先天性肌肉挛缩的患儿,如果没有神经源性病变,做肌腱延长是明智的选择。对于脑瘫患儿,如果存在腘绳肌痉挛而行小腿三头肌过度延长,有产生严重蹲伏步态的风险。如果有腘绳肌痉挛必须避免做跟腱延长。

畸形复发的可能性

肌肉的生长有赖于牵伸刺激,正常情况下,这种牵伸刺激是由拮抗肌提供的。因此,如果马蹄足合并有背屈肌无力,就不会产生小腿三头肌的充分牵伸。在这种情况下,仅做小腿三头肌的延长就明显不够,必须要确保有足够的牵伸刺激,可以采用肌腱转位来增加背屈肌的力量或进行被动牵伸训练的物理治疗。

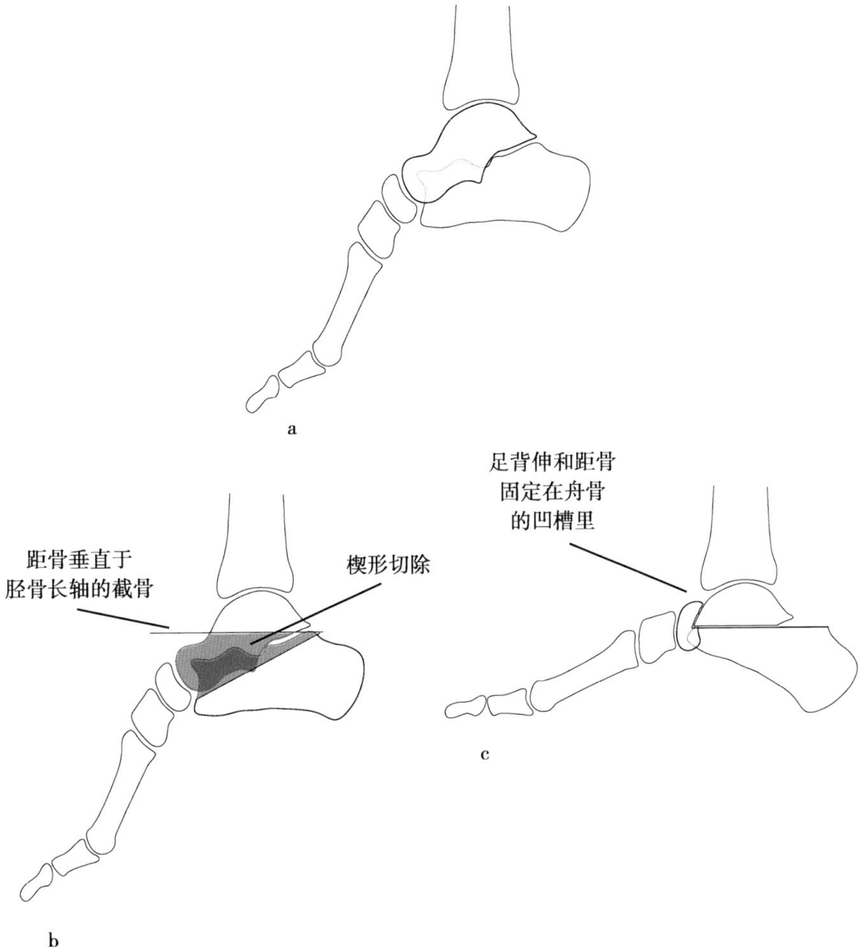

距骨垂直于
胫骨长轴的截骨

楔形切除

足背伸和距骨
固定在舟骨
的凹槽里

图 2.5　鸟嘴式三关节融合技术示意图

过度矫正的可能性

　　在脑瘫患儿,对于小腿三头肌延长后出现过度矫正的风险要有充分的认识,这在其他的临床情况下也可能发生,如先天性马蹄内翻足。

患儿的年龄

　　骨性手术作为纠正长期的马蹄足畸形的一种手段应留待年龄较大的患儿和青少年患儿。

畸形的严重性

　　畸形的严重性将决定手术的性质。

推荐的治疗方法

　　马蹄足畸形的治疗大纲见表 2.2。表中显示要根据腓肠肌和比目鱼肌挛缩的情况进行治疗选择。如果证实只有腓肠肌的挛缩,就要选择腓肠肌松解术。同样,对于脑瘫患儿,优先选择腓肠肌延长而不是跟腱延长。

表 2.2　马蹄足畸形的治疗大纲

适应证								
轻度马蹄足 + 股四头肌无力	动力性马蹄足	近期发生的轻度僵硬型马蹄足 + 没有潜在的肌力不平衡	中度马蹄足 + 姿态性畸形 + 没有肌力不平衡 + 腓肠肌和比目鱼肌挛缩	中度或重度马蹄足 + 僵硬 + 高复发风险 + 无过度矫正风险	重度马蹄足 + 没有肌力失衡 + 腓肠肌和比目鱼肌挛缩	中度或重度马蹄足 + 肌力失衡 + 无痉挛 + 腓肠肌和比目鱼肌挛缩	复发型马蹄足 + 踝关节瘢痕僵硬 + 长期的畸形	青春期严重的马蹄足 + 足僵硬软组织手术不能纠正
						跟腱Z形延长 + 肌腱转位恢复肌力平衡	踝上截骨术	鸟嘴式三关节融合术
					跟腱Z形延长 + 踝关节后关节囊切开			
				跟腱切断（切除1cm肌腱）				
			经皮跟腱延长					
		管型石膏楔形石膏矫形						
	足踝矫形器 + 牵伸训练							
无需干预								
治疗								

参考文献

1. Kapandji IA. *The Physiology of Joints*, 1st edn. Vol 2. Edinburgh: E & S Livingstone, 1870.
2. Sharrard WJW. *Paediatric Orthopaedics and Fractures*, 3rd edn. Vol 2. Oxford: Blackwell Scientific Publications, 1993.
3. Graham HK, Fixsen JA. Lengthening of the calcaneal tendon in spastic hemiplegia by the White slide technique: A long-term review. *J Bone Joint Surg Br* 1988; **70**: 472–5.
4. Saraph V, Zwick EB, Uitz C, Linhart W, Steinwender G. The Baumann procedure for fixed contracture of the gastrosoleus in cerebral palsy: Evaluation of function of the ankle after multilevel surgery. *J Bone Joint Surg Br* 2000; **82**: 535–40.
5. Engsberg JR, Oeffinger DJ, Ross SA *et al.* Comparison of three heel cord surgeries in children with cerebral palsy. *J Appl Biomech* 2005; **21**: 322–33.
6. Svehlik M, Kraus T, Steinwender G, Zwick EB, Saraph V, Linhart WE. The Baumann procedure to correct equinus gait in children with diplegic cerebral palsy: Long-term results. *J Bone Joint Surg Br* 2012; **94**:1143–7.
7. Yngve DA, Chambers C. Vulpius and Z-lengthening. *J Pediatr Orthop* 1996; **16**: 759–64.
8. Ogilvie C, Sharrard WJ. Hemitransplantation of the tendo calcaneus in children with spinal neurological disorders. *J Bone Joint Surg Br* 1986; **68**: 767–9.
9. Al-Aubaidi Z, Lundgaard B, Pedersen NW. Anterior distal tibial epiphysiodesis for the treatment of recurrent equinus deformity after surgical treatment of clubfeet. *J Pediatr Orthop* 2011; **31**: 716–20.

3

马蹄内翻足

SELVADURAI NAYAGAM

概述

临床上遇到最多的马蹄内翻足畸形是先天性马蹄内翻足（图 3.1a 和 b）。然而，同样的畸形可以发生在神经损伤等疾病，常见的有腓总神经损伤（图 3.1c 和 d）、脊柱裂、脊髓灰质炎及痉挛性瘫痪等。马蹄内翻足畸形偶尔在跗骨联合的病人中见到，表现为僵硬性畸形，类似于胚胎性畸形[1]。

在先天性马蹄内翻，遗传因素、胎儿本身的因素和子宫内的"挤压"问题及神经肌肉异常都被认为是致病因素。如果是男孩，第一胎的危险因素增加，如果伴有一级亲属的阳性家族史则危险性更高（可达正常的 20~30 倍）。有些与妊娠相关的情况也可以增加患病风险，如早期羊膜穿刺术、胎儿束缚的情况（羊水过少，臀位产）和母亲体重过重[2]。对于合并有髋关节

发育不良的风险增加现在有不同的看法，但对于先天性马蹄内翻足患儿的第一次评估应当包括检查脊柱脊髓问题或其他的关节挛缩，如先天性多发性挛缩（多关节挛缩）[3]。大多数情况下，特发性马蹄内翻足找不到确切的原因。大约一半的患儿是双侧受累。

马蹄内翻足或先天性马蹄内翻足（CTEV）的诊断现在能够通过超声成像进行产前诊断；B 超检查的敏感性为 71%，阳性（81%）预测值和阴性（99%）预测值较高[4]。父母的第一个反应就为寻求这种情况的预后或治疗进行多方面的信息收集。在第一次面对父母的咨询时要解决三个问题：如果诊断是单纯性马蹄足，超声检查有可能出现假阳性；有多达 2/3 的马蹄足产前诊断会发现有其他方面的异常；以及特异性（尤其是对治疗的反应）的存在，应该警惕不要过度地进行危害预测[5,6]。

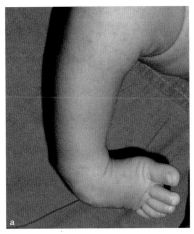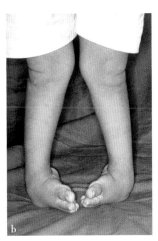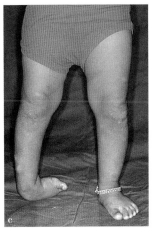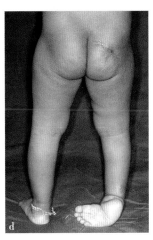

图 3.1 新生儿马蹄内翻足（a）和学步期儿童未治疗的先天性马蹄内翻足（b）。（c 和 d）先天性马蹄内翻足患儿很难与臀大肌部切割伤造成坐骨神经腓侧支被切断所形成的马蹄内翻足畸形区别

畸形

畸形是一种累及踝关节、距下关节和跗骨间关节的复杂畸形。

后足

在踝关节有马蹄或跖屈畸形;在距下关节有内旋和内收畸形。内旋和内收畸形共同形成后足内翻。认识到距下关节同时出现内旋和内收这一点很重要,因为距下关节特殊的倾斜轴表明跟骨也出现继发性内收,并且会进一步出现内翻(图3.2b)。

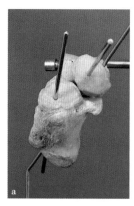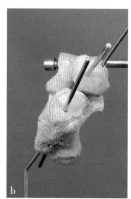

图 3.2 距骨和跟骨在距下关节外翻位时的关节链接模型(a)和该关节在内翻位的关节链接模型(b)。在外翻位距骨是外展的,而在内翻位跟骨是内收的

中足

在跗中关节部位,前足相对于后足出现内收和跖屈。常见有不同程度的畸形和不同程度的"僵硬"性。

导致畸形的结构

导致畸形的结构因素有软组织和骨。一些肌肉由于失去拮抗肌而可能变短,一些由于有上运动神经元的问题而出现痉挛。表3.1总结不同的病因导致马蹄内翻足畸形的各种异常。

还有骨形态的异常要考虑;一些出生时就存在,而另一些是长期的关节挛缩所产生的适应性改变。对马蹄内翻足死婴的解剖和MRI研究已经清楚地显示软组织有挛缩,并且距骨、跟骨和舟状骨的形态以及它们之间的关系有异常[7-9]。这些知识使外科医生重点关注相关的结构问题,包括非手术治疗技术或手术矫正技术(表3.2)。

表 3.1 不同原因以及不同情况的马蹄内翻足处理

情况	潜在的异常	干预
先天性马蹄内翻足	小腿三头肌和胫骨后肌挛缩以及距骨和跟骨畸形	手法牵拉加系列石膏,多数病例在婴儿期行或不行挛缩肌肉的肌腱延长。对于非单纯性和畸形性可能需要加行其他手术和关节松解手术
腓总神经瘫痪	小腿三头肌和胫骨后肌由于缺乏拮抗肌而产生肌力不平衡(外翻肌群和背屈肌群瘫痪)	畸形纠正后要恢复肌力平衡
脑性瘫痪	小腿三头肌和胫骨后肌痉挛	降低受累肌肉的痉挛

处理的问题

异质性导致相同治疗下的不同结果

Pirani和Dimeglio分类方法应用较广并且两种方法的可重复性好。有几种临床表现指向严重性的增加:在中足出现一条深的或双重皱褶,畸形广泛和僵硬[10]。

复发

最初的治疗即使获得完全的矫正也有可能复发。要定期随访直到骨骼成熟,医师可以判断是否有轻度复发,并且有机会用更简单的方法进行早期干预。马蹄内翻足的潜在病因不因治疗而发生改变,这可能是导致畸形复发的基础。

反复广泛开放手术所形成的瘢痕

一开始治疗就选择手术松解的方法,医生应当为这些病例复发后成为僵硬性畸形负责。这样做会导致瘢痕形成,至少应当部分负责。再次手术松解会进一步加剧这个问题。

治疗目标

- 恢复跖行足
  使畸形完全恢复正常不是治疗先天性马蹄内翻

足的目标,因为就现有的治疗方法不可能达到这种效果[11,12]。所有马蹄内翻足的治疗方法,目标是使足在休息位时能平放在地面,有利于体重平均分布于足底。

- 避免治疗后足的柔韧性丧失

某种程度的瘢痕形成是手术治疗后的必然结果,但这些瘢痕并不一定导致足部僵硬。许多开放手术治疗的马蹄内翻足仍能保持足的柔韧性。但是,某些畸形在广泛性松解手术后不久就变得僵硬,但用其他不同的治疗策略可能会更好。多发性关节挛缩的马蹄内翻足(多关节挛缩症)其足的畸形本就是僵硬性的;此时的治疗目标就是获得僵硬性的跖行足。

- 尽可能地确保患足接近正常足的功能

理想情况下,努力达到正常的活动范围以及正常的肌肉力量。对于轻度的先天性马蹄内翻足患儿达到这种结果是可能的,但对于神经源性的马蹄内翻足畸形却是不现实的。

- 确保患足不产生疼痛

正常的足骨排列与正常的功能相一致,治疗后或有残余畸形,至关重要的是不会导致疼痛。如果能达到无痛行走,即使有一些小的残余畸形也是能够接受的。

- 避免对矫形器的永久性依赖

对于马蹄内翻足有不同治疗方案,无论用哪种方案都要用某种夹板来维持一段时间。有证据表明在头3~4年需要使用这种夹板支具,但永久性使用要进行适当的斟酌——没有确切的证据证实是否延长支具的使用时间会比自然情况下的复发率要低。对于神经源性的病例,如果肌力不平衡无法得到调整,则可能需要长期使用矫形器防止畸形复发。

治疗方法选择

连续的手法和石膏

现在认为 Ponseti 法连续石膏是治疗新生儿先天性马蹄内翻足的标准方法。对于婴儿马蹄内翻必须尽早地进行手法治疗,每一次动作都要轻柔并且在无麻醉下操作。手法纠正的顺序很重要,并且要坚持定期更换石膏,纠正后使用夹板(见图3.3)[13-15]。

该技术后来也能用于年龄较大的患儿[16]。大部分患儿需要做经皮跟腱切断术,从公开发表的文献看,63%的非特发性患儿和85%的特发性患儿在第一次治疗后就获得了成功[13,17,18]。矫形成功后还要继续

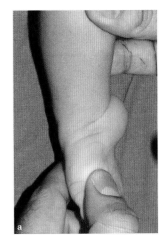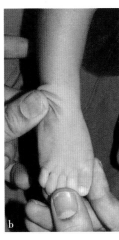

图 3.3 Ponseti 方法的连续手法技术。将足旋后以恢复高弓畸形(a)。然后采用向距骨头加压使足外展以确保足绕着距骨头运动(b)

穿戴带反向旋转杆的 Denis Browne 鞋 3 个月,3 个月后转为夜间佩戴至 3 岁[19]。

软组织松解

马蹄内翻足患儿至少对二次 Ponseti 操作没有什么疗效就有潜在的开放手术松解的指征。这种情况很少,可能畸形的病因不同;并且出现这种情况常常是双侧受累。手术根据不同的松解程度选择不同的皮肤切口,各种特殊结构都必须按照要求完全进行松解,如同按菜单点菜(表3.2)[20-25]。实践证明这种手术应当在9个月以后进行(此时,手术在技术上更容易并且手术后的辅助治疗正好在拆石膏时孩子就能开始行走的阶段)。

患儿并不总是能在出生后早期得到治疗。从全球范围看,特别是在贫穷地区,马蹄内翻足患儿到行走的年龄或更大年龄还未治疗者并不少见。对于这些大龄患儿仍有机会按 Ponseti 法治疗,如果治疗不成功,其残余畸形可行手术纠正[16]。

软组织手术技术包括单纯性后侧松解、后内侧松解或完全性距下关节圆周性松解。如果系列石膏已经很好地纠正了前足和后足的内翻畸形,只残留马蹄足畸形,则行后侧软组织松解就足够。然而,只有很少的病例需要做这种软组织松解(只用于系列石膏失败或没有完全纠正的患儿),多数患儿均存在有不同类型的不同程度的畸形,这类患儿必须行后、内侧软组织松解。对于严重的和僵硬性畸形,只有做完全性距下关节松解才能纠正跟骨内翻和其他畸形并且能充分地纠正马蹄畸形。

表3.2 软组织挛缩导致马蹄内翻足的畸形组成

畸形	挛缩导致畸形的结构异常
马蹄足	跟腱和小腿三头肌 踝关节后关节囊 距腓后韧带
后足内翻	胫骨后肌 距下关节的内侧关节囊 三角韧带浅层 跟腓韧带
前足内收	胫骨后肌 拇展肌 距舟关节和跟骰关节的内侧关节囊 弹簧韧带
前足马蹄（高弓）	跖筋膜 趾短屈肌

逐步分离牵引

采用外固定器进行逐步矫正治疗顽固性和复发性马蹄内翻足是一项很好的技术[26-28]。该方法似乎还能保持足的柔韧性，并且可以结合足部截骨手术一道进行，也可以结合对大龄和青少年患儿的僵硬性复发性畸形做补救性三关节融合手术的一种选择。对于复发性和僵硬性的变异性病例，用Ilizarov外固定方法进行逐步纠正来做补救性处理这些问题就一种非凡的创意；使畸形完全纠正和某种程度上恢复足踝柔韧性成为可能（图3.4）。对于大龄儿童和青少年患儿，该技术可以结合跟骨和中足截骨一道处理踝关节和距下关节僵硬，恢复跖行足。尽管这种方法在成功的纠正畸形获得跖行足方面有明显的优势，但对于患者和家庭来说也要做出相当大的努力和负担，就此而言，应当保留用于那些棘手的和顽固性畸形的病例。

肌腱转位

3岁以上的患儿，采用肌腱转位手术能有助于解决某些残余畸形部分，如果这些畸形能够被动纠正或在肌腱转位手术的同时得到纠正就应当考虑手术。在神经源性马蹄内翻足，肌腱转位手术总是作为整体手术的一部分而加以考虑，以解决肌力平衡问题（见第56章）。

胫前肌转移

胫前肌腱全部转移至足背外侧

胫骨前肌腱完整转移（图3.5a）的手术几乎占到Ponseti方法治疗病例的一半。通常是将肌腱转移到外侧楔状骨。如果发现前足畸形有复发，大概在3岁左右做这种手术。如果胫前肌腱转位术后马蹄内翻足出现复发，应该排除潜在的神经肌肉问题[29]。

胫骨前肌腱劈裂转移到足背外侧面

一些医生喜欢用胫骨前肌腱的外侧半转移到足的外侧面，将转移肌腱与腓骨短肌腱缝合或固定到骰骨上（图3.5b）。

胫骨后肌腱转移

将肌腱转移到足背外侧的基本原理是将变形力转化成矫正力（图3.5c）。然而，如果曾经做过软组织松解手术也可能使转移的肌腱出现纤维化和肌腱转移手术发生困难。

截骨术

纠正前足内收的截骨

尽管做过多次的系列手法石膏，做过胫前肌腱转位，甚至做过开放性软组织松解手术，前足内收仍有可能复发，如果患儿在适当的年龄（4~7岁），可能需要进一步的手术治疗，包括内侧柱和外侧柱的调整手术[30]。

内侧柱延长

内侧柱的开放性楔形截骨。该手术是行内侧楔状骨截骨，中间嵌入基底朝内的楔形骨块（图3.6b）。从髂骨切取有三面骨皮质的骨块作供骨块。大概在4岁左右，X线片上能够清楚地看见内侧楔状骨的骨化核，可见植骨块与内侧楔状骨愈合较好。

外侧柱缩短

骰骨的闭合性楔形截骨术。在骰骨上作一个基底朝外的楔形骨切除（图3.6c）。该手术可与内侧楔状骨的开放性楔形截骨联合进行（图3.6d），由于从骰骨切除的楔形骨块可以用来移植填入楔状骨，这种联合手术成为特别诱人的选择。如果不做内侧柱延长手术，行骰骨的松质骨刮除术（切除骰骨中央的骨化核部分）然后做闭合性压陷可获得同样的效果。

跟骨前端截骨术。在跟骨的前方进行闭合性楔形截骨能够获得与骰骨截骨同样的效果。然而，该截骨术有可能发生贯穿跟骨前方关节面的风险（图3.6e）。

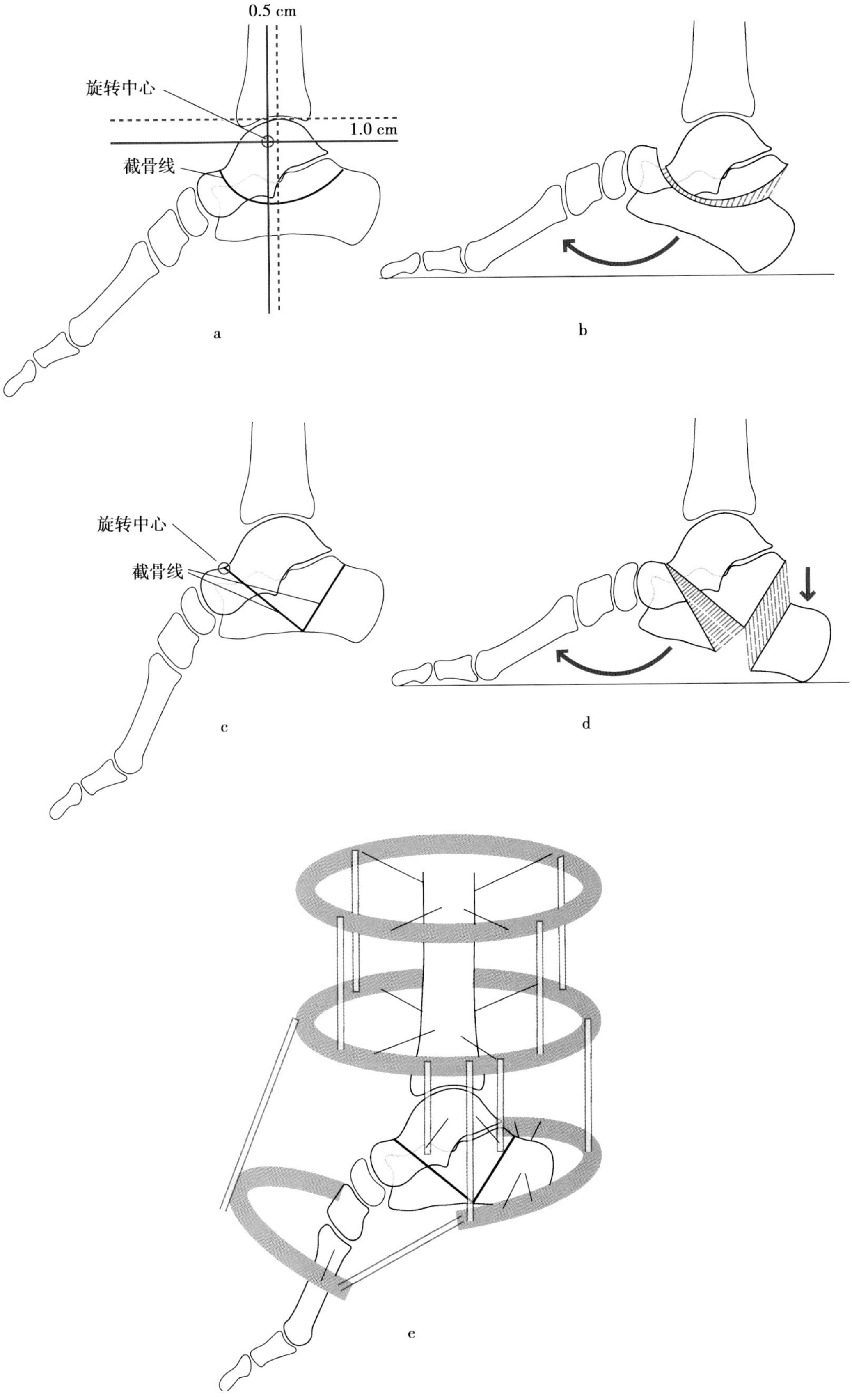

图 3.4 手术技巧采用 U 形截骨（a 和 b）或 V 形截骨术（c 和 d）并且用 Ilizarov 技术进行逐步分离牵引。如果仅仅残余马蹄足畸形则采用 U 形截骨，而要纠正马蹄内翻足则要用 V 形截骨。如图显示固定器的结构（e）

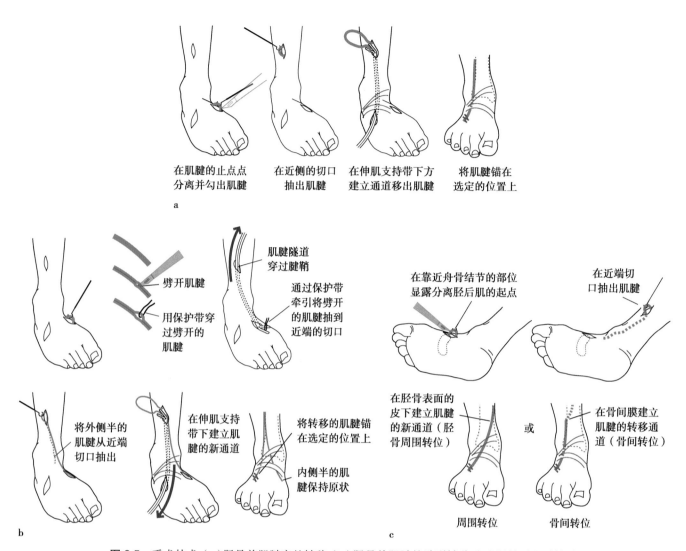

图 3.5   手术技术:(a)胫骨前肌腱完整转移;(b)胫骨前肌腱的劈裂转移;(c)胫骨后肌腱转移

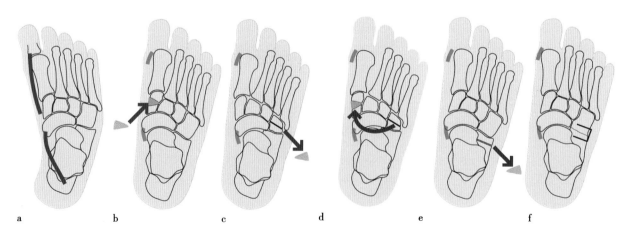

图 3.6   可以通过截骨术来纠正残余的前足内收(a)包括内侧楔状骨的开放性楔形截骨(b)、骰骨的闭合性楔形截骨(c)、联合进行内侧楔状骨的开放性楔形截骨和骰骨的闭全性楔形截骨术(d)、跟骨前端的闭合性楔形截骨(e)和跟骰关节的楔形骨切除融合手术(f)

矫正后足内翻的截骨术

如果大龄儿童距下关节保留有一些活动的话，这些手术可以用于纠正单纯性后足畸形（图 3.7）。将跟骨与地面的接触点向外侧移位到踝的中点，该截骨通过距下关节恢复外翻的杠杆作用。通过跟骨外侧闭合性楔形截骨或者跟骨外移截骨也能获得这种效果。跟骨内侧开放性楔形截骨也能获得同样的效果，但可能会有伤口的愈合问题。

骨切除术

对于严重的病例已经没有其他方法恢复跖行足的情况下，选用距骨切除术是最后的方法。已经有报告对于先天性多关节挛缩的顽固性马蹄内翻足患儿用该手术获得了满意的结果，但 Ilizarov 外固定器逐步纠正畸形技术的出现，已经使得需要这种补救性手术的病例减少。无论如何，还是有一些处理起来最困难的畸形会出现复发，因此距骨切除术还是有其实用价值。

关节融合术

跟骰关节融合术

跟骰关节融合有效地缩短了外侧柱（图 3.6f）。该技术最早由 Evans 所描述，但现在通过改良，用骰骨去核术能达到同样的效果[30]。

三关节融合术

三关节固定融合是一种补救性手术；该手术能用于足的多种畸形包括踝关节，距下关节和中足关节，理想的手术时机应该在 12 岁以后，此时足的大部分生长发育已经完成。但是，该手术会使足的大小进一步变小，长期随访甚至可能引起踝关节的退行性改变[31]。

在处理方面存在的争议

矫形后支具

对开放手术后使用夹板一直存在争议。虽然 Ponseti 方法建议使用支具的意见一致（见下文），但对于马蹄内翻足松解手术后，选择连续使用维持鞋，踝足矫形器和夜间夹板，医师们一直有不同意见。为了做到最小的干扰，停止 Paris 维持石膏后使用 3 个月的踝足矫形器，而不是连续使用是合理的，只要对畸形的复发情况进行观察。应当穿正常的维持鞋行走提供一些防止畸形复发的保护，应当不会复发。残余的前足内收，如果能被动矫正，可以使用直形的维持鞋；但是对僵硬性跖内收使用直形的维持鞋会导致疼痛。按规定使用夜间夹板肯定能控制休息时的足踝位置，此时患儿不活动，可以降低复发率。对于先天性多关节挛缩应该早期使用夹板，长期使用并进行很好的监控。

治疗复发性僵硬性畸形存在的争议

僵硬性的复发性畸形可能与瘢痕有关，但也可能就是僵硬性畸形自然病史的一种表现。对大龄患儿可采用三关节融合和其改良方法的补救性手术，但却使病人的足变得更小些，尽管足摆放的位置更好些。用 Ilizarov 的技术方法能获得类似的结果，但不会使足变小。

治疗时考虑的因素

病因

特发性马蹄内翻足用 Ponseti 方法治疗效果好。这种方法也可以作为其他类型马蹄内翻足的最初治疗方法——尽管治疗的效果可能有所不同，但用这种方

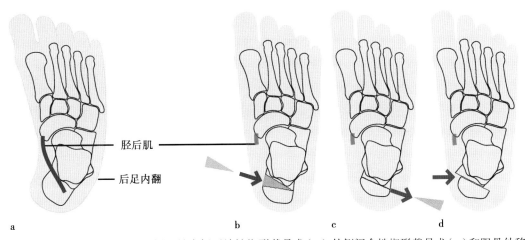

胫后肌

后足内翻

a　　　　　　　　b　　　　c　　　　d

图 3.7　纠正后足内翻的截骨术（a）包括跟骨内侧开放性楔形截骨术（b）、外侧闭合性楔形截骨术（c）和跟骨外移截骨（d）

法能够改善大部分的足畸形,遗留的小部分残余畸形可以用其他方法来处理。对于严重的马蹄内翻足畸形坚持用 Ponseti 方法,特别是对于非特发性类型,可能产生假性纠正(pseudo-correction)——这种情况下的残余畸形应当用开放手术去处理。

患儿与父母的情况

对系列手法石膏依从性较好的患儿(和父母)的一般效果都较好,但到严格使用 Denis Brown 支具夹板时可能会出现动摇的情况。医师要根据治疗的预期变化鼓励和支持患儿和家长对后期治疗的依从性。

对于 Ilizarov 技术也有类似的依从性问题;如果患儿正在进行长期的外固定支架固定和调整,有家庭环境的支持就更好。

年龄

新生儿马蹄内翻足的处理与后期仍存在畸形的患儿有所不同;对于年龄较大的患儿,用系列手法石膏治疗仍然有一定的作用,但需要某种手术治疗的可能性更大。

有手术史

对于以前做过手术的患儿,不大可能用 Ponseti 方法。瘢痕可能妨碍连续手法石膏的逐步矫正,或更

糟的是,会产生假性纠正。进一步的开放性手术或 Ilizarov 技术可能是更好的选择。

X 线的改变

足的 X 线片,尤其是对于顽固性或复发性马蹄内翻足,可能显示出异常骨形态(如距骨顶变得扁平)。有些病例的这种"平顶"外观在投照斜倾时也能见到,除此以外这是一种真正的改变。有这种平顶距骨的患者如果试图背屈踝关节时可能导致位于距骨窟窿前顶部的软骨发生损伤;对于这种情况采用矫形截骨是更好的选择。

肌力不平衡

神经源性病例,无论是上运动神经源病损或是下运动神经源病损,都需要对跨越踝关节和足部关节的肌肉活动的失衡情况进行认真评估。这种评估是矫正的基础,包涵了两方面的价值,对挛缩组织的松解和进行适当的肌腱转位手术以防止畸形复发(见第 53 章,下运动神经瘫痪的处理,第 56 章,足踝瘫痪和第 62 章,足踝痉挛)。

推荐的治疗方案

治疗大纲见表 3.3、表 3.4 和表 3.5。

表 3.3 婴幼儿马蹄内翻足畸形的治疗大纲

适应证				
新生儿特发性马蹄内翻足 + 无潜在的神经肌肉性病变	新生儿畸形性马蹄内翻足(如先天性多关节挛缩)	9 个月到 3 岁的患儿 + 马蹄内翻足对第 1 列治疗策略无效 + 以僵硬性马蹄足畸形为主要畸形(其他畸形能被动纠正)	9 个月到 3 岁的患儿 + 马蹄内翻足对第 1 列治疗策略无效 + 马蹄内翻足所有畸形成分都持续存在 + 某些部分的畸形不是太僵硬	9 个月到 3 岁的患儿 + 马蹄内翻足对第 1 列治疗策略无效 + 马蹄内翻足所有畸形成分都持续存在 + 所有畸形成分均僵硬
系列手法石膏,加或不加经皮跟腱切断术,然后用 Denis Browne 支具	手术前行系列手法石膏以减轻畸形的严重程度 + 早期(6 个月)后内侧松解 + 石膏和长期支具使用以防止复发	后侧软组织松解 + 支具	后侧和内侧软组织松解 + 支具	完全性距下关节松解(后侧、内侧和外侧松解) + 支具
治疗				

表 3.4 4~7 岁患儿残余畸形的治疗大纲

适应证				
前足残余畸形（内收和旋后） + 部分畸形能被动纠正 + 年龄 3~4 岁	前足残余畸形（内收和旋后） + 畸形不能被动纠正 + 年龄 <4 岁 + 楔状骨的骨化核未出现	前足残余畸形（内收和旋后） + 畸形不能被动纠正 + 年龄 >4 岁 + 楔状骨的骨化核出现	前足和后足残余畸形 + 畸形不能被动纠正 + 曾做过手术 + 年龄 >6 岁 （更有可能是 CTEV 复发）	前足内收 / 旋后和后足马蹄内翻 + 部分畸形能被动纠正 + 以前未做过手术 + 年龄 >6 岁 （更有可能是神经源性病变的为晚发类型,如杜氏肌营养不良,而不是 CTEV 复发）
重新用系列手法石膏 + 胫骨前肌腱转移到外侧楔状骨	胫骨后肌腱延长 + 踇外展肌松解 + 距舟关节囊切开 + 骰骨的基底朝外的闭合楔形截骨 / 骰骨去核术	胫骨后肌腱延长 + 踇外展肌松解 + 距舟关节囊切开 + 骰骨的基底朝外的闭合楔形截骨 ± 内侧楔形骨的开放性楔形截骨	内侧软组织松解 + 后侧软组织松解 + 胫前肌腱劈裂转移至足背外侧缘 + 骰骨的基底朝外的闭合楔形截骨 / 骰骨去核术 + 跟骨结节的外移截骨 或 用外固定器通过软组织的分离牵引逐步矫正	手术前行系列手法石膏以减轻畸形的严重程度 + 后、内侧软组织松解 + 胫后肌腱经骨间膜转移到足背外侧缘 + 矫正后支具
治疗				

CTEV, 先天性畸形性马蹄内翻足

表 3.5 青少年残余性或复发性马蹄内翻足畸形的治疗大纲

适应证		
僵硬性前足和后足畸形 + 曾做过软组织松解手术 + 侧位 X 线片上距骨体呈正常的圆凸形态	僵硬性前足和后足畸形 + 曾做过软组织松解手术 + 侧位 X 线片距骨体呈"平顶"形态 + 年龄 >10 岁	僵硬性前足和后足畸形 + 曾做过软组织松解手术 + 侧位 X 线片距骨体呈"平顶"形态 + 关节退行性变（软骨下骨硬化和关节间隙变窄） + 年龄 >12 岁
用外固定器通过软组织分离牵引进行逐步纠正	经跟骨和中足的 V 形截骨,用外固定器分离牵引逐步纠正	三关节融合 或 经跟骨和中足的 V 形截骨,用外固定器分离牵引逐步纠正
治疗		

参考文献

1. Spero CR, Simon GS, Tornetta P 3rd. Clubfeet and tarsal coalition. *J Pediatr Orthop* 1994; **14**: 372–6.

2. Werler MM, Yazdy MM, Mitchell AA, Meyer RE, Druschel CM, Anderka M *et al*. Descriptive epidemiology of idiopathic clubfoot. *Am J Med Genet* 2013; **161A**: 1569–78.

3. Paton RW, Choudry QA, Jugdey R, Hughes S. Is congenital talipes equinovarus a risk factor for pathological dysplasia of the hip? A 21-year prospective, longitudinal observational study. *Bone Joint J* 2014; **96-B**: 1553–5.

4. Pullinger M, Southorn T, Easton V, Hutchinson R, Smith RP, Sanghrajka AP. An evaluation of prenatal ultrasound screening for CTEV: Accuracy data from a single NHS University Teaching Hospital. *Bone Joint J* 2014; **96-B**: 984–8.

5. Treadwell MC, Stanitski CL, King MR. Prenatal sonographic diagnosis of clubfoot: Implications for patient counseling. *J Pediatr Orthop* 1999; **19**: 8–10.

6. Tillett RL, Fisk NM, Murphy K, Hunt DM. Clinical outcome of congenital talipes equinovarus diagnosed antenatally by ultrasound. *J Bone Joint Surg Br* 2000; **82**: 876–80.

7. Herzenberg JE, Carroll NC, Christofersen MR *et al*. Clubfoot analysis with three-dimensional computer modeling. *J Pediatr Orthop* 1988; **8**: 257–62.

8. Itohara T, Sugamoto K, Shimizu N *et al*. Assessment of talus deformity by three-dimensional MRI in congenital clubfoot. *Eur J Radiol* 2005; **53**: 78–83.

9. Itohara T, Sugamoto K, Shimizu N *et al*. Assessment of the three-dimensional relationship of the ossific nuclei and cartilaginous anlagen in congenital clubfoot by 3-D MRI. *J Orthop Res* 2005; **23**: 1160–4.

10. Cosma D, Vasilescu DE. A clinical evaluation of the Pirani and Dimeglio idiopathic clubfoot classifications. *J Foot Ankle Surg* 2014; doi: 10.1053/j.jfas.2014.10.004. [Epub ahead of print]

11. Salazar-Torres JJ, McDowell BC, Humphreys LD, Duffy CM. Plantar pressures in children with congenital talipes equino varus: A comparison between surgical management and the Ponseti technique. *Gait Posture* 2014; **39**: 321–7.

12. Mindler GT, Kranzl A, Lipkowski CA, Ganger R, Radler C. Results of gait analysis including the Oxford foot model in children with clubfoot treated with the Ponseti method. *J Bone Joint Surg Am.* 2014; **96**: 1593–9.

13. Gray K, Pacey V, Gibbons P, Little D, Burns J. Interventions for congenital talipes equinovarus (clubfoot). Cochrane Database Syst Rev. 2014; doi: 10.1002/14651858.CD008602. [Epub ahead of print]

14. Spiegel DA. CORR Insights®: Results of clubfoot management using the Ponseti method: Do the details matter? A systematic review. *Clin Orthop Relat Res* 2014; **472**: 1617–8.

15. Zhao D, Li H, Zhao L, Liu J, Wu Z, Jin F. Results of clubfoot management using the Ponseti method: Do the details matter? A systematic review. *Clin Orthop Relat Res* 2014; **472**: 1329–36.

16. Banskota B, Banskota AK, Regmi R, Rajbhandary T, Shrestha OP, Spiegel DA. The Ponseti method in the treatment of children with idiopathic clubfoot presenting between five and ten years of age. *Bone Joint J* 2013; **95-B**: 1721–5.

17. Moroney PJ, Noel J, Fogarty EE, Kelly PM. A single-center prospective evaluation of the Ponseti method in nonidiopathic congenital talipes equinovarus. *J Pediatr Orthop* 2012; **32**: 636–40.

18. Mayne AI, Bidwai AS, Beirne P, Garg NK, Bruce CE. The effect of a dedicated Ponseti service on the outcome of idiopathic clubfoot treatment. *Bone Joint J.* 2014; **96-B**: 1424–6.

19. Thacker MM, Scher DM, Sala DA *et al*. Use of the foot abduction orthosis following Ponseti casts: Is it essential? *J Pediatr Orthop* 2005; **25**: 225–8.

20. Carroll NC, Gross RH. Operative management of clubfoot. *Orthopedics* 1990; **13**: 1285–96.

21. Turco VJ. Resistant congenital club foot – one-stage posteromedial release with internal fixation: A follow-up report of a fifteen-year experience. *J Bone Joint Surg Am* 1979; **61**: 805–14.

22. Crawford AH, Marxen JL, Osterfeld DL. The Cincinnati incision: A comprehensive approach for surgical procedures of the foot and ankle in childhood. *J Bone Joint Surg Am* 1982; **64**: 1355–8.

23. Bensahel H, Csukonyi Z, Desgrippes Y, Chaumien JP. Surgery in residual clubfoot: One-stage medioposterior release 'à la carte'. *J Pediatr Orthop* 1987; **7**: 145–8.

24. Simons GW. Complete subtalar release in club feet. Part I – a preliminary report. *J Bone Joint Surg Am* 1985; **67**: 1044–55.

25. Simons GW. Complete subtalar release in club feet. Part II – comparison with less extensive procedures. *J Bone Joint Surg Am* 1985; **67**: 1056–65.

26. Utukuri MM, Ramachandran M, Hartley J, Hill RA. Patient-based outcomes after Ilizarov surgery in resistant clubfeet. *J Pediatr Orthop B* 2006; **15**: 278–84.

27. Ganger R, Radler C, Handlbauer A, Grill F. External fixation in clubfoot treatment: A review of the literature. *J Pediatr Orthop B.* 2012; **21**: 52–8.

28. Kocaolu M, Eralp L, Atalar AC, Bilen FE. Correction of complex foot deformities using the Ilizarov external fixator. *J Foot Ankle Surg* 2002; **41**: 30–9.

29. Masrouha KZ, Morcuende JA. Relapse after tibialis anterior tendon transfer in idiopathic clubfoot treated by the Ponseti method. *J Pediatr Orthop* 2012; **32**: 81–4.

30. Evans D. Relapsed club foot. *J Bone Joint Surg Br* 1961; **43**: 722–33.

31. Saltzman CL, Fehrle MJ, Cooper RR, Spencer EC, Ponseti IV. Triple arthrodesis: Twenty-five and forty-four-year average follow-up of the same patients. *J Bone Joint Surg Am* 1999; **81**: 1391–402.

4

跟行足（仰趾足）

BENJAMIN JOSEPH

概述

先天性跟行足畸形大部分为跟骨外翻,可以是一种单独的畸形(图4.1a)或合并有先天性胫骨后内侧弯曲畸形(图4.1b)。大多数的先天性仰趾外翻足畸形是柔韧性的,僵硬性的很少见[1]。继发性跟行足畸形最常见于合并小腿三头肌麻痹或无力的患儿(图4.1c)[2,3]。除开神经源性情况,其他导致小腿三头肌无力的原因是为克服马蹄足畸形而做了跟腱过度延长,导致产生跟行足畸形[4]。还有少见的导致跟行足畸形的原因是小腿前间室的肌肉挛缩或胫骨远端生长板的损伤所引起[5]。

虽然先天性仰趾外翻足畸形通常在出生后的几周内会自行好转,但各种麻痹性跟行足畸形在整个儿童期会进行性加重。

处理的问题

步态异常

跟行足畸形患儿正常站立相模式发生改变;由于小腿三头肌的力臂变得非常短,丧失推进力,正常的摆动相消失(图4.2)。这种步态异常在合并小腿三头肌麻痹时更为明显。

足跟应力异常

跟行足畸形本身会导致站立时足跟更大的负担。此外,如果小腿三头肌瘫痪,在行走站立相,踝关节背伸失去拮抗控制,在足跟会形成剪切力。如果足底失去感觉,这两种力量会增加发生神经源性溃疡的倾向(如脊柱裂患儿)。

对膝关节的影响

跟行足畸形对膝关节的稳定性有着深远的影响。在步态周期站立相的临界位时,跟行足畸形患儿的膝关节能保持在伸直位,倘若股四头肌的功能正常和腘绳肌没有痉挛,这种位置对膝关节的稳定是必不可少的。然而,如果股四头肌的力量不足以使膝关节在伸直位获得稳定,膝关节就会变得弯曲或者在患儿步行

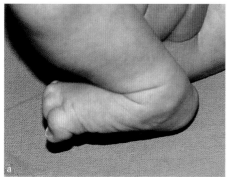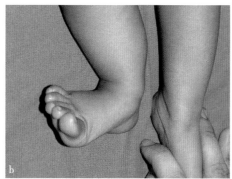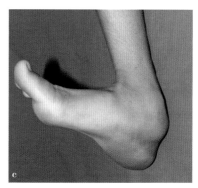

图4.1 (a)先天性仰趾外翻足畸形。(b)合并有先天性胫骨后内侧弯曲的仰趾外翻畸形。
(c)由于小腿三头肌无力所导致的跟行足畸形

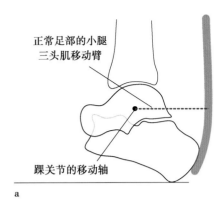

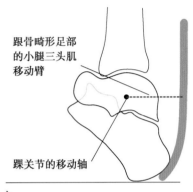

图 4.2　跟行足畸形对小腿三头肌力臂的影响。正常力臂(a)在发生跟行足畸形时明显变短(b)

时出现蹲伏步态。对于有股四头肌无力,小腿三头肌做了过度跟腱延长的痉挛性脑瘫患儿,蹲伏步态是典型所见。

对前足的影响

试图使足下降着地,可能会继发高弓足畸形(见第5章)。

治疗目标

- 恢复跖行足步态
- 增加跖屈肌力量

治疗方法选择

观察

柔韧性先天性仰趾外翻足畸形可能通过轻柔的牵拉和观察而治愈。

肌腱固定术

对于小年龄的麻痹性跟行足畸形患儿,将跟腱固定至腓骨能够阻止畸形的进展[6,7]。

肌腱转位术

胫骨前肌腱转移到跟骨能够改善小腿三头肌无力或瘫痪患儿的肌力平衡[4,8,9]。腓骨长肌腱转位是恢复跖屈力量的另一种选择(图 4.3)[10]。

挛缩松解

如果跟行足畸形是由于胫骨前肌及趾伸肌的挛缩导致,对挛缩肌腱进行松解能够纠正畸形。

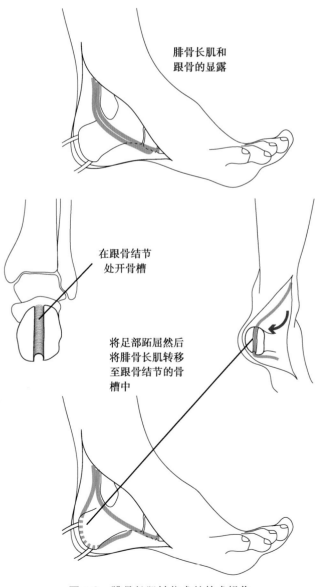

图 4.3　腓骨长肌转位术的技术操作

跟骨截骨

　　行跟骨斜形截骨,将跟骨结节向近端移位能够改善小腿三头肌的力臂（图4.4）[11,12]。这种手术对小腿三头肌没有瘫痪但因生物力学改变使肌力趋于变弱的患者有益（如图4.2所示）。

三关节融合

　　Elmslie技术的三关节融合术适用于骨骼发育成熟的,除了有跟行足畸形以外还有其他后足畸形的患者（图4.5）[13]。

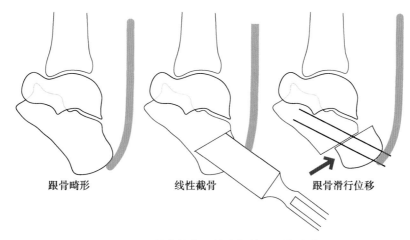

跟骨畸形　　　　线性截骨　　　　跟骨滑行位移

图4.4　跟骨截骨向近端移位纠正跟骨畸形

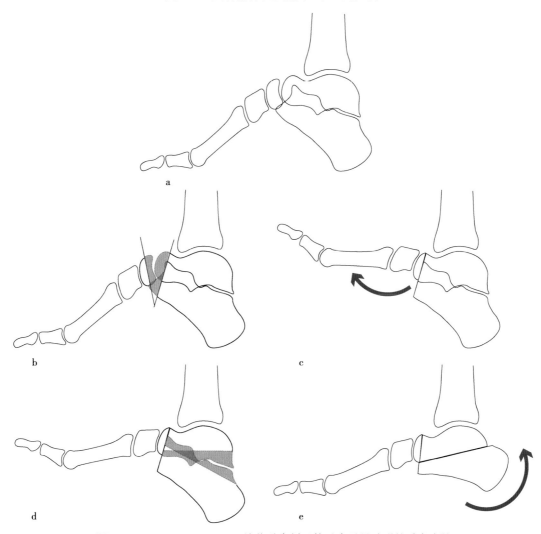

a

b

c

d

e

图4.5　Elmslie-Cholmeley三关节融合纠正仰趾高弓足畸形的手术步骤

全距骨融合

　　脑瘫患儿的跟腱过度延长所导致的医源性跟行足畸形治疗起来很困难。曾经有人建议全距骨融合是一种选择[14]。

治疗时考虑的因素

- 踝关节的柔韧性。

- 肌力不平衡或肌肉挛缩。
- 可用于恢复肌力平衡的肌肉。
- 患儿的年龄。
- 患足的合并畸形情况。

推荐的治疗方案

　　跟行足畸形的治疗大纲见表 4.1。

表 4.1　跟行足畸形的治疗大纲

适应证							
先天性仰趾外翻足 + 柔韧性畸形 + 无肌力不平衡和肌肉挛缩	先天性或继发性仰趾外翻 + 僵硬性畸形 + 踝背屈肌挛缩	继发性跟行足畸形 + 小腿三头肌麻痹 + 无适当肌肉可供转位 + 患儿年幼	继发性跟行足畸形 + 小腿三头肌麻痹 + 踝和足趾的背曲肌伸力强 + 患儿年幼	继发性仰趾外翻畸形 + 小腿三头肌麻痹 + 外翻肌比内翻肌强 + 患儿年幼	跟行足畸形 + 小腿三头肌无力但无瘫痪	继发性跟行足畸形 + 小腿三头肌麻痹 + 青少年	由痉挛性小腿三头肌过度延长所致的继发性跟行足畸形 + 严重的蹲伏步态 + 青少年
							跟胫融合
						Elmslie 三关节融合	
				腓骨长肌腱转位	跟骨截骨向近端移位		
			胫前肌腱转移至跟骨				
		Westin 跟腱固定于腓骨					
	挛缩松解						
被动牵伸和观察							
治疗							

参考文献

1. Edwards ER, Menelaus MB. Reverse club foot. Rigid and recalcitrant talipes calcaneovalgus. *J Bone Joint Surg Br* 1987; **69**: 330–4.
2. Fraser RK, Hoffman EB. Calcaneus deformity in the ambulant patient with myelomeningocele. *J Bone Joint Surg Br* 1991; **73**: 994–7.
3. Rodrigues RC, Dias LS. Calcaneus deformity in spina bifida: Results of anterolateral release. *J Pediatr Orthop* 1992; **12**: 461–4.
4. Wijesinha SS, Menelaus MB. Operation for calcaneus deformity after surgery for club foot. *J Bone Joint Surg Br* 1989; **71**: 234–6.
5. Singh D, Krishna LG, Kaur J. Acquired calcaneus deformity secondary to osteomyelitis of the distal tibia. *J Am Podiatr Med Assoc* 2014; **104**: 95–8.
6. Westin GW, Dingeman RD, Gausewitz SH. The results of tenodesis of the tendo achillis to the fibula for paralytic pes calcaneus. *J Bone Joint Surg Am* 1988; **70**: 320–8.
7. Oberlander MA, Lynn MD, Demos HA. Achilles tenodesis for calcaneus deformity in the myelodysplastic child. *Clin Orthop Relat Res* 1993; **292**: 239–44.
8. Fernandez-Feliberti R, Fernandez SA, Colon C *et al.* Transfer of the tibialis anterior for calcaneus defor-

mity in myelodysplasia. *J Bone Joint Surg Am* 1992; **74**: 1038–41.

9. Banta JV, Sutherland DH, Wyatt M. Anterior tibial transfer to the os calcis with Achilles tenodesis for calcaneal deformity in myelomeningocele. *J Pediatr Orthop* 1981; **1**: 125–30.

10. Makin M, Yossipovitch Z. Translocation of the peroneus longus in the treatment of paralytic pes calcaneus: A follow-up study of thirty-three cases. *J Bone Joint Surg Am* 1966; **48**: 1541–7.

11. Badelon O, Bensahel H. Subtalar posterior displacement osteotomy of the calcaneus: A preliminary report of seven cases. *J Pediatr Orthop* 1990; **10**: 401–4.

12. Pandey AK, Pandey S, Prasad V. Calcaneal osteotomy and tendon sling for the management of calcaneus deformity. *J Bone Joint Surg Am* 1989; **71**: 1192–8.

13. Cholmeley JA. Elmslie's operation for the calcaneus foot. *J Bone Joint Surg Br* 1953; **35**: 46–9.

14. Muir D, Angliss RD, Nattrass GR, Graham HK. Tibiotalocalcaneal arthrodesis for severe calcaneovalgus deformity in cerebral palsy. *J Pediatr Orthop* 2005; **25**: 651–6.

5

高弓足

BENJAMIN JOSEPH

概述

高弓足是指足纵弓增高,在负重时也不降低的一种畸形[1]。这种畸形可能是先天性的,同时也被称为弓形足。先天性高弓足不伴有任何肌力不平衡并且不会进行性加重。这种形式的高弓足患儿通常都无临床症状,虽然到晚年可能偶尔会出现跖骨痛。获得性高弓足要常见的多,绝大多数后天性高弓足都伴有原发性神经源性疾病[2-5]。这种畸形倾向于进行性发展并且治疗常常很困难(图5.1)。高弓足伴发的神经肌肉性疾病有遗传感觉运动神经病变(如腓骨肌萎缩症)、脊柱闭合不全、囊性脊柱裂、脊髓灰质炎和脑性瘫痪[2,4]。

处理的问题

肌力不平衡

神经源性的高弓足在踝关节、距下关节、跗中关节和足趾关节处可能存在肌力不平衡[2]。在踝关节可存在背屈肌无力或跖屈肌无力。在距下关节和跗中关

节部位可能存在足内翻肌和外翻肌之间的不平衡。在足趾部可能存在跖趾关节和趾间关节的屈肌和伸肌之间的不平衡,这些都是由内在肌瘫痪所引起。

合并畸形

踝关节、后足和前足畸形常见合并有高弓足畸形,并且这些畸形是由肌力不平衡所产生(表5.1)。

治疗后有复发趋势

当肌力不平衡没有完全恢复或由于疾病进展,出现新的肌力不平衡,高弓足畸形常常会有复发。

足底压力分布不均

在高弓足畸形中过度的压力可能落在跖骨头处[6,7]。

表5.1 神经源性高弓足可能见到的畸形模式

肌力不平衡的关节	肌力不平衡	畸形
踝关节	小腿三头肌肌力强－胫前肌肌力弱 胫前肌肌力强－小腿三头肌肌力弱	马蹄高弓足 仰趾高弓足
距下关节	足内翻肌肌力强－足外翻肌肌力弱 足外翻肌肌力强－足内翻肌肌力弱	高弓内翻足 高弓外翻足
趾关节	足外在肌肌力强－足内在肌肌力弱	爪形趾

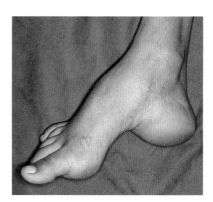

图5.1 患有小儿麻痹症成人的严重高弓足畸形,在整个儿童时期畸形进行性进展

疼痛

由于在跖骨头处存在过度压力,可能产生跖骨痛。

畸形的发病机制

高弓足畸形的原因很多,要理解这些畸形以不同的方式发展对于制订合适的治疗方案是有用的。

第一跖骨下垂

当胫骨前肌肌力较弱或者瘫痪,而腓骨长肌肌力正常时,由于腓骨长肌失去了胫骨前肌的拮抗,导致第一跖骨头下垂(图5.2),这被称作为第一跖骨的"垂落"。第一跖骨跖屈使足内侧纵弓增高,并且导致高弓足畸形的发展。腓骨肌萎缩症有腓骨短肌肌力减弱,而胫骨后肌仍然很强,会引起后足内翻畸形。

仰趾外翻足畸形

小腿三头肌瘫痪后由于踝背屈肌失去拮抗作用会导致仰趾外翻足畸形。这种瘫痪常见于脊柱裂和小儿麻痹症的患儿。跟骨长轴与第一跖骨之间的夹角减少到少于150°,后足前移和高弓足畸形发展(图5.1)。该畸形呈进行性发展,到骨骼成熟时变得非常严重。

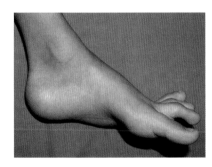

图5.2 胫骨前肌瘫痪患儿可见第一跖骨下垂。腓骨长肌功能正常

跖腱膜挛缩

如果跖趾关节过度背伸,足底筋膜会拉紧并且足弓会增大(图5.3)。当足内在肌瘫痪时,就会继发跖趾关节过度背伸和出现高弓。同样,马蹄足畸形患者用前足行走就有跖趾关节背伸,会继发高弓足畸形。

治疗目标

- 纠正畸形
- 使复发的风险降到最低
- 缓解疼痛

治疗方法选择

矫形鞋

如果没有明显的肌力不平衡,矫形鞋是采用一个宽大的趾套来防止趾间关节背侧的压力,对高弓足进行调整,对中度的高弓足可能有效。改良矫形鞋垫能减轻第一跖骨头的压力可能有助于缓解疼痛[8]。在跖骨颈部位加一个跖骨垫能够降低对跖骨头的压力,但足弓垫没用。

跖腱膜松解

如果有跖腱膜挛缩就应该进行松解,并且跖腱膜松解能够纠正轻度的高弓足(图5.4a)。即使是很严重的高弓足准备做骨性手术时,也应当要做跖腱膜松解[9,10]。做骨性手术时,如果不做跖腱膜松解,切除一小块楔形骨块也能促进畸形矫正。

跗骨截骨

在骰骨和楔状骨切除一块基底位于背侧的楔形骨块。如果畸形很严重,应当切除梯形骨块(图5.4b)[11,12]。

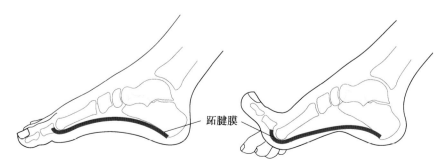

跖腱膜

图5.3 图示跖腱膜如何拉紧导致足弓增高

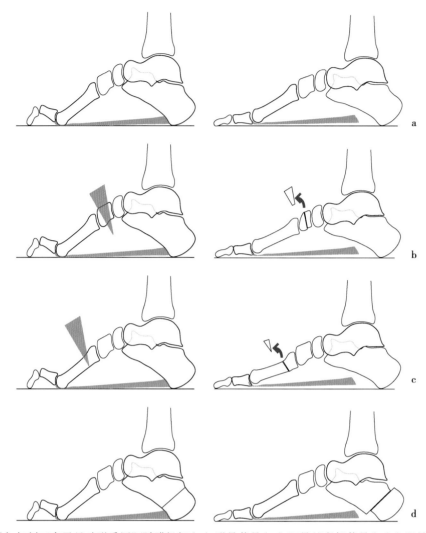

图 5.4　图示如何纠正高弓足畸形采用跖腱膜松解（a）、跗骨截骨（b）、跖骨基底部截骨（c）和跟骨移位截骨（d）

第一跖骨基底伸直截骨术

如果主要的病理改变是第一跖骨下垂，行第一跖骨基底部的伸直截骨可促进高弓足畸形的矫正（图 5.4c）。

跟骨移位截骨

如果主要病理改变是仰趾外翻畸形，可能要行跟骨移位截骨。将附着于跟骨的跖腱膜和肌肉起点松解后，跟骨结节向近端移位（图 5.4d）[10, 13]。

三关节固定术

青少年的复杂畸形如仰趾高弓外翻足或马蹄高弓内翻足，可能需要行三关节融合才能获得跖行足。Elmslie‑Cholmley 手术用于处理仰趾高弓外翻足（见图 4.5）而传统的三关节融合术用于矫正马蹄内翻跟骨足（图 5.5）[14]。

肌腱转位

上述任何手术加行适当的肌腱转位手术用于纠正神经源性高弓足[9]。

治疗时考虑的因素

患儿年龄

低龄患儿的轻度高弓足畸形，行诸如跖腱膜松解和肌腱转位之类的软组织手术就能矫正畸形。但是，大龄患儿必须行骨性手术。

畸形的僵硬程度

如果畸形比较柔软，那软组织手术可能足够，但如果是僵硬性畸形必须行骨性手术。

存在合并畸形及合并畸形的性质

如果高弓足畸形合并有后足内翻足畸形,那重要的是要确定这个内翻畸形是否是一个代偿性畸形,也就是说一旦高弓足的主要原因被解决代偿性畸形就可能纠正。胫骨前肌肌力减弱的患儿,其腓骨长肌肌力正常,会出现第一跖骨下垂和前足旋前。Coleman 证实这种后足内翻畸形作为一种代偿机制可能会发展,在这种情况下患儿的前足要在旋前位才能站在地上(图 5.6)。Coleman 木块试验对于鉴别后足内翻畸形是僵硬性的或是柔软性的以及是代偿性的可能有所帮助。如果是代偿性的,就没必要用手术方法治疗后足内翻,只要恢复正常的前足排列力线就能自行恢复(图 5.7)。如果高弓足畸形合并僵硬性的后足畸形,除了处理高弓足畸形的各种手术以外还必须手术纠正后足畸形[15]。

肌力不平衡的性质

应该确认在踝关节、距下关节、跗骨间关节和跖趾关节处肌力不平衡的确切性质,必须行适当的肌腱转位手术(见第 56 章)。

原发畸形所继发的高弓足畸形

处理低龄患儿的能导致高弓足发展的原发性畸形常常能改善高弓足畸形。例如,一例小腿三头肌瘫痪的低龄患儿,行跟腱固定术能阻止高弓足畸形的进行性发展,甚至可能纠正畸形(手术的目的是矫正仰趾外翻足畸形;见第 56 章,足踝瘫痪)。同样,如果主要问题是胫骨前肌肌力差和第一跖骨下垂,将姆长伸肌转移至第一跖骨颈部及趾间关节肌腱固定术来恢复肌力平衡,就能够阻止高弓足进行性发展。

选择骨性手术也取决于导致高弓足的根本原因。由第一跖骨下垂引起的僵硬性高弓足可以通过行跖骨基底部伸直截骨得到改善,而对于僵硬性高弓足继发仰趾足畸形应当考虑行跟骨截骨近端移位手术。

推荐的治疗方案

高弓足畸形的治疗大纲见表 5.2。

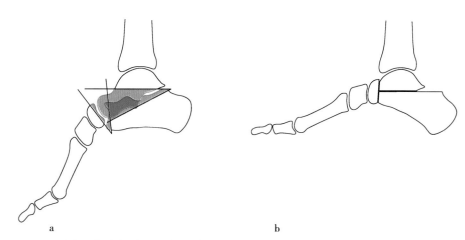

图 5.5　三关节融合手术纠正马蹄内翻高弓足畸形中的楔形骨切除(a)能使足成为跖行足(b)

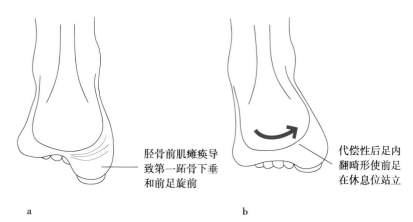

图 5.6　(a, b)图示后足内翻如何代偿,前足要在旋前位才能以休息位站立

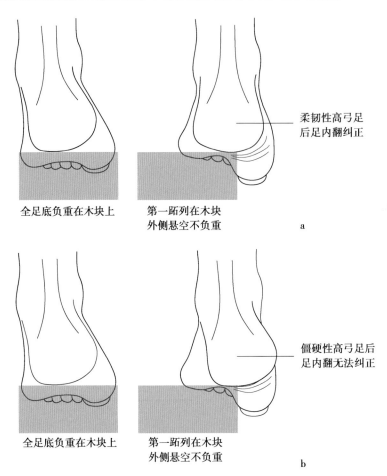

全足底负重在木块上　第一跖列在木块
外侧悬空不负重

柔韧性高弓足
后足内翻纠正

a

全足底负重在木块上　第一跖列在木块
外侧悬空不负重

僵硬性高弓足后
足内翻无法纠正

b

图 5.7 图示为 Coleman 木块试验。患者开始全足站在整个板块上。注意后足内翻。然后患者保持第一跖列无支撑并且悬在木块的边缘（右侧）。如果后足内翻矫正，表明后足畸形是柔韧性的（a），而如果畸形保持不变则是僵硬性的（b）

表 5.2 治疗高弓足畸形的大纲表

适应证					
轻度高弓足 + 可忽略不计的肌力不平衡 + 年幼患儿	轻度高弓足 + 柔韧性畸形 + 肌力不平衡 + 年幼患儿	中度高弓足 + 僵硬性畸形 + 肌立不平衡 + 大龄患儿	中度高弓足 + 僵硬性畸形 + 主要由第一跖列的第一跖骨下垂导致的肌力不平衡 + 大龄患儿	中度高弓足 + 僵硬性畸形 + 主要由踝关节平面的仰趾外翻足导致的肌力不平衡 + 大龄患儿	重度高弓足 + 僵硬性畸形 + 在踝关节、距下关节和跗骨间关节有合并畸形 + 青少年
矫形鞋和随访注意畸形是否进行性加重	跖腱膜松解 + 肌腱转移恢复肌力平衡	跖腱膜松解 + 跗骨截骨 + 肌腱转移恢复肌力平衡	跖腱膜松解 + 第一跖骨基底部的伸直截骨 + 蹈长伸肌腱转移至第一跖骨颈	跖腱膜松解 + 跟骨截骨近端位移 + 肌腱转位加强跖屈的力量	三关节融合 + 肌腱转位恢复肌力平衡
治疗					

参考文献

1. Aminian A, Sangeorzan BJ. The anatomy of cavus foot deformity. *Foot Ankle Clin* 2008; **13**: 191–8.

2. Mann RA, Missirian J. Pathophysiology of Charcot–Marie–Tooth disease. *Clin Orthop Relat Res* 1988; **234**: 221–8.

3. Guyton GP, Mann RA. The pathogenesis and surgical management of foot deformity in Charcot–Marie–Tooth disease. *Foot Ankle Clin* 2000; **5**: 317–26.

4. Schwend RM, Drennan JC. Cavus foot deformity in children. *J Am Acad Orthop Surg* 2003; **11**: 201–11.

5. Alexander IJ, Johnson KA. Assessment and management of pes cavus in Charcot–Marie–Tooth disease. *Clin Orthop Relat Res* 1989; **246**: 273–81.

6. Metaxiotis D, Accles W, Pappas A, Doederlein L. Dynamic pedobarography (DPB) in operative management of cavovarus foot deformity. *Foot Ankle Int* 2000; **21**: 935–47.

7. Chan G, Sampath J, Miller F *et al.* The role of the dynamic pedobarograph in assessing treatment of cavovarus feet in children with Charcot–Marie–Tooth disease. *J Pediatr Orthop* 2007; **27**: 510–6.

8. Crosbie J, Burns J. Predicting outcomes in the orthotic management of painful, idiopathic pes cavus. *Clin J Sport Med* 2007; **17**: 337–42.

9. Roper BA, Tibrewal SB. Soft tissue surgery in Charcot–Marie–Tooth disease. *J Bone Joint Surg Br* 1989; **71**: 17–20.

10. Dekel S, Weissman SL. Osteotomy of the calcaneus and concomitant plantar stripping in children with talipescavo-varus. *J Bone Joint Surg Br* 1973; **55**: 802–8.

11. Olney B. Treatment of the cavus foot: Deformity in the pediatric patient with Charcot–Marie–Tooth. *Foot Ankle Clin* 2000; **5**: 305–15.

12. Weiner DS, Morscher M, Junko JT, Jacoby J, Weiner B. The Akron dome midfoot osteotomy as a salvage procedure for the treatment of rigid pes cavus: A retrospective review. *J Pediatr Orthop.* 2008; **28**: 68–80.

13. Sammarco GJ, Taylor R. Combined calcaneal and metatarsal osteotomies for the treatment of cavus foot. *Foot Ankle Clin* 2001; **6**: 533–43.

14. Mann DC, Hsu JD. Triple arthrodesis in the treatment of fixed cavovarus deformity in adolescent patients with Charcot–Marie–Tooth disease. *Foot Ankle Int* 1992; **13**: 1–6.

15. Hewitt SM, Tagoe M. Surgical management of pes cavus deformity with an underlying neurological disorder: A case presentation. *J Foot Ankle Surg* 2011; **50**: 235–40.

6

先天性垂直距骨

SELVADURAI NAYAGAM

概述

先天性垂直距骨是相对少见的足部畸形,一直被认为是僵硬型的扁平足。在严重的情况下,内侧纵弓不仅仅是塌陷的,而且有翻转,以至于足底呈突起状。这种情况被称为先天性凸状扁平足。最新的术语可能更适合,它更精确地描述了这种畸形。我们需要注意在一些扁平足,当足处于自然位置的时候,距骨是垂直的;附舟骨在踝关节跖屈时恢复其排列。不要与真正的垂直距骨混淆。

先天性垂直距骨以跟距舟关节脱位为特征,舟骨移向距骨颈的背侧,距骨头朝下。足跟呈马蹄及外翻,前足背屈,更严重者,足底凸起或称摇椅足(图 6.1),双侧发病的患者有百分之五十,一般与多关节挛缩症、神经纤维瘤病和三染色体病有关[1-3]。

处理的问题

外观

摇椅足患儿早期的咨询求诊经常是其父母提出来的,然而细节的问题,总不会被重视,直到孩子站立时足弓消失,如果这种情况是发生在单侧,这问题将更早被发现。

异常足部应力

偶然发现患儿距骨头下方出现厚茧,这是因为距骨直接损伤了足底的内侧面。这种老茧在距骨头的巨大压力下持续发展,同时伴有行走时的疼痛症状。

鞋子

除非用全接触面鞋垫,不然很难找到现成的鞋子减轻摇椅足行走时候的不适。据最近报道,在一些不能享受医疗保障的地方,这成了一个难题。

治疗目标

- 减少关节脱位

恢复解剖结构能改善足的外观并恢复足的正常生物力线,然而在关节弯曲的儿童足可能仍是僵直状态。
- 增加足与地的接触面减少行走时的疼痛

治疗足的异常负重,减轻足如果存在的疼痛是必需的。

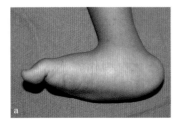 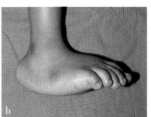 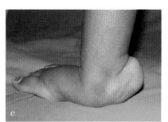 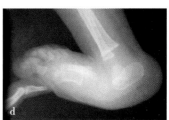

图 6.1 儿童垂直距骨观察,内侧位(a)和外侧位(b)清楚地展现因足部承重所致摇椅足(c)。足部侧位平片更清楚地显示足部畸形的组成(d)

治疗方法选择

经皮手术及连续矫形

特定的微创手术和连续矫形石膏,旨在减轻距骨头所受到的来自背面和两侧轻微反复的应力,该应力与前足一起导致更大的程度跖屈和内收。后足马蹄足在这个阶段难以纠正。临床上距舟关节脱位比较少的病例可以采用手术治疗,手术方式为,在足内侧开一个小口,然后手法复位,直视确认距舟关节完全复位,再用一根克氏针固定。经皮行跟腱延长术,可使后足马蹄畸形矫正,两周后更换序列石膏,可使踝关节进一步背屈,但是要维持前足处于中立位置。石膏和克氏针拆除后的治疗包括,患儿父母给患儿进行手法按摩和夜间佩戴双下肢固定支具。支具在前两个月需整夜佩戴,后期逐渐减少,且支具需佩戴至 2 岁。当患儿能行走后,可更换更加牢固的足踝矫形器,并继续进行足部手法按摩[4,5]。

软组织松解开放手术

在很多机构这是主要的治疗手段,通常是在 10~12 个月大患儿能行走前完成,手术目的是分开距舟关节,通过延长跟腱、后踝及距下关节囊切开纠正后跟马蹄足,使跟骰关节重新排列(图 6.2)。手术可以使用单一环形切口(Cincinatti)或者内侧纵向切口,通过延长胫骨前肌、腓骨短肌、趾长伸肌和长伸肌可使距舟关节及距下关节达到满意的角度[2,6,7]。

胫骨前肌转移到距骨颈

该术式将胫骨前肌腱转移到距骨颈,通过阻止距骨跖屈来维持距舟关节的复位[7,8]。

切除舟骨

少数年龄较大的儿童,距舟关节的复位可能失败,甚至在软组织松解后的情况下也是如此,当距骨头不能被复位时,舟骨切除较为合适[9]。

三关节融合

青少年的残余畸形可通三关节融合纠正畸形。

治疗时考虑的因素

扁平足还是垂直距骨?

通常来说,如果足底是凸出的,那诊断就比较明了,但是如果是平足,那么不仔细分析就会误诊。足踝的侧位片可以将柔韧性扁平足、斜行距骨与垂直距骨区别开来。在后者,X 线片上距舟关节脱位,在其他情况下它是复位的(图 6.3)。在婴幼儿,当跟骨、距骨、骰骨和距骨轴线可看见时,通过 X 线片解读是比较棘手的,距舟关节复位可通过距骨轴线与第一跖骨轴线的位置关系推断出来。

年龄情况

和马蹄足相似,早期的治疗以手法多次矫形为主,如果从出生就开始连续多次矫形将会更好,偶尔有报道最晚 4 岁的孩子通过非手术治疗治愈[4]。然而,在年龄较大的情况更可能是行软组织松解手术治疗。

相关并发症

垂直距骨的诊断可能提示患儿伴有神经管缺陷及

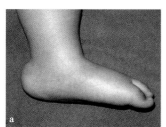
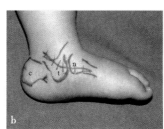
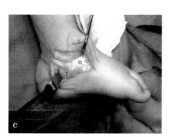
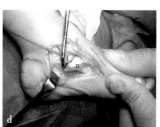

图 6.2　足内侧缘明显平坦(a),跟骨(c)、距骨(t)和舟骨(n)在皮肤表面做标记(b)。可见距骨舟骨标记(c),足骨横行卡在距骨头背部,钝勾用于提高距骨头,距舟关节复位(d),可以看到舟骨及 Z 形延长的胫骨后肌腱

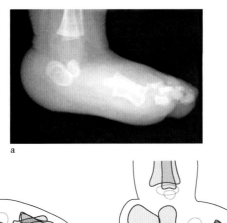

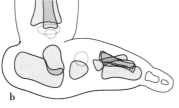

垂直距骨：
距骨向跖侧屈曲导致距跟角
增加，并使第一跖骨轴线与
距骨轴线不平行

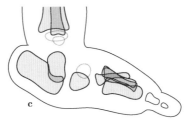

由于正常的跗骨相关关系
紊乱导致前足跖屈受限

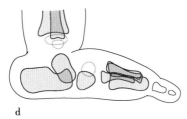

柔韧性平足：
距骨的跖屈导致距跟角
增加以及第一跖骨轴线
与距骨轴线不平行

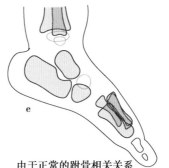

由于正常的跗骨相关关系
紊乱导致前足跖屈受限

图 6.3   足的侧位片距骨跖屈（a），垂直方向的距骨可在垂直距骨及扁平足都能看到，为了在侧位片区分两者，照片时维持被动跖屈位。垂直距骨（b）在足跖屈的时候，其异常的跗骨关系不会回复到正常情况（c），在扁平足（d），跖屈的时候跗骨关系可恢复到正常（e）

多关节挛缩症，如果垂直距骨不合并这些疾病，其治疗效果可能较好[3, 10-12]（图 6.4）。染色体异常的患者适合转诊到遗传病专家，特别是多种基因缺陷及曾在一些杂志有报道的常染色体遗传疾病。

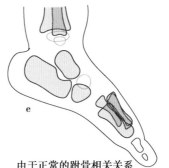

图 6.4   通过手术软组织松解纠正垂直距骨，术后呈现满意的外观。这是不合并神经性疾病及染色体疾病的

推荐治疗

垂直距骨的治疗如表 6.1 所示。

建议治疗的依据

垂直距骨与其他先天性足部异常一样，有一系列临床变化，其从斜型距骨发展到扁平足，都是动态变化的。早期垂直距骨的治疗原则一般采用非手术治疗（通常包括手法按摩与连续石膏固定）以及联合一些微创手术方式。先天性马蹄足的治疗原则也是如此。矫形外科医生需要能够区分柔韧性扁平足和先天性斜型或垂直距骨的微妙差异，从而选择正确的治疗方式。切开复位距舟关节，踝关节和距下关节，以纠正畸形是一种普遍的手术方式，但是不可避免会留下瘢痕，导致踝关节僵硬。因此该术式适用于那些年龄较大畸形明显或者保守治疗后效果不佳的患者。

表 6.1　垂直距骨的治疗大纲

适应证				
垂直距骨（跖屈位侧位片证实） + 婴儿	垂直距骨（跖屈位侧位片证实） + 婴儿或低龄儿童 + 手法按摩及矫形无效者	垂直距骨（跖屈位侧位片证实） + 婴儿或低龄儿童 + 距骨有跖屈趋势甚至开放复位及跟腱松解术后	垂直距骨 + 大龄儿童 + 距舟关节脱位复位失败甚至所有紧缩肌腱及关节囊松解术后	青少年没有处理垂直距骨 或者 垂直距骨先前手术残留畸形者
手法按摩及连续矫形 + 经皮跟腱延长 + 胫前肌、趾伸肌、腓骨短肌部分延长 + 关节复位克氏针固定	胫前肌、趾伸肌、腓骨短肌部分延长 + 后踝及距下关节囊松解 + 跟骰关节侧方切开 + 距舟关节切开复位 + 克氏针固定	胫前肌、趾伸肌、腓骨短肌部分延长 + 后踝及距下关节囊松解 + 跟骰关节侧方切开 + 距舟关节切开复位 + 克氏针固定 + 胫前肌转移到距骨颈	足舟骨切除以促进距骨背伸 + 克氏针固定 + 胫前肌转移到距骨颈	拯救性三关节融合

参考文献

1. Lloyd-Roberts GC, Spence AJ. Congenital vertical talus. *J Bone Joint Surg Br* 1958; **40**: 33–41.

2. Kodros SA, Dias LS. Single-stage surgical correction of congenital vertical talus. *J Pediatr Orthop* 1999; **19**: 42–8.

3. Merrill LJ, Gurnett CA, Connolly AM, Pestronk A, Dobbs MB. Skeletal muscle abnormalities and genetic factors related to vertical talus. *Clin Orthop Relat Res* 2011; **469**: 1167–74.

4. Dobbs MB, Purcell DB, Nunley R, Morcuende JA. Early results of a new method of treatment for idiopathic congenital vertical talus: Surgical technique. *J Bone Joint Surg Am.* 2007; **89** (Suppl 2): 111–21.

5. Chalayon O, Adams A, Dobbs MB. Minimally invasive approach for the treatment of non-isolated congenital vertical talus. *J Bone Joint Surg Am.* 2012; **94**: e73.

6. Ramanoudjame M, Loriaut P, Seringe R, Glorion C, Wicart P. The surgical treatment of children with congenital convex foot (vertical talus): Evaluation of midtarsal surgical release and open reduction. *Bone Joint J.* 2014; **96**: 837–44.

7. Zorer G, Bagatur AE, Dogan A. Single stage surgical correction of congenital vertical talus by complete subtalar release and peritalar reduction by using the Cincinnati incision. *J Pediatr Orthop* 2002; **11**: 60–7.

8. Duncan RD, Fixsen JA. Congenital convex pes valgus. *J Bone Joint Surg Br* 1999; **81**: 250–4.

9. Clark MW, D'Ambrosia RD, Ferguson AB. Congenital vertical talus: Treatment by open reduction and navicular excision. *J Bone Joint Surg Am.* 1977; **59**: 816–24.

10. Aroojis AJ, King MM, Donohoe M, Riddle EC, Kumar SJ. Congenital vertical talus in arthrogryposis and other contractural syndromes. *Clin Orthop Relat Res.* 2005; **434**: 26–32.

11. Angsanuntsukh C, Oto M, Holmes L, Rogers KJ, King MM, Donohoe M *et al.* Congenital vertical talus in multiple pterygium syndrome. *J Pediatr Orthop* 2011; **31**: 564–9.

12. Dobbs MB, Schoenecker PL, Gordon JE. Autosomal dominant transmission of isolated congenital vertical talus. *Iowa Orthop J* 2002; **22**: 25–7.

7

扁平外翻足

BENJAMIN JOSEPH

概述

　　扁平足（flatfoot），也称为扁平外翻足（planovalgus）或平底足（pes planus），在儿童骨科临床工作中经常见到。虽然绝大多数扁平外翻足畸形患儿无症状并且其功能相当正常，但还是有许多人到小儿骨科就诊，因为人们有一种观念，认为所有的扁平足都是病理性的，在今后的生活中其功能会变得不正常。这种观点可能已经成为普遍的认识，因为过去在许多国家，如果有扁平足就会被拒绝入伍。

　　畸形累及后足和前足；后足有外翻，前足有外展并且足内侧纵弓有塌陷（图 7.1）[1]。认识扁平足畸形这三种畸形的构成以及这三个组成部分之间的相互关系是非常重要的。适当地纠正三种畸形成分中的一个将能够纠正另外两部分的畸形，这将在本章的后面部分谈到。

　　如果通过踮脚站立或做 Jack 试验足的内侧纵弓能够恢复，则该扁平足被认为是柔韧性或灵活型的（图7.2）[2]。如果足内侧纵弓不能恢复则认为是僵硬型的。

　　灵活性扁平足在学步儿童中很常见，在学龄前期出现急剧的下降。这意味着足纵弓的发育是在 5 岁或 6 岁的时候发生[3]。然而，扁平足的流行病学调查发现在关节有过度活动和肥胖的大龄儿童中，扁平足的发生率仍然较高。流行病学调查还发现，不常穿鞋的人群中，扁平足的发生率偏低[4,5]。这提示赤脚行走可能有促进足弓发育的作用。

　　僵硬型扁平足都是病理性的并且应该作进一步的检查。僵硬型扁平足最常见的原因是跗骨联合，在本书的其他章节讨论（见第 51 章）。

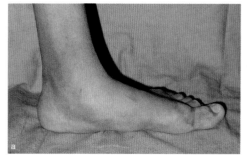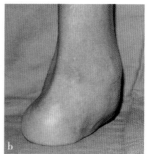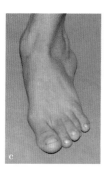

图 7.1　扁平足的构成：内侧纵弓塌陷（a）、后足外翻（b）和前足外展（c）

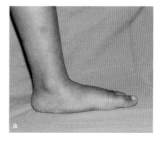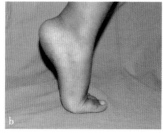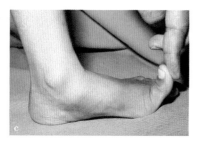

图 7.2　儿童柔韧性扁平足（a），踮足站立足弓恢复（b）。Jack 试验——在站立位，被动背曲大脚趾，塌陷的足内侧纵弓恢复（c）

本章仅就柔韧性扁平足治疗的有关问题进行讨论。

除了关节活动度过大综合征与扁平足有关以外，还有几种其他的原因与柔韧性扁平足的原因有关。单纯性胫后肌瘫痪可以导致扁平外翻足畸形。腓肠肌挛缩是导致扁平足的另一个原因。

为表示畸形严重程度的不同，建议采用 Tachdjian 提出的严重度分类标准[6]。轻度扁平足是指站立位足弓下陷，但仍然可见。中度扁平足指站立位足弓消失，但在非负重情况下足弓存在。重度扁平足是指足弓消失，即使在平卧位也看不见足弓，足的内侧缘凸出，距骨头与地面接触。

处理的问题

外观

虽然孩子很少意识到足的畸形，但脚的外观往往使父母感到不安。

鞋的变形和磨损

鞋跟变形和鞋跟的内侧磨损的更快，因此要频繁地买鞋更换（图 7.3）。常常就是因为这些使父母发现异常。

疼痛

小年龄的柔韧性扁平足患儿极少有足痛。然而，有时候，在大年龄患儿可能会有足扭伤的症状，尤其是在孩子长时间站立和行走时。出现持续或严重的疼痛需要更仔细地检查，并且进行影像学检查以确保能排除跗骨联合，跗骨联合并不是有症状扁平足的原因。

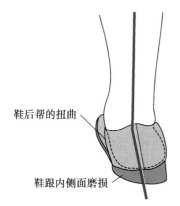

鞋后帮的扭曲

鞋跟内侧面磨损

图 7.3　可见扁平足患儿鞋的后帮扭曲和鞋跟内侧面磨损

治疗的目的

- 安慰父母

在绝大多数情况下所需做的一切就是安慰父母，不必进行积极治疗，无症状的扁平足可以不予理睬。

- 纠正畸形，如果合理

对极少数的严重畸形，症状持续存在，应该尝试进行畸形矫正。

- 减少早期出现鞋子的磨损

如果患儿的鞋磨损非常快，必须防止这种情况的发生。重要的是要向家长强调，所做的一切仅仅是为了防止鞋的磨损而不是实际治疗扁平足本身。

- 如果有疼痛，要减轻疼痛

扁平足出现疼痛就需要治疗。

治疗方法选择

安慰

对于大多数扁平足患儿所能做的一切就是安慰。

鞋垫和矫形鞋

为了"纠正"扁平足，已经设计有各种各样的鞋垫；UCBL 鞋垫[7]、Helfet 后跟杯托[8]（图 7.4）和足弓垫就是几种最著名的。需要强调的是，将这些鞋垫长期穿在鞋里，确实能够起到改善足弓和防止后足外翻的作用，一旦将鞋垫去除，足会很快回复到原始的位置和姿势。在文献中没有令人信服的证据能够证实这些矫形垫的任何一种实际上确实能够改变扁平足的自然病程。相反，有证据表明使用鞋垫不能治疗扁平足[9]。尽管如此，使用鞋垫可以降低鞋的磨损率，由于这个原因推荐使用鞋垫也是无可非议的[10]。足弓托也有助于减少足部扭伤症状。

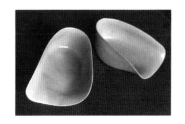

图 7.4　用硬质足跟杯托式鞋垫控制后足外翻并且对足弓起支撑作用

以恢复足内侧纵弓为目标的手术

正常对足弓起维持作用的肌腱、关节囊和韧带结构可能被拉长或不起作用。这些结构包括胫后肌腱和弹簧韧带。手术的设计是将这些结构收紧或进行重建[11]。另一种方法是进行中足跖间关节融合手术以防止足弓塌陷[2,12]。

以矫正后足外翻为目标的手术

如果后足能在距下关节处阻止其出现外翻，扁平足就能够得到控制。控制距下外翻的手术选择在第8章，踝关节和距下关节外翻畸形中有详细的讨论。

以纠正前足外展为目标的手术

提倡进行足的外侧柱延长来作为一种前足外展的矫正方法（图7.5）[13]。有报道仅通过纠正这个部分的畸形就可以满意地纠正整个足的扁平外翻畸形。截骨应该在跟骨的前关节面和内侧关节面之间进行。然而，有相当高比例的个体可能在跟骨的前关节面和内侧关节面有骨性融合。[14]对于这类病人，这种截骨将会要通过关节软骨，其结果可能会导致疼痛。

以同时纠正后足外翻和前足外展为目标的手术

三"C"手术是指内侧楔状骨（the medial cuneiform）的闭合性楔形截骨、骰骨（the cuboid）的开放性楔形截骨和跟骨（the calcaneum）的内移截骨来同时处理前足和后足畸形（图7.6）。三"C"手术与外侧柱延长手术比较，并发症较少[15,16]。

恢复肌力平衡

如果扁平足的基本原因是胫后肌麻痹，采用肌腱转移或在跟骨结节处进行跟骨内移截骨可以恢复肌力平衡（见第56章）。即使没有胫后肌无力，只行跟骨内移截骨也能改善后足外翻[17,18]。

跟腱延长

当扁平足是由腓肠肌挛缩引起时，就有指征行跟腱延长。

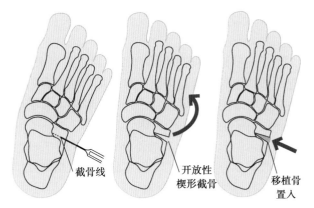

图 7.5　图示足外侧柱延长技术

（图中标注）截骨线　　开放性楔形截骨　　移植骨置入

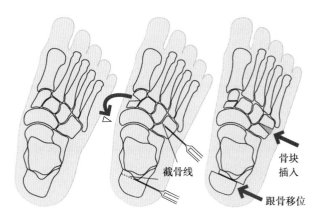

图 7.6　图示三"C"手术技术

（图中标注）截骨线　　骨块插入　　跟骨移位

治疗时考虑的因素

畸形的严重程度

只有严重的扁平足，手术治疗才是合理的。

儿童的年龄

由于随着孩子的生长发育，足弓也可能发育正常，扁平足可能自行好转，因此对于年幼的患儿无必要手术。

症状

如果孩子有由于扁平足引起的脚痛，则必须进行干预。

穿鞋的影响

必须努力使穿鞋的磨损降到最低。

推荐的治疗方案

儿童柔韧性扁平足的治疗大纲见表7.1。

表 7.1 儿童柔韧性扁平足的治疗大纲

适应证				
轻度或中度扁平足 + 幼儿 + 无症状 + 无穿鞋过度磨损	中度或重度扁平足 + 幼儿 + 无症状 + 穿鞋过度和快速磨损	中度或重度扁平足 + 大龄儿童 + 站立时出现足部扭伤的症状 + 无穿鞋过度磨损	重度扁平足 + 大龄儿童 + 无症状 + 穿鞋过度和快速磨损 + 足外形无法接受 + 孩子不喜欢长期用鞋垫	重度扁平足 + 大龄儿童 + 疼痛
安慰父母 + 如果当地气候允许,鼓励赤足活动	Helfet 后跟杯托或 UCBL 鞋垫	足弓支撑鞋垫,Helfet 后跟杯托或 UCBL 鞋垫	跟骨内移截骨 或 三"C"手术	排除跗骨融合 + 三"C"手术
90% 以上的扁平足患儿应当在此 3 列				
治疗				

治疗基本原理提示

为什么只有在脚出现变应(foot strain)症状和穿鞋过度磨损的情况下才建议使用鞋垫?

由于鞋垫不能改变扁平足的自然病史,[9]因此没有理由给那些没有症状和穿鞋没有过度磨损的孩子们开鞋垫处方。

为什么推荐跟骨截骨作为改善足外观的方法?

跟骨截骨术是关节外手术,不像关节固定术那样会减低足的活动度。该手术通过增加内翻的力臂,改变后足的力学结构,从而促进畸形的纠正。

为什么宁愿做三"C"手术而不做足外侧柱延长术?

虽然足外侧柱延长术在效果良好的患者中有好的远期效果[13,19],但如果截骨通过了关节面,就有发生疼痛的风险[14]。三"C"截骨的三处截骨都是关节外截骨。

参考文献

1. Bordelon RL. Hypermobile flatfoot in children: Comprehension, evaluation, and treatment. *Clin Orthop Relat Res* 1983; **181**: 7–14.
2. Jack EA. Naviculo-cuneiform fusion in the treatment of flat foot. *J Bone Joint Surg Br* 1953; **35**: 75–82.
3. Pfeiffer M, Kotz R, Ledl T, Hauser G, Sluga M. Prevalence of flat foot in preschool-aged children. *Pediatrics* 2006; **118**: 634–9.
4. Rao UB, Joseph B. The influence of footwear on the prevalence of flat foot: A survey of 2300 children. *J Bone Joint Surg Br* 1992; **74**: 525–7.
5. Sachithanandam V, Joseph B. The influence of foot-wear on the prevalence of flat foot: A survey of 1846 skeletally mature persons. *J Bone Joint Surg Br* 1995; **77**: 254–7.
6. Tachdjian MO. *The Child's Foot*. Philadelphia: WB Saunders. 1985.
7. Bleck EE, Berzins UJ. Conservative management of pes valgus with plantar flexed talus, flexible. *Clin Orthop Relat Res* 1977; **122**: 85–94.
8. Helfet AJ. A new way of treating flat feet in children. *Lancet* 1956; **i**: 262–4.
9. Wenger DR, Mauldin D, Speck G, Morgan D, Lieber RL. Corrective shoes and inserts as treatment for flexible

flatfoot in infants and children. *J Bone Joint Surg Am* 1989; **71**: 800–10.

10. Theologis TN, Gordon C, Benson MK. Heel seats and shoe wear. *J Pediatr Orthop* 1994; **14**: 760–2.

11. Fraser RK, Menelaus MB, Williams PF, Cole WG. The Miller procedure for mobile flat feet. *J Bone Joint Surg Br* 1995; **77**: 396–9.

12. Ford LA, Hamilton GA. Naviculocuneiform arthrodesis. *Clin Podiatr Med Surg* 2004; **21**: 141–56.

13. Mosca VS. Calcaneal lengthening for valgus deformity of the hindfoot: Results in children who had severe, symptomatic flatfoot and skewfoot. *J Bone Joint Surg Am* 1995; **77**: 500–12.

14. Ragab AA, Stewart SL, Cooperman DR. Implications of subtalar joint anatomic variation in calcaneal lengthening osteotomy. *J Pediatr Orthop* 2003; **23**: 79–83.

15. Moraleda L, Salcedo M, Bastrom TP, Wenger DR, Albinana J, Mubarak SJ. Comparison of the calcaneo-cuboid-cuneiform osteotomies and the calcaneal lengthening osteotomy in the surgical treatment of symptomatic flexible flatfoot. *J Pediatr Orthop* 2012; **32**: 821–9.

16. Kim JR, Shin SJ, Wang SI, Kang SM. Comparison of lateral opening wedge calcaneal osteotomy and medial calcaneal sliding-opening wedge cuboid-closing wedge cuneiform osteotomy for correction of planovalgus foot deformity in children. *J Foot Ankle Surg* 2013; **52**: 162–6.

17. Koutsogiannis E. Treatment of mobile flat foot by displacement osteotomy of the calcaneus. *J Bone Joint Surg Br* 1971; **53**: 96–100.

18. Marcinko DE, Lazerson A, Elleby DH. Silver calcaneal osteotomy for flexible flatfoot: A retrospective preliminary report. *J Foot Surg* 1984; **23**: 191–8.

19. Phillips GE. A review of elongation of os calcis for flat feet. *J Bone Joint Surg Br* 1983; **65**: 15–8.

8

踝和距下关节外翻

BENJAMIN JOSEPH

概述

后足的外翻畸形可以是一种独立的畸形或是伴随马蹄足畸形或与跟骨畸形一道出现。后足外翻也是扁平外翻足畸形不可或缺的一个组成部分,这一点已经在第 7 章中进行了讨论。

后足外翻畸形可以发生在踝关节、距下关节或与这两个部位的畸形均有关系[1-5]（表 8.1,图 8.1）。重要的是要鉴别后足外翻畸形的确切病理位置,因为它对治疗产生影响。

表 8.1　踝关节和距下关节异常导致后足外翻的原因鉴别

关节	异常	病理部位	局部可见的病理性质和情况
踝关节	踝关节倾斜	胫骨远端	胫骨远端骨折塑形不完全 先天性胫骨后内侧弯曲没有完全塑形[1]
		胫骨远端生长板	创伤或骨髓炎后受累生长板出现不对称性生长
		胫骨远端骨骺核	继发于半肢畸形或骨骼发育不良[2]的异常生长
		腓骨	腓侧半肢畸形缺乏外踝的支撑 脊柱裂病人影响到外踝者[3],先天性胫骨假关节[4],先天性腓骨假关节,遗传性多发性骨软骨瘤病或继发于腓骨移植取骨后[5] 胫骨延长所继发的腓骨向近端移位
		韧带	踝内侧三角韧带损伤
距下关节	距下关节过度外翻	踝关节部肌肉的影响	肌力不平衡——外翻肌比内翻肌肌力强 肌肉挛缩——腓骨肌挛缩,小腿三头肌挛缩
		韧带和关节囊的影响	关节松弛症的关节活动度增加,继发于先天性马蹄内翻足距下关节松解过度

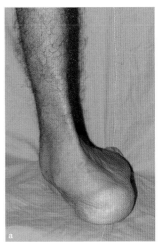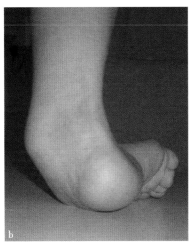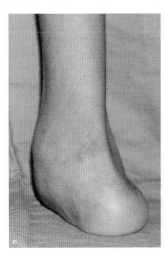

图 8.1　该青少年的踝外翻是由先天性胫骨假关节所引起（a）,这一男性患儿的踝外翻是由腓侧半肢畸形所引起（b）和这一男性患儿的距下关节外翻是由脑瘫所造成（c）

要处理的问题

确定畸形的部位

为了制订适当的治疗计划,需要确定准确的畸形部位。除了仔细的临床体检以外,重要的是要照一张踝关节站立位前后位片来确定胫骨的远端关节面是否与胫骨的长轴垂直。胫骨远端关节面有外翻倾向的患儿,外踝的位置可能较高(正常情况下腓骨远端生长板位于踝关节平面的水平)而胫骨远端骨骺可能呈楔形(图 8.2a)。照足的前后位片需要将足跖屈 30°,并且将 X 线球管向头侧倾斜 30° 就能显示出距骨和跟骨的排列。两骨有较大的分离表明距跟角增大,提示距下关节有外翻(图 8.2b)。

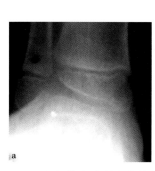
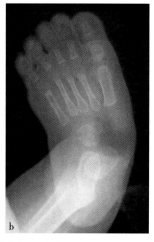

图 8.2 (a)外翻畸形患儿的踝关节 X 线片显示胫骨远端骨骺呈楔形。(b)照足的前后位片需要将足跖屈 30°,并且将 X 线球管向头侧倾斜 30° 就能显示距骨和跟骨的分叉增大,表明距跟角增大。提示距下关节有外翻

治疗的目标

恢复跖行足。

纠正距下关节外翻的治疗选择

矫形器

如果是柔韧性畸形,踝足矫形器能够有效地预防后足外翻。还有就是患儿年龄太小,暂不考虑其他手术选择。

软组织平衡手术

如果外翻畸形的根本原因是位于距下关节部位的肌力不平衡所导致,并且是柔韧性畸形,行内翻肌和外翻肌适当的肌腱转移就能纠正畸形(见第 56 章)。

如果外翻畸形是由于腓骨肌或小腿三头肌的挛缩,则行肌腱延长能促进畸形纠正。

距下关节制动术

该手术的原理是,只要能阻止跗骨窦闭合、就能防止距下关节出现外翻。在跗骨窦放置一个植入物来限制距下关节外翻就叫作关节制动术(图 8.3)。该手术已经发展用于治疗柔韧性扁平足患儿的后足外翻[6,7]和其他因神经肌肉原因所导致的后足外翻畸形[8]。这一技术包括跨跃距下关节放入一个螺钉(a staple),而不进行骨性融合。虽然有些报告认为这种手术并不是都有效,并且并发症也较多[9],最近有许多距下关节的关节外螺钉制动术的报告证实有满意的效果[7]。

距下关节融合术

距下关节融合,能够阻止后足外翻,对于纠正距下关节部位的后足外翻,这是一种有效的方法。然而,这种手术的代价是永久性的尚失所有距下关节的活动。

跟骨截骨

跟骨结节内移截骨能够改善后足的外形,虽然该手术不是真正意义上的纠正距下关节部位的畸形,但对于距下关节僵硬性畸形仍然可行(图 8.4)。但是,如果距下关节畸形是柔韧性的,通过跟骨截骨加上跟腱移位可以促进动态纠正畸形的作用,可以进一步改善距下关节的运动轴,从而增加肌肉的内翻作用(见第 56 章,图 56.4f)。

纠正踝关节外翻的治疗选择

胫骨远端骨骺暂时性骺干固定术

当胫骨远端生长板有不对称性生长,则可见楔形的骨骺核,用一枚螺钉从内踝斜形通过生长板进行骺干固定术或者用 8 字钢板诱导生长已经证明是有效的方法[10-12]。然而,必须保证有足够的生长期,才能获得畸形的纠正。据估计,螺钉骺干固定术后,踝外翻倾斜的纠正率大概是每月矫正 0.6°(图 8.5)[11]。如果畸形非常严重,估计单独用骺干固定术不能完全矫正畸形,可能就要考虑结合踝上截骨术(图 8.6 和图 8.7)。

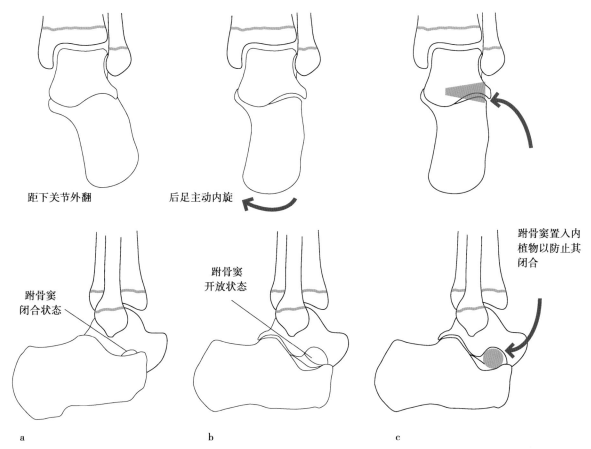

距下关节外翻　　　　　后足主动内旋

跗骨窦置入内植物以防止其闭合

跗骨窦闭合状态

跗骨窦开放状态

a　　　　　b　　　　　c

图8.3 关节制动术手术图解。后足外翻（a）通过开放跗骨窦（b），使距下关节内翻而获得纠正。在跗骨窦放置一个间植物使跗骨窦保持开放（c），从而防止后足外翻

截骨线　　　　　跟骨内侧位移

a　　　　　b　　　　　c

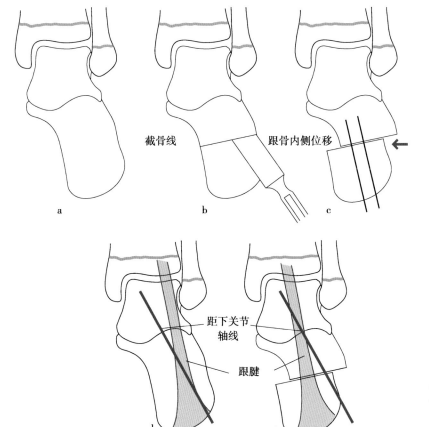

距下关节轴线

跟腱

d　　　　　e

图8.4 跟骨内移截骨手术技术示意图（a～c）。跟骨结节内移截骨使跟腱止点内移，同时使距下关节运动轴内移，从而增加了小腿三头肌的内翻力量（d和e）

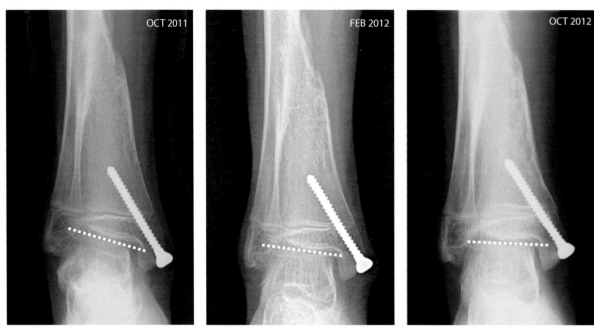

图 8.5 用一枚螺钉行骺干固定术治疗踝外翻患儿的连续 X 线片显示畸形逐渐纠正,胫骨远端关节面恢复到水平

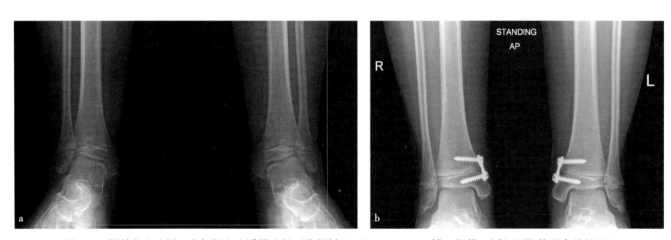

图 8.6 踝外翻(a)用 8 字钢板(b)诱导生长而获得纠正。(Anand Gorva 博士提供,迪拜,阿拉伯联合酋长国)

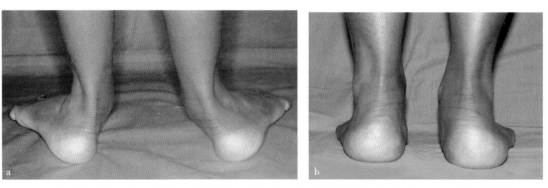

图 8.7 患有中段骨骼发育不良的严重踝外翻畸形女孩(a)。踝关节外翻畸形的主要原因包括外踝高位、胫骨远端骨骺楔形变和关节面倾斜。联合采用踝上截骨、腓骨延长和内踝螺钉骺干固定术后畸形获得完全纠正。手术后 7 年踝关节的外形(b)非常满意

踝上截骨术

一个简单的闭合性楔形截骨术可能对于严重畸形其矫正效果还不够,在这种情况下,Wiltse 手术[13] 是一个很好的选择(图 8.8)。

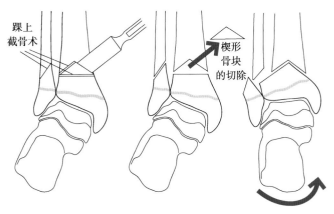

图 8.8　Wiltse 截骨术治疗踝外翻畸形手术技术示意图

重建外踝手术

重建外踝手术一直在腓侧半肢畸形患儿中进行尝试(见第 35 章)[14]。

腓骨延长术(见第 45 章)

腓骨延长术作为一种向远端牵拉外踝的手段已经获得推荐(见第 45 章)[15]。

胫腓骨骨性融合

许多情况下,在胫骨和腓骨远端之间进行骨性融合可以防止外踝向近端的迁移,在下列情况腓骨有向近端移位的倾向(如先天性腓骨假关节或腓骨作为骨移植供骨切除术后)[16]。同样,在进行胫骨延长时为防止外踝向近端的迁移和踝关节出现外翻畸形,也可以同时进行胫腓骨远端的骨性融合手术。

制订治疗计划时需要考虑的因素

畸形的部位

在开始确定治疗时必须要确定畸形的部位,畸形究竟是在踝关节部位还是在距下关节部位。

畸形的柔韧性

如果外翻畸形是位于距下关节并且能够被动纠正,治疗就仅针对防止距下关节外翻。矫形器法或手术方法对于纠正此类畸形防止距下关节过度外翻都是有效的。但是,如果畸形属僵硬性,这些方法都不会成功。

有潜在的肌力不平衡

肌力平衡的恢复可能有助于纠正麻痹性距下关节的外翻畸形。

有潜在的生长异常

由胫骨远端骨骺生长异常所导致的踝外翻畸形需要试图恢复生长板的对称性生长进行治疗。只是纠正畸形而不解决不对称性生长异常,畸形将会复发。

推荐治疗

距下关节外翻和踝关节外翻的治疗大纲分别见表 8.2 和表 8.3。

表 8.2　距下关节外翻的治疗大纲

适应证				
柔韧性畸形(能被动纠正) + 患儿年龄小于 5 岁	柔韧性畸形(能被动纠正) + 存在肌力不平衡并且有适当的可供转位的肌腱	柔韧性畸形(能被动纠正) + 存在肌力不平衡并且没有适当的可供转位的肌腱 或 关节活动度增大而没有肌力不平衡	僵硬性畸形(不能被动纠正畸形) + 腓骨肌或小腿三头肌挛缩	僵硬性畸形(不能被动纠正畸形) + 没有腓骨肌或小腿三头肌挛缩
踝足矫形器	肌腱转位手术	距下关节融合术(如果患儿的骨骼发育未成熟,要用关节外固定融合技术)	挛缩肌腱的延长	跟骨结节内移截骨
治疗				

表8.3　踝关节外翻的治疗大纲

适应证				
轻度或中度踝外翻 + 胫骨远端楔形骨骺核 + 有充分的生长时间	轻度或中度踝外翻 + 胫骨远端楔形骨骺核 + 有充分的生长时间 + 外踝向近端有移位	严重的踝外翻 + 胫骨远端楔形骨骺核 + 继续生长期不长 + 外踝向近端有移位	轻度、中度或重度踝外翻 + 胫骨远端骨骺无楔形改变 + 外踝在正常位置	严重的踝外翻 + 腓骨缺如
螺钉骺干固定术	螺钉或8字钢板骺干固定术 + 腓骨延长	螺钉或8字钢板骺干固定术 + 腓骨延长 + 胫骨踝上截骨矫形	胫骨踝上截骨矫形	试图重建外踝 如果不成功并有踝关节不稳定,考虑行踝关节融合(见第35章)
治疗				

参考文献

1. Shah HH, Doddabasappa SN, Joseph B. Congenital posteromedial bowing of the tibia: A retrospective analysis of growth abnormalities in the leg. *J Pediatr Orthop* Part B. 2009; **18**: 120–8.

2. Bhatia M, Joseph B. A variant of Reinhardt-Pfeiffer mesomelic skeletal dysplasia. *Pediatr Radiol* 2000; **30**: 184–5.

3. Malhotra D, Puri R, Owen R. Valgus deformity of the ankle in children with spina bifida aperta. *J Bone Joint Surg Br* 1984; **66**: 381–5.

4. Joseph B, Somaraju VVJ, Shetty SK. Management of congenital pseudarthrosis of the tibia in children under 3 years of age: Effect of early surgery on union of the pseudarthrosis and growth of the limb. *J Pediatr Orthop* 2003; **23**: 740–6.

5. Kanaya K, Wada T, Kura H, Yamashita T, Usui M. Valgus deformity of the ankle following harvesting of a vascularized fibular graft in children. *J Reconstr Microsurg* 2002; **18**: 91–6.

6. Smith SD, Millar EA. Arthrorisis by means of subtalar polyethylene peg implant for correction of hindfoot pronation in children. *Clin Orthop Relat Res* 1983; **181**: 15–23.

7. De Pellegrin M, Moharamzadeh D, Strobl WM, Biedermann R, Tschauner C, Wirth T. Subtalar extra-articular screw arthroereisis (SESA) for the treatment of flexible flatfoot in children. *J Child Orthop* 2014; **8**: 479–87.

8. Vedantam R, Capelli AM, Shoenecker PL. Subtalar arthroereisis for the correction of planovalgus deformity in children with neuromuscular disorders. *J Pediatr Orthop* 1988; **18**: 294–8.

9. Sanchez AA, Rathjen KE, Mubarak SJ. Subtalar staple arthroereisis for planovalgus foot deformity in children with neuromuscular disease. *J Pediatr Orthop* 1999; **19**: 34–8.

10. Stevens PM, Belle RM. Screw epiphysiodesis for ankle valgus. *J Pediatr Orthop* 1997; **17**: 9–12.

11. Davids JR, Valadie AL, Ferguson RL, Bray EW 3rd, Allen BL Jr. Surgical management of ankle valgus in children: Use of a transphyseal medial malleolar screw. *J Pediatr Orthop* 1997; **17**: 3–8.

12. Stevens PM, Kennedy JM, Hung M. Guided growth for ankle valgus. *J Pediatr Orthop* 2011; **31**: 878–83.

13. Wiltse LL. Valgus deformity of the ankle: A sequel to acquired or congenital abnormalities of the fibula. *J Bone Joint Surg Am* 1972; **54**: 595–606.

14. Weber M, Siebert CH, Goost H, Johannisson R, Wirtz D. Malleolus externus plasty for joint reconstruction in fibular aplasia: Preliminary report of a new technique. *J Pediatr Orthop B* 2002; **11**: 265–73.

15. Snearly WN, Peterson HA. Management of ankle deformities in multiple hereditary osteochondromata. *J Pediatr Orthop* 1989; **9**: 427–32.

16. Fragniere B, Wicart P, Mascard E, Dubousset J. Prevention of ankle valgus after vascularized fibular grafts in children. *Clin Orthop Relat Res* 2003; **408**: 245–51.

9

跖内收与内收内翻足

SELVADURAI NAYAGAM

概述

前足内收是最常见的足畸形之一，遇到该畸形应该立即请小儿骨科医生会诊。前足内收可见于三种不同的情况：马蹄内翻足（包括先天性或后天性）、跖内收和内收内翻跖。前足畸形的部位和后足的排列在这三种情况下都有所不同，要制订适当的治疗方案，对这三种情况的鉴别非常重要（表 9.1 和图 9.1）。

跖内收

跖内收（metatarsus adductus）有时又称为跖内翻（metatarsus varus）或前足内收（forefoot adductus）；有些作者以畸形的僵硬程度不同来区分跖内收和跖内翻，后者用来指僵硬型。有报道跖内收可伴有髋关节发育不良和胫骨内扭转[1,2]。

大多数跖内收的自然转归会自然好转[3]。然而，在仔细的确定诊断之前不采取任何措施（不处理）是明智的，因为马蹄内翻足和蛇形足的前足畸形看起来表现类似，但这两种畸形的处理方法却截然不同（图 9.2）。

表 9.1　前足内收三种不同情况的畸形模式

情况	前足内收的部位和性质		后足畸形
	跗跖关节	跗中关节（距舟和跟骰关节）	
跖内收	内收	正常	无改变
马蹄内翻足	正常	内收	内翻和马蹄
内收内翻跖	内收	外展	外翻和马蹄

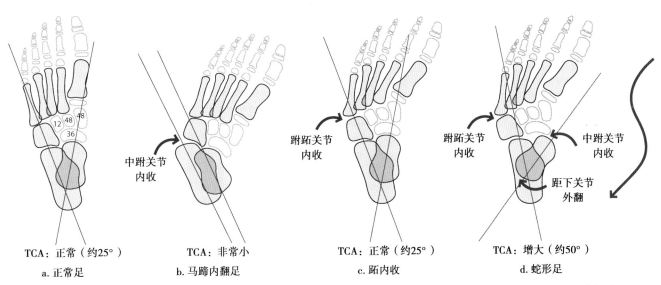

TCA：正常（约25°）
a. 正常足

中跗关节内收
TCA：非常小
b. 马蹄内翻足

跗跖关节内收
TCA：正常（约25°）
c. 跖内收

跗跖关节内收
中跗关节内收
距下关节外翻
TCA：增大（约50°）
d. 蛇形足

图 9.1　该图描述马蹄内翻足，跖内收和内收内翻跖之间的前后位 X 线片上前足内收的不同。正常足（a）距跟角（TCA）大概为25°。跟骨、距骨和骰骨的骨化核以及跖骨干在出生时就已经出现淡淡的骨化影。其余跗骨骨化核在标注的部分出现。马蹄内翻足（b），距跟角变少，两骨的纵轴几乎平行。前足在跗中关节的位置出现内收。跖内收（c），距跟角正常和前足在距跖关节部位向内侧倾斜。内收内翻跖（d），距跟角增大。在跗跖关节处有跖内收，严重的病例，舟骨、骰骨和楔状骨向外侧偏移。足的外形呈 S 形改变，因此又被称为"蛇形足"

49

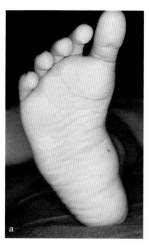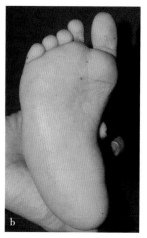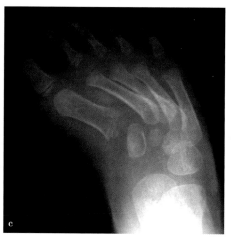

图9.2　跖内收的前足内收（a）可能与先天性马蹄内翻足或麻痹性马蹄内翻足的前足内收非常相似（b）；然而，跖内收的前后位 X 线片显示跗骨间的骨性排列是正常的，而在跖跗关节处出现内收（c）

内收内翻足

内收内翻足（skewfoot）是一种罕见的畸形，由于病理解剖复杂，治疗起来非常困难。这种畸形包括前足的内收和跖屈，舟状骨在距骨头处向外侧和背侧移位，距骨跖屈和跟骨外翻。常常伴有跟腱挛缩。

处理的问题

畸形

这是最常见的咨询原因。父母或家人注意到幼儿足的这种弯曲外形而去看医生——通常是因为对畸形发展的焦虑或害怕对孩子的行走能力产生影响。

内八字步态

在童年，这些孩子逐渐会有内八字的主诉。在俯卧位仔细地检查股足角能够区别胫骨内扭转和跖内收（图9.3）。必须还要检查髋关节，因为有伴发髋关节发育不良（development dysplasia of the hip，DDH）的可能。

穿鞋问题

当跖内收患儿在穿鞋时出现局部压力不平衡的问题时，该畸形可能就属于僵硬型或者可以诊断为罕见的内收内翻跖。虽然有时主诉在大脚趾部和靠近跖趾关节处有不适，但这一异常应力通常出现在第五跖骨的基部。对于较僵硬的跖内收，到成人期会产生足外侧的负荷过重。[4]

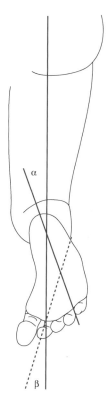

图9.3　在俯卧位测量股足角可以判断胫骨扭转。对于跖内收的患儿，用大腿轴线与前足轴线进行评估（β角）。跟骨轴线（α角）代表胫骨扭转，当跟骨轴线与距骨轴线成为一条直线时表示没有跖内收

治疗目标

● 避免对有自发性改善倾向的畸形进行治疗

大多数的跖骨内收会自行改善；这些能改善的病例不需要积极治疗。

- 降低穿鞋问题

　　僵硬型的跖内收或内收内翻跖穿普通鞋会导致出现局部的应力问题。

- 纠正固定性畸形以改善足的外形和步态

　　对于不能自行改善,特别是畸形很严重的病例,应当考虑纠正畸形。

治疗方法选择

观察

　　一旦确定是单纯性的跖内收,畸形是柔韧性的并且没有后足畸形,大多数人推荐观察。可以让患儿站在照像复印的平板玻璃上,通过足的照像复印技术,记录前进时足的情况。

系列石膏

　　对于少数僵硬性的或随着患儿年龄增大没有自行好转的跖内收病例适用于这一指征。如果连续复查没什么改善,至 6 个月时应当开始系列石膏治疗,多数更换 3~5 次石膏可以纠正。

　　与先天性马蹄内翻足石膏治疗不同,支点位于骰骨,提供一个外旋的力臂,石膏塑形时支点也应落在骰骨上(图 9.4)。在跟骨也要进行仔细的石膏塑形,防止跟骨不知不觉中出现过度外翻[1,5]。对于未及时治疗的顽固性跖内收采用系列石膏也能获得成功。也可采用三维足矫形器来代替系列石膏[6]。

　　有些内收内翻跖病例,特别是早期就表现出来的内收内翻跖也能够用系列石膏获得改善,但由于存在后足外翻畸形,有转化成扁平足的风险。

矫形鞋

　　用矫形鞋对畸形进行调整可以减轻受压的症状。用 Bebax 三维足畸形矫形器纠正跖内收显示与系列石膏的效果一致[6]。

软组织手术

　　通过系列石膏治疗而畸形仍然存在的病例要考虑手术治疗。跗展肌挛缩和胫骨前肌或胫骨后肌的止点异常被认为是导致畸形的原因。因此,提倡行跗展肌的松解和胫骨后肌异常止点的松解[7-9]。由于患足内侧的关节囊挛缩,可能使足变得更加僵硬,因而需要联合行关节囊松解和肌腱松解。治疗跖内收最简单的手术方法包括舟楔关节和楔跖关节的松解,同时行跗展肌的延长[8]。现在并不推荐过去所提倡的完全跖跗关节松解[10]。

跖骨基底部截骨

　　对于年长的跖内收患儿,单做软组织手术可能不够,可能需要行全部五个跖骨基底的截骨术(图 9.5 和图 9.6)[11,12]。

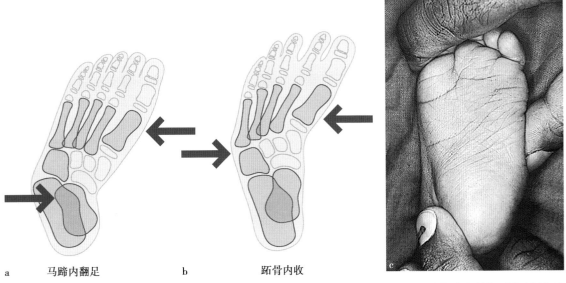

　　a　马蹄内翻足　　　　b　　　　跖骨内收

图 9.4　先天性马蹄内翻足的手法和石膏塑形(a),支点位于距骨颈的外侧面,在足的内侧缘向外侧用力(深色箭头)。而纠正跖内收(b 和 c),进行手法和系列石膏固定时,支点位于骰骨而不是在距骨(深色箭头)

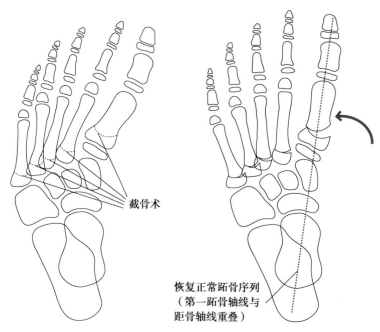

截骨术

恢复正常跖骨序列
（第一跖骨轴线与
距骨轴线重叠）

图 9.5 跖骨基底部截骨纠正跖内收示意图

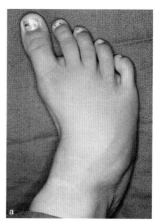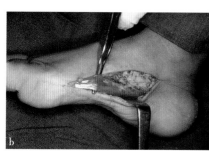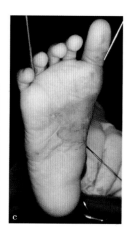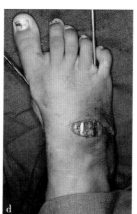

图 9.6 一例 6 岁跖内收男性患儿（a）接受了蹈展肌腱松解和全部五条跖骨基底截骨术。手术中证实蹈展肌紧张（b）。跖骨截骨和克氏针固定第一和第五跖骨后足底的外观（c 和 d）显示足的外侧缘呈一直线。手术前足底的外观见图 9.2a

跟骨和楔状骨联合截骨

治疗内收内翻跖的手术方法包括跟骨延长截骨术，内侧楔状骨开放性楔形截骨和跟腱延长[13,14]。为避免畸形的假性纠正，需行距舟关节切开复位加克氏针固定（图 9.7）。

治疗时考虑的因素

治疗时的年龄

开始治疗的年龄很重要。如果开始治疗时患儿的年龄较大，其跖内收进一步自发性改善的可能性就不大。提示开始就要用系列石膏的治疗方案。相比之下，对待小婴儿时留有更多的保留方法是明智的；更偏爱用简单的方法来治疗跖内收，可能获得自发性好转。理想情况是，在会走路之前开始系列石膏治疗，但不可能所有的病例都能做到这一点。

严重性和僵硬性

对于轻度的柔韧性畸形，要给予安慰和定期复查。然而，对较僵硬性畸形，随诊的间隔应更短些。这就允许外科医生能够在早期制定非手术治疗方案并且能注意畸形是否有改善。

前足和后足畸形的类型

　　婴儿跖内收是一个临床诊断。重要的是要区分这种跖内收是由先天性马蹄内翻足引起的,还是内收内翻跖造成的。先天性马蹄内翻足有前足旋后和后足马蹄内翻的表现;推荐出生后不久就要开始系列石膏治疗。相比之下,内收内翻跖是一种僵硬性的跖内收同时伴有后足的外翻和马蹄。这种后足的外翻和前足的内收到患儿能站立时,看起来像扁平足的外观。

　　婴儿足的许多的骨化中心没有出现,想用 X 线片来进行跖内收的鉴别就非常不准确,因此婴儿柔韧性跖内收没有常规摄 X 线片的指征[15]。许多参考角度值会随着年龄而发生改变,使得测量更加困难。因为这些限制,希望从 X 线片测量找到鉴别跖内收和内收内翻跖的证据是不可能的[13]。

合并的综合征

　　跖内收与 DDH 和胫骨内扭转可能存在联系,临床上必须要注意这方面的检查。内收内翻跖常常是双侧性的并且可能合并一些已知的综合征或全身性综合征(畸形性侏儒、成骨不全症、脑性瘫痪,脊柱闭合不全)。

推荐的治疗方案

　　治疗大纲见表9.2。

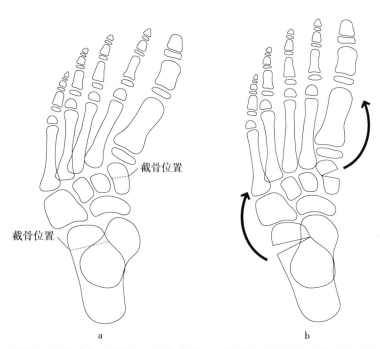

图 9.7　纠正内收内翻足畸形的手术示意图。内侧楔状骨和跟骨前端开放性楔形截骨纠正前足内收和中足外展

表 9.2　跖内收和内收内翻足的治疗大纲

适应证				
跖内收 + 柔韧性 + 婴儿	跖内收 或 内收内翻跖 + 僵硬型(不容易被动纠正) + 婴儿	跖内收 + 僵硬型(不容易被动纠正) + 系列石膏效果差	跖内收 + 僵硬性畸形 + 大龄儿童	内收内翻足 + 僵硬性畸形 + 大龄儿童
安慰和定期复查	系列石膏	姆展肌松解,舟楔关节和第一跖跗关节的内侧关节囊松解	姆展肌松解和距骨基底部截骨	跟骨截骨(外侧柱延长) + 内侧楔状骨开放性楔形截骨 + 跟腱延长
治疗				

治疗的基本原理

绝大多数足部畸形患儿都有自行好转的倾向,只需要给予一些安慰和复查。然而,不要错误的掉进将先天性马蹄内翻足或内收内翻足当作跖内收的陷阱。与跖内收不同,先天性马蹄内翻足在生后不久就要进行系列石膏治疗,如果跖内收也必须进行这种石膏治疗应当在行走之前开始。绝大多数跖内收病例通过这种处理会好转,少数顽固病例症状持续存在,需要手术治疗。外科医生需要对所有满意的非手术治疗方案进行充分的尝试,包括矫形鞋的使用,仍有症状者才能进行手术治疗。

内收内翻足是一种罕见的和完全不同的畸形。多数需要手术治疗,包括僵硬型的和系列石膏治疗仍顽固的病例。即便如此,仍然要进行非手术治疗的尝试,不要夸大存在后足外翻畸形和产生扁平足的情况而中止非手术治疗的尝试。

参考文献

1. Ponseti IV, Becker JR. Congenital metatarsus adductus: The results of treatment. *J Bone Joint Surg Am* 1966; **48**: 702–11.

2. Kumar SJ, MacEwen GD. The incidence of hip dysplasia with metatarsus adductus. *Clin Orthop Relat Res* 1982; **164**: 234–5.

3. Rushforth GF. The natural history of hooked forefoot. *J Bone Joint Surg Br* 1978; **60**: 530–2.

4. Fishco WD, Ellis MB, Cornwall MW. Influence of a metatarsus adductus foot type on plantar pressures during walking in adults using a pedobarograph. *J Foot Ankle Surg* 2015; **54**: 449–53.

5. Berg EE. A reappraisal of metatarsus adductus and skewfoot. *J Bone Joint Surg Am* 1986; **68**: 1185–96.

6. Herzenberg JE, Burghardt RD. Resistant metatarsus adductus: Prospective randomized trial of casting versus orthosis. *J Orthop Sci* 2014; **19**: 250–6.

7. Lichtblau S. Section of the abductor hallucis tendon for correction of metatarsus varus deformity. *Clin Orthop Relat Res* 1975; **110**: 227–32.

8. Asirvatham R, Stevens PM. Idiopathic forefoot-adduction deformity: Medial capsulotomy and abductor hallucis lengthening for resistant and severe deformities. *J Pediatr Orthop* 1997; **17**: 496–500.

9. Browne RS, Paton DF. Anomalous insertion of the tibialis posterior tendon in congenital metatarsus varus. *J Bone Joint Surg Br* 1979; **61**: 74–6.

10. Stark JG, Johanson JE, Winter RB. The Heyman-Herndon tarsometatarsal capsulotomy for metatarsus adductus: Results in 48 feet. *J Pediatr Orthop* 1987; **7**: 305–10.

11. Knorr J, Soldado F, Pham TT, Torres A, Cahuzac JP, de Gauzy JS. Percutaneous correction of persistent severe metatarsus adductus in children. *J Pediatr Orthop* 2014; **34**: 447–52.

12. Berman A, Gartland JJ. Metatarsal osteotomy for correction of adduction of the fore part of the foot in children. *J Bone Joint Surg Am* 1971; **53**: 498–506.

13. Mosca VS. Flexible flatfoot and skewfoot. *J Bone Joint Surg Am* 1995; **77**: 1937–45.

14. Mosca VS. Calcaneal lengthening for valgus deformity of the hindfoot: Results in children who had severe, symptomatic flatfoot and skewfoot. *J Bone Joint Surg Am* 1995; **77**: 500–12.

15. Cook DA, Breed AL, Cook T, DeSmet AD, Muehle CM. Observer variability in the radiographic measurement and classification of metatarsus adductus. *J Pediatr Orthop* 1992; **12**: 86–9.

10

胫骨向前外侧弯曲和先天性胫骨假关节

BENJAMIN JOSEPH

概述

先天性的胫骨向前外侧弯曲可能是一种比较棘手的畸形,特别是合并多发性神经纤维瘤或骨纤维结构不良时更是如此[1]。弯曲的胫骨可能骨折,并且这种骨折可能不愈合,进一步发展成为一个明显的假关节。这种骨折通常发生在刚开始行走的儿童,但也可以发生在婴儿(图 10.1a)。如果患肢能得到充分的保护避免遭受剪切及旋转应力,部分患儿可能避免骨折发生(图 10.1b)。

处理的问题

获得愈合

一个已形成的假关节获得愈合很困难[2]。过去,尝试了许多方法,但结果令人沮丧[3]。重要的是要意识到不恰当的手术会使情况进一步变糟,为了获得满意的结果要避免做那些成功机会很小的手术[4,5]。

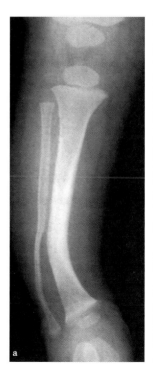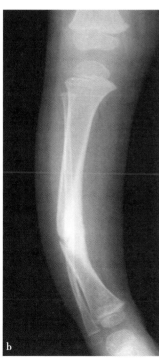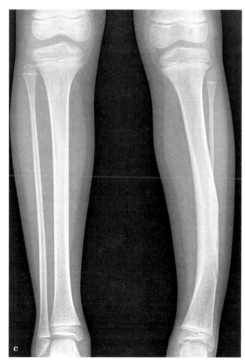

图 10.1　胫骨先天性向前外侧弯曲患儿的小腿 X 线片(a),轻微的摔倒之后导致骨折(b)。在骨折发生之前没有进行正规的保护。一例多发性神经纤维瘤有胫骨向前外侧弯曲患儿的 X 线片,该患儿从婴儿起就采用支具保护(c)

下肢短缩

出生时,受累侧胫骨比健侧稍短。只要假关节没有愈合,小腿短缩就会进行性加重[6]。反复的、不成功的手术会进一步妨碍患肢的正常生长。

愈合后有再骨折的倾向

即使是骨折愈合后,也有发生胫骨再骨折的倾向[7]。骨骼成熟后,这种倾向会减小。但是,有些患者在成年后还会发生再骨折。

胫骨、腓骨和股骨的生长异常

除了以上提到的三个主要问题——胫骨、腓骨和同侧股骨,还有其他的生长异常,在制订治疗计划时必须加以考虑[6]。这些生长异常包括胫骨近端生长板向反方向倾斜,胫骨骨干的近端 1/3 向后弯曲,外踝向近端迁徙,腓骨发育不全,腓骨假关节,踝外翻和跟行足畸形(图 10.2)。如果胫骨假关节持续未愈,有些生长异常会继续发展,随着患儿的生长变得更加严重。这意味着假关节愈合越早,这些生长异常就越不明显[6]。

踝关节畸形和关节炎

在胫骨假关节治愈的成年人中,出现踝外翻和踝关节退行性关节炎者占相当大的比例[2]。这些问题中的一些可能只是在初期治疗后非常好,但有些是不可避免的,只是在患儿骨骼成熟后评价才发现这些结果。

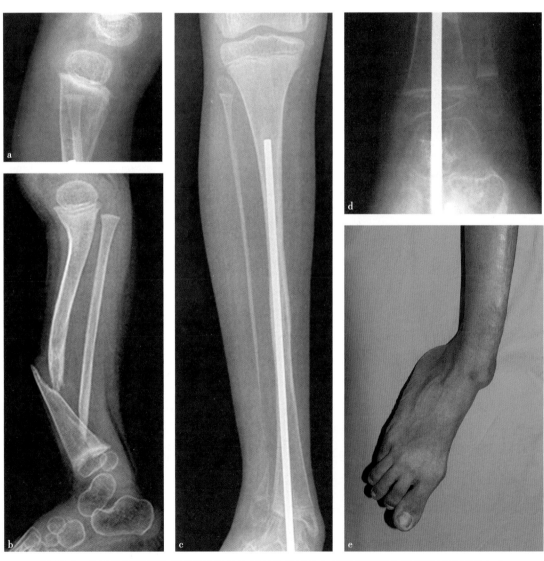

图 10.2　先天性胫骨假关节患儿的胫骨和腓骨生长异常包括胫骨近端生长板的异常倾斜(a)、胫骨近端 1/3 向后弯曲(b)、腓骨生长板向近端迁徙(c)、腓骨发育不良(d)和踝外翻畸形(e)

治疗目标

- 达到愈合
- 防止再骨折
- 矫正下肢不等长
- 矫正相关的生长异常
- 预防踝关节畸形及关节炎

推荐的治疗方案

获得愈合的策略

在已经采用的各种手术当中,报道达骨骼成熟时的长期结果,只有3种方法的愈合率超过70%,目前只有这3种方法值得考虑。它们是带游离血管的腓骨移植[8-13]、Ilizarow技术[14-16]和髓内钉加植骨[17-19]。这些技术的组合已经产生较好的结果[20-21]。无论采取何种方法,切除假关节都被推荐是手术中必不可少的一个部分[2,5,15]。最近有报道采用 Masquelet 诱导膜技术的短期效果很有希望[22-23]。骨膜移植,采用骨形态发生蛋白(BMP)和应用二磷酸盐已经尝试与重建外科联合应用[24-27]。但这些额外干预的价值还不清楚[1]。

再骨折风险降到最低的策略

- 患肢用矫形器固定直到骨骼成熟。
- 保留髓内钉直到骨骼成熟。

处理肢体短缩的策略

- 尽早使假关节获得愈合,将短缩程度降到最低。
- 用肢体均衡术处理肢体短缩(见第44章,胫骨不等长)。

使踝外翻畸形降到最低的策略

- 确保腓骨假关节的愈合。
- 保留髓内棒穿过踝关节,虽然踝关节丧失活动,能够防止踝关节畸形。

治疗选择

髓内棒和皮质骨移植

如何把握手术中的各种具体细节各家的报道都有所不同。然而,所有手术有三个基本步骤:切除假关节、骨移植和置入髓内棒(图10.3)。切除假关节包

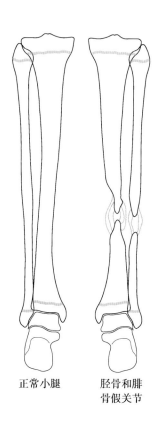

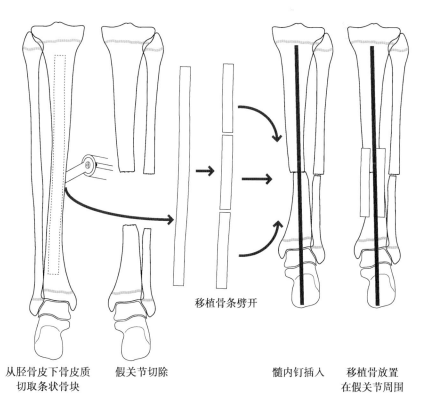

正常小腿　　胫骨和腓骨假关节　　　从胫骨下骨皮质切取条状骨块　　假关节切除　　移植骨条劈开　　髓内钉插入　　移植骨放置在假关节周围

图 10.3　骨皮质移植和髓内棒技术

括切除锥形的骨断端直到见到新鲜出血。除此之外，包绕整个假关节部位的厚厚的骨膜都需要切除。普遍认为，自体骨移植能促进骨愈合。然而，一些外科医生使用松质骨移植而其他外科医生推荐使用皮质骨移植[6,18]。作者更喜欢切取对侧胫骨皮下表层的皮质骨作移植用。确保在假关节切除的部位作良好的骨碎块植骨，再将三条皮质骨片放置在周围。不要尝试将移植骨块锚定在胫骨上。所使用髓内棒的种类很多[6,28,29]。作者使用 Rush 棒，从足后跟打入胫骨。必须选择足够长的棒，确保棒的尖端到达胫骨近端干骺端。随着患儿的生长，棒的尖端会逐步退向远端。因为假关节区域需要有支撑直到骨骼成熟，所以当原来棒的尖端退到胫骨干的中部时，必须更换一根更长的棒。

带血管的游离腓骨移植

手术需要切取一长段、带有血管蒂的对侧腓骨[8,30]。将切取的腓骨移植到假关节完全切除后所形成的间隙内。被移植腓骨的血管与局部的血管吻合（图 10.4）。被移植的腓骨要牢固的固定在胫骨上。要确保不破坏被移植腓骨和远端胫骨的血循环是非常重要的。由于这个原因，一些外科医生不推荐使用髓内棒。该手术需要两组外科医生超过 6 个小时才能完成。

Ilizarov 技术

切除假关节，应用 Ilizarov 支架加压骨断端。加压可以通过不同的方法，包括紧密的纵向加压、侧方对侧方加压、节段性骨搬运及病变切除联合重度加压[16-31]。推荐病变切除联合重度加压手术，手术中还能同时进行骨移植。也可以进行干骺端截骨，7~10 天后开始胫骨延长（图 10.5）。相比纵向加压、侧方对侧方加压或节段性骨搬运，这种方法的愈合率最高。

治疗时考虑的因素

患儿的年龄

患儿的年龄是一个很重要的因素，它可以影响治疗的选择。4 岁以下的患儿，使用 Ilizarov 手术获得愈合的机会比较低[2]。

同样地，年龄很小的患儿采用带游离血管的腓骨移植，技术上存在困难[11]。然而，即使是 3 岁以下的患儿，髓内棒和皮质骨移植被证明是有效的[5,6]。

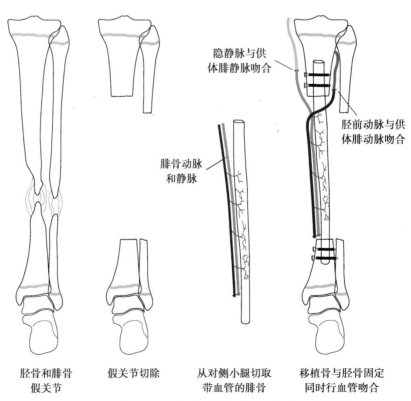

隐静脉与供
体腓静脉吻合

胫前动脉与供
体腓动脉吻合

腓骨动脉
和静脉

| 胫骨和腓骨 | 假关节切除 | 从对侧小腿切取 | 移植骨与胫骨固定 |
| 假关节 | | 带血管的腓骨 | 同时行血管吻合 |

图 10.4 图例显示胫骨假关节带游离微血管腓骨移植技术

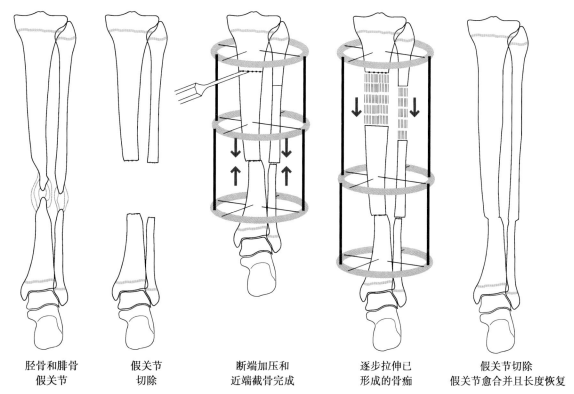

| 胫骨和腓骨
假关节 | 假关节
切除 | 断端加压和
近端截骨完成 | 逐步拉伸已
形成的骨痂 | 假关节切除
假关节愈合并且长度恢复 |

图 10.5　图解 Ilizarov 环形固定器技术

获得愈合的机会

对特定年龄的患儿,选择一种有很高几率促进愈合的方法是必要的。

手术简单易行

带游离血管腓骨移植的要求非常高,手术复杂,应当只限于经验丰富的外科医生尝试进行。

费用

微血管外科手术费用似乎比其他方法更加昂贵,因为手术时间如此之长。

处理合并畸形和肢体长度及获得愈合的可行性

如果患儿除了前外侧弯曲还有严重的短缩和其他畸形,要考虑采用能解决所有问题的方法。

表 10.1 概括了选择治疗方法时需要考虑的因素。

表 10.1　选择首选方法时需要考虑的因素

要考虑的因素	带游离血管 的腓骨移植	Ilizarov 技术	髓内棒和皮 质骨移植
报道的愈合率	>70%	>70%	>70%
小于 3 岁患儿的成功性	差	差	好
减少再骨折风险的能力	不能减少	不能减少	能
同时矫正肢体不等长	不可以	可以	不可以
同时矫正所有畸形	不可以	可以	不可以
预防后期踝外翻	不可以	不可以	可以
手术的复杂性	非常复杂	复杂	简单
费用	非常高	高	低

推荐的治疗方案

治疗大纲见表 10.2。

表 10.2　胫骨前外侧弯曲和胫骨假关节的治疗大纲

适应证			
前外侧弯曲无骨折	假关节已形成 + 患儿骨骼发育未成熟（1~13 岁） + 短缩 <10% + 胫骨或踝没有显而易见的畸形除了胫骨向前外侧弯曲	假关节已形成 + 患儿大于 5 岁 + 髓内钉和骨移植失败，或如果短缩 >10%，考虑作为首选 + 除了前外侧弯曲需要矫正，有胫骨或踝关节畸形	假关节已形成 + 患儿大于 5 岁 + 髓内钉、骨移植、Ilizarov 技术均失败
膝－踝－足矫形器	切除假关节 + 自体皮质骨移植 + 跨关节 Rush 棒 + 愈合后支具保护直到骨骼成熟	Ilizarov 技术包括切除假关节 + 自体皮质骨移植 + 骨端加压 + 干骺端截骨和胫骨延长 + 同时矫正胫骨畸形 + 愈合后支具保护直到骨骼成熟	彻底切除假关节 + 带血管的游离腓骨移植
治疗			

治疗的基本原则

为什么首选推荐髓内钉和骨移植？

即使在 3 岁以下患儿，这种手术有取得很好的成功机会。该手术的优势在于：如果患儿在幼年假关节能够获得愈合，可以明显减少胫骨的生长异常和短缩。留置髓内棒直到骨骼成熟可以使再骨折的风险降到最低。该手术相对简单，是最好的选择，不需要尖端设备及人员的特殊培训就能完成。

为什么提倡跨关节使用髓内棒？

棒的钩在足跟，换棒非常简单，如果留置跨关节棒直到骨骼成熟可以防止踝关节和距下关节外翻畸形。但是，这将以维持踝关节僵直为代价。一项长期随访显示，当不做跨踝关节固定时，发生踝外翻畸形和踝关节退行性关节炎很常见，只有不到 30% 的患者能保留正常的踝关节[2]。因此，必须权衡正常排列但僵直踝关节的缺点与发生踝外翻伴疼痛性关节炎的风险。

为什么推荐用皮质骨移植？

来自文献的证据表明，既往用过的方法中，皮质骨移植比松质骨移植要好。此外，皮质骨移植比松质骨移植能更长时间地耐受骨吸收。

参考文献

1. Khan T, Joseph B. Controversies in the management of congenital pseudarthrosis of the tibia and fibula. *Bone Joint J* 2013; 8: 1027–34.
2. Grill F, Bollini G, Dungl P et al. Treatment approaches for congenital pseudarthrosis of tibia: Results of the EPOS multicenter study. European Paediatric Orthopaedic Society (EPOS). *J Pediatr Orthop* 2000; 9: 75–89.
3. Hardinge K. Congenital anterior bowing of the tibia: The significance of the different types in relation to pseudarthrosis. *Ann R Coll Surg Engl* 1972; 51: 17–30.
4. Wientroub S, Grill F. Congenital pseudarthrosis of the tibia: Part 1. European Pediatric Orthopaedic Society multicenter study of congenital pseudoar-throsis. *J Pediatr Orthop B* 2000; 9: 1–2.
5. Joseph B, Mathew G. Management of congenital pseudarthrosis of the tibia by excision of the pseud-arthrosis, onlay grafting, and intramedullary nailing. *J Pediatr Orthop B* 2000; 9: 16–23.
6. Joseph B, Somaraju VV, Shetty SK. Management of congenital pseudarthrosis of the tibia in children under 3 years of age: Effect of early surgery on

union of the pseudarthrosis and growth of the limb. *J Pediatr Orthop* 2003; **23**: 740–6.

7. Cho TJ, Choi IH, Lee SM, Chung CY, Yoo WJ, Lee DY *et al*. Refracture after Ilizarov osteosynthesis in atrophic-type congenital pseudarthrosis of the tibia. *J Bone Joint Surg Br* 2008; **90**: 488–93.

8. Korompilias AV, Lykissas MG, Soucacos PN, Kostas I, Beris AE. Vascularized free fibular bone graft in the management of congenital tibial pseudarthrosis. *Microsurgery* 2009; **29**: 346–52.

9. Minami A, Kato H, Suenaga N, Iwasaki N. Telescoping vascularized fibular graft: A new method. *J Reconstr Microsurg* 2003; **19**: 11–6.

10. Toh S, Harata S, Tsubo K, Inoue S, Narita S. Combining free vascularized fibula graft and the Ilizarov external fixator: Recent approaches to congenital pseudarthrosis of the tibia. *J Reconstr Microsurg* 2001; **17**: 497–508; discussion 9.

11. Kanaya F, Tsai TM, Harkess J. Vascularized bone grafts for congenital pseudarthrosis of the tibia. *Microsurgery*. 1996; **17**: 459–69; discussion 70–1.

12. Romanus B, Bollini G, Dungl P *et al*. Free vascular fibular transfer in congenital pseudoarthrosis of the tibia: Results of the EPOS multicenter study. European Paediatric Orthopaedic Society (EPOS). *J Pediatr Orthop B* 2000; **9**: 90–3.

13. Sakamoto A, Yoshida T, Uchida Y, Kojima T, Kubota H, Iwamoto Y. Long-term follow-up on the use of vascularized fibular graft for the treatment of congenital pseudarthrosis of the tibia. *J Orthop Surg Res* 2008; **3**: 13.

14. Guidera KJ, Raney EM, Ganey T, Albani W, Pugh L, Ogden JA. Ilizarov treatment of congenital pseudarthrosis of the tibia. *J Pediatr Orthop* 1997; **17**: 668–74.

15. Ghanem I, Damsin JP, Carlioz H. Ilizarov technique in the treatment of congenital pseudarthrosis of the tibia. *J Pediatr Orthop* 1997; **17**: 685–90.

16. Grill F. Treatment of congenital pseudarthrosis of tibia with the circular frame technique. *J Pediatr Orthop B* 1996; **5**: 6–16.

17. Ferri-de-Barros F, Inan M, Miller F. Intramedullary nail fixation of femoral and tibial percutaneous rotational osteotomy in skeletally mature adolescents with cerebral palsy. *J Pediatr Orthop* 2006; **26**: 115–8.

18. Shah H, Doddabasappa SN, Joseph B. Congenital pseudarthrosis of the tibia treated with intramedullary rodding and cortical bone grafting: A follow-up study at skeletal maturity. *J Pediatr Orthop* 2011; **31**: 79–88.

19. Dobbs MB, Rich MM, Gordon JE, Szymanski DA, Schoenecker PL. Use of an intramedullary rod for the treatment of congenital pseudarthrosis of the tibia: Surgical technique. *J Bone Joint Surg Am* 2005; **87**: 33–40.

20. Agashe MV, Song SH, Refai MA, Park KW, Song HR. Congenital pseudarthrosis of the tibia treated with a combination of Ilizarov's technique and intramedullary rodding. *Acta Orthop* 2012; **83**: 515–22.

21. Mathieu L, Vialle R, Thevenin-Lemoine C, Mary P, Damsin JP. Association of Ilizarov's technique and intramedullary rodding in the treatment of congenital pseudarthrosis of the tibia. *J Child Orthop* 2008; **2**: 449–55.

22. Pannier S, Pejin Z, Dana C, Masquelet AC, Glorion C. Induced membrane technique for the treatment of congenital pseudarthrosis of the tibia: Preliminary results of five cases. *J Child Orthop* 2013; **7**: 477–85.

23. Dohin B, Kohler R. Masquelet's procedure and bone morphogenetic protein in congenital pseudarthrosis of the tibia in children: A case series and meta-analysis. *J Child Orthop* 2012; **6**: 297–306.

24. Soldado F, Garcia Fontecha C, Haddad S, Hernandez-Fernandez A, Corona P, Guerra-Farfan E. Treatment of congenital pseudarthrosis of the tibia with vascularized fibular periosteal transplant. *Microsurgery*. 2012; **32**: 397–400.

25. Thabet AM, Paley D, Kocaoglu M, Eralp L, Herzenberg JE, Ergin ON. Periosteal grafting for congenital pseudarthrosis of the tibia: A preliminary report. *Clin Orthop Relat Res* 2008; **466**: 2981–94.

26. Schindeler A, Ramachandran M, Godfrey C, Morse A, McDonald M, Mikulec K *et al*. Modeling bone morphogenetic protein and bisphosphonate combination therapy in wild-type and Nf1 haploinsufficient mice. *J Orthop Res* 2008; **26**: 65–74.

27. Fabeck L, Ghafil D, Gerroudj M, Baillon R, Delince P. Bone morphogenetic protein 7 in the treatment of congenital pseudarthrosis of the tibia. *J Bone Joint Surg Br* 2006; **88**: 116–8.

28. Dobbs MB, Rich MM, Gordon JE, Szymanski DA, Schoenecker PL. Use of an intramedullary rod for treatment of congenital pseudarthrosis of the tibia: A long-term follow-up study. *J Bone Joint Surg Am*. 2004; **86**: 1186–97.

29. Johnston CE II. Congenital pseudarthrosis of the tibia. Results of technical variations in the Charnley-Williams procedure. *J Bone Joint Surg Am* 2002; **84**: 1799–1810.

30. Iamaguchi RB, Fucs PM, da Costa AC, Chakkour I. Vascularised fibular graft for the treatment of congenital pseudarthrosis of the tibia: Long-term complications in the donor leg. *Int Orthop* 2011; **35**: 1065–70.

31. Choi IH, Lee SJ, Moon HJ, Cho TJ, Yoo WJ, Chung CY *et al*. '4-in-1 osteosynthesis' for atrophic-type congenital pseudarthrosis of the tibia. *J Pediatr Orthop* 2011; **31**: 697–704.

11

胫骨后内侧弯曲

BENJAMIN JOSEPH

概述

先天性胫骨后内侧弯曲是一种比较少见的畸形,出生时常伴有足的跟骨外翻畸形(图 11.1)。其自然病史与先天性胫骨前外侧弯曲明显不同。后内侧弯曲在很大程度上随着儿童的成长倾向于自行好转[1-3]。不像胫骨前外侧弯曲,后内侧弯曲患儿不会有胫骨骨折和发生假关节的风险。也不会合并多发性神经纤维瘤或纤维异常增殖症。

处理的问题

胫骨畸形

虽然弯曲畸形在很大程度上会自行性好转,但弯曲畸形非常严重的患儿还是会残留一些畸形可能持续存在,需要进行矫正(图 11.2a)[3,4]。

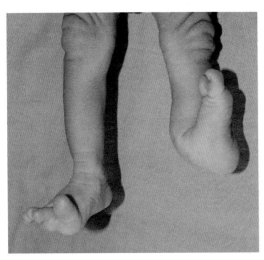

图 11.1 先天性胫骨后内侧弯曲新生儿的患肢外观。明显可见足的跟骨外翻畸形和小腿短缩

短缩

总是存在一定程度的胫骨短缩,缩短的程度与弯曲的严重性似乎成比例。短缩的程度往往很轻微,偶尔也会发生明显的短缩[3]。

足踝畸形

出生时足的跟骨外翻畸形可能相当严重,但恢复的也快。然而,有些患儿的踝关节运动的范围和强度不能完全恢复,有些畸形会持续存在(图 11.2b 和 c)。由于胫骨远端残留内侧弯曲,踝关节的外翻畸形可能会持续存在。一些患儿可能存在生长板的生长异常,可能会导致永久性畸形(图 11.2d)[3]。

治疗目标

纠正胫骨残余畸形

理论上,胫骨所有的残余畸形,无论是矢状面还是冠状面上的畸形都应该纠正。这样做除了可以改善肢体的外观以外,还有助于恢复踝关节的正常排列。

肢体长度均衡

理想的是肢体等长,至少要使差异减少到一定水平,用一个不显眼的补高鞋就可以得到平衡。

纠正足踝畸形

因为踝关节是负重关节,重要的是要确保胫骨关节面与膝关节和地面平行,为了达到这一目的,存在的

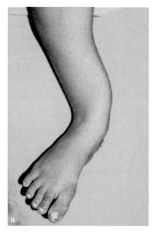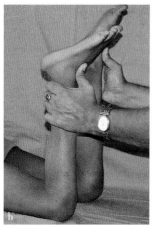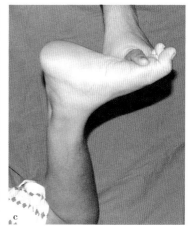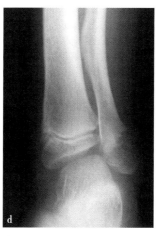

图 11.2　（a）6 岁女孩一直存在的胫骨后内侧弯曲。（b）8 岁胫骨后内侧弯曲男孩的左踝跖屈范围减少。（c）12 岁女孩进行抗阻力跖屈检查，证实左踝跖屈无力。（d）某男孩踝关节 X 线片显示胫骨远端骨骺楔形变和踝关节外翻畸形

任何畸形都应该给予纠正。

治疗方法选择

不干预

如果足和胫骨畸形已经有明显好转，如果到骨骼成熟时肢体不等长小于 2cm，就不需要进行干预。

肢体长度均衡

如果预期到骨骼发育成熟时短缩在可能超过 2cm，则需要做肢体长度均衡术。肢体长度均衡技术，取决于是否需要同时进行胫骨畸形的矫正和短缩程度的矫正[5]。常常遇到这种情况，就是肢体长度仅为中度不等长，可以很容易地通过长肢短缩来实现的肢体长度的均衡。但是，如果存在胫骨残余畸形，则比较适合采用矫正畸形并同时行胫骨延长[3,5]。

矫正畸形

胫骨畸形的矫正

胫骨中下三分之二交界处的胫骨成角可以通过骨干截骨进行矫正。如果要同时进行肢体延长可以采用外固定器（图 11.3），否则，截骨可以用钢板固定。

踝关节畸形的矫正

由于胫骨远端弯曲或由于生长板的异常倾斜和生长不对称，踝关节可能有持久的外翻畸形。前者的问题用踝上截骨就能纠正，而处理后者就需要采用生长

板内侧阻滞。该骨骺阻滞术可以从内踝用一枚螺钉斜形钉入[6]（图 11.4）或用 8 字钢板固定[7]。

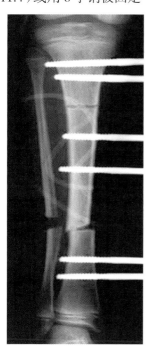

图 11.3　先天性胫骨后内侧弯曲男孩的 X 线片显示矫正胫骨弯曲畸形，同时行胫骨延长

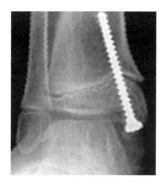

图 11.4　胫骨远端螺钉骨骺固定术以纠正胫骨后内侧弯曲男孩的踝外翻

治疗时考虑的因素

胫骨畸形自然好转的程度

如果胫骨畸形完全好转或接近完全正常,就此一点不需要进行积极的干预。但是,如果临床上有明显的残余畸形可见,可能就有理由畸形矫正。

足和踝畸形自然好转的程度

如果胫骨远端关节面不呈水平,将有必要进行畸形矫正。

骨骼成熟时肢体不等长的程度

胫骨短缩的程度将决定肢体长度均衡术的决策(见第 44 章)。

胫骨畸形的平面

如果在胫骨弯曲发生在远端三分之一,就会促进踝关节畸形,适合行踝上截骨术,而如果畸形发生在胫骨远段和中段三分之二交界处,则应该在该部位做胫骨截骨。

踝部畸形的位置

如果踝关节畸形是由生长板的异常生长所导致,其远端骨骺呈楔形,需要行暂时性骨骺阻滞术,而如果是胫骨远端畸形应当的踝上水平进行截骨手术。

推荐的治疗方案

胫骨后内侧弯曲的治疗大纲见表 11.1。

表 11.1　胫骨后内侧弯曲治疗大纲

适应证					
预计到骨骼成熟时肢体不等长 <2cm + 胫骨畸形完全自然好转或接近完全好转 + 无踝关节畸形	预计到骨骼成熟时肢体不等长 2~4cm + 胫骨畸形完全自然好转或接近完全好转 + 无踝关节畸形	预计到骨骼成熟时肢体不等长 >4cm + 胫骨畸形完全自然好转或接近完全好转 + 无踝关节畸形	预计到骨骼成熟时肢体不等长 >2cm + 胫骨干有残余畸形	在踝上水平是踝外翻畸形 + 胫骨远端骨骺无楔形改变	发生于生长板水平的踝外翻畸形,胫骨远端骨骺呈楔形变
					螺钉/8 字钢板骨骺阻滞术 + 按表 2、3、4 列的适应证进行干预
				踝上截骨矫形 + 按表 2、3、4 列的适应证进行干预	
无须干预	在最佳时间行健侧胫骨近端骨骺阻滞术以在骨骼成熟时获得肢体等长	胫骨延长术均衡肢体长度	胫骨干骺端延长 + 骨干截骨纠正胫骨弯曲		
治疗					

参考文献

1. Pappas AM. Congenital posteromedial bowing of the tibia and fibula. *J Pediatr Orthop* 1984; **4**: 525–31.
2. Hofmann A, Wenger DR. Posteromedial bowing of the tibia: Progression in leg lengths. *J Bone Joint Surg Am* 1981; **63**: 384–8.
3. Shah HH, Doddabasappa SN, Joseph B. Congenital posteromedial bowing of the tibia: A retrospective analysis of growth abnormalities in the leg. *J Pediatr Orthop B*. 2009; **18**: 120–8.
4. Johari AN, Dhawale AA, Salaskar A, Aroojis AJ. Congenital postero-medial bowing of the tibia and fibula: Is early surgery worthwhile? *J Pediatr Orthop B* 2009; **19**: 479–86.
5. Kaufman SD, Fagg JA, Jones S, Bell MJ, Saleh M, Fernandes JA. Limb lengthening in congenital posteromedial bow of the tibia. *Strategies Trauma Limb Reconstr* 2012; **7**: 147–53.
6. Stevens PM, Belle RM. Screw epiphysiodesis for ankle valgus. *J Pediatr Orthop* 1997; **17**: 9–12.
7. Stevens PM, Kennedy JM, Hung M. Guided growth for ankle valgus. *J Pediatr Orthop* 2011; **31**: 878–83.

12

胫骨扭转

BENJAMIN JOSEPH

概述

正常的膝关节轴线和踝关节轴线不在同一平面,因此在正常行走时,即使膝关节朝向前方也有轻度的足尖朝外(外八字)。换句话说,足的长轴与前进的路线有一个角度(足行进角),正常情况下这个角度大约向外10°左右。这实际上就是胫骨正常的向外或胫骨外扭转。如果胫骨外扭转的角度太大就会出现外八字步态,相反,如果胫骨没有外扭转或还存在内扭转的话,就会出现内八字步态(图12.1)。胫骨扭转畸形可以是先天性的也可以是发育性的,可以与其他成角畸形合并存在也可以是单纯性独立存在。胫骨扭转畸形也常常更多的出现在肢体扭转畸形中,成为股骨、胫骨和足扭转畸形的一部分[1,2]。

处理的问题

美观问题

绝大多数的胫骨扭转畸形可能只是由于特殊的步态所导致的担忧,但有少数病人可能会有更多的负面影响。

足畸形的进展

有足、踝瘫痪的患儿,如果合并有扭转畸形会使残疾加重。例如,一个麻痹性后足外翻畸形患儿如果合并有胫骨过度外扭转,情况就会变得更糟,表现为拖步行走(图12.2)。脑瘫患儿伴有胫骨外扭转,在行走时会丧失足的支撑作用[3]。马蹄内翻足患儿伴有胫骨内扭转将导

致出现内八字,会使残余前足内收表现得更加明显。

膝前痛

过度的股骨前倾伴有严重的代偿性胫骨外扭转(灾难性的排列紊乱综合征)可以导致膝前疼痛。

治疗目标

● 改善外观

如果没有膝前痛或可能导致扭转畸形加重的足畸形,就不需要进行干预,只对家长进行相应的建议。但是,如果患儿和父母强烈感到步态难看和要求治疗时,在详细告知手术的风险和并发症后,可以试图改善外观和步态。

● 如果扭转畸形会使足畸形加重的话要纠正扭转畸形

如果胫骨扭转畸形会使足畸形进行性加重或影响正常步态,则必须纠正胫骨扭转畸形。

● 减轻膝前痛

如果有明显的膝前痛并伴有灾难性的排列紊乱综合征,这种股骨和胫骨的扭转异常都需要进行处理。

治疗方法选择

观察

对于低龄患儿,如果这种畸形有自行好转的可能,则进行适当的等待和观察。

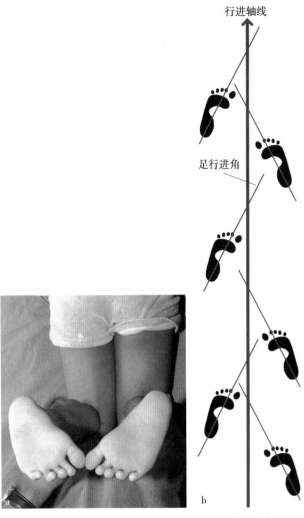

行进轴线

足行进角

b

图 12.1　双侧胫骨扭转患儿（a），足行进角的图形（b）。
显示明显的内八字

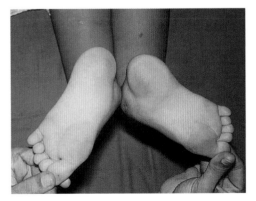

图 12.2　脊柱裂患儿由于存在明显的胫骨外扭转，表现为
非常严重的外八字。她还有双侧后足外翻畸形

矫形器应用

各种样式的矫形鞋和矫正器结合缠绕带已经用于
纠正扭转畸形，但还没有证明其有效性[1]。

胫骨反向旋转截骨

如果扭转畸形需要矫正的话，就需要进行胫骨反
向旋转截骨术。截骨的部位可以在胫骨踝上部，骨干
部或近端干骺端部[4-6]。

踝上部截骨

踝上截骨术相对比较容易，很少发生血管损伤
或筋膜间室综合征的并发症。如果合并有踝关节内
翻或外翻畸形，在该部位也可以一并纠正。用小的
T 形钢板或二根交叉克氏针进行内固定就足够稳定
（图 12.3）。即使只有一侧需要手术矫正，两腿都应
该消毒置于手术野。这样可以使外科医生确保两侧
对称。

近端干骺端截骨

如果患儿年龄较大，伴有胫骨内翻就需要在胫骨
近端干骺端截骨，该部位截骨有较高的血管神经损伤
的风险。行胫骨近端干骺端反向去旋转截骨应当常规
做预防性深筋膜切开[7]。

骨干截骨

Blount 病，在胫骨骨干上 1/3 处进行斜形截骨能
够同时纠正胫骨内翻和胫骨内扭转（图 12.4）。斜形
截骨术的操作是从前侧远端的骨皮质开始向后上方到
近端骨皮质[4]（见第 67 章）。

治疗时考虑的因素

单侧或双侧受累

单侧胫骨扭转畸形即使是轻度的也很难看，因此
需要进行纠正（图 12.5）。

患儿的年龄

对称性的胫骨内扭转畸形随着患儿的生长发育有
自行部分好转和完全好转的倾向，因此在 10 岁以前不
考虑手术矫形。

残疾和外形

由胫骨扭转畸形导致的功能受限很小，并且外观
不很难看，就没有必要干预。另一方面，如果畸形导致

的功能障碍或外观是不能接受的情况,可能就要进行纠正。

畸形倾向于自行好转或进行性加重

因为在生长过程中,胫骨会向外侧发生扭转,因此胫骨外扭转不太可能出现自行好转,而胫骨内扭转有随着患儿的生长而自行好转的潜能。但是,胫骨内扭转如果伴有成角畸形,如 Blount 病的胫内翻有可能进行性加重,而如果伴有生理性膝内翻,情况则又不一样,随着膝内翻的改善胫骨内扭转也会得到

自行改善。在麻痹性瘫痪也可见扭转畸形,这种情况下有进行性加重的倾向,并且可能变得相当严重(图 12.6)。

膝或足、踝部存在的合并畸形

存在伴随畸形时,会对扭转畸形的纠正产生影响,同时对矫形手术方法也会产生影响。单纯性胫骨扭转的矫正只需要行反向去旋转截骨,但对于 Blount 病,如有可能,应当选择能同时纠正成角畸形和扭转畸形的截骨。

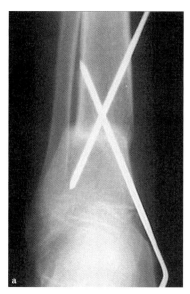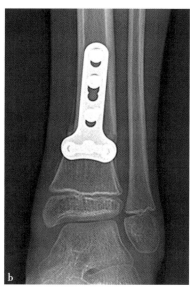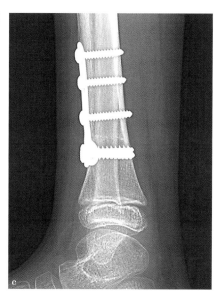

图 12.3　胫骨踝上去旋转反向截骨纠正胫骨异常旋转可以用交叉克氏针(a)或 T 形钢板固定(b 和 c)。
(b 和 c 由 Kerr Graham 教授提供,Melbourne,Australia)

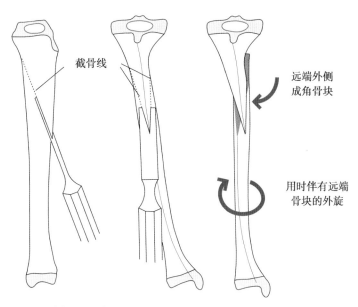

图 12.4　纠正胫骨内翻和胫骨内扭转的胫骨斜形截骨手术技术示意图

扭转畸形有加重合并畸形的倾向

如果扭转畸形可能使成角畸形加重,如足的内翻或外翻畸形,则这两种畸形都必须进行纠正。

对患儿的评估

确定扭转畸形的严重性

可以通过临床测量或影像学来进行胫骨扭转程度

的评估。临床评估不是很准确,但对于双侧对称性的扭转畸形可能已经足够。胫骨扭转畸形患儿的临床评估应包括 Staheli 提出的扭转外形轮廓检查的评估[1],这种方法仅限于胫骨。股足角的测量能较好地评价胫骨扭转畸形的程度(图 12.7)。股足角的测量也是矫形手术时应用的测量方式。

更复杂的扭转畸形包含整个肢体的扭转,无论是用超声[8]或 CT 扫描来测量[9]胫骨扭转,都必须要确定胫骨扭转在整个扭转畸形中所起的作用。

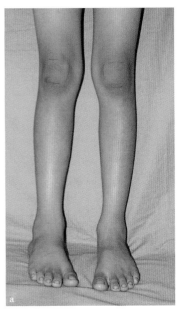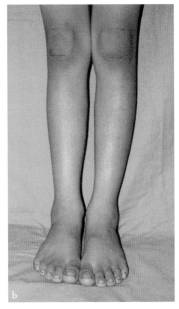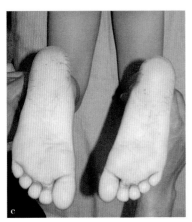

图 12.5 单侧胫骨内扭转患儿。患儿双侧髌骨朝前站立时,右侧胫骨内扭转很明显(a)。双足朝前时,右侧髌骨朝向外侧(b)。患儿俯卧位膝关节屈曲检查股足角有异常,确定右侧胫骨内扭转(c)

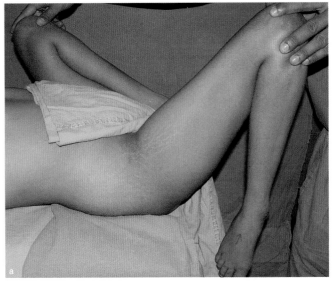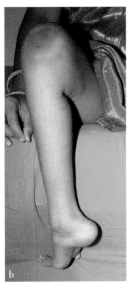

图 12.6 曾患小儿麻痹症的青少年,其右侧胫骨可见严重的扭转畸形(a),他的髋关节和膝关节还有屈曲畸形(b)

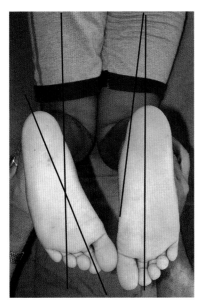

图 12.7 患儿俯卧位屈膝 90° 进行股足角的测量。注意避免固定足部

功能受限的评价

胫骨过度内扭转的患儿常常会绊倒,父母往往对此非常关心。要安慰父母,告诉他们随着孩子长大,这种情况有获得改善的倾向。因为扭转畸形会使肌肉的杠杆臂发生改变,会使某些肌肉的工作效率明显降低。这在脑性瘫痪的患儿中特别重要。只有纠正扭转畸形才能使杠杆臂功能紊乱得到纠正[3]。

识别合并畸形

需要识别膝关节成角畸形(如膝内翻),胫骨近端成角畸形(如胫骨内翻)或发生在踝、足的成角畸形(如外翻或内翻)。同样,如果存在股骨扭转畸形,也应该识别和进行测量。

推荐的治疗方案

胫骨扭转的治疗大纲见表 12.1。

表 12.1 儿童胫骨扭转的治疗大纲

适应证							
单纯性双侧双称性胫骨内扭转 + 年龄 <10 岁	小于 10 岁的单纯性双侧对称性胫骨内扭转 + 过度的内八字(足行进角向内 >20°) + 父母对孩子的外观非常担心	单纯性单侧胫骨内扭转或外扭转,与对侧对比扭转角度相差 >20°	胫骨内扭转 + 麻痹性后足内翻畸形 或 胫骨外扭转 + 麻痹性后足外翻畸形	胫骨内扭转 + 早期 Blount 病(Ⅰ期、Ⅱ期或Ⅲ期) 低龄患儿	胫骨内扭转 + 进展性 Blount病(Ⅳ期、Ⅴ期或Ⅵ期) 青少年	胫骨内扭转 + 股骨过度前倾伴有过度的内八字	胫骨外扭转 + 过度的股骨前倾(灾难性下肢排列紊乱综合征)
观察畸形自行改善情况直到 10 岁	考虑双侧踝上去旋转截骨术	单侧踝上去旋转截骨术	踝上去旋转截骨术 + 矫正后足畸形	胫骨近端骨干 Rab 斜形截骨术	胫骨近端干骺端截骨	踝上外旋截骨术 ± 股骨外旋截骨术	踝上内旋截骨 + 股骨外旋截骨
治疗							

参考文献

1. Staheli LT, Corbett M, Wyss C, King H. Lower extremity rotational problems in children: Normal values to guide management. *J Bone Joint Surg Am* 1985; **67**: 39–47.

2. Staheli LT. Rotational problems of the lower extremities. *Orthop Clin North Am* 1987; **18**: 508–12.

3. Gage JR. Novachek TF. An update on the treatment of gait problems in cerebral palsy. *J Pediatr Orthop B* 2001; **10**: 265–74.

4. Savva N, Ramesh R, Richards RH. Supramalleolar osteotomy for unilateral tibial torsion. *J Pediatr Orthop B* 2006; **15**: 190–3.

5. Krengel WF, 3rd, Staheli LT. Tibial rotational osteotomy for idiopathic torsion: A comparison of the proximal and distal osteotomy levels. *Clin Orthop Relat Res* 1992; **283**: 285–9.

6. Davids JR, Davis RB, Jameson LC, Westberry DE, Hardin JW. Surgical management of persistent intoeing gait due to increased internal tibial torsion in children. *J Pediatr Orthop* 2014; **34**: 467–73.

7. Walton DM, Liu RW, Farrow LD, Thompson GH. Proximal tibial derotation osteotomy for torsion of the tibia: A review of 43 cases. *J Child Orthop* 2012; **1**: 81–5.

8. Joseph B, Carver RA, Bell MJ *et al*. Measurement of tibial torsion by ultrasound. *J Pediatr Orthop* 1987; **7**: 317–23.

9. Jakob RP, Haertel M, Stussi E. Tibial torsion calculated by computerized tomography and compared to other methods of measurement. *J Bone Joint Surg Br* 1980; **62**: 238–42.

13

膝关节屈曲

BENJAMIN JOSEPH

概述

膝关节屈曲畸形在小儿骨科临床实践中经常遇到。有许多情况可以导致膝关节屈曲畸形,包括:先天性异常,如先天性髌骨脱位、胫骨半肢畸形或腘窝部翼状蹼综合征;麻痹性异常,如先天性多关节挛缩、脊柱裂、脊髓灰质炎和脑性瘫痪;还有继发于膝关节周围的骨与生长板损伤后畸形。膝关节屈曲畸形还可以由各种形式的急性或慢性关节炎发展而来。重要的是要搞清楚导致膝关节屈曲畸形的基本病理原因所在,才能在治疗时做出相应的计划。

膝关节屈曲会使正常行走出现重大障碍,特别是有股四头肌无力时影响更大(见第 55 章)。另一方面,膝关节屈曲畸形达到 90° 时,患儿的活动很小,只能坐在轮椅上。但更严重的屈曲畸形使得坐轮椅都会发生困难。

屈曲畸形的发病机制

膝关节后方软组织挛缩

这是引起屈曲畸形最常见的原因,挛缩的软组织直接影响畸形变化(表 13.1)。必须要识别这些讨厌的挛缩组织,进行适当的松解才能纠正畸形。最为重要的是,必须清楚相关的神经、血管结构的挛缩情况,这将决定整个手术过程中畸形的矫正限度在多大范围才安全。

肌力不平衡

神经肌肉疾病所导致的股四头肌无力,使腘绳肌失去拮抗肌而导致膝关节屈曲畸形。开始这种屈曲畸形还只是动力性的,随着时间的推移,腘绳肌将发展成挛缩。

表 13.1 不同情况下组织的收缩

挛缩的组织	发生组织挛缩的情况
皮肤	烧伤 腘窝部翼状蹼综合征
筋膜包括髂胫束	小儿麻痹症 腘窝部翼状蹼综合征
肌肉和肌腱	小儿麻痹症 脊柱裂 脑瘫 先天性多发性挛缩(MCC) 腘窝部翼状蹼综合征 关节炎
膝关节后关节囊	第一位是 MCC 第二位是各种原因引起的长期的屈曲
坐骨神经及其分支	腘窝部翼状蹼综合征

腘绳肌痉挛或保护性抽搐

上运动神经元瘫痪时,腘绳肌的痉挛状态常常造成膝关节屈曲畸形。最初畸形只是动力性的,但如果痉挛得不到控制,到一定时间就会形成腘绳肌挛缩。

由于疼痛导致的保护性肌肉抽搐会产生膝关节屈曲畸形。这种情况见于化脓性关节炎、结核性关节炎、血友病性关节病和继发于创伤后的患儿。更多见的是一些慢性病所导致的肌肉长期抽搐,可以发展成挛缩。

跨膝关节肌肉的方向发生改变

如果异常的腘绳肌其止点较低,其肌腱就呈弓弦

样,有效地增加屈肌的力臂使屈肌力量明显增大。先天性髌骨脱位患儿的股四头肌止点可能移位到膝关节运动轴的后方,当发生这种情况时股四头肌的功能就产生异常的屈膝作用。髂胫束的挛缩也能起到屈膝作用,产生膝关节屈曲畸形。

生长板损害

股骨或胫骨生长板后部的不对称损害将导致膝关节屈曲畸形。

骨畸形

股骨远端干骺端或胫骨近端干骺端骨折畸形愈合能导致出现屈曲畸形。由于畸形是在膝关节的运动平面,同时骨折畸形愈合的部位靠近生长板,这种情况有利于塑形恢复。因此,绝大多数的畸形会随着塑形改善而恢复,尤其是在幼儿时发生的一些骨折更是如此。

处理的问题

纠正畸形和改善膝关节活动范围

除了继发于骨畸形的屈曲畸形以外,几乎所有其他类型的屈曲畸形在膝关节的后部都有不同程度的软组织挛缩。为了克服软组织挛缩有三种策略可供选择。第一是通过牵伸,手术方法延长或手术分离使软组织获得延长。第二种方法是进行股骨截骨,在股骨远端的前方切除一段与屈曲畸形角度一致的楔形骨块。第三种选择是进行股骨充分的短缩,尽管有软组织挛缩,膝关节也能完全伸直(图 13.1)。每一种选择都有他们自身的优点和缺点,在某些情况下可能需要采用这三种方法中的两种联合使用才能有效地处理畸形。

如果挛缩的软组织能够被完全牵伸,膝关节的活动范围就能够恢复正常。另一方面,如果在股骨髁上做伸直截骨手术而使膝关节伸直,则膝关节的运动弧不会增大而只是位置发生改变,就是膝关节的屈曲范围变小而同时伸直得到相同范围的增大。如果股骨缩短到膝关节能够完全伸直的程度,那么膝关节的活动范围也能恢复到正常(图 13.2)。虽然这种方法对膝关节运动完全恢复是令人满意的,但在许多情况下,要短缩那么长的一段股骨或软组织延长的太多可能是行不通的,可能接受的方案是进行股骨髁上伸展截骨,保留一定的屈曲活动受限。

神经血管结构的拉伸

要纠正严重的膝关节屈曲畸形时,其神经血管的结构也要被相应的拉长[1]。类似的情况有腘窝部的翼状蹼综合征,坐骨神经实际上可能呈弓形线状通过膝关节,并且位于翼状蹼的后部,在纠正屈曲畸形时也受到过度的牵拉,非常容易受损伤。除了实际的神经损伤之外,坐骨神经的拉伸可能会引起全身性高血压[2];所有接受膝关节屈曲畸形牵拉矫正的患者必须定期进行血压监测。

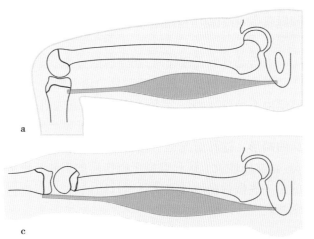
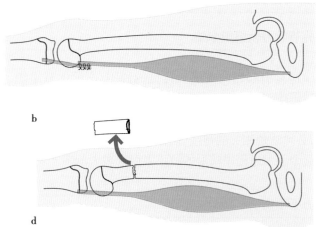

图 13.1　膝关节屈曲畸形的矫正策略(a)包括腘绳肌的拉长或延长(b)、
股骨髁上伸直截骨(c)和股骨短缩(d)

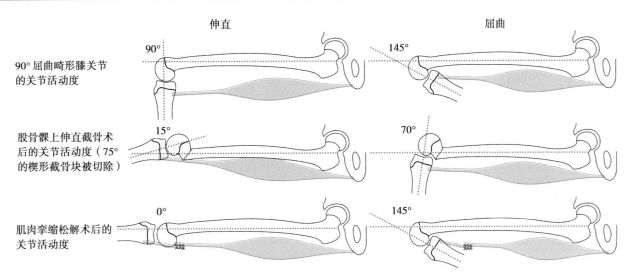

伸直　　　　　　　　　　　屈曲

90° 屈曲畸形膝关节
的关节活动度

股骨髁上伸直截骨术
后的关节活动度（75°
的楔形截骨块被切除）

肌肉挛缩松解术后的
关节活动度

图 13.2　腘绳肌延长和股骨髁上伸直截骨后对膝关节活动范围的影响

畸形复发

众所周知，如多关节挛缩和腘窝部翼状蹼综合征这样的膝关节屈曲畸形在最初的矫正后很容易复发[3-5]。发生急性化脓性关节炎时畸形经常会复发。一个需要注意的情况是针对有高复发风险的原因，尽可能的采取措施降低复发的风险，或至少要推迟复发或使畸形复发的严重程度降到最小。

治疗目标

- 矫正畸形而不引起神经血管的损害

当严重的膝关节屈曲畸形在矫正过程中，腘窝的血管和坐骨神经可能会受到过度牵拉。必须对这种情况有充分的估计，进行足够的股骨短缩来缓解神经血管结构的张力，避免这种情况的出现[6]。

- 尽可能增大膝关节的活动范围

如果膝关节活动范围可以完全恢复，同时也能完全纠正畸形，这是令人满意的结果。

- 如果膝关节活动范围不能得到增加，改变膝关节的运动弧尽可能达到功能范围

膝关节运动弧应该达到站立时无膝关节屈曲，同时也能舒服地坐在椅子上。

- 预防畸形复发

畸形的校正后，可能需要考虑采用支具和肌腱转移手术之类的措施来防止畸形复发。

治疗方法选择

楔形石膏

膝关节屈曲角度不大可以用系列楔形石膏比较容易纠正[7]。楔形石膏技术有两种方法：一种是在膝关节前方去除一个楔形再将楔形口对合；另一种是在腘窝部切开后伸直拉出一个楔形口。要加强护理以避免压疮；用前方闭合楔形石膏技术出现褥疮的风险更大。

牵引

用皮肤牵伸纠正新近发生的轻度膝关节屈曲畸形是一种有效的手段。严重的屈曲畸形和长期的畸形可能不能用皮肤牵引的方法，这种情况下要采用骨牵引。骨牵引纠正膝关节屈曲畸形的一个公认风险就是胫骨向后方半脱位（图 13.3a）。这可以如图 13.3b 所示用双针牵引来避免。胫骨近端的针将胫骨向前方牵引，而远端的针用于纠正屈曲畸形。非常严重的畸形能够用牵引而获得纠正[8]但必须强调，可能需要几周的牵引才能达到矫正。牵引可以作为首选的矫正方法，或者作为软组织松解手术后纠正残余畸形。

软组织松解

软组织松解包括延长或切断导致畸形的软组织结构。最常见的是松解腘绳肌腱。如果腘绳肌瘫痪，简单行腘绳肌腱切断就足够。另一方面，如果要保留腘绳肌的功能，就应该行腘绳肌腱延长。

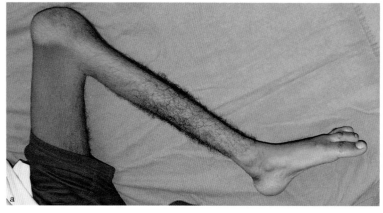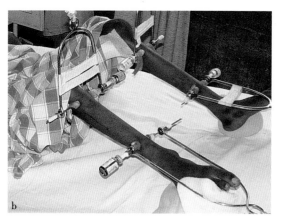

图 13.3 严重的膝关节屈曲畸形如果只采用纵向牵引,如该青少年(a),会发生胫骨向后方半脱位。如图所示采用双针牵引能够避免这种并发症(b)。近端的牵引针避免膝关节向后半脱位,而远端的针用于纵向牵引

对于先天性多关节挛缩和各种严重的膝关节屈曲畸形还需要行膝关节后关节囊的松解[9]。

软组织对抗牵拉

软组织松解一个有益的选择就是借助于外固定器进行软组织牵伸[10-12]。事实上,其效果与牵引是完全一样的;但是,其优点是患儿可以保持走动,并不一定必须住院,直到畸形纠正。采用这种外固定器牵引,可能发生膝关节半脱位,外固定器应该做适当的调整,以防止出现这种并发症。

恢复肌力平衡

如果屈曲畸形的根本原因是股四头肌和腘绳肌之间的不平衡,就应该恢复肌力平衡。如果腘绳肌力量正常而股四头肌有瘫痪,就要考虑行腘绳肌前移到膝前方性(见第 55 章)。

股骨髁上截骨

股骨髁上伸直截骨是纠正膝关节屈曲畸形较常用的手术方法[13]。正如前面指出的,如果该手术用于纠正软组织挛缩所导致的屈曲畸形,则术后膝关节的活动范围将不会改善,并且其屈曲角度还会减小。但是,如果该手术用于纠正骨折畸形愈合所导致的膝关节屈曲畸形,则术后膝关节运动范围会有所增加。

对于儿童,如果采用 spike 截骨技术[14]则可以不用内固定(图 13.4)。这样就避免了第二次手术取出内固定。如果手术后不想使用石膏固定,则必须用股骨内固定。

股骨缩短术

这种选择主要用于严重的双侧双称性膝关节屈曲畸形。在股骨髁上部位进行截骨,将膝关节伸直。畸形完全纠正股骨重叠的部分就是需要短缩的长度。

骺板骨桥切除

如果膝关节屈曲畸形是由于生长板骨骺骨桥所导致,骨桥切除有助于纠正畸形。但是,通往股骨远端后部或胫骨近端后部的骨骺骨桥入路的选择非常棘手并且技术操作有困难。

骨骺阻滞术

股骨远端骨骺前方生长板阻滞已经用于纠正屈曲畸形,并且效果很好,可作为其他选择都失败的困难病例的治疗选择[15-18]。

治疗时考虑的因素

畸形的严重程度

确定治疗方案最重要的因素就是畸形的严重程度。

畸形的根本原因

畸形的原因对治疗会产生影响;骨畸形需要用骨性手术来进行处理而软组织因素为主的畸形需要采用软组织松解来进行治疗。

单侧或双侧畸形

双侧畸形的患儿采用股骨短缩处理能够完全接受,但用于单侧畸形的治疗就不那么满意。但是,如果畸形非常严重,就有出现神经血管并发症的风险,即使是单侧病变,选择股骨短缩可能也是合适的。

推荐的治疗方案

膝关节屈曲畸形的治疗大纲见表13.2。

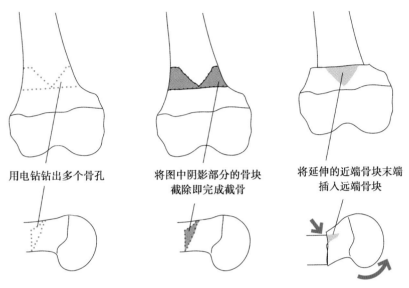

用电钻钻出多个骨孔　　　将图中阴影部分的骨块　　　将延伸的近端骨块末端
　　　　　　　　　　　　截除即完成截骨　　　　　　插入远端骨块

图 13.4　纠正膝关节屈曲畸形的 spike 截骨手术技术

表 13.2　膝关节屈曲畸形的治疗大纲

适应证								
由骨畸形导致的屈曲畸形	屈曲畸形 + 股四头肌瘫痪性肌力不平衡 + 骨发育未成熟	<20°的屈曲畸形 + 股四头肌瘫痪性肌力不平衡 + 骨发育成熟	<20°的屈曲畸形 + 无骨性或生长板异常 + 无肌力不平衡 + 单侧或双侧病变	20°~40°的屈曲畸形 + 无骨性或生长板异常 + 无肌力不平衡 + 单侧或双侧病变	40°~60°的屈曲畸形 + 无骨性或生长板异常 + 无肌力不平衡 + 单侧或双侧病变	>60°的屈曲畸形 + 无骨性或生长板异常 + 无肌力不平衡 + 单侧病变	>60°的屈曲畸形 + 无骨性或生长板异常 + 无肌力不平衡 + 双侧病变	复发性屈曲畸形
股骨髁上截骨 或 胫骨近端截骨(如果畸形位于胫骨)	腘绳肌转位(如果转位手术的其他标准都满足,见第55章)	股骨髁上伸直截骨至10°的膝反屈(以稳定膝关节瘫痪)	皮肤牵引 或 楔形石膏	腘绳肌延长	腘绳肌延长 + 股骨髁上伸直截骨 或 股骨远端前方骺板的骨骺阻滞术以纠正残余畸形	腘绳肌延长加骨牵引 或 用外固定器逐渐分离牵引	腘绳肌延长加骨牵引 或 双侧股骨短缩	股骨远端生长板前方的骨骺阻滞术
治疗								

治疗基本原理

矫正严重屈曲畸形,为什么推荐逐渐牵伸或股骨短缩而不推荐股骨髁上伸直截骨?

股骨缩短和逐步牵引延长降低了神经损伤的风险。急性纠正严重的屈曲畸形有产生不可逆神经损伤的巨大风险[1]。这就是为什么股骨髁上伸直截骨不推荐作为纠正严重屈曲畸形手术的原因。

对于中度屈曲畸形,为什么推荐在进行股骨髁上截骨之前行腘绳肌延长手术?

如果单独用股骨髁上截骨术来纠正中重度的屈曲畸形,膝关节的活动范围不会增加。腘绳肌延长能增加膝关节活动范围。股骨髁上截骨只用于纠正腘绳肌延长后所剩余的残余畸形。

为什么推荐股骨短缩用于严重的双侧屈曲畸形?

股骨短缩纠正屈曲畸形是一种简单和快捷的方式,采用双侧股骨短缩,不会发生肢体不等长。

参考文献

1. Aspden RM, Porter RW. Nerve traction during correction of knee flexion deformity: A case report and calculation. *J Bone Joint Surg Br* 1994; **76**: 471–3.

2. Shah A, Asirvatham R. Hypertension after surgical release for flexion contractures of the knee. *J Bone Joint Surg Br* 1994; **75**: 358–61.

3. Oppenheim WL, Larson KR, McNabb MB, Smith CF, Setoquchi Y. Popliteal pterygium syndrome: An orthopaedic perspective. *J Pediatr Orthop* 1990; **10**: 58–64.

4. Brunner R, Hefti F, Tgetgel JD. Arthrogrypotic joint contracture at the knee and the foot: Correction with a circular frame. *J Pediatr Orthop B* 1997; **6**: 192–7.

5. Murray C, Fixen JA. Management of knee deformity in classical arthrogryposis multiplex congenita (amyoplasia congenita). *J Pediatr Orthop B* 1997; **6**: 186–91.

6. de Moraes barros Fucs PM, Svartman C, de Assumpção PM. Knee deformity from poliomyelitis treated by supracondylar femoral extension osteotomy. *Int Orthop* 2005; **29**: 380–4.

7. Westberry DE, Davids JR, Jacobs JN, Pugh LI, Tanner SL. Effectiveness of serial stretch casting for resistant or recurrent flexion contractures following hamstring lengthening in children with cerebral palsy. *J Pediatr Orthop* 2006; **26**: 109–14.

8. Parekh PK. Flexion contracture of the knee following poliomyelitis. *Int Orthop* 1983; **7**: 165–72.

9. Heydarian K, Akbarnia BA, Jabalameli M, Tabador K. Posterior capsulotomy for treatment of severe flexion contracture of the knee. *J Pediatr Orthop* 1984; **4**: 700–4.

10. Damsin JP, Ghanem I. Treatment of severe flexion deformity of the knee in children and adolescents using Ilizarov technique. *J Bone Joint Surg Br* 1996; **78**: 140–4.

11. Hosny GA, Fadel M. Managing flexion knee deformity using a circular frame. *Clin Orthop Relat Res* 2008; **466**: 2995–3002.

12. Kumar A, Logani V, Neogi DS, Khan SA, Yadav CS, Rao S. Illizarov external fixator for bilateral severe flexion deformity of the knee in haemophilia: Case report. *Arch Orthop Trauma Surg* 2010; **130**: 621–5.

13. Asirvatham R, Mukherjee A, Agarwal S *et al.* Supracondylar femoral extension osteotomy: Its complications. *J Pediatr Orthop* 1993; **13**: 642–5.

14. Deitz FR, Weinstein SL. Spike osteotomy for angular deformities of long bones in children. *J Bone Joint Surg Am* 1988; **70**: 848–52.

15. Kramer A, Stevens PM. Anterior femoral stapling. *J Pediatr Orthop* 2001; **21**: 804–7.

16. Klatt J, Stevens PM. Guided growth for fixed knee flexion deformity. *J Pediatr Orthop* 2008; **28**: 626–31.

17. Macwilliams BA, Harjinder B, Stevens PM. Guided growth for correction of knee flexion deformity: A series of four cases. *Strategies Trauma Limb Reconstr* 2011; **6**: 83–90.

18. Spiro AS, Stenger P, Hoffmann M, Vettorazzi E, Babin K, Lipovac S *et al.* Treatment of fixed knee flexion deformity by anterior distal femoral stapling. *Knee Surg Sports Traumatol Arthrosc* 2012; **20**: 2413–8.

14

膝反屈

BENJAMIN JOSEPH

概述

膝关节主要通过两种机制防止其过伸：一种是膝关节强劲的后方关节囊和韧带复合体，另一种是股骨、胫骨关节面的反向。只要是两种机制中的一种或两种不正常，就会引起膝反屈。

如果股骨、胫骨关节面是正常的，膝关节后方关节囊和韧带复合体松弛，膝关节主动屈曲活动度是正常的，而伸直时会过伸（图14.1a）。如果膝关节后方关节囊和韧带复合体是正常的，胫骨关节面是倾斜的，膝关节屈曲活动会受限，同时过伸活动也会受限（图14.1b）。这些临床特点可以帮助鉴别这些潜在的病因。

若是怀疑关节面倾斜引起膝反屈，可以拍摄膝关节侧位X线片。正常情况下，胫骨关节面向后倾斜14°（±3.6°）。如果胫骨骨骺前侧损伤，将会逐渐引起胫骨关节面向前倾斜，从而发展为膝反屈畸形（图14.2）。最常见引起胫骨生长板破坏的疾病为胫骨结节骨骺软骨炎[1]，骨髓炎和创伤。医源性的常见病因为胫骨延长术、石膏固定术[2]、骨牵引术[3]和手术中

损伤。通常没有什么特殊原因可引起骺板损伤。

膝反屈常见于关节过度松弛的患儿[4]。在这些患儿中，膝反屈畸形是轻微的、对称的；因其不被认为是病理性的，所以不需治疗。

先天性股四头肌挛缩、膝关节脱位合并膝反屈将在第29章——先天性膝关节脱位中讨论。本章节讨论获得性膝反屈的治疗。

治疗中的问题

明确的基本问题

明确膝反屈畸形发生的原因是必要的。病因不同治疗方法也就不同。

疼痛

在膝反屈的一些患者中，可出现疼痛。因膝关节后侧关节囊过度伸直，疼痛可出现于膝关节后侧，也可出现于前侧。

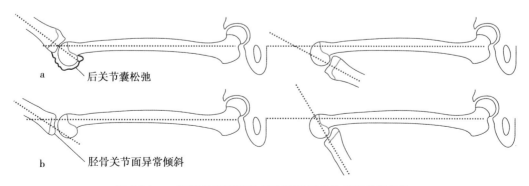

图 14.1 a. 因后关节囊松弛导致膝反屈的关节活动度变化；
b. 因胫骨关节面异常倾斜导致膝反屈的关节活动度变化

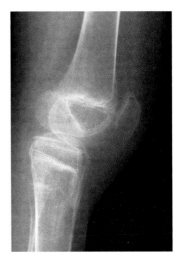

图 14.2 一位因胫骨骺板损伤导致胫骨上关节面倾斜而引起膝反屈的青少年膝关节侧位 X 线片

复发风险

畸形复发可出现在以下两种情况。当骨骼发育未成熟的患儿生长板损伤,膝反屈畸形未完全矫正时,随后膝反屈就会复发。另一种情形是,膝关节后方松弛的关节囊行紧缩术后,可导致膝反屈复发。例如,未矫正的马蹄足畸形在行膝关节后方关节囊紧缩术后,可导致膝反屈复发,因为在步态周期的地面反作用力期,可形成膝反屈。

治疗目的

● 矫正畸形

除了前面提到的关节过度松弛引起的膝反屈患儿不需治疗外,其他的膝反屈患儿均需治疗。如果膝反屈能永久性的矫正当然是最完美的,但是,不是那么容易就可做到的。膝反屈需矫正,但是不能影响患儿行走。

● 缓解疼痛

若是因膝关节后侧的关节囊过度伸直引起的疼痛,需解决疼痛。

● 防止复发

如果病因是生长板破坏,矫形术后需进行适当的干预避免膝反屈复发。同样,如果膝反屈是因为不正常的压力引起的,则行矫形术前需去除这些不正常的压力。

治疗选择

支具

支具可以固定膝关节,防止其反屈。但是,这会导致膝关节僵硬。在脑瘫患儿中,用踝－足支具将踝关节固定于背屈 5°~10°,可有效控制膝反屈[5]。一种 Lehneis 矫正法同样可以有效控制膝反屈(详见第 55 章)。

通过胫骨前侧开放性楔形截骨来矫正畸形

胫骨前侧开放性楔形截骨用来矫正膝反屈[6],但是伤口难以愈合(图 14.3a)。

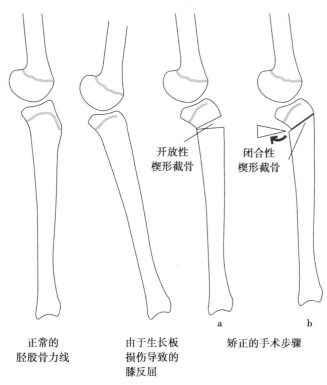

图 14.3 显示的是怎样通过胫骨开放性楔形截骨和胫骨闭合性楔形截骨矫正膝反屈

通过胫骨后侧闭合性楔形截骨来矫正畸形

胫骨近端后侧闭合性楔形截骨也可用来矫正膝反屈[7],此方法并发症少,并且可以同时切除胫骨后侧骺板(图 14.3b)。

股骨髁上屈曲截骨术

股骨远端屈曲截骨术,适用于由股骨病变引起的膝反屈[8]。但是,由股骨畸形引起的膝反屈不常见。

用外固定架逐步矫正畸形

如果膝反屈畸形为单侧,那就有一个致其短缩的原因。这可以用外固定架逐渐撑开技术矫正畸形

（图 14.4）。用环形外固定架，可在不同平面矫正僵硬性的膝反屈畸形[9]。如果没有合并其他畸形以及短缩很少的话，圆顶形截骨是不错的选择。

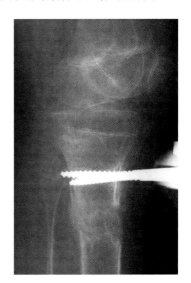

图 14.4　显示一位膝反屈合并双下肢不等长患儿，通过逐步延长纠正畸形

骨骺阻滞术

对于骨骼发育未成熟的患儿，因骨骺损伤引起膝反屈畸形，为了防止术后畸形复发，需联合胫骨后侧骨骺阻滞术来矫正膝反屈畸形。

膝关节后侧关节囊紧缩术

紧缩膝关节后侧松弛的关节囊，是需要技巧的，并且相当一部分患儿会复发膝反屈畸形[10]。由 Perry 等详细描述的手术操作中指出后侧关节囊的近端需由半腱肌、股薄肌肌腱在后侧正中合二为一，以及股二头肌肌腱和髂胫束在后侧交叉重建。作者指出，为了反正膝反屈复发，术后需戴支具至少一年。

髌骨固定术

对于骨骼发育成熟的患儿，若有膝反屈合并股四头肌瘫痪，可行髌骨固定术[11]（图 14.5）。

不干预

对于双侧轻微膝反屈的患儿，常继发于关节过度松弛症。对于这种患儿不干预是合理的。对于股四头

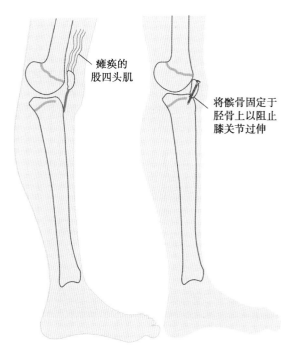

瘫痪的股四头肌

将髌骨固定于胫骨上以阻止膝关节过伸

图 14.5　在骨骼发育成熟患儿，通过髌骨固定术阻止膝反屈

肌瘫痪的患儿，膝反屈达到 10°~15° 时，可以不矫正畸形，因为这时膝关节仍是稳定的。

治疗时需考虑的因素

基本情况

因基本情况不同而治疗方法不同，所以明确基本情况是有必要的。治疗因下运动神经瘫痪而引起的膝关节 15° 反屈畸形的方法，就完全不同于因创伤引起胫骨前侧骨骺损伤导致的膝反屈畸形的治疗方法。

引起畸形的原因（关节囊松弛或骨骼畸形）

因关节囊松弛导致的膝反屈畸形的治疗方法，不同于因骨骼畸形引起的膝反屈畸形治疗方法。

患儿年龄

对于骺板损伤的患儿，治疗方法因骨骼是否发育成熟而不同。

治疗方法推荐

见表 14.1。

表 14.1 膝反屈的治疗方法

适应证							
因关节过度松弛导致的膝反屈 + 轻微畸形 + 双侧对称性↓ 不干预（没必要）	膝反屈 10°~15° + 下运动神经元损伤引起的股四头肌瘫痪 ↓ 不干预（干预的禁忌证，因为膝反屈有助于稳定膝关节）	膝反屈 >15° + 下运动神经元损伤引起的股四头肌瘫痪 ↓ Lehneis 矫正法	因马蹄足畸形导致的膝反屈 ↓ 纠正马蹄足畸形	因脑瘫导致的膝反屈 + 无马蹄足畸形 ↓ 用踝-足支具将踝关节固定于背屈 10°	因后关节囊松弛导致的膝反屈 ↓ 关节囊紧缩+支具固定	因胫骨近端前侧骺板损伤导致膝反屈 + 青少年 ↓ 截骨、外固定架逐步矫形 + 肢体延长（若有双下肢不等长）	因胫骨近端前侧骺板损伤导致膝反屈 + 儿童 ↓ 胫骨近端后侧骨骺阻滞 + 闭合性楔形截骨 + 肢体延长或对侧骨骺阻滞
治疗							

治疗方法的基本原理

对于青少年的骺板损伤，为什么推荐用外固定架逐步矫正的方法？

因为该方法在精确的矫正畸形的同时，也可以矫正肢体不等长。

对于骨骼发育未成熟而骺板早闭的患儿，为什么推荐闭合楔形截骨？

闭合楔形截骨与开放性截骨相比较而言，并发症更少。与此同时，能切除后侧的骺板。如果远端碎片在前方被胫骨结节取代了，畸形也可以矫正。

参考文献

1. Zimbler S, Merkow S. Genu recurvatum: a possible complication after Osgood–Schlatter disease: Case report. *J Bone Joint Surg Am* 1984; **66**: 1129–30.

2. Ishikawa H, Abraham LM Jr, Hirohata K. Genu recurvatum: A complication of prolonged femoral skeletal traction. *Arch Orthop Trauma Surg* 1984; **103**: 215–8.

3. Bjerkreim I, Benum P. Genu recurvatum: a late complication of tibial wire traction in fractures of the femur in children. *Acta Orthop Scand* 1975; **46**: 1012–19.

4. Remvig L, Jensen DV, Ward RC. Epidemiology of general joint hypermobility and basis for the proposed criteria for benign joint hypermobility syndrome: Review of the literature. *J Rheumatol* 2007; **34**: 804–9.

5. Simon SR, Deutsch SD, Nuzzo RM, Mansour MJ, Jackson JL, Koskinen M *et al.* Genu recurvatum in spastic cerebral palsy: Report on findings by gait analysis. *J Bone Joint Surg Am* 1978; **60**: 882–94.

6. Moroni A, Pezzuto V, Pompili M, Zinghi G. Proximal osteotomy of the tibia for treatment of genu recurvatum in adults. *J Bone Joint Surg Am* 1992; **74**: 577–86.

7. Bowen JR, Morley DC, McInerny Y, MacEwen GD. Treatment of genu recurvatum by proximal tibial closing wedge/anterior displacement osteotomy. *Clin Orthop Relat Res* 1983; **179**: 194–9.

8. Mehta SN, Mukherjee AK. Flexion osteotomy of the femur for genu recurvatum after poliomyelitis. *J Bone Joint Surg Br* 1991; **73**: 200–2.

9. Choi IH, Chung CY, Cho TJ, Park SS. Correction of genu recurvatum by the Ilizarov method. *J Bone Joint Surg Br* 1999; **81**: 769–74.

10. Perry J, O'Brien JP, Hodgson AR. Triple tenodesis of the knee: A soft tissue operation for paralytic genu recurvatum. *J Bone Joint Surg Am* 1976: **58**: 978–85.

11. Men HX, Bian CH, Yang CD *et al.* Surgical treatment of the flail knee after poliomyelitis. *J Bone Joint Surg Br* 1991; **73**: 195–9.

15

膝内翻

SELVADURAI NAYAGAM

概述

鉴别生理性还是病理性的腿弯曲有时是困难的。2 岁前对称性的膝内翻很少是病理性的（图 15.1a）。此后，一定程度的膝外翻要到 6~7 岁且胫股角约 6° 时才能被发现（虽然这个值可能会因人群不同而略有不同）（图 15.2）[1,2]。

以下类型的膝内翻很可能是病理性的：

- 2 岁以后出现的；
- 单侧的；
- 伴有肢体变短或身高变矮；
- 程度严重的；
- 伴有肥胖的儿童。

2 岁以后的轻度膝内翻畸形可能自动改善或者表现出各种不同程度的弯曲，但是中等程度的畸形很可能是病理性的，可由以下原因所致：

- 外伤或感染（包括脑膜炎双球菌感染），可致胫骨近端骨骺产生骨桥（图 15.1b）；
- 佝偻病（包括维生素 D 抵抗变异）[3]；
- 布朗病（胫骨内翻）：有两种，分婴幼儿和青少年，通常按发病年龄划分；
- 全身性或局灶性骨软骨发育不良，如遗传性多发性外生骨疣、软骨发育不全和局造型纤维软骨发育不良（图 15.1c）；
- 胫骨半肢畸形。

如果有弓腿家族史应加强怀疑低磷酸盐血症性佝偻病、遗传性多发性外生骨疣或骨软骨发育不良（图 15.1d）。

临床检查可以弥补粗心带来的不足。如果幼儿在行走时两个膝盖和臀部弯曲，则幼儿可能出现膝内翻，在仰卧位轻微移动幼儿的臀部和膝盖可以明确是不是存在明显的畸形。胫骨内扭转、胫骨干或干骺端远端的成角畸形都可以模拟膝内翻。这两种情况都可以扩大膝关节的髁间距——使得两只脚在站立或行走时分开。

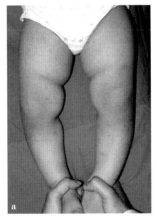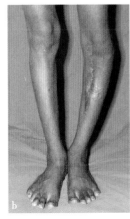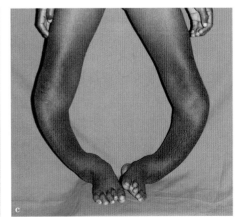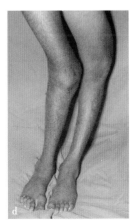

图 15.1 （a）这个婴儿对称的膝内翻是生理性的。（b）这个青少年单侧的膝内翻是外伤后出现的。（c）这个男孩的膝内翻很严重，是骨骼发育不良形成的。不光有胫骨近端内翻畸形，还有胫骨远端的内翻畸形。（d）他哥哥（或者姐姐）有风吹样畸形——左侧膝内翻并右侧膝外翻

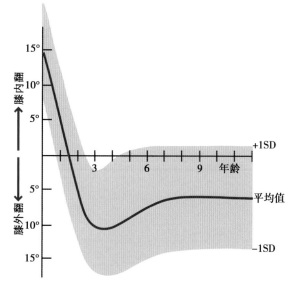

图 15.2 胫股角随着儿童年龄的成长不断变化,会从童年非常早期的膝内翻转变成为不同程度的膝外翻,然后在 6 岁左右达到成人的普遍水平

X 射线对于诊断是有帮助的。它们可以记载畸形的程度,在一些疾病中也有助于病因诊断,例如布朗病、创伤后骨骺抑制以及多发外生骨疣[4]。

畸形进展

在下病理性膝内翻的诊断后还需要考虑是否存在畸形继续进展的可能。如下指标会有助于诊断畸形可能继续进展:

- 胫骨内翻病人症状出现时畸形的程度和肥胖程度被认为与畸形继续进展相关(图 15.3)。特别是如果身体质量指数大于等于 22 并且干骺端 – 骨干角大于等于 10° 时[5],很大程度可能出现畸形继续进展。如果将畸形的程度单独用作愈后评估指标,则干骺端 – 骨干角要大于等于 16° 并且胫骨内翻对畸形所起作用要超过总畸形的一半时才能预示畸形可能继续进展(膝内翻往往存在胫骨和股骨联合内翻)[6]。
- 生长障碍物通过骨骺所致的内翻畸形会继续进展,因为病灶靠生长板很近(例如骨软骨瘤或内生软骨瘤)。如果骨骺线没闭合,在矫正畸形时考虑骨骺阻滞,应实行近端腓骨固定术。这将防止畸形复发并相应解决下肢不等长的后续问题。
- 有争议认为软骨发育不全性的膝内翻与腓骨过度生

长和膝外侧副韧带松弛相关,常伴有远端胫骨内翻。自行矫正的可能性不大[7,8]。

- 局灶纤维软骨发育不良的诊断具有重要意义,并能由 X 光片作出诊断——其外观非常典型。如果内翻小于 30°[9],则自行矫正是有可能的。

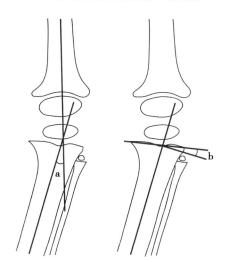

胫股角(a)和干骺端–骨干角(b)

图 15.3 膝内翻严重程度的测量:a. 胫股角;b. 干骺端 – 骨干角

下肢的矫正

布朗病的 X 线平片常给人一种胫骨内侧髁受到了抑制的印象,常被认为在是胫骨内翻 Langenskiöld 分类法中处于晚期的阶段[10,11]。胫骨关节线有一个"倾斜顶",在 X 线片上可能易把"不完全发育"的胫骨内侧髁误认为未骨化的软骨。磁共振成像(MRI)和关节造影可以显示真实的关节内侧水平——这些检查很重要,以免不知情的外科医生试图抬高关节内侧。若MRI 上确实显示存在发育不全(如存在显著的外翻应力松弛时,的确应改加强临床怀疑)[12],则治疗时应包括抬高半月板。

近三分之一的内翻畸形可发生于胫骨内翻青少年的股骨远端[13]。同样,胫骨内翻也出现在软骨发育不全和其他一些骨骼发育不良时。矫正时应该要考虑到所有导致膝内翻畸形的因素[14]。

与潜在病因相关的因素

需考虑肢体短小畸形及骨生化异常。

治疗目标

- 保留下肢的力线
- 阻断畸形进展
- 防止复发和过度矫正

治疗方式

支具矫正

矫形是治疗 Langenskiöld 分级处于第一和第二阶段的各种小儿胫骨内翻（如布朗病）的主要方法（参见第 67 章）。其采用一种覆盖膝盖的矫形器，一般的模型都提供三点进行矫正。大多数人会需要戴 12~18 个月支具来完成矫形，有报道轻至中度的畸形用此种矫形法成功率达 90%[15]。但如果病因是骨骺线所致的，则此支具无效。有些轻度佝偻病在接受异常骨代谢的药物治疗后应用此种支具也有治疗效果。

手术矫正

通过半骺板阻滞术控制生长

永久性的半骺板阻滞术必须参照儿童生长表，在儿童达到骨骼成熟之前完成矫正。幸运的是，有新技术可以使半骺板阻滞术可逆，从而使得这项技术可以应用于早期儿童。但如果对侧骨骺不生长，如生长障碍物或 Ollier 病（多发内生软骨瘤），则半骺板阻滞术便起不到应有的作用[16]。半骺板阻滞术可以通过 U 形针、斜螺钉或者 8 字钢板来实现（图 15.4）[17-21]。这些技术成功与否关键在于插入和取出植入物的过程中能否保护覆盖在软骨膜环上的骨膜。新技术不用再根据生长曲线图选择植入物的时间并且不用将手术推迟到青春期。在童年早期纠正畸形可以起到很好的效果，并且在移除这些植入物后一旦出现复发也可以再次重复手术。中到重度的胫骨内翻即使在仍有充足生长的青春期也是可以校正的（图 15.5）[22]。

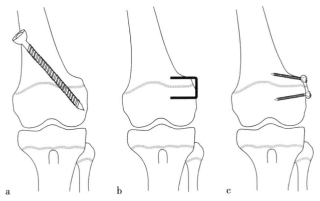

图 15.4　可用斜螺丝钉（a）、U 形钉（b）及 8 字钢板（c）完成半骺骨固定术

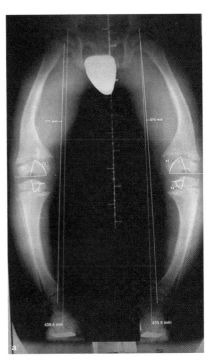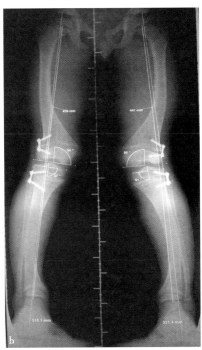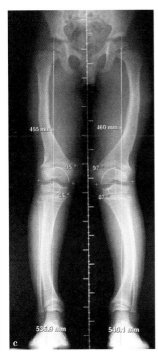

图 15.5　（a）低磷酸盐血症性佝偻病患儿出现对称性的膝内翻。（b）在股骨远端和胫骨近端用 8 字板临时阻滞手术侧骨骺的生长，这种阻滞是可逆的。（c）矫正 24 个月后拆除 8 字板，以防止过度矫正

立即矫正截骨术

半骨骺阻滞术每个月可矫正大约 1° 的畸形, 大的畸形需 2~3 年才能完成[23]。因此, 半骨骺阻滞术不适宜接近骨骼成熟的儿童。对于这部分儿童和那些由生长板异常（骨骺破坏、骨骺旁内生软骨瘤）所致畸形的儿童, 截骨矫形术更好。根据儿童的年龄和身材, 可用交叉克氏针和长腿石膏来进行内固定或者外固定（图 15.6）。截骨矫形术还可以去除一些影响畸形的因素, 如骨栓系引起的骨骺分离。

逐步矫正截骨术

通过外固定（Ilizarov 法）的逐步矫正法适用于胫骨缩短所致的膝内翻。胫骨近端截骨既可以用于畸形矫正也可用于延长胫骨[24,25]。在软骨发育不全时此技术还可用于增加身高和收紧外侧副韧带[14]。

制订治疗方案时应考虑的因素

畸形的严重程度

这是决定治疗方案最重要的因素之一。

儿童的年龄

矫形治疗适用于年纪较小且轻度膝内翻的儿童。

生理性或病理性膝内翻

生理性膝内翻不需要积极治疗, 而病理性膝内翻需要。

进展趋势

如果有进展倾向, 则应采取适当措施纠正导致畸形的相关病因。否则即使在畸形矫正满意完成后仍可能出现复发。

是否存在内侧板抑制

如果确有胫骨内侧髁抑制, 为恢复关节面的线性结构, 有必要抬高胫骨板。

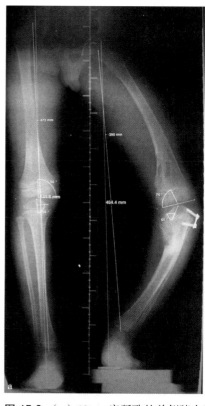
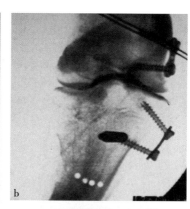
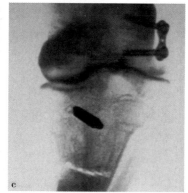
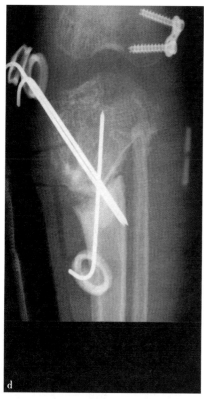

图 15.6 （a）Oliver 病所致的单侧膝内翻, 胫骨 8 字板矫形失败。（b）钻有多个孔的局部圆形截骨术（股骨 8 字板用于矫正股骨畸形）。（c）用骨凿把所有孔连接起来, 移除 8 字板。（d）行局部圆形截骨术, 用克氏钢丝固定, 完成立即矫正

股骨远端或胫骨远端在畸形中所起的作用

如果畸形确有股骨和胫骨的作用,则应根据具体畸形的情况决定治疗方案[26]。

伴胫骨短缩

胫骨短缩更容易出现在青少年单侧胫骨内翻患者。有时一部分短缩也由骨骺阻滞、内生软骨瘤、骨软骨瘤病和胫骨半肢畸形所致,在总体治疗时需要考虑到这些因素。

是否有潜在骨代谢异常?

定期生化检测钙和骨代谢有助于诊断骨代谢紊乱——在畸形矫正期间联合治疗骨代谢紊乱可降低复发的风险。

推荐治疗方案

膝内翻的大致治疗大纲详见表 15.1。

建议治疗的合理性

对轻度膝内翻采取观察是明智的,特别是对于刚刚超过两岁并不伴有可查明病因的儿童。许多膝内翻会自动得到改善。轻至中度的婴幼儿胫骨内翻和佝偻病建议非手术治疗——这种治疗预后最好。与此相反,当畸形严重并在儿童晚期或青少年时期才表现时,则最好采取手术治疗。通常有两种手术方法可用:临时控制生长的骨骺阻滞术和截骨术。前者具有的优点是缩小手术所带来的创伤并在术后恢复时予以最低限度地侵入。这种手术适用于那些仍可生长并且畸形的原因不是由于骨骺本身异常(例如一个骨骺刺)所致的儿童。除此以外,截骨术效果很好。采取即刻修复还是逐渐修复主要取决于畸形是否过大而有术中牵拉损伤到神经血管结构的风险,或延长肢体及副韧带紧缩是否治疗的一部分。

表 15.1　膝内翻的治疗大纲

适应证							
干骺端－骨干角 <11° + 小龄儿童	干骺端－骨干角 11°~16° + 小龄儿童	干骺端－骨干角 11°~16° + 小龄儿童	干骺端－骨干角 >16° + 小龄儿童	干骺端－骨干角 >11° + 仍可生长的大龄儿童 + 无肢体不等长	重度畸形(不太可能行半骺板阻滞术) + 大龄儿童 + 无肢体不等长	干骺端－骨干角 >11° + 大龄儿童 + 肢体不等长或腓侧副韧带松弛	畸形复发 + 不可切除的大骨骺系带
观察考虑解决方案和进展情况	矫形或者观察考虑解决方案和进展情况	可逆转的半骨骺阻滞术	可逆转的半骨骺阻滞术或胫骨近端截骨术(急性修正)	可逆转的半骨骺阻滞术	胫骨近端截骨术(急性或逐步修正)	胫骨近端截骨术(逐步修正) + 胫骨延长术 + 缩紧腓侧副韧带	胫骨近端截骨术 + 可行一侧的胫骨骨骺固定术 + 腓骨近端骨骺固定术 + 肢体等长修复
		消除任何存在的潜在病因,如骨骺刺所致的骨骺分离或者治疗佝偻病					
治疗							

参考文献

1. Salenius P, Vankka E. The development of the tibiofemoral angle in children. *J Bone Joint Surg Am* 1975; **57**: 259–61.
2. Arazi M, Ogun TC, Memik R. Normal development of the tibiofemoral angle in children: A clinical study of 590 normal subjects from 3 to 17 years of age. *J Pediatr Orthop* 2001; **21**: 264–7.
3. Voloc A, Esterle L, Nguyen TM, Walrant-Debray O, Colofitchi A, Jehan F *et al.* High prevalence of genu varum/valgum in European children with low vitamin D status and insufficient dairy products/calcium intakes. *Eur J Endocrinol* 2010; **163**: 811–7.
4. Lee YS, Lee BK, Lee SH, Park HG, Jun DS, Moon do H. Effect of foot rotation on the mechanical axis and correlation between knee and whole leg radiographs. *Knee Surg Sports Traumatol Arthrosc* 2013; **21**: 2542–7.
5. Scott AC, Kelly CH, Sullivan E. Body mass index as a prognostic factor in development of infantile Blount disease. *J Pediatr Orthop* 2007; **27**: 921–5.
6. Bowen RE, Dorey FJ, Moseley CF. Relative tibial and femoral varus as a predictor of progression of varus deformities of the lower limbs in young children. *J Pediatr Orthop* 2002; **22**: 105–11.
7. Ain MC, Shirley ED, Pirouzmanesh A, Skolasky RL, Leet AI. Genu varum in achondroplasia. *J Pediatr Orthop* 2006; **26**: 375–9.
8. Lee ST, Song HR, Mahajan R *et al.* Development of genu varum in achondroplasia: relation to fibular overgrowth. *J Bone Joint Surg Br* 2007; **89**: 57–61.
9. Dusabe JP, Docquier PL, Mousny M, Rombouts JJ. Focal fibrocartilaginous dysplasia of the tibia: Long-term evolution. *Acta Orthop Belg* 2006; **72**: 77–82.
10. Langenskiold A, Riska EB. Tibia vara (osteochondrosis deformans tibiae): A survey of seventy-one cases. *J Bone Joint Surg Am* 1964; **46**: 1405–20.
11. Stanitski DF, Stanitski CL, Trumble S. Depression of the medial tibial plateau in early-onset Blount disease: Myth or reality? *J Pediatr Orthop* 1999; **19**: 265–9.
12. Janoyer M, Jabbari H, Rouvillain JL *et al.* Infantile Blount's disease treated by hemiplateau elevation and epiphyseal distraction using a specific external fixator: Preliminary report. *J Pediatr Orthop B* 2007; **16**: 273–80.
13. Gordon JE, King DJ, Luhmann SJ, Dobbs MB, Schoenecker PL. Femoral deformity in tibia vara. *J Bone Joint Surg Am* 2006; **88**: 380–6.
14. Beals RK, Stanley G. Surgical correction of bowlegs in achondroplasia. *J Pediatr Orthop B* 2005; **14**: 245–9.
15. Raney EM, Topoleski TA, Yaghoubian R, Guidera KJ, Marshall JG. Orthotic treatment of infantile tibia vara. *J Pediatr Orthop* 1998; **18**: 670–4.
16. Shapiro F. Ollier's disease: An assessment of angular deformity, shortening, and pathological fracture in twenty-one patients. *J Bone Joint Surg Am* 1982; **64**: 95–103.
17. Stevens PM. Guided growth for angular correction: A preliminary series using a tension band plate. *J Pediatr Orthop* 2007; **27**: 243–59.
18. Mielke CH, Stevens PM. Hemiepiphyseal stapling for knee deformities in children younger than 10 years: A preliminary report. *J Pediatr Orthop* 1996; **16**: 423–9.
19. Khoury J, Tavares J, McConnell S, Zeiders G, Sanders J. Results of screw epiphysiodesis for the treatment of limb length discrepancy and angular deformity. *J Pediatr Orthop* 2007; **27**: 623–8.
20. Aslani H, Panjavy B, Bashy RH, Tabrizi A, Nazari B. The efficacy and complications of 2-hole 3.5 mm reconstruction plates and 4 mm noncanuloted cancellous screws for temporary hemiepiphysiodesis around the knee. *J Pediatr Orthop* 2014; **34**: 462–6.
21. Jelinek EM, Bittersohl B, Martiny F, Scharfstadt A, Krauspe R, Westhoff B. The 8-plate versus physeal stapling for temporary hemiepiphyseodesis correcting genu valgum and genu varum: A retrospective analysis of thirty five patients. *Int Orthop* 2012; **36**: 599–605.
22. Park SS, Gordon JE, Luhmann SJ, Dobbs MB, Schoenecker PL. Outcome of hemiepiphyseal stapling for late-onset tibia vara. *J Bone Joint Surg Am* 2005; **87**: 2259–66.
23. Ballal MS, Bruce CE, Nayagam S. Correcting genu varum and genu valgum in children by guided growth: Temporary hemiepiphysiodesis using tension band plates. *J Bone Joint Surg Br* 2010; **92**: 273–6.
24. Park YE, Song SH, Kwon HN, Refai MA, Park KW, Song HR. Gradual correction of idiopathic genu varum deformity using the Ilizarov technique. *Knee Surg Sports Traumatol Arthrosc* 2013; **21**: 1523–9.
25. Amer AR, Khanfour AA. Evaluation of treatment of late-onset tibia vara using gradual angulation translation high tibial osteotomy. *Acta Orthop Belg* 2010; **76**: 360–6.
26. Stevens PM, Novais EN. Multilevel guided growth for hip and knee varus secondary to chondrodysplasia. *J Pediatr Orthop* 2012; **32**: 626–30.

16

膝外翻

SELVADURAI NAYAGAM

概述

儿童在3~6岁是易出现膝外翻。在大多数情况下,膝外翻在其自行矫正之前会遭受许多种治疗方法[1,2]。但是,一些特殊疾病可引起膝外翻畸形。最常见原因是胫骨近端骨折[3]、低血磷酸盐性佝偻病[4]、肥胖症[5,6]和多发的遗传性骨软骨瘤病[7,8]。膝外翻也可见于因股骨髁发育不良引起的下肢长度短缺[9](图16.1和图16.2)。一些少见原因为软骨外胚层发育不良症[10,11](图16.3a)、脊椎干骺端发育不良[12](图16.3b)以及局灶性纤维软骨发育不良[13,14](图16.3c)。

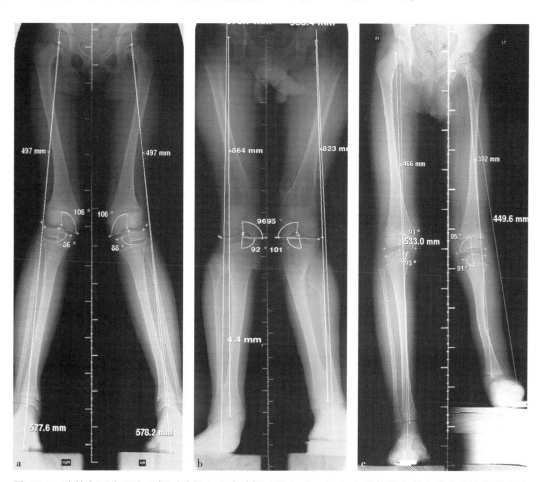

图 16.1 膝外翻可表现为双侧对称性(a)或单侧畸形(b和c)。(a)膝外翻由低血磷酸盐性佝偻病引起;(b)一位多发的遗传性骨软骨瘤病患者因邻近骺板的骨软骨瘤而引起单侧膝外翻;(c)股骨髁发育不良引起的下肢长度短缺并膝外翻

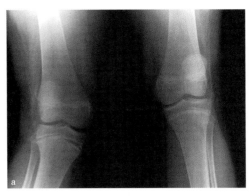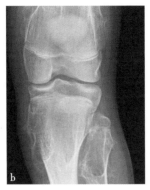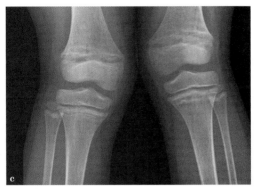

图 16.2 骺板被不同的因素损伤导致膝外翻。(a)示肥胖症使得股骨 – 胫骨外翻角增大,内侧骺板间隙增大;(b)示靠近膝关节骨骺的骨软骨瘤能影响下肢长度生长;(c)示低血磷酸盐性佝偻病由代谢紊乱导致骺板矿化作用缺少引起

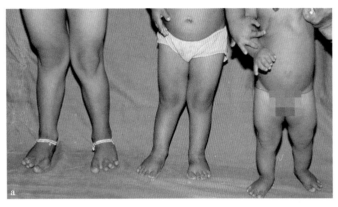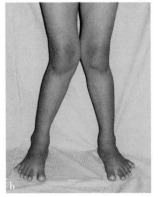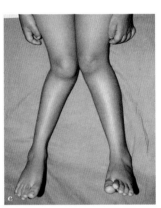

图 16.3 软骨外胚层发育不良症导致的膝外翻发生于年幼儿童。(a)这 3 兄妹都患有软骨外胚层发育不良症,其中 2 个膝外翻很明显。(b)如果不治疗,膝外翻会严重进展。(c)一位因骨骼发育不良导致的严重膝外翻患儿

处理的问题

外观

这是临床诊治的主要原因。如果膝外翻为双侧,症状不严重(踝间距少于 15cm)且患儿年龄小于 6 岁,可让家长放心并告知患儿定期复查。如果膝外翻严重,或是单侧的,或是出现在较大年龄的儿童,需详细询问既往史及家庭史,以及骨骼代谢的血清学检查和影像学检查。

环形运动步态及奔跑困难

膝外翻会导致步态异常。随着膝关节中心向内侧移动,会出现髋关节内收以及膝关节内在的内翻运动[15]。患儿跑步姿势十分难看,导致在学校被取笑。有一些证据表明,和正常儿童相比,膝外翻患儿行走节奏要慢些[16]。这些症状在膝外翻被矫正后会消失[15]。

膝前疼痛及髌股关节不稳定

力学因素,包括髌骨轨迹不良、膝关节不稳以及关节侧面过度负重,联合膝外翻被认为是导致青少年膝前疼痛的主要因素,但是证据是矛盾的[17]。有一些原因会导致青少年膝前疼痛。在一小部分患儿中,髌骨运动轨迹不良是引起膝前疼痛的主要原因,膝外翻纠正后疼痛症状会减轻[18]。严重的持续髌骨脱位会出现在严重的膝外翻中。

评估

畸形的部位

大多数患儿中,畸形部位为股骨远端。但是,在一些患儿中,病变部位为胫骨近端。明确具体畸形部位时非常重要的。当膝关节屈曲时,股骨远端病变引起的膝外翻会掩盖,而胫骨近端病变引起的膝外翻不会掩盖(图 16.4)。

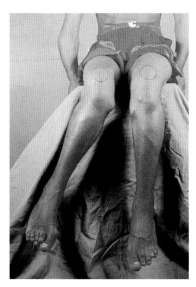

图 16.4　示一位青少年因胫骨近端病变导致膝外翻;当膝关节屈曲时,膝外翻不会被掩盖

畸形的严重程度

如果膝外翻为双侧,且为对称性,测量踝间距能做为其治疗的指标。如果为非双侧性或对侧性,需拍双下肢站立位全长片来准确测量。

治疗目标

- 恢复下肢力线
- 预防矫正后的复发

治疗方法选择

观察

对于大多数患儿而言,膝外翻为生理性的。生理性膝外翻为对称性,并且程度不重,患儿年龄小于6岁。持续记录进展是必要的,可用体格检查以及踝间距测量来评估。如果膝外翻进展或是 6~7 岁后仍持续存在,需拍双下肢站立位全长片来进一步评估。

引导生长

这是容易实行的,并且当过度矫正时可恢复。可以用一个临时栓系物放在膝外翻畸形的凸面骺板(通常为股骨远端和/或胫骨近端的内侧),这样可以使外侧长得快些,从而纠正力线。这个栓系物可为弓形钉、螺钉或是 8 字板[18-20](图 16.5)。以前,半骨骺阻滞术是不可逆的,所以手术实行不得不和生长发育的时间一致,骨骼发育成熟时矫形手术才算完成。如果出现了过度矫正,就必须在另一侧骺板实行阻滞术。随着新的植入物和手术技术的进步,现在骺板阻滞术是可逆的,不需要随着生长发育的时间变化。当膝外翻矫正完成时,栓系物就可取出来了。

截骨矫形术

如果没有足够的生长时间(少于 3 年),或是骨骼已发育成熟,或是膝外翻由骺板紊乱引起,半骨骺阻滞术好像不起作用。截骨矫形术可获得想要的力线,在进行畸形分析后可实施截骨矫形术(图 16.6)。在年幼患儿中,通过简单的固定(克氏针和长腿石膏)就可以了,对于年长的患儿需要大量的内固定或是外固定物。

截骨矫形术和半骨骺阻滞术的并发症

如果膝外翻是由骺板生长异常引起,或是膝外翻严重,这两种手术方式的并发症(矫形成功以及复发)需警惕。当实施截骨矫形术,正常骺板侧需行半骨骺阻滞术以预防其和病变侧骺板生长不一致。

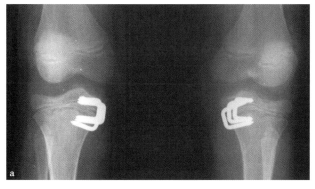
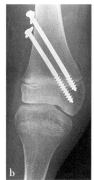
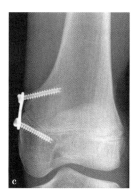

图 16.5　应用弓形钉(a)、螺钉(b)、8 字板(c)引导骨骺生长

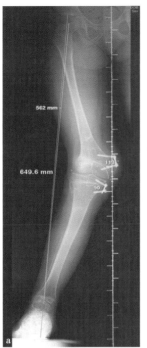
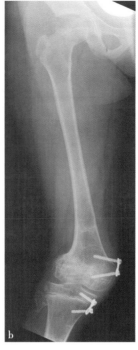
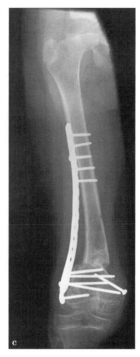

图 16.6　示试图通过引导骨骺生长矫正单侧膝外翻,但由于股骨远端骺板病变而手术失败了(a,b)。截骨矫形术可解决该问题,通过侧方移位以及内固定系统来截骨矫形(c)

腓总神经减压

严重的膝外翻即刻矫正时,腓总神经会受到牵拉。为了降低神经损伤的风险,推荐腓骨颈处腓总神经预防性减压术(图 16.7)。

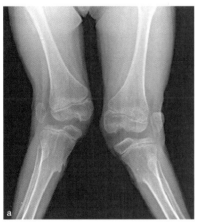
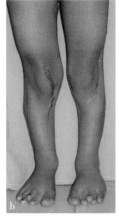

图 16.7　示一位软骨外胚层发育不良症患儿(a),通过胫骨近端截骨矫形、胫骨内侧骺板弓形钉固定、腓总神经减压以及髌骨复位固定术来矫正膝外翻(b)

治疗时考虑的因素

畸形严重程度

如果膝外翻是轻微的并且是对称性的,只需

观察就行了;但若畸形程度加重,是需要干预治疗的。严重的膝外翻通过骨骺生长调整是不能完全纠正的(特别是没有足够的生长时间时),需行截骨矫形术。

剩余发育时间以及骺板状态

对于半骺板阻滞术而言,患儿还有 3 年发育时间以及骺板是正常的是最好的。

病变部位(骨骺或胫骨)

行股骨或(和)胫骨半骨骺阻滞术取决于病变部位。通过影像学分析,可以明确需处理哪个部位的骺板。如果发育时间很短,可行股骨远端及胫骨近端半骨骺阻滞术来矫正下肢力线,这样会以膝关节轻度倾斜为代价。

局部病变导致膝外翻

如果膝外翻是由创伤或感染引起骺板闭锁、邻近骺板骨骼病变(骨软骨瘤)引起的,需更进一步考虑这些病变的影响,如果可以需去除这些病因。

合并肢体短缩

如果肢体本身就存在潜在的长度缺陷因素或是膝外翻由骺板受损(闭锁、感染)引起,就会形成肢体短缩畸形。患肢更长的情况罕见(图16.8)。在这些情况下,双下肢不等长是必须改善的,在治疗膝外翻畸形时需矫正双下肢不等长。

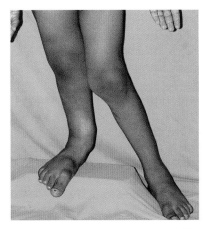

图16.8 示一位患Ollier病的男孩,左膝外翻畸形。肢体长度不等长在矫正膝外翻时需一起处理

推荐的治疗方案

详见表16.1。

治疗建议的基本原理

虽然大多数儿童在6岁时,就形成了近似成人的下肢力线,但不同种族的儿童下肢力线的变化是不同的[21]。6岁以下儿童膝外翻为对称性且不严重,可认为是生理性的。到9~10岁时,双侧膝外翻没有同时好转,这时可行半骨骺阻滞术。当骺板正常时,半骨骺阻滞术是最简单的矫正方法。截骨术对于这些患儿而言是不适合的,因为截骨术创伤大,而且不是没有并发症[22];截骨术适合于有显著影响步态的严重膝外翻,并且需尽快矫正膝外翻的儿童。

骺板损伤引起的膝外翻,会随着生长进一步加重。在这些畸形中,需试图去除引起骺板损伤的潜在因素。在截骨矫形时可同时去除这些因素。截骨术也适用于骨骼发育成熟的膝外翻患者,这时引导骨骼生长的方法是多余的。

表 16.1　膝外翻的治疗大纲

适应证				
双侧对称膝外翻 + 3~6岁 + 无潜在的代谢疾病或局部病变 + 踝间距<15cm+骺板正常 ↓ 持续观察	双侧对侧膝外翻 + >7岁 + 无潜在的代谢疾病或局部病变 + 踝间距>15cm + 骺板正常 ↓ 通过钢板、螺钉或8字板引导生长	单侧膝外翻 + >3岁 + 无潜在的代谢疾病或局部病变 + 踝间距>15cm + 骺板正常 ↓ 如果膝外翻无改善或是进展,行弓形钉、螺钉或8字板引导生长	单侧或双侧对称性膝外翻 + 骺板正常但不能通过引导生长矫正畸形或没有足够的骺板发育时间 ↓ 截骨矫形	单侧或双侧对称性膝外翻 + 骺板不正常 ↓ 截骨矫形 + 半骨骺阻滞术预防复发
补充说明: 1. 如果膝外翻严重,需行腓总神经减压术 2. 如果髌骨不稳,需行髌骨周围软组织稳定术 3. 如果肢体不等长,需矫正 4. 去除可能引起膝外翻的潜在因素 实施股骨或胫骨手术取决于引起膝外翻的部位				
治疗方法				

参考文献

1. Salenius P, Vankka E. The development of the tibiofemoral angle in children. *J Bone Joint Surg Am* 1975; **57**: 259–61.

2. Kling TJ, Hensinger R. Angular and torsional deformities of the lower limbs in children. *Clin Orthop Relat Res* 1983; **176**: 136–47.

3. Jackson DW, Cozen L. Genu valgum as a complication of proximal tibial metaphyseal fractures in children. *J Bone Joint Surg Am* 1971; **53**: 1571–8.

4. Davids JR, Fisher R, Lum G, Von Glinski S. Angular deformity of the lower extremity in children with renal osteodystrophy. *J Pediatr Orthop* 1992; **12**: 291–9.

5. de Sa Pinto AL, de Barros Holanda PM, Radu AS, Villares SM, Lima FR. Musculoskeletal findings in obese children. *J Paediatr Child Health* 2006; **42**: 341–4.

6. Shultz SP, D'Hondt E, Fink PW, Lenoir M, Hills AP. The effects of pediatric obesity on dynamic joint malalignment during gait. *Clin Biomech (Bristol, Avon)* 2014; **29**: 835–8.

7. Peterson HA. Multiple hereditary osteochondromata. *Clin Orthop Relat Res* 1989; **239**: 222–30.

8. Nawata K, Teshima R, Minamizaki T, Yamamoto K. Knee deformities in multiple hereditary exostoses: A longitudinal radiographic study. *Clin Orthop Relat Res* 1995; **313**: 194–9.

9. Hamdy RC, Makhdom AM, Saran N, Birch J. Congenital fibular deficiency. *J Am Acad Orthop Surg.* 2014; **22**: 246–55.

10. Weiner DS, Jonah D, Leighley B, Dicintio MS, Holmes Morton D, Kopits S. Orthopaedic manifestations of chondroectodermal dysplasia: The Ellis-van Creveld syndrome. *J Child Orthop* 2013; **7**: 465–76.

11. Weiner DS, Tank JC, Jonah D, Morscher MA, Krahe A, Kopits S et al. An operative approach to address severe genu valgum deformity in the Ellis-van Creveld syndrome. *J Child Orthop* 2014; **8**: 61–9.

12. Miura H, Noguchi Y, Mitsuyasu H et al. Clinical features of multiple epiphyseal dysplasia expressed in the knee. *Clin Orthop Relat Res* 2000; **380**: 184–90.

13. Jouve JL, Kohler R, Mubarak SJ, Nelson SC, Dohin B, Bollini G. Focal fibrocartilaginous dysplasia ("fibrous periosteal inclusion"): An additional series of eleven cases and literature review. *J Pediatr Orthop* 2007; **27**: 75–84.

14. Choi IH, Kim CJ, Cho TJ et al. Focal fibrocartilaginous dysplasia of long bones: Report of eight additional cases and literature review. *J Pediatr Orthop* 2000; **20**: 421–7.

15. Stevens PM, MacWilliams B, Mohr RA. Gait analysis of stapling for genu valgum. *J Pediatr Orthop* 2004; **24**: 70–4.

16. Pretkiewicz-Abacjew E. Knock knee and the gait of six-year-old children. *J Sports Med Phys Fitness* 2003; **43**: 156–64.

17. Fairbank JC, Pynsent PB, van Poortvliet JA, Phillips H. Mechanical factors in the incidence of knee pain in adolescents and young adults. *J Bone Joint Surg Br* 1984; **66**: 685–93.

18. Stevens PM, Maguire M, Dales MD, Robins AJ. Physeal stapling for idiopathic genu valgum. *J Pediatr Orthop* 1999; **19**: 645–9.

19. Khoury J, Tavares J, McConnell S, Zeiders G, Sanders J. Results of screw epiphysiodesis for the treatment of limb length discrepancy and angular deformity. *J Pediatr Orthop* 2007; **27**: 623–8.

20. Mielke CH, Stevens PM. Hemiepiphyseal stapling for knee deformities in children younger than 10 years: A preliminary report. *J Pediatr Orthop* 1996; **16**: 423–9.

21. Arazi M, Ogun TC, Memik R. Normal development of the tibiofemoral angle in children: A clinical study of 590 normal subjects from 3 to 17 years of age. *J Pediatr Orthop* 2001; **21**: 264–7.

22. Steel HH, Sandrow RE, Sullivan PD. Complications of tibial osteotomy in children for genu varum or valgum: Evidence that neurological changes are due to ischemia. *J Bone Joint Surg Am* 1971; **53**: 1629–35.

17

髋内翻

RANDALL LODER

概述

髋内翻是股骨近端的一种畸形,它会导致颈干角变小[1]。髋内翻根据病变因素及病变部位可分为多种类型,有发育性的、先天性的、发育不良的以及获得性的这几种(图 17.1)。髋内翻根据潜在的致病因素可发生于股骨颈的骺板、干骺端或是股骨粗隆下(表 17.1)。确定髋内收的类型以及发生部位十分重要,髋内翻的治疗方案就是取决于髋内翻的类型及发生部位。

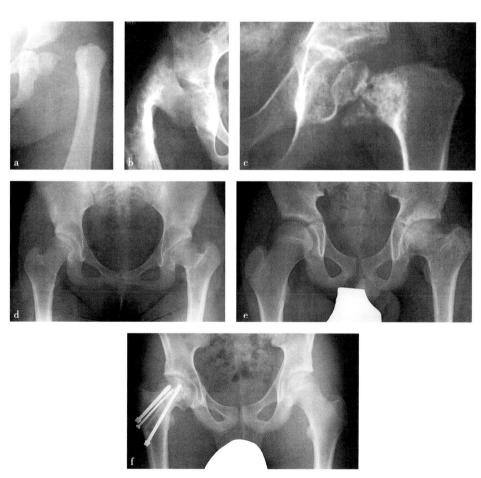

图 17.1 不同类型的髋内翻:(a)先天性髋内翻合并转子下假关节;(b)发育不良性髋内翻,本例是因为骨纤维结构不良引起髋内翻;(c)发育性髋内翻,有标志性的三角碎片位于股骨颈前侧;(d)因 Perthes 病而导致获得性髋内翻;(e)示髋内翻继发于左侧股骨骨髓炎导致骺板破坏;图 f 示髋内翻继发于股骨颈骨折骨不连

表 17.1 髋内翻的类型,潜在病因以及自然转归

髋内翻的类型	潜在病因	发生部位	进展倾向性或解决方案
先天性	发育不良	转子下	进展
发育性	生长不正常	骺板	可能进展 / 静止 / 自愈
发育不良性	代谢性疾病:佝偻病	骺板	若病情未控制,髋内翻进展
	发育不良:骨纤维结构不良	干骺端	进展
获得性	血运障碍:感染,Perthes 病 创伤性:骨折畸形愈合	骺板和骨骺 骺板:骨骺滑移 干骺端:股骨颈骨折 转子下:转子下骨折	进展 可能治愈

髋内翻的分型

先天性髋内翻

先天性髋内翻常合并股骨短缩、股骨近端缺如[2,3]。它常发生于单侧,伴踮足步态以及髋关节外旋畸形(由于股骨颈向后倾)。下肢可呈现不同程度的短缩,随着髋内翻进一步发展,可有膝外翻。先天性髋内翻可合并腓骨缺如。

发育性髋内翻

发育性髋内翻过去认为是先天性的。但是,现在它被叫做发育性髋内翻,因为大多数在出生时不能诊断为髋内翻,直到患儿行走时出现 Trendelenburg 步态时才能诊断。能确诊的影像学表现为股骨颈骨骺的下方和后方出现碎片[4,5]。发育性髋内翻有一半以上患者为双侧性的。

发育不良性髋内翻

发育不良性髋内翻是因为潜在的骨性结构不正常,例如骨纤维结构不良、抗维生素 D 佝偻病、骨硬化病以及各种骨性结构发育不良(例如脊椎干骺端、脊椎骨骺以及锁骨颅骨发育不良)。除了骨纤维发育不良外,常为双侧发病。

获得性髋内翻

获得性髋内翻可由创伤发展而来;在围产儿,创伤为股骨颈骺板分离,而年长儿童为股骨颈骨折。这些病变畸形愈合时会导致髋内翻。Perthes 病或髋关节半脱位时行内翻截骨时,内翻角度过大,可形成医源性髋内翻。获得性髋内翻病因可为血管性因素,例如 Perthes 病或是股骨近端生长障碍合并发育性髋内翻。

最后,感染可引起获得性髋内翻。幼儿的化脓性关节炎可并发血管损害,从而导致类似 Perthes 病样病理改变及髋内翻。

髋内翻部位

先天性髋内翻常发生于股骨粗隆下,病变发展从硬化的髋内翻至假关节形成。在大龄儿童,平片足够做出诊断;在幼年患儿,需行关节造影或是 MRI 检查。

发育性髋内翻病变部位为毗邻骨骺的股骨近侧干骺端的下方和后方。事实上,平片足够确定病变部位,但是 CT 或 MRI 有时还是必要的。

发育不良性髋内翻病变部位为潜在骨性结构病变部位。例如,抗维生素 D 佝偻病发生于骨骺和近侧干骺端(主要为松质骨)。肾性骨营养不良的影像学改变类似于股骨骨骺滑移。骨纤维发育不良主要发生于干骺端,能引起从轻微的髋内翻至牧羊人手杖样改变。在骨性结构发育不良的疾病中,因骨骺发育不良,髋内翻可发生于骨骺处;因干骺端发育不良,髋内翻可发生于干骺端。需注意迟发性骨骺发育不良以及骨骺碎片骨化。

获得性髋内翻的发生部位是明确的,取决于原发病的部位。创伤后髋内翻可发生于骨骺处(新生儿骨骺分离时),或是干骺端(股骨颈骨折畸形愈合时)。DDH 的治疗以及 Perthes 病时,髋关节血运受到影响,由于骺板发育受到影响以及股骨大转子正常发育,使得在骨骺处出现了髋内翻(见图 17.2)。这样出现股骨大转子过度生长。感染引起的髋内翻可发生于骨骺处或是干骺端水平。

运用 ATD 可定位年长儿童髋内翻的病变部位。若 ATD 变小,病变部位位于骨骺或是股骨粗隆间。若是 ATD 与正常侧一样,病变部位位于股骨转子下,即使因骨纤维结构不良形成的股骨转子下严重的牧羊人手杖样畸形。

髋内翻的进展或解决方案

若股骨颈中断或股骨转子下假关节形成,髋内翻会使得外展肌乏力以及双下肢不等长。发育性髋内翻的进展可通过 HEA 预测[5]。若 HEA>60°,髋内翻会进展;若 HEA 为 45°~60°,髋内翻会或者不会进展;若 HEA<45°,髋内翻会自行矫正(图 17.3)。在发育不良性和获得性髋内翻中,髋内翻的进展是不可预测的,需密切随访。创伤性髋内翻能自行改善,只要有足够的生长时间,在年幼患儿中,髋内翻会重塑的更好。

处理的问题

力学结构的改变导致外展肌无力以及 Trendelenburg 步态

有两种机制使得髋部外展肌无效,分别是颈干角变小以及股骨大转子的过度生长。这两种机制都可发导致外展肌在髋部的附着点上移,高于髋关节的旋转中心,从而破坏了外展肌的移动轴,导致 Trendelenburg 步态。

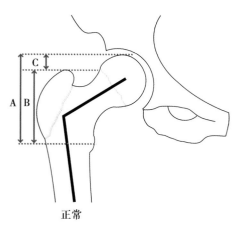
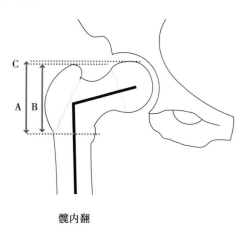

正常　　　　　　　　　髋内翻

图 17.2 由于股骨头骨骺生长障碍导致的髋内翻,通过比较股骨骨骺和大转子骨骺的生长可做出测量。从小转子至股骨头顶部的距离(A)代表了股骨头骨骺的生长,从小转子至大转子顶部的距离(B)代表了大转子骨骺的生长。左图中,正常的髋关节从大转子顶部至股骨头顶部的距离(C)大约是 20±5mm。右图中,由于股骨头骨骺生长障碍导致的髋内翻,A 变短,B 正常,C 变短

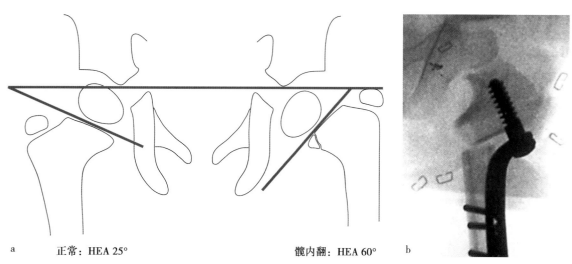

a　　　正常:HEA 25°　　　　　　髋内翻:HEA 60°　　b

图 17.3 (a) HEA 是在骨盆正位片上由 2 根线测量的。第 1 根线通过骨盆双侧的 Y 形软骨,第 2 根线经过股骨头的骺板与第 1 条线相交。HEA 减小的角度可作为评价手术矫正是否到位的指标。(b) 发育性髋内翻患儿行股骨近端外翻截骨的术中 X 线片。显示 HEA 很小。为了使截骨矫形到位,股骨近端外侧皮质需与股骨远端部分互相接触

髋内翻进展的风险以及潜在的复发性

若髋内翻是由于骨骺生长不正常导致的,其会一直进展直至骨骺发育成熟。除非去除了潜在的致病因素,否则在髋内翻矫形术后极易复发。有证据表明在发育性髋内翻中,HEA<45° 时,髋内翻可矫正;若 HEA>60°,髋内翻会进展。做这种髋内翻的手术时,需将 HEA 纠正到 30° 以下,以减少其复发率。

股骨后倾

发育性髋内翻会出现股骨后倾。如果股骨后倾角度不大,如果双侧股骨都后倾,这是不需处理的;但是,如果单侧股骨中度后倾以及双侧股骨严重后倾,是需矫正的。

髋臼发育不良

髋臼发育不良有时伴随着发育性髋内翻。行外翻截骨前需处理髋臼发育不良,以避免形成不能覆盖股骨头的髋臼。

肢体长度不等

在单侧病例中,肢体不等长十分常见,并且非常重要。与先天性肢体短缩鉴别,在发育性髋内翻儿童中行外翻截骨术后股骨近端骨骺闭锁这一现象被记录到[4]。大家需知道这种现象,并需懂得髋内翻性外翻截骨矫形术后肢体会进一步短缩。

膝关节合并畸形

对于髋内翻患儿,由于下肢力线不正常产生的压力作用于膝关节,使得膝外翻倾向于进一步加重。膝外翻的患儿需早期纠正髋内翻,以阻止膝外翻的进一步加重。

治疗目标

- 阻止髋内翻进一步发展
  这是最重要的。
- 改善股骨近端的解剖结构
  运用外科手术恢复正常的颈干角,确保股骨大转子与股骨头中心在同一水平线,或是低于股骨头中心。像前面提到的那样,对于年龄小的发育性髋内翻患儿需重建正常的 HEA 角以降低复发率。对于髋内翻不

会自行纠正的患儿,需行手术。对于骨骼发育成熟、没有更进一步的好的治疗方法的患儿,也需手术治疗。

- 适当的调整肢体不等长
  如果不能接受骨骼发育成熟后肢体不等长,适当的肢体等长是必须的。如果发育成熟时残留有外展肌无力,最好的方法是使发病的肢体稍微短一点以适应摆动期的步态。

治疗方案

阻止髋内翻的进展

如果髋内翻是由代谢疾病引起的,像抗维生素 D 佝偻病、肾性骨营养不良,那么首先需恰当的内科治疗。不幸的是,髋内翻患儿的大多数病因是不能仅仅通过内科治疗就会好的。

矫正股骨近端病理结构

股骨近端外翻截骨

主要治疗就是外翻截骨。但是,在确定截骨平面时,知道髋内翻病变部位是最重要的。对于髋内翻是由骺板或干骺端病变(如发育性髋内翻、Perthes 病、化脓性关节炎)引起的患儿,股骨粗隆间外翻截骨是合适的。对于粗隆下畸形(如先天性髋内翻),粗隆下截骨就更合适些(图 17.4)。

当做股骨近端截骨时,必须懂得可能形成假关节。对于幼儿化脓性关节炎引起的髋内翻畸形,可能出现整个的股骨头及股骨颈消失,或是股骨颈基底部与干骺端之间形成假关节。这种情况同样存在于股骨近端缺失的患儿。在粗隆下水平,形成假关节,或是骨纤维或软骨未骨化。为了获得必要的信息,在行手术之前,MRI 或关节造影是必需的。

由于发育性髋内翻常伴随后屈畸形,所以在行外翻截骨时需内旋。在发育不良性髋内翻中同样是这样处理。在发育性髋内翻中,矫正 HEA<30°,可减少复发[4,5,7,8]。

除非患儿骨骼已发育成熟,否则固定装置不应该跨骺板。手术前外科医生选择自己喜欢用的固定装置是有必要的,同时需保证固定装置可用。由于解剖的特殊性,每个病例都需详细的计划截骨及内固定。可用的固定装置包括螺钉、钢板以及外固定架;对于年幼患儿,Pauwel 截骨可用克氏针固定。对于骨纤维结构不良引起的髋内翻患儿,可用髓内钉以及腓骨移植。

股骨大转子骨骺－骨干固定术

当行外翻截骨后外展肌乏力时,或因轻度髋内翻不需行外翻截骨时,大转子复位被认为可以提高外展肌肌力。年龄 <8~9 岁的患儿,可行股骨大转子骨骺－骨干固定术(图 17.5)[6]。超过这个年龄,因为没有足够的生长时间,不能获得足够的 ATD 增加。在这种情况下,股骨大转子转移术是必要的。

大转子转移术

在接近或是骨骼发育成熟之后,需行远侧和后侧股骨大转子转移术。整个大转子连同附着其上的臀肌转移至远侧,并用 2 枚螺钉固定(图 17.6)。如果大转子转移至足够的远侧(图 17.7)和后侧,髋部的力线会显著改善,Trendelenburg 步态消失。

如果需同时行外翻截骨以及大转子转移,笔者推荐二期再行大转子转移术。这样可减少可移动的部位的数量,同时减少因碎片过多导致内固定不稳定的并发症。

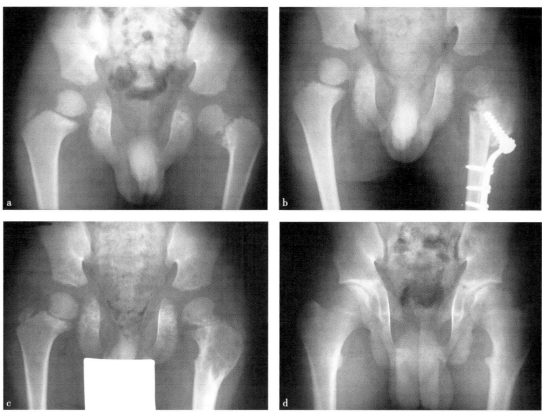

图 17.4 (a)骨盆正位片显示一位 6 岁儿童患有锁骨颅骨发育不良以及左侧髋内翻。(b)应用螺钉及钢板固定的方法行外翻截骨,纠正 HEA。术后 2 个月示截骨处愈合。(c)和(d)8 岁和 15 岁时髋内翻矫正情况

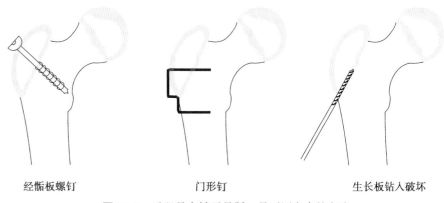

经骺板螺钉   门形钉   生长板钻入破坏

图 17.5 示股骨大转子骨骺－骨干固定术的方法

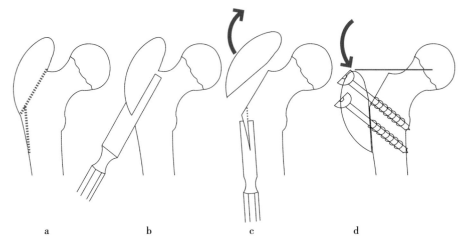

图 17.6 示大转子转移术的技巧。翻转大转子后需固定于股骨头中心水平，以使 Trendelenburg 步态消失

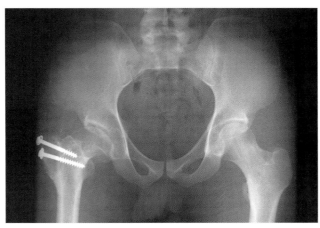

图 17.7 翻转大转子固定于股骨头中心水平，Trendelenburg 步态消失

制订治疗方案时需考虑的因素

患儿年龄

髋内翻的幼儿，如果有进展的倾向，需早期行矫形术。是否行大转子骨骺阻滞或大转子转移术取决于患儿的年龄。

单侧或双侧患病

肢体长度不等仅出现于单侧患病的儿童。

髋内翻严重程度

如果髋内翻严重以致外展肌乏力，并出现 Trendelenburg 步态，手术指征是明确的。

髋内翻的类型以及进展的可能性

髋内翻的类型决定了其表现。如果有进展可能性，是需干预处理的。

合并其他畸形

股骨后倾

如果存在后倾，可和髋内翻一起矫正。

髋臼发育不良

如果存在髋臼发育不良，需一起处理。

肢体不等长

肢体不等长需在处理完髋内翻后再行处理。

膝外翻

膝外翻增加了矫正髋内翻的紧迫性，因为髋关节畸形会加重膝关节畸形。

其他合并的内科问题

对于骨骼发育不良的患儿，需考虑到麻醉风险及颈椎不稳。对于合并潜在的代谢疾病的患儿，合适的内科评估是必要的（图 17.8）。

推荐的治疗方案

见表 17.2。

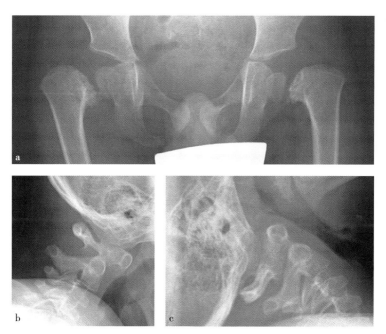

图 17.8 一位患有迟发性脊椎骨骺发育不良患儿,跛行并且外展不稳。3 岁时的 X 线片显示双侧髋内翻(a), HEA 很大;6 岁时,髋内翻进展缓慢。(b)和(c)颈椎过屈位及过伸位时颈椎不稳。寰枢椎间隙在动力位片上是增加的

表 17.2 髋内翻的治疗大纲

适应证							
年幼患儿 + 髋内翻不会进展 + 无外展肌无力 + 无髋关节疼痛 ↓ 定期观察髋内翻是否进展以及在单侧下肢患病的情况下观察双下肢是否不等长	任何年龄 + 髋内翻不会进展 + 外展肌乏力或髋关节疼痛 ↓ 外翻截骨	年幼患儿 + 髋内翻进展 ± 外展肌无力 ± 髋关节疼痛 ↓ 外翻截骨(尽量使 HEA<30°)	任何年龄 + 髋内翻进展 + 股骨后倾 ↓ 外翻 + 内旋截骨	任何年龄 + 髋内翻进展 + 髋臼发育不良 ↓ 外翻截骨 + 髋臼成形	大年龄患儿 + 骨骺足够的生长能力 + 髋内翻病变部位为骺板 + 外展肌无力 ↓ 若髋内翻程度不重,行大转子骨骺阻滞术 或者 若髋内翻严重,行大转子骨骺阻滞术 + 外翻截骨术	青少年 + 轻度/中度髋内翻 + 大转子过度生长 ↓ 远侧和后侧股骨大转子转移术	青少年 + 严重髋内翻 + 髋内翻过度生长 ↓ 外翻截骨 + 远侧和后侧股骨大转子转移术
治疗方法							

治疗方案的合理性

为什么确定髋内翻的病因是必要的？

治疗方案取决于病因。创伤性髋内翻可自发改善，不需行截骨术。发育性和发育不良性髋内翻常呈进展性，都需手术治疗。先天性髋内翻可 / 不呈进展性。这需恰当地询问患儿父母才能得知。

为什么确定髋内翻的部位是必要的？

外翻截骨矫形手术方案的制定需明确病变部位以及最大程度的矫正机械轴。

参考文献

1. Beals RK. Coxa vara in childhood: Evaluation and management. *J Am Acad Orthop Surg* 1998; **6**: 93–9.
2. Ring PA. Congenital short femur: Simple femoral hypoplasia. *J Bone Joint Surg Br* 1959; **41**: 73–9.
3. Gillespie R. Classification of congenital abnormalities of the femur. In: Herring JA, Birch JG (eds). *The Child with a Limb Deficiency*. Rosemont, IL: American Academy of Orthopaedic Surgeons, 1998: 63–72.
4. Desai SS, Johnson LO. Long-term results of valgus osteotomy for congenital coxa vara. *J Pediatr Orthop* 1993; **294**: 204–10.
5. Weinstein JN, Kuo KN, Millar EA. Congenital coxa vara: A retrospective review. *J Pediatr Orthop* 1984; **4**: 70–7.
6. Gage JR, Cary JM. The effects of trochanteric epiphyseodesis on growth of the proximal end of the femur following necrosis of the capital femoral epiphysis. *J Bone Joint Surg Am* 1980; **62**: 785–94.
7. Cordes S, Dickens DRV, Cole WG. Correction of coxa vara in childhood. *J Bone Joint Surg Br* 1991; **73**: 3–6.
8. Carroll K, Coleman S, Stevens PM. Coxa vara: Surgical outcomes of valgus osteotomies. *J Pediatr Orthop* 1997; **17**: 220–4.

18

股骨前倾

RANDALL LODER

概述

每种人类的股骨都有特定的旋转,绝大多数股骨的旋转范围很大,典型的是股骨前倾(股骨内扭转)。随着儿童的生长,股骨前倾的角度会减小。出生时股骨前倾角平均为40°,到发育成熟进入成年人时,股骨前倾角大约减少为10°~15°[1]。女性的股骨前倾角比男性大约要大5°。

股骨前倾角增大可以是特发性的,或者伴有一些其他的情况一道出现,如发育性髋关节发育不良和脑性瘫痪。股骨后倾非常少见,除了在肥胖青少年中可以见到外,特发性的极少,但是在发育性髋内翻和股骨头骨骺滑脱的病人中却经常伴有股骨后倾。

股骨前倾导致内八字步态(图18.1),并且这种情况常常引起父母的关注。但是,特发性股骨前倾并没有导致患儿下肢功能障碍的倾向[2],也不会增加髋关节患骨性关节炎的风险[3]。大多数股骨前倾角增大的患儿,他们的内八字会慢慢地好转。少数患儿在青春期早期还明显残留股骨前倾和内八字步态[4,5]。

处理的问题

美观问题

大多数父母特别关注的就是内八字步态所带来的美观问题。

膝前痛

股骨前倾增大可能是灾难性排列紊乱综合征的一部分(图18.2),这种排列紊乱股骨前倾会加重并伴有大角度的代偿性胫骨外扭转。[6,7]这种情况能导致极其笨拙的步态异常,更重要的是,随着这些患儿的年龄增大,体重增加和活动量增大会有明显的膝前痛和髌骨排列紊乱[6-8]。

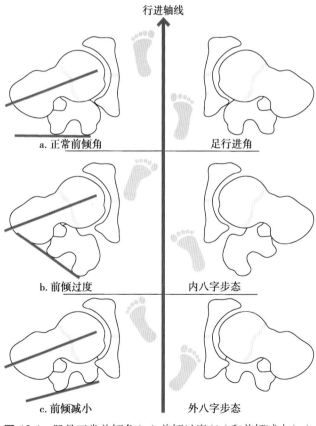

图 18.1 股骨正常前倾角(a)、前倾过度(b)和前倾减小(c)。足的长轴与前行的线构成的夹角(足行进角)的变化反映股骨前倾的程度

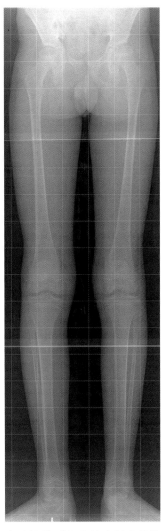

图 18.2 灾难性排列紊乱综合征患儿的站立位下肢全长 X 线片。照片时髌骨朝前。患儿的股骨前倾（看上去是颈干角增大的假象）和胫骨外扭转（由于胫骨扭转，踝关节的投影不是真正的前后位）

潜在髋关节不稳定者有促进其发生不稳定的作用

在发育性髋关节发育不良和脑瘫麻痹性髋关节脱位、脊髓灰质炎和脊柱裂的患儿，在某些情况下，导致髋关节不稳定的因素之一是股骨前倾角增大。因此，区别特发性和病理股骨前倾是非常重要的。如果股骨前倾角增大伴有发育性髋关节发育不良或麻痹性髋关节发育不良，治疗方案必须按特殊问题处理的指导方针进行，股骨前倾的纠正仅仅是整体治疗方案的一部分。

治疗目标

● 改善步态美观

如果步态确实非常难看导致患儿的关注，可能要考虑纠正股骨前倾。

● 减轻灾难性排列紊乱综合征的膝前痛

这种情况相对罕见，治疗的目的是通过改善股骨和胫骨之间的扭转，恢复正常解剖关系来减轻患儿的膝前痛。

● 改善不稳定髋关节的稳定性

有股骨前倾增大的情况会导致髋关节不稳定，需要通过纠正股骨前倾来使髋关节获得稳定。

治疗方法选择

观察

内八字步态的观察是最广泛选择。由于这种畸形的自然史之一是会自然缓解，观察的目的是要证实该畸形是否会随着时间而所有好转。穿矫形鞋（楔形鞋底）、矫形器（丹尼布朗支具或矫形缠绕带）和物理治疗对这种畸形的自然史都不会产生影响[9, 10]。

旋转截骨

截骨是矫正这种异常骨扭转的唯一治疗方法。因为大多数患儿都没有功能障碍的证据，所以只有极少数患儿有手术指征。同样，由于大多数患儿的内八字步态在他们童年的中期到后期会自行好转，因此患儿要超过不再能自行改善的年龄，一般为 10~12 岁，才有手术指征，否则没有手术指征[11-13]。

对于该年龄段的患儿，对于这种明显的有创截骨手术、对康复程度的预期以及结果，也可以一起参与讨论和决策。

如果诊断为简单的股骨前倾，患儿年龄在 10 或 12 岁，股骨内旋角≥80°和股骨外旋角≤10°，并且还有相关的功能问题，就有股骨旋转截骨的手术指征。如果父母只从美观的角度考虑，要确定手术又很困难。与老师和体育教练一起讨论有时是有帮助的。

截骨可以在粗隆间平面进行用刀刃钢板固定（角钢板），也可以在股骨中段骨干部进行截骨行髓内钉固定，还可以在股骨远端干骺端进行截骨用动力加压钢板固定。固定的类型取决于外科医生所熟悉的固定技术来决定，无论近端股骨生长板是否已经闭合，都有发生髌股关节异常的潜在作用。

如果股骨近端生长板仍然是开放的，则硬性顺行髓内钉就是手术禁忌，由于有出现股骨头缺血性坏死的风险。对于股骨近端生长板仍然开放的患儿，大部

分截骨部位应选择在股骨近端,通常在粗隆间截骨用角钢板固定。

如果有明显的髌股关节排列紊乱症状,并且能在股骨远端平面进行截骨,就应在该部位进行截骨手术。

如果是灾难性排列紊乱综合征,还应该进行胫骨旋转截骨术(图 18.3)。胫骨截骨在踝上水平进行,除非伴有胫骨近端内翻或外翻的成角畸形(见第 12 章)[6-8]。

治疗股骨内旋的截骨并不是一个良性过程,其并发症的发生率大约为 15%。这些并发症包括感染、缺血性坏死、固定松动、截骨不愈合、畸形愈合和神经麻痹[14,15]。

手术前评价

鉴别特发性和关联性股骨前倾

这是要考虑的最重要的因素。如果异常的股骨扭转与某种潜在病理过程有关的话(如髋关节发育不良、脑瘫、发育性髋内翻),那么治疗必须要处理原发病变。

扭转病理的解剖定位

需要强调的是,内八字有几种原因造成,每个病例其扭转异常可以发生在不同的部位。

因此当务之急是要清楚确定扭转的病理位置。

用扭转相关数据来确定导致内八字步态的扭转异常位置。扭转的相关数据包括四个方面[12]:足行进角,髋关节旋转角,股足角和足底轴线。足行进角只记录出患儿与直线前进方向之间的步态偏差;负值表示内八字步态,正值表示外八字步态。被动行髋关节旋转测量髋关节内旋和外旋来进行评价;当股骨前倾增大,髋关节内旋增加,相应的髋关节外旋减少来代偿。髋关节被动旋转范围的检查可以在髋关节伸直位检查也可以在屈曲位检查,并将数值记录在表格中[16],随着患儿的生长,这一数值会发生变化(图 18.4)。股足角代表胫骨扭转的量;股足角向外表示胫骨相对外扭转,而股足角向内表示胫骨相对内扭转。当医生考虑有灾难性下肢排列紊乱综合征时这一检查就显得十分重要。足底轴线代表足本身是否参与扭转的因素。足的内侧缘凹陷表示有距内收的可能性;足的外侧缘凹陷表示有明显外翻足的可能性。

制订治疗计划时需要考虑的因素

患儿的年龄

如果患儿年龄小,就有充足的时间去观察到成熟以及随着生长步态的变化情况。如果患儿已经十几岁或更大些,其自然好转的可能性就非常小,要根据影响确定对治疗的选择。

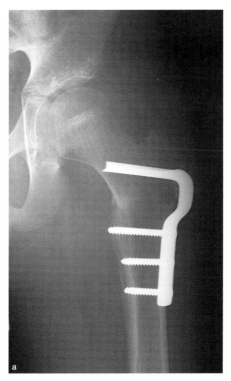
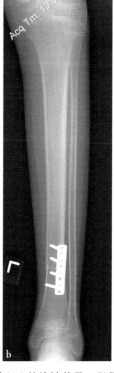

图 18.3　图 18.2 患儿的 X 线片,做了股骨(a)和胫骨(b)的旋转截骨。股骨颈干角显示正常,表示股骨前倾纠正。膝和踝关节也显示适当的朝向表示胫骨外扭转纠正

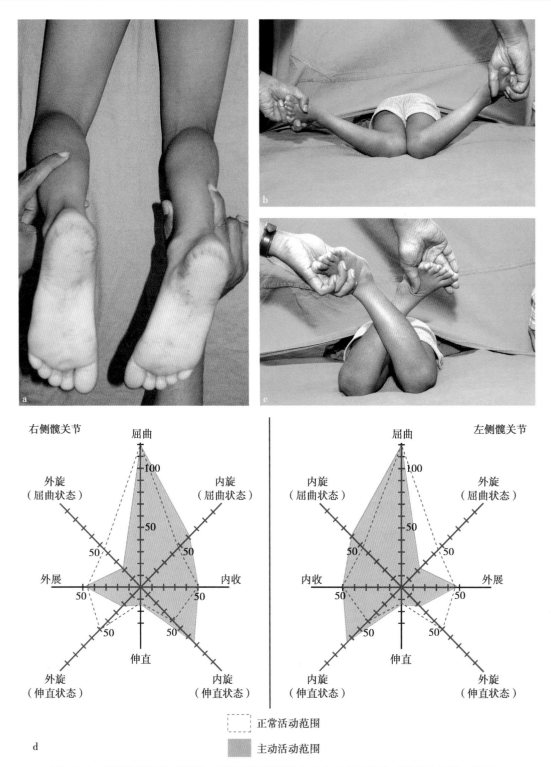

图 18.4 旋转数据的临床评价包括测量胫骨扭转（a）和患儿仰卧位时髋关节的被动旋转。髋关节的内旋范围（b）和外旋范围（c）并记录在图表中（d）

股骨近端生长板的状况

如果决定做去旋转截骨，股骨近端生长板的状态对手术技术的选择将会有影响。如果股骨近端生长板仍然是开放的话，就不能考虑用硬性的髓内钉做内固定。

存在髌骨排列紊乱

如果有髌骨轨迹异常的证据和髌骨排列紊乱的指征，做股骨远端截骨比做股骨近端截骨要好。

推荐治疗

股骨前倾的治疗大纲见表 18.1。

表 18.1　股骨前倾的治疗大纲

适应证					
双侧特发性股骨前倾 或 灾难性下肢排列紊乱综合征 + <10 岁	年龄 >10 岁的双侧特发性股骨前倾 + 不可接受的内八字 + 髋关节外旋 <10°	年龄 >10 岁的灾难性下肢排列紊乱综合征 + 无髌骨不稳定	年龄 >10 岁的灾难性下肢排列紊乱综合征 + 髌骨不稳定需要进行髌骨稳定	单侧或双侧侧股骨前倾 + 髋关节不稳定（先天性或麻痹性）	单侧或双侧侧股骨前倾 + 髋外翻 + 髋关节不稳定（先天性或麻痹性）
观察其自行改善情况	粗隆间反向旋转截骨（如果股骨近端骨骺未闭避免用硬质髓内钉（IM）固定）	粗隆间反向旋转截骨（如果股骨近端骨骺未闭避免用硬质髓内钉（IM）固定） + 胫骨踝上内旋截骨	股骨髁上反向旋转截骨 + 髌骨重新排列 + 胫骨踝上内旋截骨	股骨粗隆间或粗隆下反向旋转截骨 + 髋关节稳定性手术	股骨粗隆间或粗隆下反向旋转和内翻截骨 + 髋关节稳定性手术
治疗					

参考文献

1. Shands Jr AR, Steele MK. Torsion of the femur: A follow-up report on the use of the Dunlap method for its determination. *J Bone Joint Surg Am* 1958; **40**: 803–16.

2. Staheli LT, Lippert F, Denotter P. Femoral anteversion and physical performance in adolescent and adult life. *Clin Orthop Relat Res* 1977; **129**: 213–16.

3. Hubbard DD, Staheli LT, Chew DE, Mosca VS. Medial femoral torsion and osteoarthritis. *J Pediatr Orthop* 1988; **8**: 540–2.

4. Svenningsen S, Apalset K, Terjesen T, Anda S. Regression of femoral anteversion: A prospective study of intoeing children. *Acta Orthop Scand* 1989; **60**: 170–3.

5. Staheli LT, Corbett M, Wyss C, King H. Lower-extremity rotational problems in children. *J Bone Joint Surg Am* 1985; **67**: 39–47.

6. Bruce WD, Stevens PM. Surgical correction of miserable malalignment syndrome. *J Pediatr Orthop* 2004; **24**: 392–6.

7. Delgado ED, Schoenecker PL, Rich MM, Capelli AM. Treatment of severe torsional malalignment syndrome. *J Pediatr Orthop* 1996; **16**: 484–8.

8. Cooke TDV, Price N, Fisher B, Hedden D. The inwardly pointing knee: An unrecognized problem of external rotational malalignment. *Clin Orthop Relat Res* 1990; **260**: 56–60.

9. Fabry G, MacEwen GD, Shands Jr AR. Torsion of the femur: A follow-up study in normal and abnormal conditions. *J Bone Joint Surg Am* 1973; **55**: 1726–38.

10. Knittel G, Staheli LT. The effectiveness of shoe modifications for intoeing. *Orthop Clin North Am* 1976; **7**: 1019–25.

11. Staheli LT. Rotational problems in children. *J Bone Joint Surg Am* 1993; **75**: 939–49.

12. Staheli LT. Torsional deformity. *Pediatr Clin North Am* 1977; **24**: 799–811.

13. Shim JS, Staheli LT, Holm BN. Surgical correction of idiopathic medial femoral torsion. *Int Orthop* 1995; **19**: 220–3.

14. Staheli LT, Clawson DK, Hubbard DD. Medial femoral torsion: Experience with operative treatment. *Clin Orthop Relat Res* 1980; **146**: 222–5.

15. Svenningsen S, Apalset K, Terjesen T, Anda S. Osteotomy for femoral anteversion: Complications in 95 children. *Acta Orthop Scand* 1989; **60**: 401–5.

16. Rao KN, Joseph B. Value of measurement of hip movements in childhood hip disorders. *J Pediatr Orthop* 2001; **21**: 495–501.

19

肘内翻和肘外翻

BENJAMIN JOSEPH

概述

在性染色体异常的患儿中能见到明显的肘外翻和肘内翻,相应的其提携角异常增大或变小。一般来说,染色体异常的患儿有身材矮小和提携角增大,反之表现为身材高大和提携角变小[1]。肘外翻最多的表型为XO,肘内翻可见多个性染色体重复(图 19.1)。通常,肘内翻和肘外翻更多的来自于肱骨远端的创伤、病变或为先天性异常的一个组成部分。

肘内翻最常见的原因是肱骨髁上骨折的畸形愈合。也可继发于肱骨远端生长板的损伤。在非常偶然的情况下,肘内翻还可以继发于肱骨外髁骨折[2]。骨

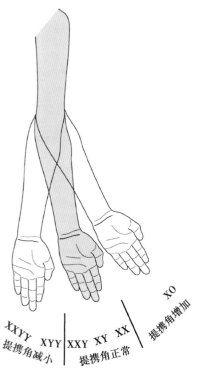

图 19.1 性染色体异常的提携角改变

骼发育不良和遗传性多发性骨软骨瘤病患儿也可发生肘内翻[3]。

肘外翻常常继发于肱骨外髁骨折,一些骨骼发育不良也可发生肘外翻。在就是甲髌骨综合征患儿常常合并有肘外翻。甲髌骨综合征患儿由于肱骨外髁和桡骨头发育不良可以表现出相当严重的肘外翻[4],这也是甲髌骨综合征的特征。

处理的问题

外观缺陷

肘内翻和肘外翻很少有肘关节功能受限,除非畸形太严重影响肘关节的稳定性。多数情况的主要问题就是对外观不可接受。如果是单侧病变,无论是轻度或是重度畸形都会显得特别明显(图 19.2)。

畸形的进展和神经损伤

肱骨外髁骨折骨不连引起的肘外翻是进行性加重的。一段时间之后,经过肘部的尺神经受到的牵拉越来越大,产生慢性尺神经麻痹。令人惊讶的是,由于尺神经和神经径路的神经鞘反复的半脱位,肘内翻也易于发生慢性尺神经麻痹[5]。

畸形进展和关节不稳定

如果肘内翻和肘外翻进行性加重使畸形变得非常严重,可能继发肘关节不稳定。除了在冠状面出现肘关节不稳定之外,肘内翻还可能继发另外两种形式的不稳定。长期肘内翻畸形能导致迟发性的肘关节旋转

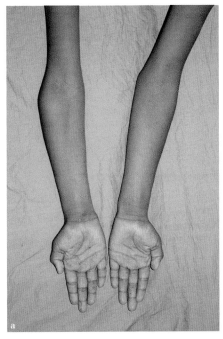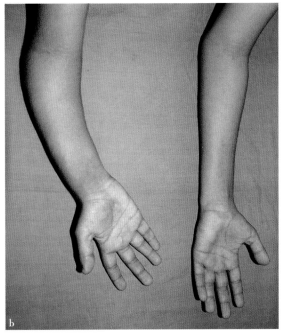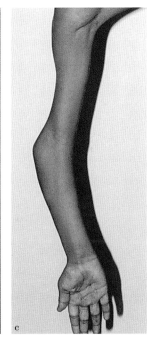

图 19.2　轻度（a）、中度（b）和重度（c）单侧肘内翻病例；原因为肱骨髁上骨折骨不连（a 和 c）和
遗传学多发性骨软骨瘤病（b）。中度和重度畸形需要矫正

不稳定[6]和复发性桡骨头后脱位。复发性桡骨头后脱位通常由于新鲜创伤而被发现。[7]这些报告表明肘内翻可能不仅仅只是一个美观的问题，强调必须对这类畸形进行矫正以防止远期可能出现的这些并发症。

肘内翻畸形有发生肱骨外髁骨折的倾向

　　肘内翻患儿，如果摔倒时上臂伸开，似乎有更容易发生肱骨外髁骨折的倾向[8]。这是由于肘内翻改变了解剖关系，摔倒时应力更加集中于肱骨外髁。

治疗目标

● 改善外观

　　大多数的肘内翻患儿要求治疗是出于父母对外形的关心。如果是单侧畸形，用手来改善外形是有道理的；但是，染色体异常患儿的双侧肘内翻就不需要纠正。需要提醒父母，手术后的瘢痕本身也会影响外观。大多数肘内翻矫正手术切口都是位于肘关节的外侧或后侧，这些部位都在裸露区，非常明显。单纯性肱骨远端闭合楔形截骨手术在肘的外侧面会有一个明显的突出，再次强调非常难看[9]。文献中还有一些改良截骨手术目的是减小外侧的突出[10, 11]。

● 预防神经损伤

　　肘外翻发生神经损伤的风险更大，因此对于肘外

翻应当早期进行矫正。

● 防止或纠正关节不稳定

　　进行性肘内翻和肘外翻畸形不断加重，要在发生关节不稳定之前进行手术矫正。

肘内翻的治疗选择

　　如果肘内翻畸形必须矫正的话，就应该进行截骨。然而如何进行截骨，手术入路的选择和如何进行固定却有所不同。

外侧闭合性楔形截骨

　　单纯闭合楔形截骨用克氏针或螺钉固定纠正内翻成角畸形已经得到了广泛的应用。这种截骨术的一个缺点就是在肘外侧有一个难看的突起[9]。然而，并不是所有的患者都在意这个突起，许多人也不认为这个突起很难看[12, 13]。虽然大多数外科医生采用外侧入路进行手术，在肘的外侧面有非常明显的瘢痕，而采用内侧入路可以避免这种情况[14]。

外侧闭合性楔形截骨向内侧移位

　　除了进行闭合楔形截骨以外，如果将远端骨块内移，肘部外侧的突起就会变小（图 19.3）。

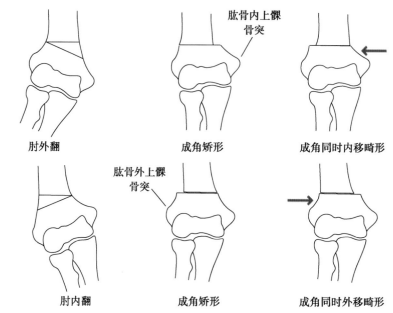

肱骨内上髁
骨突

肘外翻   成角矫形   成角同时内移畸形

肱骨外上髁
骨突

肘内翻   成角矫形   成角同时外移畸形

图 19.3   闭合性楔形截骨纠正肘内翻和肘外翻,远端骨块如何移位改善外观的示意图

内侧开放性楔形截骨加外固定器逐步矫正

在肘的内侧进行开放性楔形截骨,借助外固定器逐步矫正畸形。其优点是避免了外侧闭合性楔形截骨后出现的外侧突起,由于是在肘内侧作切口,瘢痕较隐蔽不容易看到。

推荐的治疗方案

矫形截骨术

单纯性闭合楔形截骨术会导致肱骨内上髁突出,建议将远端骨块外移可以避免这种情况的出现[15]。如果合并有肱骨外髁骨折骨不连接,可能要同时进行截骨、内固定和骨移植。

尺神经移位

如果存在尺神经受牵拉的任何症状或体征的话,必须进行尺神经前移手术。可以使尺神经放松和预防将来尺神经出现变性。对所有的肘外翻患儿是否需要进行预防性尺神经移位还没有达成共识。

制订治疗计划时需要考虑的因素

畸形是否是进行性的?

如果畸形是进行性的,那么矫正手术后就有复发的风险。避免复发的一个方法就是等到骨骼成熟才进行畸形矫正。但是,这可能导致畸形非常严重,并且可能使尺神经出现危险。第二个选择就是纠正畸形并且观察畸形是否复发。

是否合并有畸形引起的神经损伤?

一旦发现有神经功能的损害,必须进行手术纠正畸形。

畸形的严重性如何?

如果畸形非常严重,在进行截骨矫形手术时应将截骨远端骨块进行适当的移位,以避免在髁部出现突起。

推荐治疗

肘内翻和肘外翻的治疗大纲见表 19.1。

表 19.1　肘内翻和肘外翻的治疗大纲

适应证				
染色体异常患儿的双侧肘内翻或肘外翻	单侧肘内翻或肘外翻 + 轻度畸形 + 无进行性加重的风险（无生长板损伤） + 父母或患儿对畸形非常担心	单侧肘内翻或肘外翻 + 中度或重度畸形 + 无进行性加重的风险（无生长板损伤）	单侧肘内翻或肘外翻 + 中度或重度畸形 + 畸形进行性加重（有生长板损伤）	单侧肘外翻 + 有尺神经功能障碍
禁止干预	肱骨髁上闭合性楔形截骨	肱骨髁上闭合性楔形截骨 + 截骨远端骨块移位（肘内翻向内侧移位或肘外翻向外侧移位）	推迟手术直到骨骼接近成熟时按表中 2 或 3 列方法处理 如果畸形变得严重或出现关节不稳定则要早期干预	根据畸形的严重性按表中 2 或 3 列的方法早期进行截骨矫形 + 尺神经前移
治疗				

参考文献

1. Baughman FA Jr, Higgins JV, Wadsworth TG, Demaray MJ. The carrying angle in sex chromosome anomalies. *JAMA* 1974; **230**: 718–20.
2. So YC, Fang D, Leong JC, Bong SC. Varus deformity following lateral humeral condylar fractures in children. *J Pediatr Orthop* 1985; **5**: 569–72.
3. Joseph B. Elbow problems in children. In: Gupta A, Kay SPJ, Scheker LR (eds). *The Growing Hand.* London: Harcourt, 2000: 769–82.
4. Sharrard WJW. *Paediatric Orthopaedics and Fractures*, 3rd edn. Oxford: Blackwell Scientific, 1993: 152–3.
5. Abe M, Ishizu T, Shirai H, Okamoto M, Onomura T. Tardy ulnar nerve palsy caused by cubitus varus deformity. *J Hand Surg Am* 1995; **20**: 5–9.
6. O'Driscoll SW, Spinner RJ, McKee MD *et al.* Tardy posterolateral rotatory instability of the elbow due to cubitus varus. *J Bone Joint Surg Am* 2001; **83**: 1358–69.
7. Abe M, Ishizu T, Nagaoka T, Onomura T. Recurrent posterior dislocation of the head of the radius in post-traumatic cubitus varus. *J Bone Joint Surg Br* 1995; **77**: 582–5.
8. Davids JR, Maguire MF, Mubarak SJ, Wenger DR. Lateral condylar fracture of the humerus following posttraumatic cubitus varus. *J Pediatr Orthop* 1994;

14: 466–70.
9. Wong HK, Lee EH, Balasubramaniam P. The lateral condylar prominence: a complication of supracondylar osteotomy for cubitus varus. *J Bone Joint Surg Br* 1990; **72**: 859–61.
10. Banerjee S, Sabui KK, Mondal J, Raj SJ, Pal DK. Corrective dome osteotomy using the paratricipital (triceps-sparing) approach for cubitus varus deformity in children. *J Pediatr Orthop* 2012; **32**: 385–93.
11. Eamsobhana P, Kaewpornsawan K. Double dome osteotomy for the treatment of cubitus varus in children. *Int Orthop* 2013; **37**: 641–6.
12. Barrett IR, Bellemore MC, Kwon YM. Cosmetic results of supracondylar osteotomy for correction of cubitus varus. *J Pediatr Orthop* 1998; **18**: 445–7.
13. North D, Held M, Dix-Peek S, Hoffman EB. French osteotomy for cubitus varus in children: a long-term study over 27 years. *J Pediatr Orthop* 2015 epub doi: 10.1097/BPO.0000000000000405
14. Hui JH, Torode IP, Chatterjee A. Medial approach for corrective osteotomy of cubitus varus: A cosmetic incision. *J Pediatr Orthop* 2004; **24**: 477–81.
15. Lins RE, Waters PM. Fractures and dislocations of the elbow. In: Gupta A, Kay SPJ, Scheker LR (eds). *The Growing Hand.* London: Harcourt, 2000: 545–66.

20

腕关节内翻和外翻

BENJAMIN JOSEPH

概述

腕关节的内翻和外翻畸形相对比较少见。严重的腕关节桡偏畸形（外翻畸形）见于典型的桡侧棒状手畸形患儿（见第 39 章），严重的腕关节尺偏畸形（内翻畸形）见于尺侧棒状手畸形患儿（见第 40 章）。少数腕关节重度畸形见于桡骨远端生长板的异常生长或继发于桡骨和尺骨不等长。遗传性多发性骨软骨瘤病患儿和部分 Madelung 畸形的患儿由于这种机制导致出现腕关节内翻畸形。本章节将对这两种情况进行详细的讨论。

遗传性多发性骨软骨瘤病的腕关节畸形

骨软骨瘤会干扰正常长骨的线性生长。在上肢，遗传性多发性骨软骨瘤病的患儿可能出现腕部、前臂和肘部的畸形[1-5]。畸形的模式由骨软骨瘤生长的部位所确定（表 20.1）[4]。在可能发展形成的各种不同畸形之间，常见的是腕关节内翻畸形，而外翻畸形则较少见。腕关节内翻畸形的主要原因是由于生长于尺骨远端的骨软骨瘤导致其生长阻滞，尺骨不成比例的出现短缩所致[6]。由于尺骨的缩短，反过来又导致患侧桡骨出现不太严重的继发性畸形。这些继发性的桡骨畸形包括桡骨干弯曲和桡骨远端关节面尺偏（图 20.1）。另外，桡骨头可能出现脱位。虽然腕部的畸形可能是最明显的，但如果要改善肢体的外观和功能，则整个肢体的异常包括前臂、肘部和腕部都需要进行处理。

表 20.1　遗传性多发性骨软骨瘤病前臂和腕部畸形的类型

骨软骨瘤的位置	畸形
尺骨远端	尺骨短缩 – 中度到重度短缩
	桡骨远端关节面倾斜
	桡骨弯曲
	迟发性桡骨头脱位
桡骨远端	轻度桡骨短缩
	轻度腕关节外翻畸形
桡骨近端	桡骨头早期脱位
桡骨近端和尺骨远端	早期出现桡骨头脱位
	尺骨短缩

处理的问题

尺骨变短

尺骨变短是腕关节内翻畸形的始发原因。

桡骨远端关节面尺偏

发生较晚但会使腕关节内翻畸形加重。

腕骨滑脱

随着关节面倾斜角的增大，腕骨开始向尺侧滑脱。

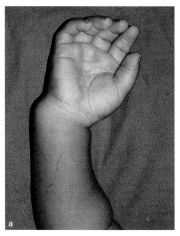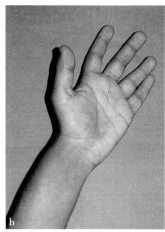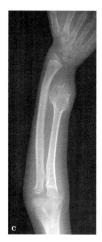

图 20.1　骨骼发育不良患儿的腕关节外翻畸形（a）、遗传性多发性骨软骨瘤病患儿的腕关节内翻畸形（b）和遗传性多发性骨软骨瘤病患儿的前臂 X 线片,显示在尺骨远侧干骺端有骨软骨瘤,尺骨出现短缩但桡骨头没有脱位（c）

桡骨弯曲

桡骨和尺骨不等长导致桡骨干部发生弯曲。其弯曲的严重性与尺骨短缩的程度有关。然而,如果出现桡有头脱位则桡骨的弯曲就不会太严重。

旋前受限

可能会发生前臂旋前角度的丢失。

桡骨头半脱位或脱位

有桡骨头脱位的患儿,除了在后期可能出现疼痛以外,早期这种脱位不会有任何临床症状。有人认为,如果尺骨短缩超过 8%,桡骨头脱位的风险明显增大[6]。

治疗目标

- 改善肢体的外观

    通常患儿只关心腕部和前臂畸形的外观并且主诉有轻度的功能障碍。对于这类患儿必须尝试改善患肢的外观[7]。
- 缓解疼痛

    如果继发桡骨头脱位出现疼痛,则必须解除疼痛。
- 恢复活动

    患儿腕关节和肘关节的活动一般都接近正常;但是,前臂旋前很可能有明显受限。虽然改善旋前功能是必要的,但不要期待旋前功能会有很大的改善[7],因

此术前让患儿和父母了解这些情况是非常重要的。

治疗选择

桡骨远端半骨骺固定

有报告推荐用骑缝钉将桡骨远端骨骺的桡侧骺板固定来纠正桡骨关节面的倾斜[1,7-9]。然而,正如 Masada 等指出的,这将会使前臂进一步缩短[4]。

尺骨远端骨软骨瘤切除

普遍认为尺骨远端骨软骨瘤是导致尺骨生长阻滞的原因,因此,所有的外科医生都赞成切除这讨厌的骨软骨瘤。

桡骨截骨

Masada 等已经证明通过桡骨远端的矫形截骨能明显改善桡骨远端关节面的倾斜和腕骨滑脱[4]。该手术要优于骑缝钉骨骺固定术,因为不会产生桡骨的进一步缩短。

尺骨一次性延长

可以做尺骨阶梯形截骨进行尺骨的一次性延长,手法牵开截骨端,在其重叠的部位用螺钉固定截骨端[1],或者进行横形截骨中间植骨的方法延长（图 20.2 ）。

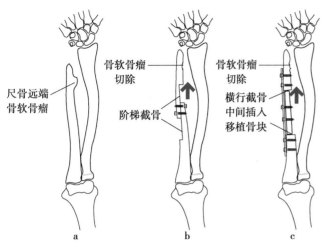

图 20.2　尺骨远端骨软骨瘤（a）。尺骨一次性延长技术，进行阶梯形截骨手术不需要植骨（b），但桡骨做横行截骨就需要做嵌插植骨（c）

尺骨逐渐延长

可以用外固定器进行尺骨逐渐延长（见第 48 章）[4,10-12]。作者更喜欢用单边外固定器，很容易经皮尺骨置钉安装（图 20.3）。延长尺骨常常能使脱位的桡骨头复位（图 20.4），虽然随着患儿的生长可能再发生脱位和尺骨短缩[10,12]。Masada 等报告尺骨延长的效果很好[4]，但后来的随访观察到有很严重的并发症，结论是这种手术的益处值得怀疑[13]。作者还没有遇到这种并发症。

桡骨头切除

桡骨头切除用于有疼痛的慢性桡骨头脱位患者。理论上，这种手术应该要到骨骼发育成熟时才能进行。

治疗时考虑的因素

麻烦部位的骨软骨瘤

位于尺骨远端干骺端的骨软骨瘤，如果有束缚栓系作用使畸形进行性加重，就应当加以切除。

尺骨短缩的程度

当尺骨短缩达到 8% 时，就有桡骨头半脱位的风险。此时恢复尺骨的长度是防止桡骨头半脱位的方法。

桡骨远端关节面倾斜和腕骨滑脱

桡骨远端关节面倾斜超过 30° 和腕骨滑移大于 60% 则提示有手术干预的指征[1]。

疼痛

桡骨头脱位导致的疼痛需要早期手术治疗。

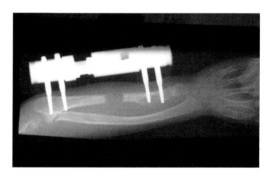

图 20.3　遗传性多发性骨软骨瘤病患儿用单边外固定器进行尺骨延长的 X 线片

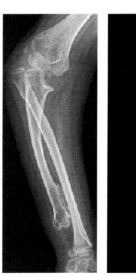
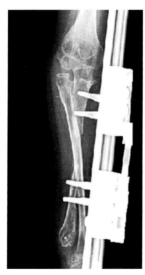
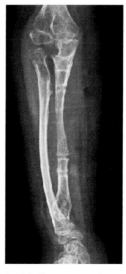
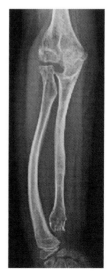

图 20.4　遗传性多发性骨软骨瘤病患儿桡骨头脱位作短尺骨逐渐延长复位的 X 线片

患儿的年龄

桡骨头切除应当尽量推迟到青春期。

推荐的治疗方案

遗传性多发性骨软骨瘤病患儿腕关节内翻畸形的治疗大纲见表 20.2。

桡骨远端骨软骨瘤的患儿,有桡骨短缩和腕关节外翻畸形时,建议切除桡骨远端骨软骨瘤。

治疗基本原理

为什么选择尺骨逐渐延长而不用一次性尺骨延长?

外科医生用缓慢逐步骨延长能准确掌握延长量,而一次性骨延长的长度取决于软组织的张力。此外,

骨的逐步延长不需要内固定或骨移植。

为什么更喜欢采用桡骨远端截骨而不是用半骨骺阻滞术来纠正桡骨远端关节面倾斜和腕骨滑移?

桡骨远端截骨矫形能使畸形获得完全纠正,而半骨骺阻滞术的预后难以预料。患儿前臂原本就较正常短,半骨骺阻滞术后将使前臂变得更短。

马德隆畸形的腕关节

Madelung 畸形是一种罕见畸形,被称之为骨软骨生成障碍,由常染色体显性基因遗传[14]。该畸形由于软组织栓系,导致桡骨远端生长板的尺侧半生长异常,产生腕部畸形[14,15]。栓系的软组织通常是一条异常坚硬的韧带,该韧带起于腕月骨至掌骨的附近连接到桡骨的尺侧骨皮质(图 20.5)。

表 20.2 遗传性多发性骨软骨瘤病及相关问题导致的腕关节内翻畸形的治疗大纲

适应证					
尺骨远端骨软骨瘤 + 无尺骨短缩 + 无桡骨远端关节面倾斜 + 无腕骨滑移	尺骨远端骨软骨瘤 + 尺骨短缩 <8% + 桡骨远端关节面倾斜 <30% + 腕骨滑移 <60%	尺骨远端骨软骨瘤 + 尺骨短缩接近 8% + 桡骨远端关节面倾斜 <30% + 腕骨滑移 <60%	尺骨远端骨软骨瘤 + 尺骨短缩 <8% + 桡骨远端关节面倾斜 >30% + 腕骨滑移 >60%	尺骨远端骨软骨瘤 + 尺骨短缩 >8% + 新近发生桡骨头半脱位或桡骨头脱位	尺骨远端骨软骨瘤 + 尺骨短缩 >8% + 长期的桡骨头脱位 + 肘部疼痛 + 青春期
观察	尺骨骨软骨瘤切除	尺骨骨软骨瘤切除 + 尺骨逐渐延长	尺骨骨软骨瘤切除 + 尺骨逐渐延长 + 桡骨远端截骨	尺骨骨软骨瘤切除 + 尺骨逐渐延长 + 桡骨头间接复位	桡骨头切除
治疗					

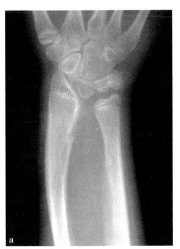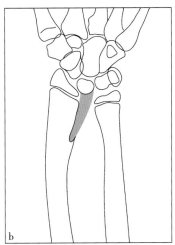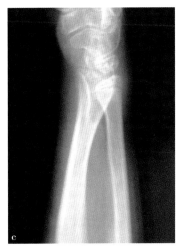

图 20.5 一名青少年女性 Madelung 畸形的前后位 X 线片(a),相应的示意图表明异常的韧带附着(b)及腕部侧位片(c)

典型的 Madelung 畸形表现为腕关节向尺侧和掌侧倾斜,并伴有尺骨下端的突出(图 20.6)。然而,临床表现还有很多变形,如反 Madelung 畸形和 V 形腕畸形又称"雪佛龙腕"[16]。该畸形的特征依生长板受阻滞的部位不同而有不同(表 20.3)。该畸形多见于女性,通常在 12 岁左右出现症状,逐步发展直到骨骼成熟。

处理的问题

畸形

大多数的患者最初都是发现尺骨远端有明显的突出。未行治疗的病例以后会有明显的腕部畸形。

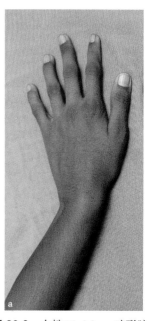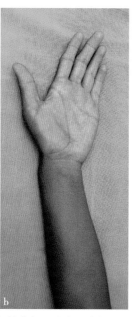

图 20.6 女性 Madelung 畸形腕部的背侧观(a)和掌侧观(b)

表 20.3 Madelung 畸形的畸形类型及其变形

类型	生长板阻滞的部位	畸形
Madelung 畸形	生长板的尺侧和掌侧	桡骨关节面尺侧偏斜
		桡骨关节面掌侧偏斜
		尺骨背侧突出
		下尺桡关节不稳定
反 Madelung 畸形	生长板的尺侧和背侧	桡骨关节面尺偏
		桡骨关节面背侧偏斜
		尺骨掌侧突出
		下尺桡关节不稳定
V 形腕畸形	生长板的尺侧和中央部	较小或没有腕关节畸形
		楔形腕骨
		不会出现下尺桡关节不稳定

腕关节和下尺桡关节不稳定

如果未得到及时治疗会出现下尺桡关节不稳定。

疼痛

Madelung 畸形的早期常常有体育活动后的疼痛,大多数 V 形腕畸形的患儿疼痛比较严重。

治疗目标

- 预防畸形进行性加重
- 纠正已经存在的畸形
- 解除疼痛

治疗选择

生长板部分切除

Vickers 和 Nielsen 推荐早期行骨骺生长板部分切除[16],他们的报告表明,该手术很有效地阻止了畸形的进行性发展并且恢复了桡骨的正常生长过程(图 20.7)。手术是从桡骨远端的尺侧面切除一片骨块,辨别出生长板,确保所有骨桥都被切除并且跨骺板进行脂肪移植防止再次形成骺板骨桥。为了更好地显露骨骺受阻的部位,对于 Madelung 畸形采用掌侧入路,而对于反 Madelung 畸形则采用背侧入路。

切除软组织栓系

无论是否做生长板分离切除术,软组织的栓系韧带都应当进行切除。由于异常韧带附着于腕月骨,腕关节必须要切开。如果栓系带切除与生长板分离切除术同时进行时,应从桡骨处分离该韧带的近端附着部,顺韧带完整切除整个韧带。对于 V 形腕畸形,仅切除 1cm 长的栓系带就应该足够。

桡骨远端矫形截骨

长期未得到治疗的病例其继发畸形已经形成,需要进行桡骨远端截骨改善畸形[17]。

对典型的 Madelung 畸形在桡骨远端靠近关节面处行基底朝背侧和外侧的楔形截骨。对于反 Madelung 畸形,则行基底朝向外侧和掌侧的楔形截骨(图 20.8)。

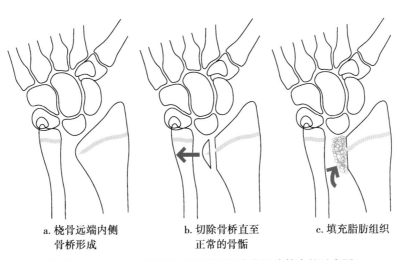

a. 桡骨远端内侧
　骨桥形成

b. 切除骨桥直至
　正常的骨骺

c. 填充脂肪组织

图 20.7　Madelung 畸形桡骨远端骺板分离切除技术的示意图

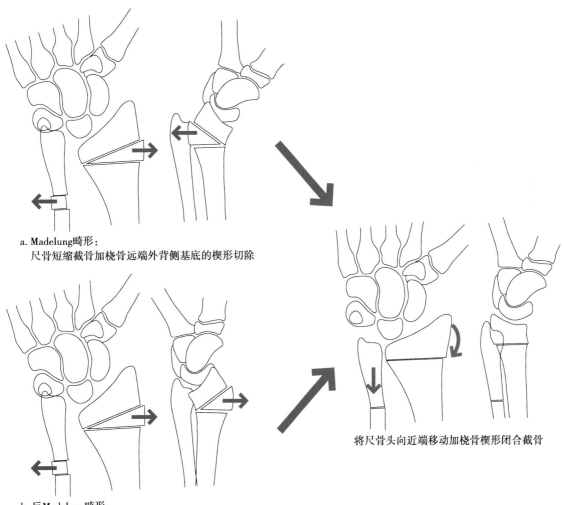

a. **Madelung畸形：**
　尺骨短缩截骨加桡骨远端外背侧基底的楔形切除

将尺骨头向近端移动加桡骨楔形闭合截骨

b. **反Madelung畸形：**
　尺骨短缩截骨加桡骨远端外掌侧基底的楔形切除

图 20.8　桡骨远端截骨治疗 Madelung 畸形（a）和反 Madelung 畸形（b）的手术技术示意图

尺骨远端切除

对于年龄较大已经形成稳定畸形的患儿,尺骨远端切除可以消除这种难看的尺骨突出。这种手术可以与桡骨远端截骨联合进行。

治疗时考虑的因素

患儿的年龄

如果患儿还有足够的生长时间,要尝试能恢复正常生长的手术。然而,到骨骼成熟后治疗目的是纠正所有固定畸形。

畸形的类型

手术入路和矫正手术方法根据畸形是 Madelung 畸形、反 Madelung 畸形,还是 V 形腕畸形而有所变化。

畸形的严重程度

如果畸形较轻并且患儿的骨骼发育未成熟,手术可以针对防止畸形进行性加重来考虑。另一方面,更严重的畸形需要进行矫正。

推荐的治疗方案

推荐治疗见表 20.4。

表 20.4　Madelung 畸形及其变形的治疗大纲

适应证					
Madelung 畸形 + 骨骼发育未成熟 + 腕部畸形轻	反 Madelung 畸形 + 骨骼发育未成熟 + 腕部畸形轻	V 形腕畸形 + 骨骼发育未成熟 + 腕部畸形轻	任何类型的畸形 + 骨骼发育未成熟 + 腕部中度畸形	Madelung 畸形 + 骨骼发育成熟 ± 疼痛	反 Madelung 畸形 + 骨骼发育成熟 ± 疼痛
软组织栓系带切除 + 经掌侧入路生长板分离切除	软组织栓系带切除 + 经背侧入路生长板分离切除	仅行软组织栓系带切除	桡骨远端矫形截骨 + 分别按 1、2、3 列符合项治疗	基底位于背侧和桡侧的闭合楔形截骨 + 尺骨远端切除	基底位于掌侧和桡侧的闭合楔形截骨 + 尺骨远端切除
治疗					

参考文献

1. Fogel GR, McElfresh EC, Peterson HA, Wicklund PT. Management of deformities of the forearm in multiple hereditary osteochondromas. *J Bone Joint Surg Am* 1984; **66**: 670–80.

2. Clement ND, Porter DE. Forearm deformity in patients with hereditary multiple exostoses: Factors associated with range of motion and radial head dislocation. *J Bone Joint Surg Am* 2013; **95**: 1586–92.

3. Litzelmann E, Mazda K, Jehanno P, Brasher C, Pennecot GF, Ilharreborde B. Forearm deformities in hereditary multiple exostosis: Clinical and functional results at maturity. *J Pediatr Orthop.* 2012; **32**: 835–41.

4. Masada K, Tsuyuguchi Y, Kawai H et al. Operations for forearm deformity caused by multiple osteochondromas. *J Bone Joint Surg Br* 1989; **71**: 24–9.

5. Pritchett JW. Lengthening of the ulna in patients with hereditary multiple exostosis. *J Bone Joint Surg Br* 1986; **68**: 561–5.

6. Burgess RC, Cates H. Deformities of the forearm in patients who have multiple cartilaginous exostosis. *J Bone Joint Surg Am* 1993; **75**: 13–18.

7. Wood VE, Sauser D, Mudge D. The treatment of hereditary multiple exostosis of the upper extremity. *J Hand Surg* 1985; **10**: 505–13.

8. Kelly JP, James MA. Radiographic outcomes of hemiepiphyseal stapling for distal radius deformity due to multiple hereditary exostoses. *J Pediatr Orthop.* 2015.

9. Siffert RS, Levy RN. Correction of wrist deformity in diaphyseal aclasis by stapling: Report of a case. *J Bone Joint Surg Am* 1965; **47**: 1378–80.

10. Vogt B, Tretow HL, Daniilidis K, Wacker S, Buller TC, Henrichs MP et al. Reconstruction of forearm deformity by distraction osteogenesis in children with relative shortening of the ulna due to multiple cartilaginous exostosis. *J Pediatr Orthop* 2011; **31**: 393–401.

11. Demir B, Gursu S, Ozturk K, Yildirim T, Konya MN,

Er T. Single-stage treatment of complete dislocation of radial head and forearm deformity using distraction osteogenesis in paediatric patients having multiple cartilaginous exostosis. *Arch Orthop Trauma Surg* 2011; **131**: 1195–201.

12. Matsubara H, Tsuchiya H, Sakurakichi K, Yamashiro T, Watanabe K, Tomita K. Correction and lengthening for deformities of the forearm in multiple cartilaginous exostoses. *J Orthop Sci* 2006; **11**: 459–66.

13. Akita S, Murase T, Yonenobu K, Shimada K, Masada K, Yoshikawa H. Long-term results of surgery for forearm deformities in patients with multiple cartilaginous exostoses. *J Bone Joint Surg Am* 2007; **89**: 1993–9.

14. Vickers DW. Madelung deformity. In: Gupta A, Kay SPJ, Scheker LR (eds). *The Growing Hand.* London: Harcourt, 2000: 791–8.

15. Kim HK. Madelung deformity with Vickers ligament. *Pediatr Radiol* 2009; **39**: 1251.

16. Vickers D, Nielsen G. Madelung deformity: Surgical prophylaxis (physiolysis) during the late growth period by resection of the dyschondrosteosis lesion. *J Hand Surg Br* 1992; **17**; 401–7.

17. Mallard F, Jeudy J, Rabarin F, Raimbeau G, Fouque PA, Cesari B *et al.* Reverse wedge osteotomy of the distal radius in Madelung's deformity. *Orthop Traumatol Surg Res* 2013; **99**: S279–83.

21

脊柱侧凸

IAN TORODE

概述

脊柱的侧凸畸形可以定义为主要发生在冠状面的畸形。但这类畸形常伴发复杂的矢状面及横断面畸形（图 21.1）。特别在特发性侧凸中，横断面的畸形尤为重要。

由于临床评估及治疗方法因畸形成因而各异，我们将分别介绍特发性侧凸，神经肌肉型侧凸和先天性侧凸。

特发性侧凸

分类

特发性侧凸可根据发病年龄及侧凸的解剖位置分类，其中侧凸顶椎的位置为判断依据（图 21.2）。

根据发病年龄侧凸可以分为：

- 婴儿型，发病年龄在 3 岁以内
- 幼儿型，发病年龄在 3~10 岁
- 青少年型，发病年龄在 10 岁以后

也可根据发病年龄分为早发型（包括婴儿型和幼儿型）及晚发型。尽管如此，经 Mehta 早期干预的一些婴儿型侧凸与幼儿型又存在有差异[1]，其认为应该单独分类。

婴儿型侧凸

发病率较低，占特发性侧凸的不到 1%[2]。其畸形主要为左胸弯，并常见于男孩。该型常伴发斜头畸形和髋关节发育不良。由于侧凸常自行缓解，其侧凸可能为姿势性侧凸。

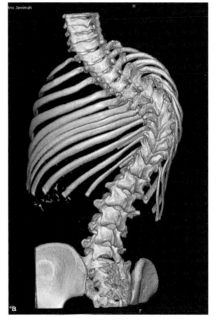
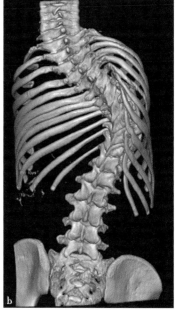
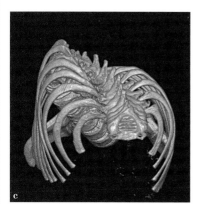

图 21.1 （a~c）一例重度侧凸的三维 CT 重建影像显示其冠状面、矢状面及横断面均存在畸形

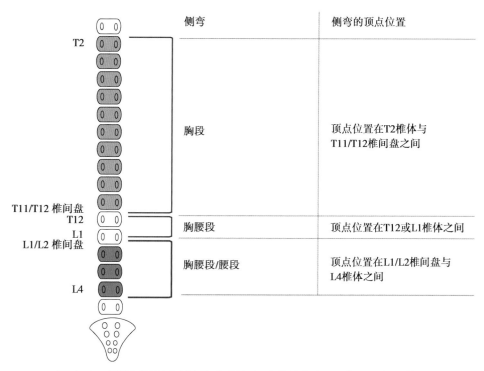

	侧弯	侧弯的顶点位置
胸段		顶点位置在T2椎体与 T11/T12椎间盘之间
胸腰段		顶点位置在T12或L1椎体之间
胸腰段/腰段		顶点位置在L1/L2椎间盘与 L4椎体之间

图 21.2　根据国际侧凸研究协会建议,侧凸的分类常基于侧凸顶椎的位置

处理的问题

侧凸进展

并非所有的侧凸都能自行缓解,有一些侧凸可能进展,因此区分侧凸可自行缓解或可能进展十分必要。Mehta[3]采用影像学标准来区分,她测量侧凸顶椎凸侧及凹侧的肋椎角,并认为凸侧与凹侧的肋椎角差大于20°,侧凸可能进展。她还发现肋骨头相对椎体的位置有不同,如果肋骨头与椎体有重叠(Ⅱ型肋骨头),侧凸可能进展(图 21.3)。

治疗目标

- 当侧凸不能自发缓解时帮助侧凸缓解

治疗方法选择

观察

侧凸柔韧性好且 <20° 可以随访观察。大部分侧凸能自行缓解。

全麻下石膏固定

如果侧凸僵硬且 >20°,且 RVAD>20°,患儿应在全麻下佩戴矫形石膏。可在 Risser 或者 Cotrel 操作台上完成。6~8 周更换石膏。

支具

如果侧凸缓解到 20° 以内可更换为腋下型支具并定期随访。

手术

多次石膏无法控制侧凸进展的患儿手术干预,手术方式与青少年型特发性侧凸一致。

治疗时考虑的因素

- 肋椎角差
- 侧凸僵硬程度
- 对保守治疗的反应

推荐的治疗方案

如果侧凸不能自发缓解,对石膏的反应不佳,患儿应行 MRI 检查了解有无 Chiari 畸形或脊髓空洞。继发于脊髓空洞症的脊柱侧凸在神经肌肉型侧凸中有描述。特发性婴儿型侧凸的治疗大纲见表 21.1。

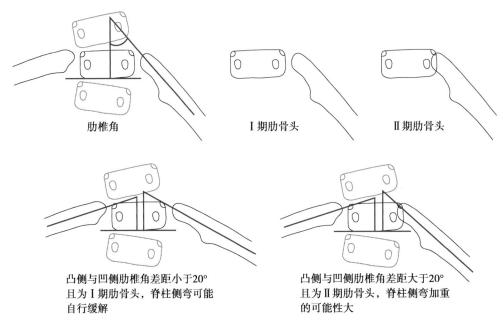

肋椎角 　　　 Ⅰ期肋骨头 　　　 Ⅱ期肋骨头

凸侧与凹侧肋椎角差距小于20°
且为Ⅰ期肋骨头,脊柱侧弯可能
自行缓解

凸侧与凹侧肋椎角差距大于20°
且为Ⅱ期肋骨头,脊柱侧弯加重
的可能性大

图 21.3 测量肋椎角差及肋骨头的方法,该两项均为婴儿型特发性侧凸自然病程的预测因素

表 21.1 特发性婴儿型侧凸的治疗大纲

适应证			
发病 <36 个月 + RVAD<20° + Ⅰ 期肋骨头	发病 <36 个月 + RVAD>20° + Ⅱ 期肋骨头	发病 <36 个月 + RVAD>20° + Ⅱ 期肋骨头 + 对石膏反应好 (侧凸减小到 20° 以内)	发病 <36 个月 + RVAD>20° + Ⅱ 期肋骨头 + 对石膏及支具反应差 (侧凸无纠正) + MRI 排除脊髓空洞 [a]
观察侧凸的自行缓解 侧凸缓解,继续随访 侧凸进展,参照第 2 列	Risser/Cotrel 石膏 如果侧凸纠正至 20° 以内参照 第 3 列 如果侧凸无纠正 参照第 4 列	支具 顶椎在 T7 以下采用腋下型支具 顶椎在 T7 及以上采用 Milwaukee 支具	手术治疗 方法同特发性青少年侧凸
治疗			

[a] 如果存在脊髓空洞治疗与神经肌肉型侧凸一致

幼儿型特发性侧凸

　　该型患儿中随年龄增大性别比例开始偏向于女孩。大部分侧凸都需要干预,否则将会进展。重度的以及进展迅速的侧凸提示需行 MRI 以排除神经异常。

处理的问题

畸形进展

　　大部分侧凸会进展,如果不及时采取有效治疗侧凸将发展为重度。

脊柱融合后的生长停滞

幼儿的脊柱融合将会使椎体的生长停滞,从而使躯干变得很短。因此应尽量避免过早融合。但必须在融合和畸形进展中取得平衡。

治疗目标

- 控制畸形进展直至患儿成长至适合行最终的脊柱融合

在幼儿型侧凸患儿中,控制畸形进展才是目标,而非侧凸缓解。

治疗方法选择

观察

侧凸 <30° 的患儿可随访观察,随访期间定期拍摄站立位脊柱正位片。

支具

患儿侧凸超过 30° 或者进展 >20° 并且顶椎低于 T7 的可行腋下型支具治疗(图 21.4)。

石膏

更严重的侧凸患儿需在全麻下行前述石膏治疗,以图将侧凸减至合适角度行支具治疗(图 21.5)。

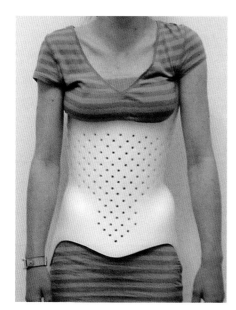

图 21.4　用于治疗顶椎在 T7 以下适当角度侧凸的腋下型支具

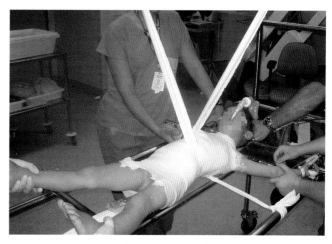

图 21.5　麻醉下行矫形石膏固定技术

手术干预

在该型患儿中,如畸形有纠正并能维持在 40° 以内,可继续行非手术治疗。但如果侧凸超过 40°,手术干预不可避免。

标准的生长棒非融合器械

各种应用于脊柱的钛棒通过钩或者螺钉固定于脊柱上,有时也固定于肋骨上。这些器械需要定期通过开放手术进行延长,通常是每 6 个月。有研究证明这些器械可以成功治疗,且双棒结构并混合椎板钩和椎弓根螺钉使用更加稳定且并发症更低[4]。如可能的话应尽可能避免对所有的脊柱节段进行操作,因为会继发脊柱僵硬。

肋骨撑开胸廓成形术

该器械设计以治疗窒息性胸廓发育不良形成的胸廓畸形[5]。但它也可以用来控制儿童脊柱畸形。它需要调整到适合并促进脊柱的生长。其缺点是通过作用于肋骨而非直接作用于脊柱以达到纠正侧凸的目的。但由于无器械直接作用于脊柱,当最终融合时机已到,手术不需在一个反复多次感染的视野中进行。

SHILLA 技术

该技术需置入多颗椎弓根螺钉。螺钉与钛棒不进行锁紧以便脊柱生长。该技术仍需进行钛棒延长术。这一技术还处在应用早期,其长期效果不明确。

磁性生长棒

最早的磁性生长棒是 Phenix 棒,这些棒为小年龄病人特制。可以使用标准的椎板钩和椎弓根螺钉固定

于脊柱上。这个装置可以采用手持式磁控装置按需进行延长。但目前该装置已经不再应用，被 Magec 棒所替代，Magec 棒可以通过电磁场刺激促动器进行延长。通过使用不同的连接器，椎板钩或者椎弓根螺钉固定时的压力可以得到减轻（图 21.6）。

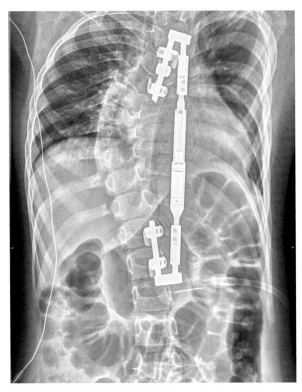

图 21.6 Prader–Willi 综合征合并早发性脊柱侧凸患儿行脊柱内固定磁性生长棒技术后的脊柱 X 线片

生长限制手术

也有很多装置用于限制前方的生长以及在生长过程中减少畸形的角度。这包含了 Betz 提出的门形钉以及前路椎体螺钉所采用的栓系技术，螺钉之间使用固定带固定。通过凹侧椎体的继续生长来逐渐纠正畸形。

前路顶椎融合

该技术需要通过胸廓切开，融合顶椎以控制侧凸进展。其希望可以阻止侧凸进展而不影响剩余脊柱的生长。但对患儿的随访表明该技术效果不佳，因此不再被提倡。

终期脊柱融合

在某个时间点对侧凸的治疗终于来到最后一步，最终的脊柱融合。这取决于延长手术的成功与否、耐受程度以及对患儿脊柱生长的正确评估。要想在骨性发育成熟之后行最终的融合是不适当的，因为患儿的

自然病史是在 10~12 岁左右侧凸的凹侧后方形成自发融合。这使得后方的生长停滞并形成未分节骨桥导致曲轴现象加重侧凸。因此，在那个时候就考虑行融合手术更加适当。

这些患儿都还将会有生长，需要在融合后继续观察随访以防出现进展或者叠加现象。

治疗时考虑的因素

患儿年龄

患儿年龄在 3~10 岁间应尽可能控制畸形进展，推迟融合。在 10~12 岁之间需行终期融合。

侧凸的严重程度

如果侧凸可维持在 40° 以内可考虑保守治疗，超过 40° 则需行手术干预。

侧凸的节段

侧凸顶椎在 T7 以下的可以用腋下型支具而在 T7 及以上的需行 Milwaukee 支具。

对保守治疗的反应

如果对支具的治疗反应较差，需行手术以控制畸形进展。

神经发育异常

如存在 Chiari 畸形或脊髓空洞症，需要神经外科医生参与处理，治疗后侧凸可能出现自发缓解。

推荐的治疗方案

特发性幼儿型侧凸的治疗大纲见表 21.2。

青少年特发性侧凸

在 10 岁以前发病的侧凸患儿性别上更偏向女性多发。尽管还有 20% 的特发性侧凸为男性，但如果青春期男孩出现侧凸应主要考虑有其他的潜在病因存在。在青少年时期畸形的及时发现更加困难。大部分

表 21.2　特发性幼儿型侧凸的治疗大纲

适应证					
3~10 岁 + 侧凸 >30° 或 进展 >20° + 顶椎低于 T7	3~10 岁 + 侧凸 >40°	3~10 岁 + 侧凸经石膏由 40° 纠正至 <30°	3~10 岁 + 使用石膏或支具侧凸依然进展 + MRI 提示 Chiari 畸形	3~10 岁 + 使用石膏或支具侧凸依然进展 + MRI 未发现 Chiari 畸形	10~12 岁 + 控制不住的侧凸（>40°） 或 经支具或生长棒已制的侧凸（<40°）
腋下型支具	全麻下推顶，石膏固定 + 评估对石膏的反应（如纠正按第 3 列，如未纠正按第 4、5、6 列）	腋下型支具（顶椎低于 T7） + 随访观察有无进展 + 如侧凸维持在 40° 以内继续支具治疗	神经外科手术减压 + 观察侧凸是否缓解（如未缓解按第 5 列）	双侧生长棒非融合技术 + 每 6 个月延长生长棒 直 至 10 岁（然后治疗按第 6 列）	终期脊柱融合（不能等至骨骼发育成熟） + 继续观察有无进展或叠加现象直至骨骼成熟
治疗					

家长在孩子的青春期很难再看到孩子的裸背，因此畸形常由第三方人士比如舞蹈老师或者游泳教练发现。学校聘请专业的健康机构人士对学生进行筛查能更好地发现畸形，但所带来的花费却远大于孩子的收获。

分类

在哈氏棒的时代 King 分型曾被广泛运用但现在被 Lenke 分型所替代（图 21.7），该分型将侧凸分为 6 型并附带修正型，其优点在于每一种侧凸类型都对应有其外科处理原则[6]。

检查

首先的检查应包含是否有椎管闭合不全的表现，如皮肤缺损、毛发聚集、腹壁反射消失等。其次，应注意检查脊柱的冠状面和矢状面平衡以及双下肢是否不等长。再次，应注意检查那些影响治疗的临床特征比如双肩是否等高，是否存在剃刀背，骨盆是否等高以及胸腰椎的活动度等。

调查

如果患儿有典型的特发性侧凸的特征，则没必要再进行其他特殊的调查。存在可见畸形的患儿均需行站立位脊柱全长正侧位片，并测骨龄以评估患儿骨骼成熟程度。如果畸形为重度，需要考虑手术，则需检查患儿的心肺功能，血型及脊髓情况。

治疗决策中要考虑的问题

畸形进展

侧凸趋于进展，尤其在生长高峰期；但进展几率因人而异。

脊柱失衡

主侧凸上下可能出现代偿性侧凸以维持头部相对骨盆的正中位置。但如果主侧凸进展到一定程度代偿机制不能调整，机体即出现脊柱失衡。

外观问题

大部分侧凸发生在胸段，且常伴有难看的剃刀背（图 21.8a 和 b）。

疼痛

小部分患儿会诉疼痛加重。

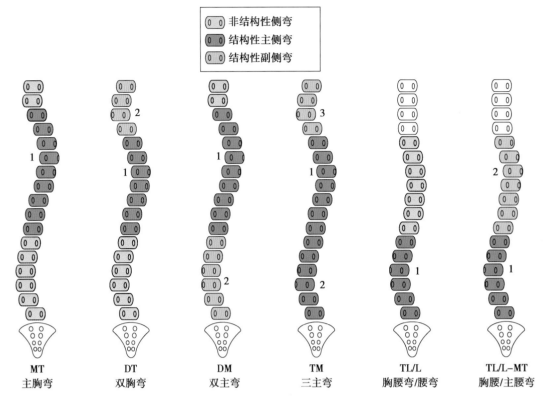

图 21.7　青少年特发性侧凸的 Lenke 分型

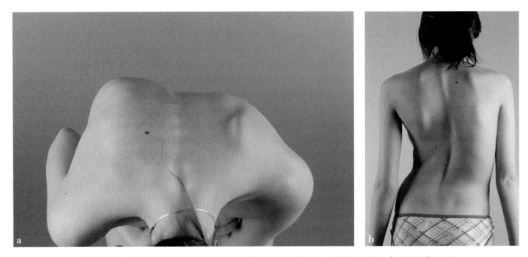

图 21.8　剃刀背畸形常在患儿向前弓背时明显（a），外观难以令人接受（b）

治疗目标

- 阻止畸形进展
- 改善脊柱平衡
- 改善外观
- 减少疼痛

治疗方法选择

观察或者不主动治疗

　　轻度侧凸无外观问题（侧凸小于20°）且不进展可以进行观察。

支具

侧凸在 20°~40° 之间，并存在较大生长空间的患儿可以行支具治疗。支具治疗要求矫形医生经验丰富，并要求患儿对支具治疗的依从性好。气候变化对支具佩戴上有较大的影响。大部分侧凸可以通过腋下型支具得以控制。

手术

本质上来说手术方式为三种，依据情况采用其中的一种或多种。

不使用内固定的前路椎间盘切除脊柱融合

该手术可经由传统开胸手术或经胸腔镜完成。如要暴露腰椎则需切开膈肌，此术式适用角度大且僵硬的侧凸，也可用于发育相对更早的侧凸以用于阻止曲轴现象及畸形再发。

前路内固定脊柱融合

在胸段脊柱该术式可经由传统开胸手术或经胸腔镜完成。在腰椎则需行传统开放手术。通过完全切除椎间盘以及终板软骨，并用内固定器械固定脊柱可以将相对较短的脊柱进行较大程度的纠正（图 21.9a~c）。固定可在椎体置入单颗或两颗螺钉，并采用单棒或双棒进行固定。

后路内固定脊柱融合

后路手术可适用任何情况，因其多个节段都可显露清楚。咬除小关节后固定和矫形效果更为满意，具体术式包括椎体上下 V 形截骨（Ponte 截骨术），经椎弓根截骨以及全脊椎截骨术。固定可采用椎板钩、椎弓根螺钉、椎板下钢丝、钢缆或多种手段并用等（图 21.10）。

治疗时考虑的因素

- 患儿年龄及骨骼剩余的生长空间
- 侧凸类型
- 侧凸严重程度
- 侧凸进展的几率

采取手术治疗时应考虑的附加因素

- 手术医生的技巧
- 手术医生可以用到的手术器械
- 合适的内固定材料

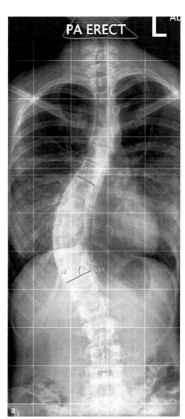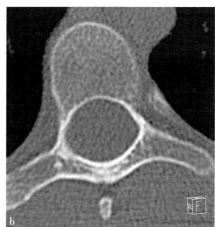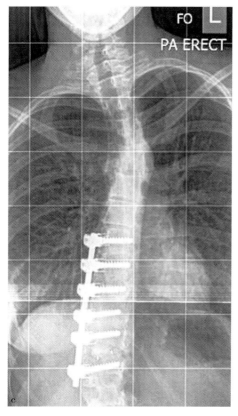

图 21.9　前路内固定脊柱融合的术前、术后影像（a 和 c），患儿的椎弓根是缺如的（b）

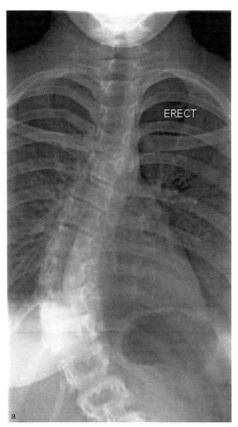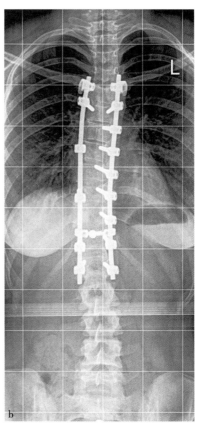

图 21.10 经后路内固定脊柱融合的青少年特发性侧凸

推荐的治疗方案

侧凸类型与手术

Lenke 1 型（主胸弯）

这类患儿可以采用前路或后路内固定融合术,更严重的侧凸可能需采用后路手术,可以结合牵引和前路椎间盘切除。当椎弓根缺如时更适合用前方入路（图 21.9b）。

Lenke 2 型（双胸弯）

双胸弯均为结构性侧凸,因此需行脊柱融合。但如上胸弯角度较小并且肩部无明显不等高,上胸弯可以不予处理。此型固定需从后方入路。

Lenke 3 型（双主弯）

如果双弯均为重度且程度相近,则双弯均需包含在融合范围内。如侧凸程度较轻,特别是如果其中一个侧凸相对柔韧性较好,则可以考虑选择性融合一个侧凸以减少融合范围。常选用后方入路,有时也可在后路固定的基础上合并前方胸腰段内固定,此举可以减少融合的最下方的一个节段。

Lenke 4 型（三主弯）

手术方式同 Lenke 3 型。

Lenke 5 型（胸腰弯 / 腰弯）

依笔者认为该型侧凸可采用前方入路内固定。经此入路,可切除椎间盘从而获得较好的纠正率和融合率。有些外科医生推荐后路椎弓根螺钉全节段固定,但这样会导致融合范围加长从而丧失掉十分重要的活动度。

Lenke 6 型（结构性胸腰弯和主胸弯）

该型侧凸需仔细评估入路是否涵盖大部分未融合腰椎间盘。常在后路固定双弯后合并胸腰段侧凸的前路固定可以获得更佳的矫形效果。该方法也可比单纯后路椎弓根螺钉全节段固定减少 1 个融合节段。

推荐治疗的基本原理

穿戴支具侧凸仍进展超过 40° 或者侧凸超过佩戴支具角度且进展的患儿需考虑手术干预。

但不是所有侧凸达到一定角度的患儿均需手术干预。例如,对一个脊柱平衡性好、骨骼接近成熟、3 年

前出现月经初潮、影像学上未见侧凸进展且未出现明显外观畸形的女孩行脊柱融合无益。

神经肌肉型侧凸

神经肌肉型侧凸包含多种类型。此节覆盖了一些多见的类型,如脑瘫、脊柱裂、假性肥大性肌营养不良及脊髓空洞症等。每组均有其独特的体貌特征及缺如。

脑瘫患儿具备感知和运动能力,但由于其对于大力量肌肉的控制不佳从而形成畸形,该型患儿常在交流方面存在严重障碍,无法表达疼痛以致加重患病的挫折感及不幸感。

脊柱裂患儿常有活动和感觉缺陷,且有时一些肌群会有不同程度的挛缩。智力可能存在缺陷,但交流常不存在障碍,尽管如此,感知能力的缺陷常会导致患儿无察觉的无痛性褥疮形成。

假性肥大性肌营养不良患儿存在感知能力但其肌肉力量逐渐减小。其交流常不存在问题。当疾病发展至他们支撑自己体重而必须坐在轮椅上的时候,脊柱畸形开始进展。患儿开始感受到疼痛并需要更换姿势以减轻疼痛。

脊髓空洞症患儿常没有可以提示脊髓改变的神经症状。在出现非典型侧凸后行 MRI 才得以诊断。该型患儿常表现为早发进展型侧凸和(或)左胸弯。腹壁反射常消失,但非该病特有病理特征。

脑瘫

痉挛性脑瘫

侧凸在脑瘫患儿中不少见,且在约 5% 的双肢瘫患儿及 60%~70% 的四肢瘫患儿中有进展。平均进展率约 25%[7]。对于 GMFCS 1 级和 2 级的患儿侧凸的几率非常少见,而 GMFCS 4 级和 5 级的患儿可增至至少 50%[8]。

鞘注巴氯芬对于控制肌肉痉挛可以起到重要作用但也可能与脊柱畸形进展相关。

手足徐动型脑瘫

该型患儿常因为交流障碍而被忽视了其智力可能正常。对该型患儿更应注意其继发于运动障碍后的畸形而不是痉挛。这些患儿常形成单腰弯及骨盆倾斜,而非痉挛性脑瘫患儿的长 C 形弯或双弯。该型患儿可能更加自主和热心,不依赖监护人可以自由移动。

处理的问题

自然病史不良

与特发性侧凸相比,脑瘫患儿的侧凸更倾向于早发、更可能进展、对支具反应更差,在骨骼成熟后更易进展以及更需要手术干预、脊柱固定。

代偿的坐位平衡

侧凸的一个严重后果是坐位平衡的代偿。

骨盆倾斜

骨盆倾斜在这类患儿中较为常见。骨盆倾斜会增加褥疮的感染几率,会影响髋关节的稳定性并使髋部畸形的治疗更加复杂。任何针对脊柱的器械固定均应与髋部病变的外科治疗相协调。

护理问题

脊柱畸形会使家长和护工在帮助患儿坐、上厕所以及喂养方面更加困难。

肺部并发症

肺部并发症在此类患儿中少见。

治疗目标

- 维持患儿的各项功能水平。主要的治疗目的是维持患儿的各项功能水平。这常意味着要维持舒服的坐姿,尽管有时候这么做是为了保护行走能力。
- 改善或阻止骨盆倾斜带来的影响。具体是指避免褥疮及改善髋部力线。
- 改善患儿坐的能力。让患儿可以坐着吃饭及上厕所是重要的目标。
- 让护工的任务能轻松一点。

治疗方法选择

由于无证据显示脑瘫侧凸患儿的非手术治疗会改善功能结果或自然病程,因此对患儿治疗选择的评估应优先进行。

单纯前路器械固定

该术式适合手足徐动型脑瘫患儿的轻度畸形。

前路椎间盘切除,不行内固定

该术式很少单独施行,常为痉挛性脑瘫重度侧凸患儿行后路固定前采用的术式。

前路内固定,后路的软组织及小关节松解

该术式适合骨盆不在侧凸内的腰弯患儿以及能独立行走或移动的患儿。该术式更常用于手足徐动型脑瘫患儿(图21.11a和b)。

后路内固定及融合

后路内固定是最常见的术式,可根据痉挛性脑瘫患儿的骨盆倾斜情况以及骶骨是否在侧凸范围内来决定融合范围是否延长至骶骨或骨盆。尽管如此,如果存在髋关节发育不良或者髋关节退变该术式应谨慎采用。

决策问题

- 哪些患儿的侧凸应该行手术干预?
- 手术方式应该选单纯前路或后路还是前路固定后路松解?
- 融合范围是否应该延长至骶骨或骨盆?

治疗时考虑的因素

- 脑瘫的类型。
- 侧凸的轻重程度及僵硬程度。
- 畸形的范围(如骶骨和骨盆是否包含在内?)。

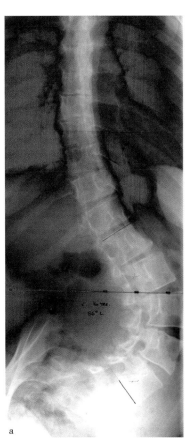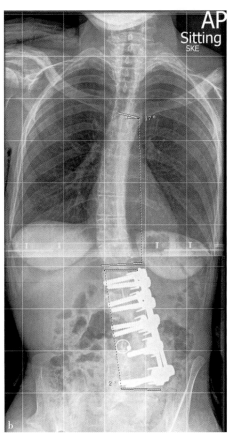

图 21.11 一个手足徐动型脑瘫患儿的严重腰段侧凸(a),采用前路内固定治疗(b)

- 生活自主程度：如果以后自主生活的可能性大,则融合节段应比痉挛性四肢瘫坐轮椅需护工帮助移动的患儿更短以保留活动能力。
- 智力程度：智力正常的儿童更有可能自主生活。

推荐的治疗方案

有些患儿不适合行脊柱手术。主要是那些对周边环境没有认知但在帮助下能坐且没有皮肤及疼痛问题的侧凸患儿,以及那些重度侧凸合并有肺部疾病以及经常需要重症监护的患儿。

对于脑瘫侧凸患儿的推荐治疗是包含前路椎间盘切除的综合性手术治疗,常为胸腰椎或腰椎水平,继以后路的长节段内固定但因尽量避免融合至骶骨。对于手足徐动型脑瘫患儿的主腰弯,前路内固定至L4,后路的小关节及软组织松解为首选治疗。

推荐治疗的原则

大部分重度侧凸的脑瘫患儿均有智力障碍,因此其治疗的目的应为减少畸形,维持坐位平衡以及减轻患儿家长的护理负担。通常患儿存在骨盆倾斜及髋关节病变,因此需尽量维持腰骶关节及骶间关节的活动。骨盆的鲁氏棒系统以及 Galveston 腰椎髂骨固定技术较为常用。但在随访中脱棒的现象较为常见,因此,患儿要求固定至腰骶关节。更加牢固的骨盆内固定可以选用髂骨螺钉及 S1 椎弓根螺钉,在腰椎使用椎弓根螺钉对于提高矫形效果以及避免骶骨及骨盆固定更加有用。

但是,如果髋关节已经存在或可能出现疼痛性病变,应注意全脊柱及骨盆固定给髋关节带来的过重负荷。

脊柱裂

脊柱裂的病因导致的病理改变及失能常继发脊柱的病变。由于脊髓受累,麻痹及神经源性侧凸常见且先天性畸形和神经源性畸形可以共存。其中先天性侧凸也包括各种畸形,形成障碍及分节不全可能均存在。

处理的问题

褥疮

由于感觉缺失以及骨盆倾斜的倾向,患儿会容易形成褥疮。

早发性脊柱畸形

对于脊柱裂患儿,脊柱畸形常在相对较早的年龄便已形成。

术后并发症风险高

后路脊柱手术常与术后的感染及融合失败等并发症相关。

骶骨或骨盆融合的问题

对于儿童,长节段融合至骶骨可能导致骶髂关节半脱位。融合至骨盆可能导致局部僵硬,而感觉的缺失会导致皮肤溃烂。

使用支具困难

极少数情况下治疗需要用到支具。即便在这些情况下,尿路改道,其他健康问题以及下肢的辅助矫形器使用等困难都需要全面考虑。

对可行走患儿的脊柱活动范围的保护

一些患儿一生均可行走,因此应想尽办法来保护患儿的脊柱运动节段以便其能维持行走能力。

治疗目标

- 纠正脊柱畸形并减少或消除骨盆倾斜
- 尽可能保护椎间盘,腰骶关节以及骶髂关节活动
- 维持可行走能力

治疗方法选择

- 支具：Milwaukee 支具或 Boston 支具
- 前路椎间盘切除并融合
- 前路内固定融合
- 后路内固定融合
- 牵引：股骨 Halo 环形牵引器

治疗时考虑的因素

步行能力及运动能力水平

预期的步行能力,智力发育水平以及坐轮椅参加运动的愿望会影响到治疗决策。

侧凸的程度

侧凸的程度以及骶骨是否受累均为治疗决策时需要考虑的重要因素。

受累节段内的神经功能

治疗决策时还需考虑神经功能以及对其神经功能的保护。特别是那些神经功能缺损较少的患儿有较大可能维持其行走能力,在这些患儿中应尽可能多的保留其活动节段。

年龄增及骨骼成熟程度

终期融合常推迟在骨骼成熟之后进行。

推荐的治疗方案

推荐的治疗大纲见表 21.3。

推荐治疗的原则

矫形器仅适用于一些经特殊挑选并被认为适合支具治疗的病人。对于更多程度更重的、更年轻的患儿支具仅用于尝试治疗以及争取时间,总体来讲,支具治疗很困难,并且会使尿路改道以及感觉丧失更严重。

可行走患儿以及坐轮椅参加运动患儿常不愿意行腰椎至骨盆融合,因其会丧失融合范围内的活动性。很多已接受哈氏棒原位融合并产生假关节的患儿更愿意去除内固定而不愿丧失靠手术失败(形成假关节)得来的活动度。

长节段融合至骶骨应尽可能推迟直至骶髂关节发育成熟。在发育欠成熟患儿一次成功的融合至骨盆最终可能导致骶髂关节半脱位。脊柱裂患儿行后路手术的感染及形成假关节的几率比前路手术高。因此,在行一次长节段后路内固定前应尝试前路融合,可酌情使用或不使用内固定。

假性肥大性肌营养不良

侧凸在假性肥大性肌营养不良(DMD)患儿中常见,尽管大部分患儿在没有明显的侧凸形成前就已经丧失行走能力。常见的畸形为腰段或者胸腰段的侧凸合并骨盆倾斜。骨盆倾斜导致分布在坐骨结节上的载荷不均从而导致疼痛及皮肤破溃(图 21.12)。其中有一些患儿形成代偿的双弯抵消掉一些骨盆倾斜带来的

表 21.3 脊柱裂型侧凸患儿的治疗大纲

适应证				
轻度侧凸 + 发现进展 + 可行走 + 骨骼发育未成熟 + 尿路改道及下肢支具未影响脊柱支具	中度侧凸 + 可行走 + 接近骨骼成熟 + 无骨盆倾斜	中度侧凸 + 不可行走,可在轮椅上参加运动 + 接近骨骼成熟 + 无骨盆倾斜	重度侧凸 + 骨骼成熟(终期融合年龄太小)	重度侧凸 + 骨骼成熟 + 伴或不伴骨盆倾斜
Boston 支具(如顶椎在 T7 以下) 或 Milwaukee 支具(顶椎在 T7 以上)	前路内固定融合	前路内固定融合	生长棒双棒,不行脊柱融合	股骨 Halo 环牵引 + 前路椎间盘切除 + 后路内固定(尽量避免融合至骶骨或骨盆)
治疗				

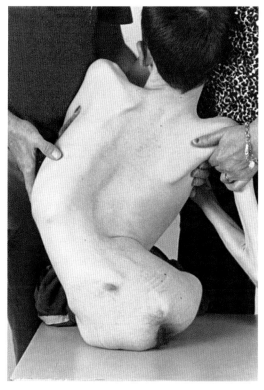

图 21.12 骨盆倾斜可以导致坐骨结节的载荷不均从而导致疼痛及皮肤破溃

影响。还有一些患儿坐位时倾斜躯干以获得骨盆的正位来均匀承担身体的重量从而缓解疼痛。

假性肥大性肌营养不良是一种肌肉的营养失调，药物治疗可以阻止畸形进展。DMD 患儿使用类固醇会改变疾病的自然进程[9]。

处理的问题

肺功能受累

在该病的进展期肺功能严重受累，因此前路手术使用受限。患儿有一段相对较短的手术窗口期，期间脊柱畸形必须手术否则可能导致更严重后果，而期间患儿的肺功能也能耐受手术。手术医生必须及时发现这一窗口期并在肺功能恶化前及时手术。肺功能受累也要求早期进行干预以维持肺功能并避免肺塌陷。

心功能差

该病患儿往往并发心肌病。术中采用经食管心脏超声可以监测液体平衡以及心输出量。输液负荷重可使原已较差心输出量更差引起低血压。术中失血应补充血液制品而非晶体液。

体重变化

患儿依体重分为两种：一种是本身低体重，脊柱畸形出现后更加受影响。另一种是本身肥胖，臀部脂肪较多。肥胖导致手术时间增长，风险增加，但是由于臀部脂肪较多，坐的时候有脂肪垫，因此无疼痛感。这让医生在判断病人是否能行手术时更加困难。

术中出血

手术时间接近 100 分钟左右患儿可能出现大量出血。手术者应尽量在 3 小时内完成手术。一定要避免去选择耗时的手术方式，不能迅速完成手术目标会导致更多的并发症以及更高的死亡率。

骨质疏松

患儿常有骨质疏松，因此椎弓根螺钉的抗拔出力减弱。

合并髋膝关节畸形

髋关节屈曲畸形常伴发。接近 45° 的畸形还不算问题，但是对于有些患儿来说，髋关节屈曲畸形合并腰椎后凸的纠正使骨盆倾斜，这一结果常让他们很不满意。应特别注意是否存在膝关节屈曲挛缩以及踝关节内翻。髋关节屈曲畸形更容易引起股骨远端骨折以及足部畸形导致不能穿鞋，上述两种情况均须手术干预。

术前评估

- 每个患儿应结合他们本身独特的自然病史进行评估，其中有些患儿因服用类固醇药物，自然病程出现改变。
- 需要评估脊柱畸形，尝试预测骨盆倾斜和脊柱失衡是否会造成坐下困难。
- 心肺功能须详细评估并监测，避免错过手术的窗口期。

治疗目标

- 纠正骨盆倾斜和脊柱失衡
- 在 3 个小时内完成手术
- 鼓励患儿在术后第 3 天坐轮椅
- 预防肺部感染

治疗方法选择

- 后路鲁氏棒及钢丝内固定并采用 Galveston 腰椎髂骨固定术固定于骨盆
- 后路椎弓根螺钉或钩钉联合内固定

治疗时考虑的因素

- 选用手术时长最短的方案因为手术时间最为重要
- 是否需要将骨盆纳入融合范围

推荐的治疗方案

对于大部分患儿,鲁氏棒结合 Galveston 腰椎髂骨固定术是在 3 小时内完成该手术的最快方法,也是性效比最高的方法,术中不须植骨。对于一些患儿,腰椎采用椎弓根螺钉固定近端用椎板下钢丝可以避免融合骨盆(表 21.4)。对于大部分手术医生来说,固定范围全长均选用椎弓根固定会导致暴露时间过长。

表 21.4　假性肥大性肌营养不良侧凸患儿的治疗指南

适应证	
重度侧凸伴骨盆倾斜 + 侧凸包含骶骨	非重度侧凸伴骨盆倾斜 + 侧凸不包含骶骨
节段性椎板下内固定结合鲁氏棒及 Galveston 腰椎髂骨固定术骨盆固定	椎弓根螺钉固定腰椎节段性椎板下钢丝固定近端
治疗	

推荐治疗方案的原则

对于大部分患儿而言,骨盆倾斜及是导致疼痛的关键问题。通常这意味着在固定节段内应包含骨盆。对于未包含骶骨的非重度侧凸,腰椎采用椎弓根螺钉,并用椎板下钢丝保护可以避免固定至骨盆。

脊髓空洞症

脊髓空洞症被认为是侧凸的发展的一个致病因素(图 21.13)。该病变常合并有 Chiari 畸形。在其他正常的孩子可见的畸形可能是 Chiari 1 型,在脊柱裂患儿可见 Chiari 2 型。常见为早发性左胸弯男孩。尽管

如此,该病也可出现在早发性侧凸的女孩身上。

当出现 Chiari 畸形及大范围的脊髓空洞,合适的治疗方案是枕环关节水平的手术减压以及硬脊膜成形术。

空洞面积的减小常引起脊柱畸形的减小或稳定。对这些患儿应予以随访并在 12~14 岁行终期融合,因为其自然病程显示,即便对之前的手术减压反应良好,侧凸在青春期仍会进展。

如果空洞无减小,侧凸可能加重。需行进一步的神经外科手术并需要考虑行脊柱融合。如果 MRI 显示管区扩张但无 Chiari 畸形,不建议行神经减压手术,但这不意味采用支具治疗预后就好,手术干预通常是不可或缺的。

先天性脊柱侧凸

先天性脊柱侧凸是指由于脊柱存在先天性异常形成的冠状面的脊柱畸形。但并不意味着在出生时一定会有或没有临床可见的畸形。

这些畸形有其各自的胚胎体节形成的来源,因此应注意观察有无其他器官的异常。所有的患儿均应行肾脏超声检查,儿科医生的心脏检查以及脊柱的 MRI 检查。

先天性侧凸可以是由于单纯椎体异常,也可以由于先天性肋骨融合伴或不伴椎体异常。椎体异常则常由于形成障碍或者分节不良或者两者混合所致。

形成障碍

半椎体可以分为以下几类(图 21.14)。

完全分节的半椎体

半椎体上下存在正常的椎间盘间隙,生长不平衡可能导致畸形进展,进展速度较慢,约每年 1°~2°[10]。一个腰骶关节的完全分节的半椎体会导致严重的躯干失衡以及大范围的代偿侧凸。

单侧分节的半椎体

这种类型无大的生长失衡,所致的侧凸也主要是由于半椎体。即使出现在腰骶关节并存在严重的脊柱失衡,畸形也常不需要手术干预。

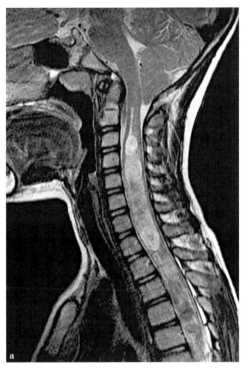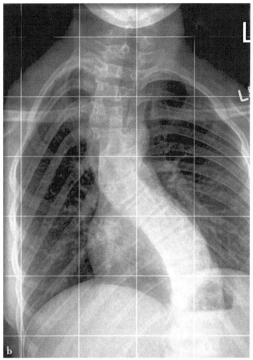

图 21.13　MRI 显示在中央管区的空洞(a)及该患儿重度侧凸(b)

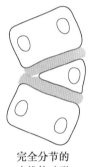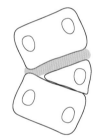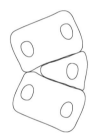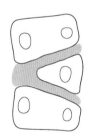

完全分节的　　　　单侧分节的　　　　非分节的半椎体　　封闭的半椎体
半椎体畸形　　　　半椎体畸形　　　　　畸形　　　　　　　畸形

图 21.14　图示为先天性半椎体的各种类型

未分节的半椎体

椎体间无生长板组织,因此常无生长失衡及畸形,因此无手术干预的必要。

封闭的半椎体

完全封闭的半椎体引起的畸形常为轻度,不需要干预。

分节不良

分节不良可以引起骨桥形成,包括椎体融合、肋骨融合或两者混合。未分节骨桥会严重并进展的畸形因为对侧会继续生长。

侧凸在幼儿期进展较慢,中间间隔时间较长,但家长仍能发现外观异常。进展的缓慢可以让孩子有继续生长的时间,从而让手术难度及麻醉风险均降低。

处理的问题

合并内脏异常

一个椎体的异常可能是胚胎形成不良过程中的一部分,因此还应检查其他器官系统有无异常。

邻近椎体的异常生长

一个异常椎体的生长是难以预测的,邻近椎体有可能其生长能力较正常椎体差但在早期无明显表现。

继发生长发育迟缓

异常的椎体继发的生长发育迟缓可能是由于脊柱载荷异常。这些继发于畸形的对生长的影响可能使潜在的问题更加恶化。

融合后的脊柱生长迟缓

手术融合可以控制畸形但也会由于脊柱的异常使椎体的生长迟缓。

治疗目标

- 阻止侧凸进展
- 改善脊柱平衡及脊柱畸形
- 阻止或纠正神经受压
- 改善胸腔容量

治疗方法选择

凸侧的半骨骺阻滞

侧凸凸侧可单独经前方或后方入路行预防性的生长板阻滞。手术相对较简单且神经损伤的可能性小。尽管如此，需一定时间才能出现的纠正及纠正的角度都是不可预测的。

在这个更注重即时纠正效果和重视手术器械的时代，这个手术的简便快捷可能被忽视。

半椎体切除

该手术有三种技术：分期前路和后路手术、单纯后路半椎体切除融合术及一期前后路联合半椎体切除融合术。

分期前后路半椎体切除融合术

该技术包括前路经腹膜后入路并确定手术节段。半椎体切除至椎弓根处，邻近的椎间盘及终板均应切除。患儿更换为俯卧位经后路切除后方附件及剩余的椎弓根。可使用椎弓根螺钉或者椎板钩来关闭切除半椎体产生的间隙。其临床效果可见 Bollini 最近的报道[11]。

单纯后路半椎体切除融合

该技术经由标准后方入路施行。先切除半椎体后

方的附件及椎弓根，暴露椎体的后方及后外侧。切除半椎体的骨质后，切除其邻近的终板及椎间盘组织就更加容易。采用后方内固定闭合间隙。该技术及临床效果可见 Ruf 和 Harms 的报道[12]。

一期前后路联合半椎体切除融合术

该技术患儿取侧卧位，沿脊柱正后方及躯干横向行 T 形切口。入路需分离一侧的竖脊肌及腰大肌。该入路可清晰显示待切除骨质但该入路损伤较大，此处需言明且不予推荐。

内固定及融合

应尽可能在半椎体邻近节段行内固定，这也能让临床效果更好。异常椎体的生长很难预测，因此融合或者骨骺固定后的生长也难以预测。如在治疗中发现脊柱不稳定，应首选采用内固定来维持脊柱稳定性。

牵引技术

当有多个半椎体时，牵引技术可用于增加脊柱长度。牵引可以减少先天性畸形对邻近椎体的继发效应。以前有假设认为异常椎体无生长能力，但更多的经验显示牵引技术可以促进脊柱上这些异常椎体的生长。到底是异常椎体具有潜在的生长还是骨痂效应导致的椎体生长不得而知[13]。

尽管如此，所有的牵引技术均有其并发症，诸如内固定失败以及重复操作引起的感染等。

钛式肋间垂直撑开器

这一装置设计用于窒息性胸廓发育不良中胸廓的扩张。当肋骨融合引起胸廓畸形时该装置有其特殊价值。另外其还可以对脊柱畸形的纠正起到帮助作用。

双生长棒行脊柱牵引

该技术与其在少年型特发性脊柱侧凸中的使用近似。

截骨术或椎骨切除术及内固定

如畸形外观可接受，由于分节不良引起的畸形需要行原位融合。这比行脊柱截骨术要更加安全。

如果畸形外观不可接受，需行脊柱截骨术及内固

定,或者行椎体切除内固定术。

治疗时考虑的因素

- 畸形的进展
- 畸形中半椎体的位置和数量
- 患儿骨质发育成熟程度
- 有无神经压迫症状
- 有无累及胸廓

推荐的治疗方案

对于半椎体的推荐治疗方案见表 21.5。

表 21.5　由半椎体引起的先天性侧凸的治疗大纲

适应证		
单个半椎体 + 侧凸存在进展 + 半椎体主要位于后方 + 脊柱后凸	单个半椎体 + 侧凸存在进展 + 半椎体主要位于前方 + 脊柱前凸	多个半椎体 + 早期侧凸进展 + 无神经压迫
后路半椎体切除融合术	分期经前方及后方入路的半椎体切除融合术	暂时行牵引治疗（胸廓有畸形的行 VEPTER 手术胸廓无畸形的行生长棒技术）以后行终期融合
治疗		

髂骨发育不良

在该型患儿中脊柱失衡为重度畸形,该型患儿被 Mills 和 Hall 描述为存在 "水平面失衡"[14]。一些患儿由于 S1 和（或）髂骨缺如,常有骨盆倾斜且常合并轻度的双下肢不等长。

在明显腰弯的患儿的治疗中,需考虑到除非骨盆倾斜得以纠正否则患儿仍存在失衡或者明显的腰骶部侧凸。

骨盆倾斜可以用 Mills 和 Hall 提出的髂骨延长术纠正（图 21.15）[14]。该技术特别适用于合并有髋臼发育不良的患儿。截骨处嵌入碳纤维材料的楔形内植物可以提供结构上的支撑,并可以阻止植骨块的垮塌及

高度丢失。

另一个手术选择是延长短缩的肢体,但这样会使髋臼的高度不等,因此不适合那些还存在有髋臼发育不良的患儿。

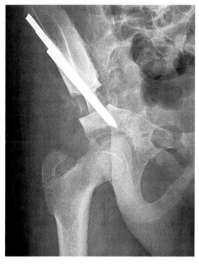

图 21.15　Mills 及 Hall 提出的治疗髂骨发育不全的经髂骨延长术[14]

参考文献

1. Mehta MH. Growth as a corrective force in the early treatment of progressive infantile scoliosis. *J Bone Joint Surg Br* 2005; **87**: 1237–47.
2. Riseborough E, Wynne-Davies R. A genetic survey of idiopathic scoliosis in Boston, Massachusetts. *J Bone Joint Surg Am* 1973; **55**: 974–82.
3. Mehta MH. The rib-vertebra angle in the early diagnosis between resolving and progressive infantile scoliosis. *J Bone Joint Surg Br* 1972; **54**: 230–43.
4. Akbarnia BA, Breakwell LM, Marks DS *et al*. Dual growing rod technique followed for three to eleven years until final fusion: The effect of frequency of lengthening. *Spine* 2008; **33**: 984–90.
5. Cambell RM Jr, Smith MD, Mayes TC *et al*. The effect of opening wedge thoracostomy on thoracic insufficiency syndrome associated with fused ribs and congenital scoliosis. *J Bone Joint Surg Am* 2004; **85**: 1659–74.
6. Lenke LG, Betz RR, Harms J *et al*. Adolescent idiopathic scoliosis: A new classification to determine the extent of spinal arthrodesis. *J Bone Joint Surg Am* 2001; **83**: 1169–81.
7. Smith BG. *Management of Neurogenic Scoliosis: Orthopedic Management of Cerebral Palsy*. Salt Lake City, UT: Pediatric Orthopaedic Society of North America, 2002.
8. Persson-Bunke M, Hagglund G, Lauge-Pedersen H, Wagner P, Westbom L. Scoliosis in a total population of children with cerebral palsy. *Spine* 2012;

37: E708-13

9. Alman BA, Raza SN, Bigger WD. Steroid treatment and the development of scoliosis in males with Duchenne muscular dystrophy. *J Bone Joint Surg Am* 2004; **86**: 519–24.

10. McMaster MJ. Congenital scoliosis. In: Weinstein SL (ed). *The Pediatric Spine*. Philadelphia, PA: Lippincott Williams and Wilkins, 2001.

11. Bollini G, Docquier PL, Viehweger E, Launay F, Jouve JL. Lumbar hemivertebra resection. *J Bone Joint Surg Am* 2006; **88**: 1043–52.

12. Ruf M, Harms J. Hemivertebra resection by a posterior approach: Innovative operative technique and first results. *Spine* 2002; **27**: 1116–23.

13. Campbell RM Jr, Hell-Volke AK. Growth of the thoracic spine in congenital scoliosis after expansion thoracoplasty. *J Bone Joint Surg Am* 2003; **85**: 409–20.

14. Millis MB, Hall JE. Transiliac lengthening of the lower extremity. *J Bone Joint Surg Am* 1979; **61**: 1181–94.

22

脊柱后凸

IAN TORODE

概述

后凸是一种脊柱矢状面畸形。单纯后凸与侧后凸不同,其不伴有复杂的椎体旋转。曾经很多特发性侧凸的患儿其侧凸被描述成侧后凸,因为剃刀背让患儿看起来存在后凸。尽管如此,侧凸中合并的畸形常为前凸,后凸较为少见。本章涵盖单纯性后凸畸形,包括姿势性和结构性后凸。

大部分前来寻求帮助的病人都有姿势性畸形;尽管如此,其病理性的改变使治疗变得具有挑战。需要注意的是后凸畸形可能存在于婴儿但常由于婴儿的外形而不容易被发现。当患儿诊断拉森综合征,软骨发育不良或者先天性异常时,这些检查和 X 线片则尤为重要。

正常胸椎的后凸角度范围为 29°~50°,当后凸超过这个范围,可认为其为病理性后凸。

姿势性后凸(又称姿势性圆背)

患此畸形患儿站姿常为低头垂肩。他们没有不舒服,也没有疼痛。其家长总是要不停地告诉他们要站直点,但是起不了多大作用。患儿年龄常在 10~20 岁之间。

处理的问题

外观问题

姿势性后凸本质上是一种外观的问题。

由姿势性畸形进展为结构性畸形

如果不予重视,一些畸形会转为僵硬的或结构性的。

治疗本身在外观上很难令人满意

采用支具的治疗过程在外观上不会很好看。

心理问题

该畸形在那些想掩盖乳房发育的女孩中不是少数,医生在面对这些孩子时应更加敏感。

治疗目标

- 改善生长期患儿的姿势。应该尽可能让家长了解到习惯性姿势和僵硬畸形的关系。
- 避免在生长发育停止之前出现僵硬的或结构性畸形。治疗应在畸形转变为结构性之前开始。

治疗选择

教育

对于大部分存在正常发育或畸形的儿童,关于外观和生长发育的宣教就已足够。

伸展训练等物理治疗

生长期患儿中等程度的畸形可采用伸展训练进行治疗,虽然对治疗的依从性不佳,但大部分患儿对该治疗反应较好。

Milwaukee 支具

逐渐变得僵硬的畸形可以使用 Milwaukee 支具进

行治疗。

如果依从性好,固定的畸形使用 Milwaukee 支具治疗后通常可以迅速缓解。支具治疗的问题在于其治疗过程中的外观不佳[1]。当病人因外观问题拒绝治疗时,戴胸骨延伸器的腋下型 TLSO 尽管效果差些,但也是个可以接受的妥协性治疗(图 22.1)。

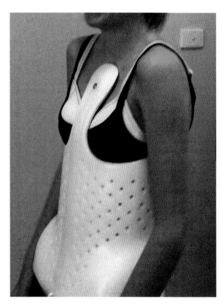

图 22.1 戴胸骨延伸器的腋下型支具

制订治疗方案时需要考虑的因素

- 畸形的角度
- 患儿的年龄
- 畸形的柔韧性

推荐的治疗

姿势性后凸的治疗大纲见表 22.1。

结构性后凸

结构性后凸定义为脊柱后凸畸形伴有椎体先天性或发育性畸形。

概述

结构性畸形可能源于先天性椎体异常或脊柱发育异常如休门病等,畸形常继发于骨形成不良或软组织松弛。生长期儿童的败血症可破坏椎体生长板导致进展性畸形,其表现与先天性后凸类似。

表 22.1　姿势性后凸的治疗大纲

适应证		
14 岁以前 + 轻度后凸 + 畸形柔韧性好	15~16 岁 + 重度后凸 + 畸形柔韧性好	年龄不限 + 畸形程度不限 + 僵硬畸形
对于正确姿势和姿势不纠正可能进展为结构性畸形风险的宣教	对于正确姿势和姿势不纠正可能进展为结构性畸形风险的宣教 + 伸展训练	不间断穿戴 Milwaukee 支具直至畸形纠正
治疗		

休门病

该病在 10 岁以上儿童中常见。疼痛和畸形常会伴发胸椎后凸,尽管有时候腰椎也会受累,但真正的休门病的畸形好发节段正位于胸椎[2]。该病更加确切的描述应为骨软骨炎。在起病的早期 MRI 显示椎体会有轻度楔形变或前方椎体的间盘的生长能力减弱。常会伴有终板的不平整以及间盘的高度丢失,并伴有椎体前方进行性压缩和椎体楔形变加重(图 22.2)。在腰椎,疼痛是更为常见的主诉,尽管胸腰段的后凸畸形已经达到中度。该病为自限性疾病,伴随脊柱的生长结束可自行缓解,但畸形一旦形成,则不可逆转。

处理的问题

减低远期残疾的程度

治疗存在争议因为对于大部分病例远期残疾程度较轻且对于青少年来说治疗缺乏吸引力。

结构性改变的形成

治疗需要在椎体主要的结构性改变形成之前开始。

诊断和治疗的延误

通常畸形被认为是姿势性的,因此诊断较晚,尤其是当疼痛不厉害的时候。

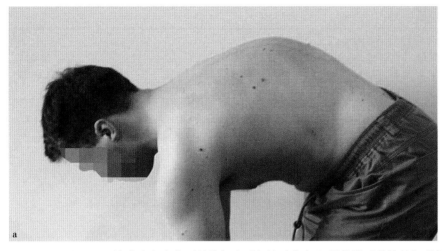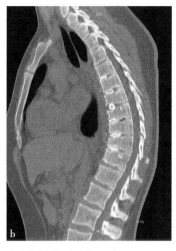

图 22.2　该青少年患儿可见休门病引起的后凸（a）；影像学示椎体的楔形变以及终板的不平整（b）

神经损伤

神经损伤少见但仍存在。脊髓刺激征常表现为腘绳肌紧张以及踝阵挛。

疼痛

疼痛是该病的常见表现。

治疗目标

- 早期纠正畸形。畸形应在疾病早期、椎体还有生长潜能可以重塑的时候进行纠正。
- 防止神经损伤。如果出现神经症状或脊髓刺激征应提早干预。
- 减轻疼痛。

治疗选择

伸展训练

轻度的胸椎后凸（<60°）患儿可以采取伸展训练治疗并密切观察，定期行影像学检查。

支具治疗

中度胸椎后凸（>60°）患儿可采用 Milwaukee 支具治疗[3]。在胸腰段如顶椎在 T10 以下可以采用 TLSO 或者 Boston 支具。

内固定器械及脊柱融合

重度畸形（>75°）患儿需要行手术干预，特别是如果存在脊髓受累表现的患儿[4]。在重度僵硬型畸形、接近生长结束的患儿需采用前方的间盘切除后方脊柱融合术。如果畸形范围更大，且患儿还有生长能力，行单纯后路手术会得到更好的矫治率。对于这些患儿，采用椎弓根螺钉比椎板钩更有效[5]（图 22.3）。尽管在近端使用横凸钩可以减低邻近节段的后凸。

制订治疗方案时需要考虑的因素

- 患儿的骨骼成熟程度
- 脊柱畸形的角度
- 椎体畸形的节段以及脊柱畸形的范围
- 神经功能是否受累

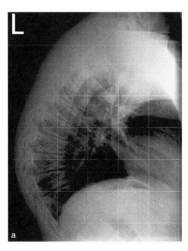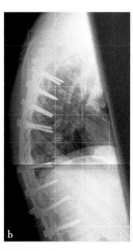

图 22.3　采用后路的椎弓根螺钉（b）
内固定治疗休门病导致的后凸（a）

推荐的治疗

治疗大纲见表22.2。

表22.2 休门病性后凸的治疗大纲

指征					
后凸 <60° + 无神经症状	后凸在 60° ~75° + 无神经症状 + 后凸顶椎高于 T10	后凸在 60° ~75° + 无神经症状 + 后凸顶椎低于 T10	后凸 >75° + 无神经症状 + 畸形范围大 + 仍有生长能力	后凸 >75° + 无神经症状 + 局限的僵硬畸形 + 接近生长结束	任意角度 + 神经损伤
伸展训练	Milwaukee 支具	TLSO 或 Boston 支具	单纯后路脊柱融合（最好采用椎弓根螺钉）	前方椎间盘切除 + 后方脊柱融合	前方椎间盘切除 + 后方脊柱融合
治疗					

推荐治疗的原则

对于大部分患儿而言畸形主要问题是不美观，但加重的胸椎和胸腰椎后凸常和腰椎前凸以及远期的腰背痛有关。纠正畸形可以有效治疗疼痛及神经损伤，并对外观有较好的改善。

骨发育不良引起的后凸

概述

颈椎后凸是拉森综合征的一个标志。患儿在MRI上有典型的颈脊髓受压的表现。早期可以使用Papoose 婴儿袋以减轻后凸，随后可以长期使用SOMI型支具。伴随时间增长后凸得到减轻，椎体高度恢复，外形接近正常（图 22.4）。

进展性的胸腰段后凸畸形常见于软骨发育不良的患儿。贮积障碍如 Morquio 或 Hurler 综合征的患儿其畸形外观比较相似[6]。在软骨发育不良的患儿畸形还常合并严重的椎管狭窄，而在贮积障碍性疾病进展时患儿常有上颈椎不稳及颈脊髓损伤。这两组患儿均有椎体异常及后凸畸形且早期就会表现在生活当中。这些患儿的共同点在于尽管脊柱会有广泛改变并有全身均会发病，但后凸仍局限于较短的几个椎体节段

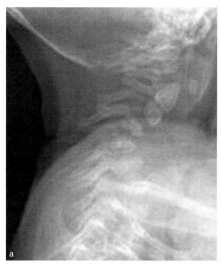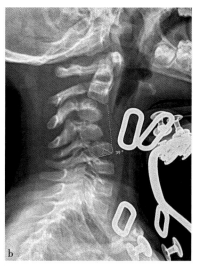

图 22.4 拉森综合征患儿的颈椎 X 线片。患儿在婴儿时期的后凸非常严重（a），通过合适的支具治疗一段时间后改善（b）

（图 22.5）。这类脊柱疾病常会因躯干伸肌力量的减弱、韧带的松弛以及头部重量相对较大等原因而加重，脑功能受损使病史采集变得困难，因此常规随访应注意详细的神经学体查及影像学检查。

处理的问题

神经损伤

胸腰段加重的后凸可以导致神经症状，其还会导致腰椎前凸增加，从而引起已出现狭窄的椎管变得更窄。

影响支具佩戴的因素

支具治疗可能会因为矮小、精神异常或行为学问题而搁置。

与手术干预相关的问题

为处理神经症状等问题需行椎板切除术。尽管如此，针对生长期儿童的椎板切除术，特别在后凸节段，其治疗本身可能会造成其畸形加重。基于这点，脊柱的稳定其重要性应优先于椎板切除术或等同于椎板切除术。手术干预可能会在儿童早期就需进行，但一般来说在头 5 年不是一个特别好的选择。更重要的是要让家长理解到这类疾病的复杂性。

治疗目标

强调该病不可能被治愈十分重要，其治疗目标应为：
- 控制畸形进展，阻止出现神经损伤

在疾病的早期，还不适合进行手术干预时，我们的主要目标在于控制畸形进展并防止出现神经损伤。
- 纠正畸形

纠正畸形是一种阻止神经损伤的办法，且如果存在神经症状，其还能起到减压的效果。
- 一旦出现神经症状，阻止神经功能恶化

一旦有神经症状出现，需立即想办法阻止神经损伤进一步加重。

治疗选择

- TLSO 或者同类腋下型支具
- 保留前方生长能力的后路脊柱融合
- 前后路脊柱融合
- 后方的椎体切除脊柱融合内固定

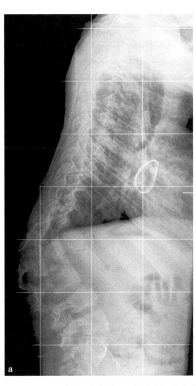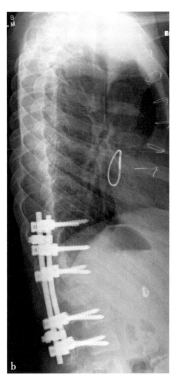

图 22.5 重度的骨发育不良脊柱后凸患儿（a）经后路内固定器械治疗（b）

制订治疗方案时需要考虑的因素

- 患儿年龄
- 该病所致的畸形的位置及范围
- 是否出现神经损伤
- 相关临床表现与其残疾程度

推荐的治疗及治疗原则

患儿如小于 2 岁应主要给予观察或者对其家庭进行宣教,包括一些特殊疾病的自然转归等。如果其他的临床条件许可,在 2 岁左右可行腋下型支具治疗。在 5 岁之后可行单纯后路融合,增强其脊柱的稳定性,并让前方的椎体可以生长并超出畸形范围。这样生长带来的继发改变比疾病本身的椎体畸形等改变更有意义。直至 10 岁之后椎体生长至一定大小可行终期融合,包括前方的椎间盘切除及后方的内固定。如果畸形是由于局部病灶引起,可直接行单纯后路椎骨切除术及后方内固定融合。

骨发育不良引起的后凸畸形的治疗大纲见表 22.3。

表 22.3　骨发育不良引起的后凸畸形的治疗大纲

适应证				
小于 2 岁	2~5 岁	5~10 岁	>10 岁 [a] + 畸形范围包含多个节段	>10 岁 + 畸形局限于 1~2 个节段
观察以及家庭宣教	TLSO	后路脊柱融合	前方受累节段间盘切除 + 后方脊柱内固定及融合	椎骨切除术 + 后路脊柱内固定及融合（均用后方入路）
治疗				

[a] 如果存在神经损伤,需更早行终期融合

先天性后凸

先天性后凸可源自椎体的形成障碍,分节不全或者先天性脱位等。先天性后凸畸形常比先天性侧凸更复杂。其主要问题在于神经损伤的风险较大,特别是胸腰段或其以上节段的畸形。

形成障碍

Dubousset 描述了三种可以导致后凸的形成障碍:

- 部分形成障碍且椎管序列良好:典型的对称缺如如蝴蝶椎（图 22.6）。而不对称的缺如会导致侧后凸畸形。
- 部分形成障碍但椎管有移位:该类型在 1973 年被描述为先天性脊柱脱位。患儿脊髓存在闭合不全的可能性很大,畸形的进展可能会比较迅速。
- 整个椎体形成障碍:整个椎体形成障碍常合并先天性麻痹。该综合征还常有骶骨发育不全。

分节不良

前方结构的分节不良及后方结构的继续生长导致了后凸的形成（图 22.7）。前方结构的融合在早期难以发现,患儿外观类似于休门病患儿。常有多个椎体受累并可能形成重度畸形。

处理的问题

生长不平衡

前方结构的缓慢生长和后方结构的迅速生长的不平衡导致了畸形的进展。一旦发现畸形进展,需行手术干预。

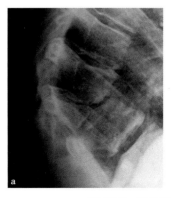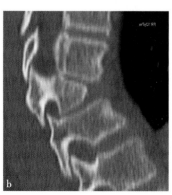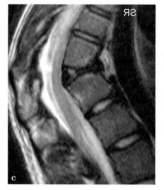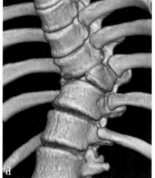

图 22.6　椎体发育不全引起的先天性后凸:侧位片（a）、CT 扫描（b）、MRI（c）和 CT 三维成像（d）

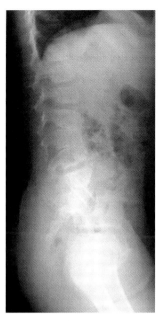

图 22.7 部分椎体分节不良导致的后凸

力学因素

如果后方结构完整,则脊柱尚稳定,但畸形进展会迅速。如果后方结构缺如,脊柱因此失稳,则易导致神经损伤。

神经因素

脊髓刺激征常继发于两个因素:出生前便由于脊髓发育不良的原因出现,或在发育过程中继发于脊柱畸形的进展而出现。但仅后者引起的脊髓刺激征可能得到恢复。渐发性的起病、不完全性脊髓损伤以及较小的起病年龄是预后较好的因素。神经损伤时间越长、症状越重,恢复的可能性越小。

治疗目标

- 阻止神经损伤:必须阻止已有畸形的进展,加强失稳脊柱的稳定性。
- 纠正畸形:畸形尽可能在其加重并累及脊髓前得以纠正。
- 一旦出现神经功能损伤表现,需阻止神经功能恶化:需行同样的方法以阻止神经损伤。
- 改善功能:如果神经损伤时间已久,患儿神经功能改善可能性小,需改善其他功能。如果脊柱手术可以促进其他功能改善(如脊柱裂患儿的坐姿平衡改善),则可以考虑行此手术。

无神经损伤的后凸的治疗方法选择

牵引或非牵引型支具

如果后凸柔韧性较好,可以采用牵引或非牵引型支具以减少畸形。Dubousset[7]推荐使用非牵引型支具。但笔者更熟悉牵引技术。

半椎体切除后路内固定融合术(后方入路)

对后外侧的半椎体型的年幼患儿,经后方入路的半椎体切除及短节段内固定融合是治疗的一种选择(图 22.8)[8,9]。

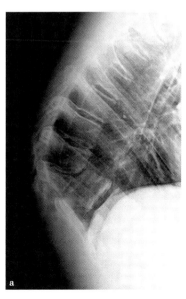
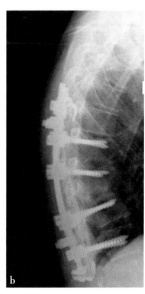
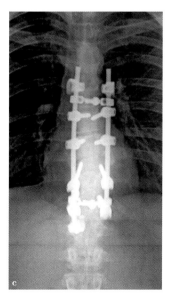

图 22.8 患儿的先天性后凸(a)通过半椎体切除,后路内固定融合术(b 和 c)得以纠正

前路椎间盘切除后路内固定融合术（前方和后方入路）

对生长接近成熟的已有畸形或畸形有加重的年长儿童,顶椎的柔韧性和治疗密切相关。如果畸形僵硬则需行前路椎间盘切除、软组织松解后路内固定融合术。

前路椎间盘切除支撑植骨前路内固定融合术（前方入路）

如果畸形达中度,患儿无神经刺激症状,对脊髓风险最小的是采用前路椎间盘切除支撑植骨围绕植骨块行内固定融合术。

前路原位支撑植骨融合,畸形不予纠正（前方入路）

在重度畸形中可以使用前方支撑植骨。如顶椎僵硬可选择原位融合畸形,以避免暴露过程中带来的脊髓损伤的风险。

伴有神经损伤的后凸的治疗选择

牵引间接减压

对于早期出现神经损伤的患儿,牵引是一种间接对脊髓减压的方法。如果脊髓功能通过牵引可恢复,则可继续在牵引复位的基础上行融合增加稳定性。术中牵引时需详细监测神经电位以确保神经损伤没有加重。

非牵引型支具间接减压

非牵引型支具治疗原理与牵引相同,其在治疗过程中也需注意监测神经电位。

直接脊柱减压

脊髓或者神经刺激征在一段时间的保守治疗后无缓解标志着需行手术直接减压。由于需去除的为脊柱后方结构,该术式采用后方入路。处理受累节段的顶椎上下区域应十分仔细,手术计划还应包含内固定,因为前方或后方结构的切除会引起脊柱失稳。减压须在前方支撑植骨或后路内固定之后,后方置入内固定后

再行截骨术以免截骨带来不稳。

脊柱内固定,不行减压

如果神经损伤时间较长,或出生后即存在不完全损伤,手术计划应直接选择坚强固定而非减压。

脊柱裂患儿的先天性后凸常合并较高的胸腰椎脊髓永久性损伤发生率。对于这些患儿手术的指征包括反复的皮肤磨损,坐姿失平衡以及日常生活中活动需用手支撑等。治疗的选择为全脊椎截骨内固定术。腰椎用髓内固定、胸椎采用椎板下钢丝固定这些简单、性效比高以及容易准备的内固定方式。

制订治疗方案时需要考虑的因素

- 患儿年龄
- 畸形的柔韧性
- 畸形的严重程度
- 有无神经损伤及其已存在的时间

推荐的治疗

治疗大纲见表22.4。

少见原因引起的后凸

腰骶段的后凸畸形常由两种异常引起,包括先天性异常和发育不良性椎体前移（图22.9）。这两种情况均有先天发育异常的结构基础。

腰骶段的后凸

在先天性异常患儿中,问题往往是神经损伤而非后凸畸形。治疗也应直接考虑手术减压而非纠正后凸。

在发育不良性椎体前移的患儿中,问题则为疼痛、畸形以及神经症状的综合。如果临床主诉为疼痛和畸形则治疗应考虑纠正矢状面力线并融合。注意,纠正矢状面力线应通过L4/5椎间隙,融合范围应从L4至骶骨。有些患儿纠正后凸和滑移需在L5/S1节段。这要求内固定和融合后还要进行椎间植骨。

如患儿存在神经损伤,需在复位后行减压并从L4或L5节段融合至骶骨。

表 22.4　先天性后凸的治疗大纲

适应证						
无神经损伤 + 年幼患儿 + 后外侧半椎体	无神经损伤 + 年长患儿 + 中度畸形柔韧性好	无神经损伤 + 年长患儿 + 僵硬的中度畸形	无神经损伤 + 年长患儿 + 僵硬的重度畸形	有神经损伤 + 最近出现神经症状 + 畸形柔韧性好 + 经牵引或非牵引型支具治疗神经功能无恢复	有神经损伤 + 最近出现神经症状 + 畸形柔韧性好 + 经牵引或非牵引型支具治疗神经功能有恢复	有神经损伤 + 神经损伤时间已久
半椎体切除 + 后路融合 （短节段） + 后路内固定 （后方入路）	牵引或非牵引型支具 + 前方椎间盘切除 + 后方融合 + 后路内固定 （前方加后方入路）	前方椎间盘切除 + 前方支撑植骨 + 前路内固定 （前方入路）	接受畸形 + 前方原位融合支撑植骨 （前方入路）	通过牵引或非牵引型支具行间接椎管减压 + 牵引或支具维持复位状态下融合	直接椎管减压 + 融合 + 内固定	融合 + 内固定 （不行椎管减压）
治疗						

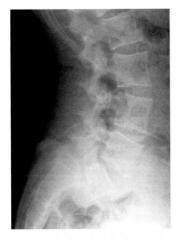

图 22.9　腰骶部侧位片示青少年发育不良性椎体前移

骶髂部的后凸

　　骶髂部后凸畸形常见于两种患儿且均被认为是医源性问题。脊柱裂患儿早期行椎体切除术后从胸椎融合至骶椎容易造成骶髂关节半脱位。这可能是由于关节发育未成熟却负荷过重造成。要矫正后凸较为困难。这意味着脊柱裂患儿如存在先天性后凸应该在骨骼发育成熟后再行矫正手术。

　　第二种情况是那些还有生长能力但一次手术直接长节段融合至骨盆的患儿。不是所有的这两种情况的患儿均可以成功延迟畸形的治疗，但家长和患儿需要知道有出现这种骶髂部后凸的可能。

椎板切除术后的医源性后凸

　　诸如髓内肿瘤等疾病要求早期行多节段椎板切除的患儿，常会该手术形成后凸。椎板成形术可为脊髓提供保护性的屏障但无法阻止后凸形成。

　　当肿瘤的自然病史明确后在术后应长期穿戴支具阻止畸形形成。一旦出现畸形应考虑行脊柱内固定及融合。年龄太小会让早期干预变得困难。

总结

　　脊柱后凸畸形是很多疾病进展的共同表现。当出现外观畸形但无神经症状时，神经损伤已渐趋现实。一旦出现神经损伤则需行早期内固定、融合和脊髓减压。长期截瘫的患儿可行内固定但脊髓功能不可能恢复，因此不主张行减压手术。

参考文献

1. Gutowski WT, Renshaw TS. Orthotic results in adolescent kyphosis. *Spine* 1988; **13**: 485–9.
2. Scheuermann HW. Kyphosis dorsalis juvenilis. *Orthop Chir* 1921; **41**: 305.
3. Sachs B, Bradford D, Winter R *et al.* Scheuermann kyphosis: Follow-up of Milwaukee-brace treatment. *J Bone Joint Surg Am* 1987; **69**: 50–7.
4. Ryan MD, Taylor TKF. Acute spinal cord compression in Scheuermann's disease. *J Bone Joint Surg Br* 1982; **64**: 409–12.
5. Lee SS, Lenke LG, Kukio TR *et al.* Comparison of Scheuermann kyphosis correction by posterior-only thoracic pedicle screw fixation versus combined anterior/posterior fusion. *Spine* 2006; **31**: 2316–21.
6. Levin TL, Berdon WE, Lachman RS *et al.* Lumbar gibbus deformity in storage diseases and bone dysplasias. *Pediatr Radiol* 1997; **27**: 289–94.
7. Dubousset J. Congenital kyphosis and lordosis. In: Weinstein SL (ed). *The Pediatric Spine*. Philadelphia, PA: Lippincott Williams and Wilkins, 2001.
8. Ruf M, Harms J. Posterior hemivertebra resection with transpedicular instrumentation: Early correction in children aged 1 to 6 years. *Spine* 2003; **28**: 2132–8.
9. Ruf M, Harms J. Hemivertebra resection by a posterior approach: Innovative operative technique and first results. *Spine* 2002; **27**: 1116–23.

23

斜颈

IAN TORODE

概述

肌性斜颈或歪脖子是头部向一侧倾斜下颚向反方向旋转的一种颈部复合畸形(图 23.1)。斜颈的原因很多,其中先天性肌性斜颈与矫形外科医生最为相关。但如果碰到其他原因造成的斜颈做出明确的诊断至关重要。尤其是我们身处一个诊断方法多元化的时代,在这个时代里明确的诊断常常依赖于病史的询问以及客观的检查。

重要的病史包括发病的年龄,是否存在触发因素,畸形是持续的还是间断的,以及畸形是否伴发疼痛。

客观检查需要注意:

- 畸形是偏斜合并旋转还是单纯倾斜
- 倾斜侧的胸锁乳突肌是否挛缩
- 是否存在面部不对称和(或)斜头畸形
- 是否存在其他表现如短颈畸形,低发迹或颈蹼
- 眼球的活动及视力是否正常
- 斜颈的婴儿髋关节是否存在内收肌挛缩
- 可行走患儿其步态和平衡性是否正常

斜颈的分类

急性颈部歪斜

这是在无畸形病史的正常儿童中比较常见的情况。常发生于幼儿期,可能为突发也可能在行走后出现。一般见于小的创伤或者合并上呼吸道感染之后。临床表现上无斜头畸形,可能有肌肉痉挛但范围较广,不仅限于胸锁乳突肌。如上呼吸道感染是主因的话常还会有淋巴结炎的表现。

治疗直接采用软性颈围或者牵引以休息颈部肌肉,并使用止痛或止痉药物。如经治疗症状还未改善需考虑环枢关节半脱位(见第 34 章)。

先天性异常

颈枕关节的多种异常均可表现为颈部或头部歪斜。这些患儿通常没有肌肉痉挛,但常伴有短颈、向大部分方向的活动受限。其中一些患儿存在颈蹼和低发迹。这些畸形出生时便可发现,但半椎体常到影响生长

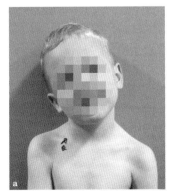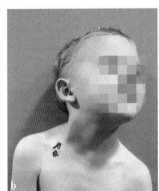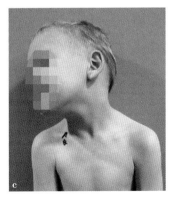

图 23.1　经典的肌性斜颈儿童的外观。患儿向前看时畸形明显(a),
当患儿转向另一侧时可扪及挛缩的胸锁乳突肌(b 和 c)

时才被发现。还有些患儿其发育模式与疾病受累区域相关。通常症状在晚期出现，极少数病例中胸锁乳突肌痉挛需要手术干预，但手术也不能治愈其潜在的疾病。

眼性斜颈

头部歪斜的患儿，未诉疼痛，无胸锁乳突肌痉挛，其颈椎的活动范围正常，需考虑到是由眼睛的原因所致的姿势性斜颈。上斜肌无力是儿童眼性斜颈的主要原因。Duane 综合征是一种少见的由于先天性眼球活动异常引起的眼性斜颈[1]。应建议患儿于眼科就诊。

神经性斜颈

这组患儿中最重要的诊断是后颅窝肿瘤或后组脑神经的肿瘤。其临床表现可能为斜颈；但患儿常没有胸锁乳突肌挛缩。患儿可能有易激惹、疼痛或者发僵的表现[2]。伸舌偏曲提示第 12 对脑神经（舌下神经）病变。

先天性脊髓异常如 Chiari 畸形也可引起斜颈。

不同于持续性畸形，间断的斜颈往往是颈部肌张力障碍的表现。这是局限性肌张力异常的最常见表现。常起病于成人期但儿童时期就已存在。更常见于女性且小部分病例呈家族性。肉毒毒素对一些病人可起到治疗作用。选择性神经阻滞也是一种治疗方法[3]。Sandifer 综合征是一种少见的以胃食管反流、痉挛性斜颈和肌张力异常性肢体动作。该病诊断较为困难，易漏诊[4]。

癔症性或精神性斜颈

该型要诊断及治疗较为困难。病人常在较短时间内无明显诱因出现明显畸形。该型更多见于青少年而非儿童。患儿不会出现面部失对称及胸锁乳突肌紧张。疾病早期患儿麻醉后畸形即可纠正，但有时可进展为固定畸形。在该诊断明确之前需尽可能排除器质性疾病并需行磁共振检查排除前述的隐匿性肿瘤。确诊后需精神科医生协助治疗。

肌性斜颈

该型为小儿骨科常见畸形。Jones 的论著中关于该型的描述最早可循迹于公元前 500 年希波克拉底的手稿中。这也是婴幼儿和儿童中最常见的斜颈类型。这类畸形主要由于胸锁乳突肌的挛缩而形成。患儿头部向患侧偏斜，下巴则向健侧旋转。

病因

该病确切的病因不明，可能是出生时的创伤导致了胸锁乳突肌损伤。该病因由 Van Rooengyze 及 Andre 分别在 1670 年及 1743 年在 *Orthopedia* 杂志中提出。在一些病例序列中的部分儿童在出生时有初产、臀位或难产等情况。但斜颈一样可见于自然分娩及剖宫产儿童。更进一步的婴儿尸体标本切片显示在该病起病于宫内时期，其胸锁乳突肌便已有成熟的纤维化改变。Mikulicz 和 Volker 分别于 1895 年和 1902 年提出缺氧是纤维化的原因并认为这些改变在分娩过程中才出现。最近，又有人提出宫内胎位造成的挤压综合征是纤维化的主要原因[5]。神经损伤也被认为是由于副神经损伤后纤维化产生。尽管该病偶尔可见家族性发病的描述，但大多数患儿都是相对独立的病例。另一方面，Cheng 的大样本病例研究显示发病率存在种族差异[6]。

临床表现

临床表现根据患儿年龄而不同。如果在产后仔细观察能在颈部摸到包块。包块质软，无张力。在随后几周包块可能被吸收从而形成胸锁乳突肌挛缩导致斜颈。随时间增长病程迁延，其面部不对称的发生率及严重程度均有增加。斜头症常伴发于面部不对称，斜颈矫正后这些症状有望得到改善。

无胸锁乳突肌挛缩的斜颈畸形常提示应检查是否存在椎体异常。椎体异常常伴有偶发的胸锁乳突肌痉挛，常需进行干预[7]。双侧胸锁乳突肌纤维化可以造成颈部活动范围变小但不一定形成斜颈。

病理

胸锁乳突肌的纤维化改变较为常见，描述来自于尸体标本或者手术标本。纤维化的范围不定，可由小段扩至整条肌肉。既往研究虽确定了起病时间为宫内而非分娩发动之时，但对于畸形的真正病因仍无明确答案。

处理的问题

- 病程延误，造成面部不对称和斜头畸形，从而降低治疗满意度。
- 畸形复发
- 未发现胸锁乳突肌是患儿斜颈的主要原因。如无胸锁乳突肌挛缩应考虑多种其他诊断。

治疗目的

- 矫正畸形并恢复颈椎活动范围。
- 在面部不对称和斜头都存在的基础上仍能获得满意的疗效。
- 避免畸形复发。
- 在没有并发症和明显手术瘢痕的同时达到上述治疗目的。

治疗选择

人工牵引及主动矫正

在大样本的病例分析中,超过 90% 的治愈病例是通过有经验的理疗师每周 3 次的人工牵引以及主动的维持矫正姿势[8]。胸锁乳突肌的牵引过程中可能会造成肌肉撕裂。即便发生也无其他不良后果[9]。Lorenz 在 1891 年尝试用手术修复撕裂的肌肉但出现了臂丛神经麻痹的并发症,因此该手术已被禁用[10]。

肉毒毒素注射

对于严重的先天性肌性斜颈采用 A 型肉毒杆菌注射即可以避免手术又可获得较好的疗效[11]。尽管如此,因为肉毒毒素阻滞了神经肌肉接头处,其对于固定挛缩效果甚微,仅能缓解痉挛。

胸锁乳突肌腱延长术

长期以来,由于肌肉挛缩造成的畸形其手术治疗的原则就是延长该肌肉。Jones 介绍曾经 Tulp 提出了一种经皮治疗斜颈的手术方式,虽然现在该术式已不再流行,但现今与其近似的术式为使用内镜技术延长肌肉且避免明显的手术瘢痕[12]。

还有一种术式是开放手术延长胸锁乳突肌[13]。可于胸锁乳突肌中段予以分离或者在其两端进行分离(图 23.2)。后者常于耳后行一横切口显露和分离胸锁乳突肌的乳突侧。再于锁骨上方行横切口至胸锁乳突肌的胸骨头和锁骨头。

治疗时考虑的因素

- 畸形与常见病因的相关性,如胸锁乳突肌挛缩
- 是否存在先天性椎体异常
- 患儿年龄
- 合并面部不对称和斜头畸形的程度

推荐的治疗方案

斜颈的治疗大纲见表 23.1。

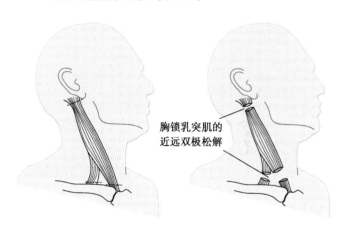

胸锁乳突肌的近远双极松解

图 23.2 胸锁乳突肌松解术

表 23.1 斜颈的治疗大纲

适应证					
斜颈 + 无胸锁乳突肌挛缩 + 眼外肌无力或眼球震颤	斜颈 + 无胸锁乳突肌挛缩 + 无眼科疾病	斜颈 + 无胸锁乳突肌挛缩 + 无眼科或神经科疾病	斜颈 + 胸锁乳突肌痉挛 + 疼痛	斜颈 + 胸锁乳突肌挛缩 + 婴儿	斜颈 + 胸锁乳突肌挛缩 + 年长儿童 + 面部不对称
眼科就诊	神经科协诊排除神经学病因	精神科协诊排除精神科病因	行检查排除环枢关节不稳	胸锁乳突肌牵引	胸锁乳突肌松解
治疗					

笔者治疗肌性斜颈喜欢先行远端切口找到挛缩的肌腱,圈出挛缩的肌腱吊线后再行近端切口。再于远端切口将圈出的肌腱牵引以证明其近端松解彻底。再行远端肌腱松解术,逐层关闭切口。对年长儿童使用矫枉过正型颈围可助其纠正头部位置。理疗师监督下的牵引常有裨益,照镜子可帮助患儿认识到颈部的中立位置。近端切口常较隐蔽,远端切口愈合之后对外观无明显影响(图 23.3)。

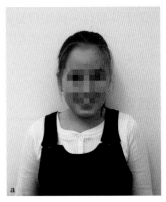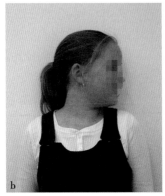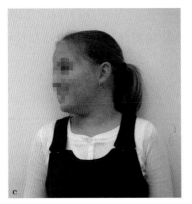

图 23.3　胸锁乳突肌松解后的效果。畸形得到矫正(a),颈部活动恢复(b),肌肉无残留挛缩,手术瘢痕也不明显(c)

参考文献

1. Williams CRP, O'Flynn E, Clarke NM, Morris RJ. Torticollis secondary to ocular pathology. *J Bone Joint Surg Br* 1996; **78**: 620–4.

2. Gupta AK, Roy DR, Conlan ES, Crawford AH. Torticollis secondary to posterior fossa tumors. *J Pediatr Othop* 1996; **16**: 505–7.

3. Factor SA, Lew MF, Trosch RM. Current and emerging treatments for cervical dystonia. *CNS Spectr* 2000; **5** (6 Suppl): S1–8.

4. Lehwald N, Krausch M, Franke C et al. Sandifer syndrome: A multidisciplinary and diagnostic challenge. *Eur J Pediatr Surg* 2007; **17**: 203–6.

5. Davids JR, Wenger DR, Mubarak SJ. Congenital muscular torticollis: Sequela of intrauterine or perinatal compartment syndrome. *J Pediatr Orthop* 1993; **13**: 141–7.

6. Cheng JC, Tang SP, Chen TM, Wong MW, Wong EM. The clinical presentation and outcome of treatment of congenital muscular torticollis in infants: A study of 1,086 cases. *J Pediatr Surg* 2000; **35**: 1091–6.

7. Brougham DI, Cole WG, Dickens DR, Menelaus MB. Torticollis due to a combination of sternomastoid contracture and congenital anomalies. *J Bone Joint Surg Br* 1989; **71**: 404–7.

8. Cheng JCY, Wong MWN, Tang SP et al. Clinical determinants of the outcome of manual stretching in the treatment of congenital muscular torticollis in infants. *J Bone Joint Surg Am* 2001; **83**: 679–87.

9. Cheng JC, Chen TM, Tang SP et al. Snapping during manual stretching in congenital muscular torticollis. *Clin Orthop Relat Res* 2001; **384**: 239–44.

10. Jones PG. *Torticollis in Infancy and Childhood.* Springfield, IL: Charles C Thomas, 1968.

11. Joyce MB, de Chalain TM. Treatment of recalcitrant idiopathic muscular torticollis in infants with botulinum toxin type a. *J Craniofac Surg* 2005; **16**: 321–7.

12. Burstein RFD, Cohen SR. Endoscopic surgical treatment for congenital muscular torticollis. *Plast Reconstr Surg* 1998; **101**: 20–4.

13. Cheng JC, Tang SP. Outcome of surgical treatment of congenital muscular torticollis. *Clin Orthop Relat Res* 1999; **362**: 190–200.

第二篇

脱位

24

发育性髋关节脱位

RANDALL LODER

概述

发育性髋关节发育不良（DDH）包含的病理范围非常广泛，可以是轻度的髋臼发育不良，直到青春后期或成人期可能还没有临床表现，也有可能很严重，出生时就表现僵硬性的全脱位并且不能复位。面对这种广泛的不同病理变化，骨科医生要具备广泛的相关知识去考虑诊断和治疗，同时也要与家长进行真诚的沟通。

以前，DDH被称为先天性髋关节脱位，现在有大量的证据显示大多数的髋关节在出生时并没有脱位[1]。由于这个原因现在用DDH这一术语。本章我们不讨论比较少见的畸形性髋关节脱位，它发生于胎儿早期，出生时就表现为僵硬性高位脱位，常常合并有某种综合征或其他先天性畸形或遗传性疾病（见第27章）。

处理的问题

确立诊断和鉴别新生儿髋关节不稳定、髋臼发育不良、髋关节半脱位和全脱位

由于累及的范围不同，对必要的治疗会产生深远的影响，这是处理的关键所在。完全性脱位比较容易诊断，新生儿髋关节不稳定或单纯性髋臼发育不良可能出现漏诊，除非刻意寻找髋关节发育不良的特殊征兆。

获得复位

新生儿髋关节不稳定要复位很简单。但是，一段时间后髋关节仍脱位和残留脱位，则说明有软组织阻碍，妨碍股骨头进入髋臼。这种情况包括横跨髋关

的肌肉挛缩，特别是髂腰肌和内收肌以及髋关节囊的中下部分挛缩（图24.1）。

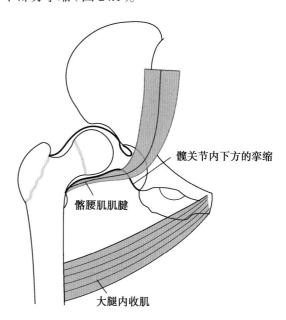

图24.1 发育性髋关节脱位患儿阻碍复位的结构

获得同心圆复位

尽管这一概念很简单，但确定能达到要求却很困难。由于长期目标是要获得一个完美的髋关节，首要条件就是要达到完美的同心圆复位。为了达到这一目的，很重要一点就是要认识妨碍同心圆复位的原因并想办法去除它。

小婴儿一般都能达到同心圆复位，此时软组织正在发育变化，一段时间后髋关节可能仍然脱位。当髋关节残留脱位时，圆韧带变厚变长，髋臼盂唇与关节囊粘连在一起翻入髋臼内，髋臼底部（丘枕部）的无骨性关节部位的纤维脂肪组织过度增生肥大，并且有横韧

带挛缩。这些结构的每一个都能成为妨碍同心圆复位的原因（图 24.2）。

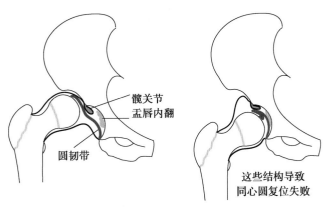

图 24.2 导致同心圆复位失败的因素

维持稳定的复位

这一概念看起来也很简单，但是实际上看起来髋关节复位非常满意的病例也可能再出现脱位或半脱位。如果髋关节不能保持复位，说明有某些原因没有纠正或处理好。重要的就是要意识到导致髋关节持续不稳定的因素是什么。这些因素包括髋关节上外侧关节囊的松弛，髋外翻，股骨前倾，髋臼发育不良和异常的髋臼内翻（图 24.3）。

避免并发症

DDH 并发症一般都与治疗有关，包括股骨近端生长紊乱和股骨头骨骺缺血性坏死。股骨近端生长紊乱可以导致肢体变短或如髋内翻及髋外翻之类的畸形；髋外翻畸形会导致伴随生长的进行性半脱位[2]。股骨头缺血性坏死会导致关节不匹配和继发性退行性关节炎[3,4]。

允许髋关节的正常生长和发育

早期同心圆复位有利于恢复髋臼的正常生长，多数情况下能够纠正髋臼发育不良，因此能够减少后期的骨盆截骨。股骨头骨化核的正常生长表明没有发生股骨近端生长紊乱或股骨头缺血性坏死。

治疗目标

- 获得同心圆复位
  要确保髋关节长期的正常功能，就必须要获得同心圆复位。复位时必须要有客观资料证实确保真正的同心圆复位。
- 维持髋关节的稳定
  必须要保证复位的稳定直到生长完成，患儿一直要随访至骨骼发育成熟以确保稳定。
- 刺激髋关节的正常生长发育
  获得同心圆复位使髋关节的应力重新分布，这样才能保证股骨头和髋臼重新塑形成正常的关键。
- 防止并发症
  特别是避免股骨近端的血供损害。

治疗选择

髋关节支具

硬质支具

在世界各地有各种髋关节外展支具。包括 Craig、

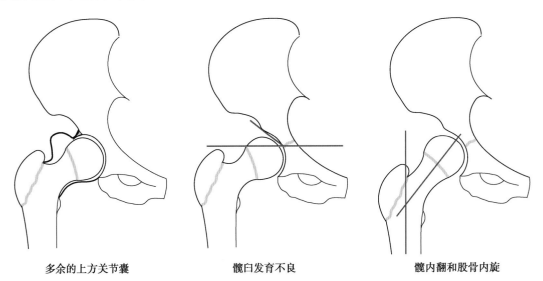

图 24.3 发育性髋关节脱位髋关节复位后发生持续不稳定的因素

von Rosen 和 Frejka 支具[5,6]。

Pavlik 吊带

对大多数小于 4 个月的患儿推荐使用 Pavlik 吊带（图 24.4）。对于 Ortolani 征或 Barlow 征阳性的髋关节不稳定患儿是最佳的治疗。对于年龄较大的孩子可能不适合 Pavlik 吊带（如大于 6 个月），因为需要固定较长的时间。一旦患儿开始翻身和爬行，用简单的 Pavlik 吊带来维持复位就会非常困难。

对于那些体检时不能复位的（Ortolani 征阴性）患儿，也可以使用 Pavlik 吊带，但必须在密切监护下使用。使用吊带后必须在 1~2 周内再次检查证实其复位情况，不但从临床上证实还要从影像学证实（如髋关节超声检查或 X 线检查）。如果用吊带 2~4 周还不能复位，则必须放弃吊带治疗而选择其他治疗方法[7,8]。

Pavlik 吊带治疗的陷阱包括：不能获得复位和不能维持复位，由于合并髋臼后缘发育差和不稳定的病理基础；股神经麻痹；向下或向闭孔处脱位；股骨头缺血性坏死[9,10]。股骨头向后半脱位时间较长

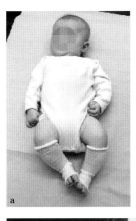
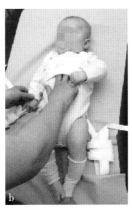
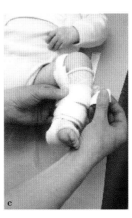
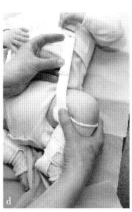
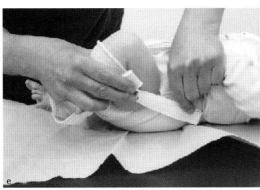
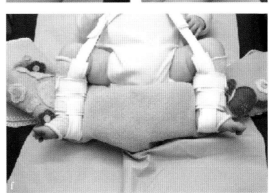
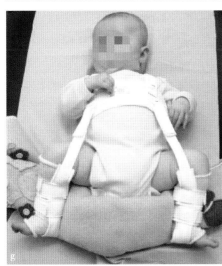
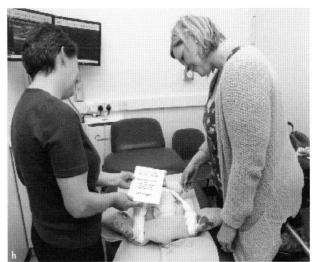

图 24.4 Pavlik 吊带用于小于 4 个月的髋关节发育不良的婴儿。髋关节保持在屈曲外展位。如图所示吊带的应用程序（a~g）。要向母亲交代吊带的使用（h）

会导致髋臼后缘发育差；这是由于股骨头压于髋臼后缘导致髋臼后缘凹陷，使髋臼变浅（类似于茶碟而不是茶碗）[11]。过度屈曲会出现股神经麻痹。由于这个原因，用 Pavlik 吊带的患儿要进行反复随诊来检查复位情况（每 2~3 周复查一次），评价用 Pavlik 吊带的舒适性，并且记录膝关节主动伸直活动情况。过度屈曲可能使向下闭孔位再脱位的发生率增加，这在复查时的照片中可以发现。过度外展固定常会是股骨头缺血性坏死率增大，但这种情况可能在停用 Pavlik 吊带后几个月还没有表现（股骨头骨化核不出现或延迟出现，股骨头骨化核不规则，迟发性生长板栓系导致出现进行性髋外翻或髋内翻畸形）。

闭合复位和髋人字形石膏固定

如果用 Pavlik 吊带失败，或患儿年龄太大，或活动多不适合使用 Pavlik 吊带，就应该采用全麻下轻柔的闭合复位，髋人字形石膏固定作为下一个选择。该复位要用关节造影来证实，确保真正的复位，没有明显的阻碍物影响完全性复位。[12]

检查髋关节，一旦获得稳定性复位。将髋关节屈曲 90° 位，保持最大的外展角度并做好记录。然后缓慢地将髋关节内收，出现再次脱出的角度做好记录。从外展最大角度到发生再次脱位之间的运动弧就称为"安全区"。安全区的弧度越大，髋关节越稳定。在安全区范围内，通过髋关节中立位，内旋位和外旋位活动来评价髋关节复位最稳定的位置。

如果外展角度小于 60°，复位仍稳定就行髋人字形石膏固定，脚趾要伸出石膏外。髋关节至少要屈曲 90°，外展大概 45°，尽可能保持接近旋转中立位固定。髋人字形石膏必须要有记录。用 CT 扫描、B 超或 MRI 影像学资料来记录复位情况。

内收肌切断闭合复位

有些病例闭合复位时发现内收肌紧张可能妨碍复位。行经皮内收肌腱切断可能有助于复位。大多数 6~18 个月的患儿都有指征行闭合复位，内收肌切断加髋人字石膏固定。[13]

一旦获得满意的复位，如上所述进行髋人字石膏固定。

切开复位

如果有下列情况就需要进行切开复位：①闭合复位失败；②闭合复位后髋关节仍然不稳定；③闭合复位后，髋关节要保持极大的外展位或内旋位才能获得稳定的病人；④如果达不到同心圆复位。

切开复位必须要处理所有阻碍稳定的障碍物，达到同心圆复位。小于 1 岁的患儿切开复位可以采用内侧入路或前侧入路。如果有盂唇内翻，关节内脂肪充填或粗大的圆韧带就禁忌采用内侧入路，因为从内侧入路不能很好地处理这些障碍物。大于 1 岁的患儿就要采用前侧入路。

股骨截骨

为了获得稳定的复位，可能必须行不同方式的股骨截骨。如果只想进行股骨短缩或旋转，采用股骨转子下截骨或转子间截骨都可以；如果要进行内翻截骨就要行转子间截骨。转子下截骨用动力加压钢板进行固定，转子间内翻截骨用角钢板或动力髋固定。

内翻截骨

如果只能增加外展才能使髋关节保持稳定，就需要行内翻截骨。

反向旋转截骨

如果切开复位以后，需要加大内旋才能使复位稳定说明股骨前倾角增大，就有反向去旋转截骨的指征。反向去旋转截骨纠正股骨前倾，减少手术后石膏固定时下肢的极度内旋位。这也能降低股骨头缺血性坏死的发生率。

内翻去旋转截骨

如果要外展和内旋才能维持髋关节稳定，就需要行内翻去旋转截骨。

股骨短缩

对于大年龄患儿，必须行股骨短缩截骨才能确保髋关节复位。如果髋关节脱位太高，要想获得复位就必须大力进行纵向牵引，使得张力增加，复位不稳定，此时必须要行股骨短缩截骨[14]。

股骨短缩截骨降低了股骨头的应力，降低了股骨头缺血性坏死的风险[15-17]。

髋臼发育不良的纠正

髋臼发育不良或者髋臼对股骨头的覆盖不充分可能有三个原因：①髋臼虽然有足够的包容能力，但有朝向异常；②髋臼可能太大使得股骨头向外骑跨而出现覆盖不好；③髋臼相对于股骨头可能太小（图 24.5）。对这三种问题的每一种手术解决方案都有设计。[18]

改变髋臼方向的截骨（容积不变）

所有改变髋臼方向截骨的一个基本先决条件是首先要获得同心圆复位。

改变髋臼方向而容积不变的截骨有 Salter 髂骨截骨，Sutherland 双重髂骨截骨，Steel 或者 Tönnis 三联截骨，旋转（如 Eppright）和 Ganz 髋臼周围截骨。

当患儿长大，由于 Salter 截骨的铰链点（坐骨切迹和耻骨联合）距髋臼较远，获得的覆盖较少。对于年龄较大的患儿，截骨的铰链或旋转点越靠近髋臼所获得的覆盖越好。截骨旋转点越靠近髋臼就越能获得更大的覆盖（图 24.6）。

Salter 截骨

沿坐骨切迹至髂前下棘截骨并且以耻骨联合和坐骨切迹为轴进行旋转（图 24.6a）。

双重截骨

沿坐骨切迹至髂前下棘并联合耻骨截骨，以耻骨和坐骨切迹为轴进行旋转（图 24.6b）。

骨盆三联截骨

沿坐骨切迹至髂前下棘以及坐骨支和耻骨支进行截骨，以耻骨和坐骨切迹为轴进行旋转（图 24.6c）。

Ganz 伯尔尼髋臼周围截骨

通过耻骨、髂骨和坐骨进行截骨，可以使髋臼作大范围的再定位；这是唯一的在髋臼 Y 形软骨闭合后还能进行的手术（图 24.6d）。

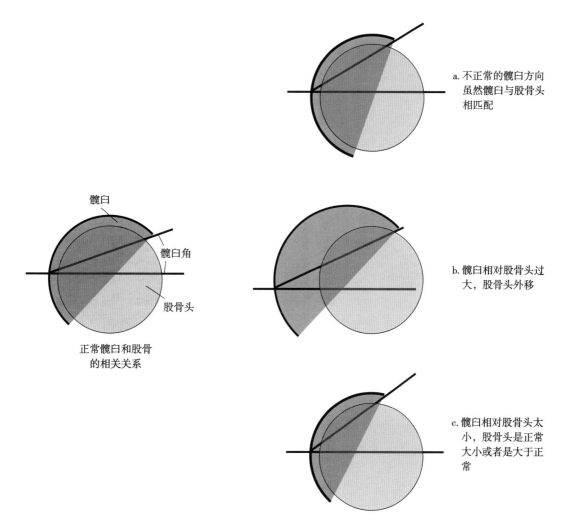

图 24.5　髋臼发育不良可归纳为三种情况：髋臼的方向发生改变，使股骨头不能获得充分的覆盖（a）；髋臼可能太大和变浅，股骨头能向近端和外侧骑跨移位（b）；髋臼可能太小，不能完全覆盖住股骨头（c）

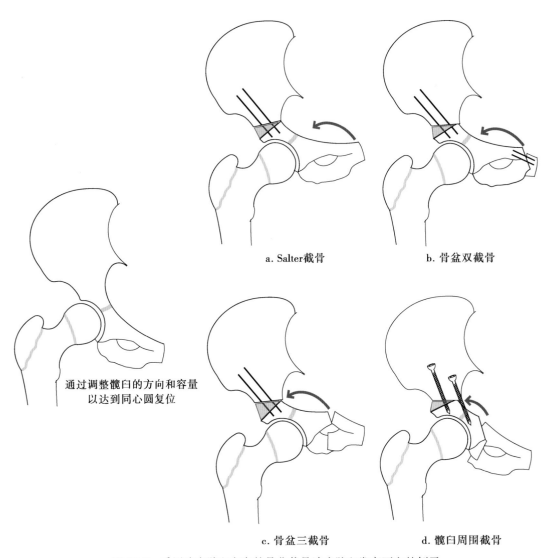

通过调整髋臼的方向和容量
以达到同心圆复位

a. Salter截骨   b. 骨盆双截骨

c. 骨盆三截骨   d. 髋臼周围截骨

图 24.6 采用改变髋臼方向的骨盆截骨治疗髋臼发育不良的例子

增加髋臼容积的手术

增加髋臼容积的手术有各种造架手术,如 Staheli 髋臼延伸术和日本式臼顶成形术(Japanese tectoplasty)(图 24.7)。这些手术通过在股骨头未覆盖部分进行植骨来增加股骨头的覆盖。Chiari 骨盆截骨手术是通过髋臼移位形成一个骨性"顶架",改善股骨头的覆盖。毕竟这些手术新顶盖下面没有关节软骨内衬,只有关节囊间置于股骨头和顶盖之间。

Staheli 髋臼延伸术

一种髋臼外侧增大的方法,在髋关节囊和股直肌的反折头之间植入皮质骨条;该手术不改变髋臼方向或不形成铰链,是一种补救性截骨(图 24.7e)。

日本式髋臼顶成形术

骨近端为蒂,将髂骨外侧骨皮质掀起形成一个皮质骨瓣,掀起的骨瓣直达髋关节囊的边缘,在骨瓣下植骨

来抬高骨瓣。创造一个向外延伸的髋臼顶(图 24.7f)。

Chiari 截骨

股直肌反折头和髋关节囊之间的平面进行完全性髂骨截骨,后方到坐骨切迹,前方到髂前下棘;向头侧成 10°~15°。将截骨远端相对于截骨近端向内侧移位(图 24.7g)。

减少髋臼容积的手术

Pemberton 截骨

是一种不完全性截骨,从髂前上棘和髂前下棘之间等距离处的髂骨外侧开始截骨,平行于关节囊走行,止于 Y 形软骨的髂骨坐骨支(图 24.8a)。通过控制内侧切开相对于外侧切开的位置可以选择外侧覆盖与前方覆盖的量(一般给予前方覆盖,其次给予更多地外侧覆盖)。

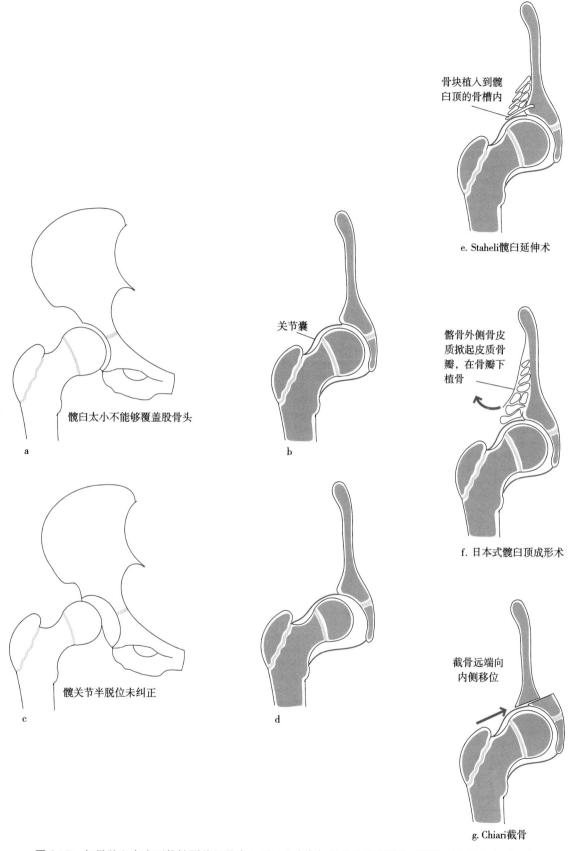

图 24.7 如果髋臼太小不能够覆盖股骨头（a 和 b）或者如果髋关节半脱位不能够完全复位（c 和 d），就需要行增加髋臼容积手术。这些手术（e~g）能增加股骨头的骨性覆盖并且有关节囊作为内衬

Dega 截骨

是一种在 Y 形软骨的上方,以髂骨为铰链的不完全性髂骨截骨(图 24.8b)。

制订治疗计划时需要考虑的因素

患儿的年龄?

如果决定复位或想要进行复位治疗,如果已经做过复位手术,选择什么样的复位治疗方法,此时,患儿的年龄因素是非常重要的。随着患儿年龄增大,治疗的方法变化很大。

产生不稳定、发育不良、半脱位或脱位的病理是什么?

这个考虑也是非常重要的,随着患儿年龄的增长,

其潜在的病理性质也发生变化,治疗也就相应的有所不同。

是单侧脱位还是双侧脱位?

双侧脱位的患儿常常比单侧脱位的患儿诊断要晚。由于双侧脱位是对称的,而一定的外展髋关节也能复位,因此不容易注意有脱位。对于年龄较大的患儿,一侧髋关节重建手术需要好几个月才能愈合和康复,再允许行对侧髋关节的治疗。因此,双侧髋关节脱位的治疗时间可能不够,因为治疗要抢在儿童髋关节发育最快的阈值年龄之前完成复位手术,而不是先行考虑防止髋关节退行性变的手术。许多作者不推荐对大于 6 岁的双侧脱位患儿进行复位手术,但对于 8 岁的单侧脱位患儿仍行复位手术。

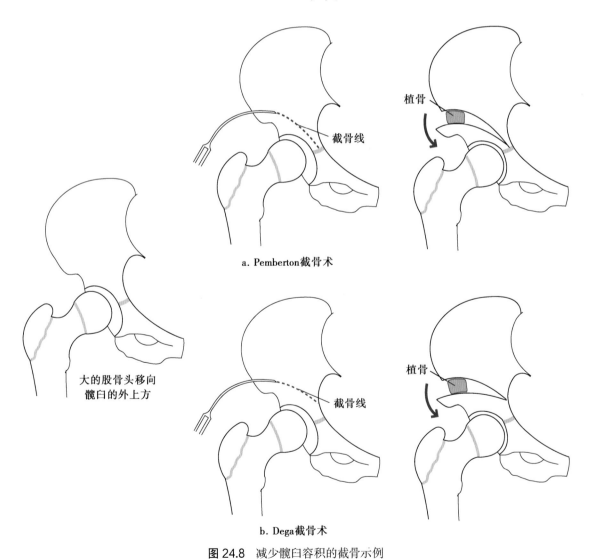

大的股骨头移向髋臼的外上方

截骨线

植骨

a. Pemberton截骨术

截骨线

植骨

b. Dega截骨术

图 24.8　减少髋臼容积的截骨示例

阻止复位的障碍是什么?

如果必须做切开复位,确定做哪种类型的手术,采用哪个入路(内侧还是前侧)是很重要的。如果 X 线显示髋臼底的充填突出较小而没有其他障碍物,选择单纯性闭合复位可能就足够。相反,如果有关节盂唇内翻或髂腰肌腱卡压或髋臼横韧带阻挡就需要切开复位。紧张的髋臼横韧带可以通过内侧入路进行处理,但关节盂唇内翻只能通过前侧入路进行处理。

Y 形软骨是开放的还是闭合的?

对于选择骨盆截骨这也很重要。Pemberton 和 Dega 截骨只能在 Y 形软骨仍然开放时进行。Ganz 髋臼周围截骨只能在 Y 形软骨闭合以后进行。

相当于髋臼来说股骨头是偏小、正常还是偏大?

当选择骨盆截骨时,这也是非常重要的,牵涉到采用髋臼容积不变的截骨还是选择容积缩小或容积扩大的截骨。

髋臼发育不良的位置和程度是什么?

当要确定做骨盆截骨和股骨截骨时,这很重要。对于小年龄患儿(18 个月到 8 岁),如果只做简单的股骨外展内旋,前后位 X 线片就显示股骨头中心复位非常满意,有或没有股骨内翻,只要做一个简单的改变髋臼方向的截骨就能够获得适当的覆盖。对于大年龄患儿,必须要搞清楚通过外展内旋位片,股骨头是否能够达到同心圆复位,如果与对侧髋关节比较,剩余的髋臼发育不良明显(髋臼指数或 Sharp 角的增加 >10°),就必须考虑做更复杂的髋臼截骨术(如三联截骨和 Ganz 髋臼周围截骨)。

对于年龄较大的青少年和成人,可能有明显的前方无覆盖,而标准前后位片可能注意不到。此时侧位产生假象,用 Lequense 前 CE 角测量可以证实,以此来指导截骨选择,必须要解决前方的覆盖范围。[19]

治疗推荐

DDH 患儿的治疗大纲见表 24.1~ 表 24.4,并简单总结如下。

表 24.1 小于 4 个月的 DDH 患儿的治疗大纲

适应证		
髋关节 Ortolani 试验能复位	髋关节 Ortolani 试验不能复位	Pavlik 吊带治疗效果不好(如长期不稳定,或髋臼发育差,或不能复位)
1　全天使用 Pavlik 吊带或其他支具 + 2　监测髋臼发育的改善情况(Graf 的 β 角减小和 α 角增大) 和 监测髋关节临床稳定性的改善 + 3　髋关节稳定后停用吊带 + 4　随访到骨骼发育成熟 或 ● 如果 6 周髋关节还不稳定 ● 6 周后髋臼还没有明显发育 按第 3 列的方案处理	全天使用 Pavlik 吊带或其他支具 + 监测 1~2 周确定已经复位 + 如果已经复位,按第 1 列 2,3,4 项进行处理 或 如果 2 周没有复位,按第 3 列进行处理	用 Pavlik 吊带升级到半硬性外展支具 或 麻醉下检查并按表 24.2 闭合复位髋人字石膏处理大纲进行处理
治疗		

表 24.2　4~18 个月的 DDH 患儿的治疗大纲

适应证			
麻醉下检查髋关节可复位 + 在中立位复位稳定	麻醉下检查髋关节可复位 但是 内收肌紧张	麻醉下检查髋关节可复位 但是 非常不稳定（安全区小） 或 极度外展或内旋位髋关节才能 稳定 或 关节造影显示没有达到同心圆 复位	麻醉下检查髋关节不能复位, 甚至内收肌腱切断后也不能复 位
做髋关节造影证实是否同心圆 复位 + 髋人字石膏 + CT/MRI 检查再次证实是否同 心圆复位 + 每隔 6 周换一次石膏直到髋关 节稳定 + 随访直到骨骼成熟	内收肌腱切断 + 闭合复位 + 做髋关节造影证实是否同心圆 复位 + 髋人字石膏 + CT/MRI 检查再次证实是否同 心圆复位 + 每隔 6 周换一次石膏直到髋关 节稳定 + 随访直到骨骼成熟	切开复位 + 6~12 周的髋人字石膏 + 随访直到骨骼成熟	关节造影检查影响复位的阻碍 原因 + 切开复位 + 6~12 周的髋人字石膏 + 随访直到骨骼成熟
治疗			

表 24.3　18 个月到 8 岁 DDH 患儿治疗大纲

所有患儿都有切开复位的指征 + 以下为股骨截骨的指征		
股骨截骨适应证		
复位稳定于:中立位 无过度紧张（很罕见的情况）	只有在下列情况复位才稳定 （a）内旋位 或 （b）外展位 或 （c）外展内旋位	所有影响复位的软组织松解后,髋关节复 位还相当困难
切开复位,不做股骨截骨	切开复位结合股骨截骨适应证 如果（a）去旋转截骨 如果（b）内翻截骨 如果（c）内翻去旋转截骨	股骨短缩 ± 根据第 2 列的指征所示进行股骨内翻去 旋转截骨
如果 X 线证实有髋臼发育不良按表 24.4 所示治疗		
治疗		

表 24.4　髋臼发育不良的治疗

适应证					
18 个月 ~6 岁		6 岁 ~ 骨骼成熟		骨骼成熟	
同心圆复位 + 髋臼大小正常	同心圆复位 + 髋臼大	同心圆复位 + 髋臼大小正常	不可能获得同心圆复位 或 髋臼小	同心圆复位	不可能获得同心圆复位 或 髋臼小
Salter 截骨	Pemberton 或 Dega 截骨	Salter（到 8 岁） 或 Steel 或 Tonnis 截骨	造架术 或 Chiari 截骨	Steel 或 Tonnis 或 Ganz 截骨	Chiari 截骨
治疗					

髋关节半脱位和脱位

年龄：小于 4 个月

查 Ortolani 征或 Barlow 证阳性，证实髋关节不稳定的患儿，推荐使用 Pavlik 吊带。使用吊带 1~2 周后，复查临床检查和超声检查，[20]记录稳定性和髋臼发育的改善情况。髋臼发育能够用超声检查进行量化（图 24.9）。超声检查测量两个角度（髋臼骨性顶角或 α 角，髋臼软骨顶角或 β 角）。α 角大于 60° 和 β 角小于 55° 提示髋臼发育正常。使用吊带 6 周，如果复位满意，此时髋关节应该稳定并且髋臼发育已经接近正常（图 24.10）。[21]

如果 Pavlik 吊带治疗失败或患儿太大或太好动，就要进行轻柔的闭合复位和髋人字石膏固定。如果需要过度外展才能满意复位，就要做内收肌腱切断。

如果复位仍然不稳定，就需要进行切开复位髋人字石膏固定（图 24.11）。作者喜欢行前侧手术入路，所有切开复位都采用前侧入路。作者对所有切开复位的患儿还常规做关节囊紧缩缝合以增加稳定性，尽管有些作者不认为关节囊紧缩是手术的关键。任何复位手术后都要包髋人字石膏固定，必须要透视证实和维持复位（图 24.11d）。

年龄：4~18 个月

最初做关节造影，闭合复位，内收肌腱切断和髋人字石膏固定。如果不能复位或不稳定，就要做切开复位。很少需要做股骨短缩同时行或不行旋转截骨。无论是闭合复位或切开复位及髋人字石膏固定，复位后都要做 CT 扫描以证实复位情况。

年龄：18 个月 ~8 岁

切开复位，股骨和骨盆截骨和髋人字石膏固定是选择的治疗[15-17, 22-25]。不需要术前牵引。对于幼儿（典型的小于 3 岁），采用粗隆下股骨截骨（图 24.12）。对于大龄患儿，采用粗隆间截骨并用角钢板固定，有利于增加内翻。

年龄：8 岁 ~ 青春期中期

对于这些患儿，除非特殊情况，一般只观察，不建议做髋关节复位手术。

年龄：青春期中期 ~ 成人

再一次说明，对这些患儿只观察而不建议做髋关节复位。

仅残留髋臼发育不良（无论是原发性或以前复位后残留）

如果髋臼宽大，则选择 Pemberton 骨盆截骨术。

如果关节是复位的，而髋臼的容积相对于股骨头较小，就要行改变髋臼方向的骨盆截骨术（最常用的是 Salter 截骨术），建议同时做股骨截骨。如果患儿小于 4 岁残留有髋臼发育不良和半脱位，只做股骨近端内翻截骨就行[26]。对于同时行 Salter 骨盆截骨和股骨旋转截骨的患儿必须给予特殊的护理和关照。Salter 截骨改善前方的覆盖而牺牲后方的覆盖。如果行 Salter 截骨的同时，为纠正股骨前倾角而做股骨过度旋转，就可能发生后脱位，发生这种情况是非常讨厌的事情。

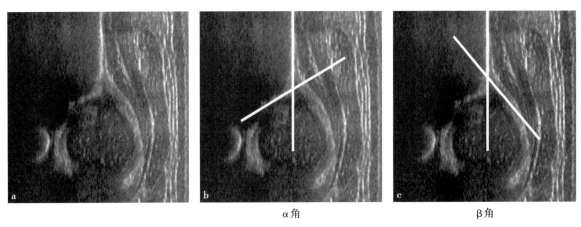

图 24.9 新生儿髋关节超声影像显示这些角度的测量以及对髋臼发育的评价

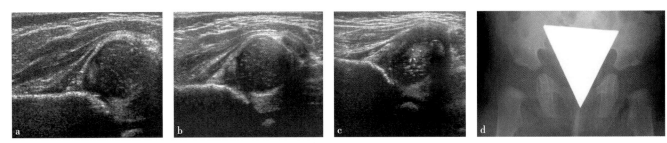

图 24.10 这是一例 6 周的女孩,Ortolani 征(+),右髋关节脱位。超声证实右髋脱位(a)。使用吊带以后,即使临床检查感觉已经复位,超声检查证实为不完全复位(b);继续用 Pavlik 吊带 2 周后,髋关节完全复位(c),但仍有髋臼发育不良,Graf α 角小。5 个月时照前后位骨盆正位片证实双髋关节复位,双侧股骨头骨化核早期出现,髋臼指数两侧相等(d)

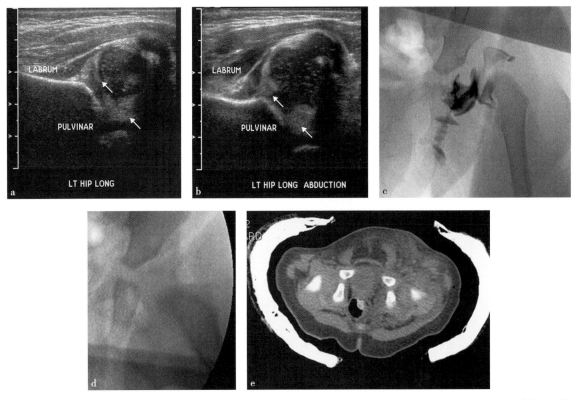

图 24.11 6 周大的女孩,Ortolani 征(+),髋关节脱位,非常不稳定。由于有关节盂唇内翻和髋臼丘部填塞,髋关节不能复位(a),甚至加大外展也不能复位(b)。10 周时做关节造影检查证实盂唇内翻(c)。需行切开复位(d)。注意股骨头的轮廓线模糊,由于切开复位后有残留造影剂的对比。切开复位后 CT 扫描证实复位维持(e)

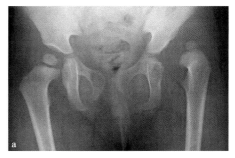
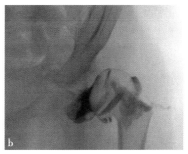
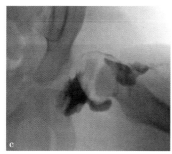
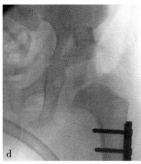
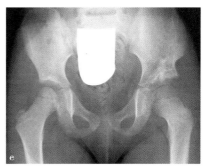

图 24.12　新诊断的 1 岁 10 个月的 DDH 患儿（a）。由于盂唇增生不可能闭合复位而需要做切开复位（b 和 c），股骨短缩和 Pemberton 截骨（d），用短缩的股骨骨块进行 Pemberton 截骨的植骨。3 岁 10 个月时的 X 线片证实复位维持，Shenton 线连续，髋臼塑形良好（e）。轻度的股骨头增大提示有缺血性坏死的表现

超过 8~10 岁的患儿，Salter 骨盆截骨手术通常都不能做，而要做 Steel 截骨或改良 Tonnis 截骨。如果 Y 形软骨已经闭合，还有明显的髋臼发育不良，建议做 Ganz 髋臼周围截骨。髋臼周围截骨必须由有专业知识和经验的外科医师来完成。

青少年的无症状的轻度髋臼发育不良而没有半脱位（如 CE 角 <20°、早期眉状硬化等），这些患儿需要做很大的手术进行重建，作者建议如果不出现症状就不进行干预。

参考文献

1. Ilfeld FW, Westin GW, Makin M. Missed or developmental dislocation of the hip. *Clin Orthop Relat Res* 1986; **203**: 276–81.

2. Campbell P, Tarlow SD. Lateral tethering of the proximal femoral physis complicating the treatment of congenital hip dysplasia. *J Pediatr Orthop* 1990; **10**: 6–8.

3. Malvitz TA, Weinstein SL. Closed reduction for congenital dysplasia of the hip. *J Bone Joint Surg Am* 1994; **76**: 1777–92.

4. Cooperman DR, Wallenstein R, Stulberg SD. Post-reduction avascular necrosis in congenital dislocation of the hip. *J Bone Joint Surg Am* 1980; **62**: 247–58.

5. Wilkinson AG, Sherloc, DA, Murray GD. The efficacy of the Pavlik harness, the Craig splint and the von Rosen splint in the management of neonatal dysplasia of the hip. *J Bone Joint Surg Br* 2002; **84**: 716–619.

6. Atar D, Lehman WB, Tenenbaum Y, Grant AL. Pavlik harness versus Frejka splint in treatment of developmental dysplasia of the hip: Bicenter study. *J Pediatr Orthop* 1993; **13**: 311–313.

7. Harding MGB, Harcke HT, Bowen JR, Guille JT, Glutting J. Management of dislocated hips with Pavlik harness treatment and ultrasound monitoring. *J Pediatr Orthop* 1997; **17**: 189–98.

8. Swaroop VT, Mubarak. Difficult-to-treat Ortolani positive hip: Improved success with new treatment protocol. *J Pediatr Orthop 2009*; **29**: 224–230.

9. Mubarak S, Garfin S, Vance R, McKinnon B, Sutherland D. Pitfalls in the use of the Pavlik harness for treatment of congenital dysplasia, subluxation, and dislocation of the hip. *J Bone Joint Surg Am* 1981; **63**: 1239–48.

10. Lerman JA, Emans JB, Millis MB *et al*. Early failure of Pavlik harness treatment for developmental hip dysplasia. *J Pediatr Orthop* 2001; **21**: 348–53.

11. Jones GT, Schoenecker PT, Dias LS. Developmental hip dysplasia potentiated by inappropriate use of the Pavlik harness. *J Pediatr Orthop* 1992; **12**: 722–6.

12. Forlin E, Choi IH, Guille JT, Bowen JR, Glutting J. Prognostic factors in congenital dislocation of the hip treated with closed reduction. *J Bone Joint Surg Am* 1992; **74**: 1140–52.

13. Vitale MG, Skaggs DL. Developmental dysplasia of the hip from six months to four years of age. *J Am Acad Orthop Surg* 2001; **9**: 401–11.

14. Zadeh HG, Catterall A, Nejad-Hashemi A, Perry RE. Test of stability as an aid to decide the need for osteotomy in association with open reduction in developmental dysplasia of the hip. *J Bone Joint Surg Br* 2000; **82**: 17–27.

15. Williamson DM, Glover SD, Benson MKDA. Congenital dislocation of the hip presenting after the age of three years. *J Bone Joint Surg Br* 1989; **71**: 745–51.

16. Ryan MG, Johnson LO, Quanbeck DS, Minkowitz B. One-stage treatment of congenital dislocation of the hip in children three to ten years old. *J Bone Joint Surg Am* 1998; **80**: 336–44.

17. Galpin RD, Roach JW, Wenger DR, Herring JA, Birch JG. One-stage treatment of congenital dislocation of the hip in older children, including femoral shortening. *J Bone Joint Surg Am* 1989; **71**: 734–41.

18. Gillingham BL, Sanchez AA, Wenger DR. Pelvic osteotomies for the treatment of hip dysplasia in children and young adults. *J Am Acad Orthop Surg* 1999; **7**: 325–37.

19. Clohisy JC, Barrett SE, Gordon JE, Delgago ED, Schoenecker PL. Periacetabular osteotomy for the treatment of severe acetabular dysplasia. *J Bone Joint Surg Am* 2005; **87**: 254–9.

20. Song KM, Lapinsky A. Determination of hip position in the Pavlik harness. *J Pediatr Orthop* 2000; **20**: 317–19.

21. Wientroub S, Grill F. Ultrasonography in developmental dysplasia of the hip. *J Bone Joint Surg Am* 2000; **82**: 1004–18.

22. Schoenecker PL, Strecker WB. Congenital dislocation of the hip in children: Comparison of the effects of femoral shortening and of skeletal traction in treatment. *J Bone Joint Surg Am* 1984; **66**: 21–7.

23. Salter RB. Innominate osteotomy in the treatment of congenital dislocation and subluxation of the hip. *J Bone Joint Surg Br* 1961; **43**: 518–39.

24. Lindstrom JR, Ponseti IV, Wenger DR. Acetabular response after reduction in congenital dislocation of the hip. *J Bone Joint Surg Am* 1979; **61**: 112–18.

25. Harris NH. Acetabular growth potential in congenital dislocation of the hip and some factors upon which it may depend. *Clin Orthop Relat Res* 1976; **119**: 99–106.

26. Schoenecker PL, Anderson DJ, Capelli AM. The acetabular response to proximal femoral varus rotational osteotomy. *J Bone Joint Surg Am* 1995; **77**: 990–97.

25

麻痹性髋关节脱位：脑瘫

BENJAMIN JOSEPH

概述

髋关节半脱位及脱位在脑瘫儿童中较为常见。髋关节发育异常的诊断理论上应该越早越好，这样可以阻止髋关节由半脱位进展至脱位。但这些也仅出现在那些经常动态监测髋关节是否出现脱位指征的脑瘫患儿身上[1-3]。骨盆后前位片（图25.1）上的股骨头偏移百分比的测量可以供医生用以评估髋关节半脱位的严重程度[4]。

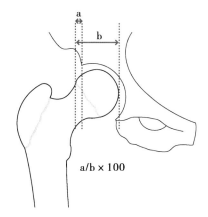

$a/b \times 100$

图 25.1 Reimer 股骨头偏移百分比的测量可以用于评估髋关节半脱位的程度

髋关节发育不良出现的概率因脑瘫累及的范围不同而不同，髋关节脱位最常发生于全累及型患儿，而在双侧瘫患儿中出现明显少些，在偏瘫的患儿更少[5]。髋关节脱位的发生率与粗大运动功能密切相关。GMFCS 1级的患儿髋关节发育不良的概率为0%而GMFCS 5级的患儿髋关节发育不良的概率为90%[6]。

髋关节脱位的并发症在不同脑瘫患儿中也有较大的差异。在双侧瘫患儿中，髋关节脱位可以导致患儿失去行走能力。而对于全累及型患儿，髋关节脱位则会导致痛性关节炎的形成，坐下困难以及个人卫生问题[7]。并且如果他们有髋关节脱位，则更容易出现脊柱侧凸，尽管这两者之间的因果关系还未得到证实。

处理的问题

内收肌和髂腰肌的持续痉挛

在不同类型的脑瘫中，髋关节脱位的原发原因均为内收肌和髂腰肌的持续痉挛。

肌力失平衡

持续的痉挛导致屈肌肌群和伸肌肌群之间以及内收肌和外展肌的肌力失衡。髋关节因此趋于维持在内收和屈曲位。

屈曲和内收位挛缩

内收肌和髂腰肌的不可控制性痉挛导致髋关节的主动外展和伸直进行性受限，最终形成内收屈曲挛缩畸形。

髋外翻和前倾

髋外翻、股骨头外翻和股骨前倾导致了髋关节的易半脱位倾向（图25.2）[8]。

髋臼窝的全窝缺损

髋臼窝不能正常发育。与发育性髋关节脱位特征性的前外侧缺损的髋臼窝不同的是，在脑瘫中，髋臼窝是全窝缺损，因此，髋关节可以出现前脱位、后脱位及向上脱位[9]。

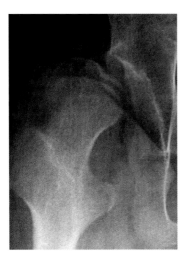

图 25.2 可行走双侧瘫患儿的严重髋关节半脱位的影像学结果，可看到髋外翻、股骨前倾及髋臼窝发育不良

关节软骨面磨损

一旦髋关节维持脱位状态的时间较长，关节面软骨会出现磨损（图 25.3），髋关节出现疼痛。

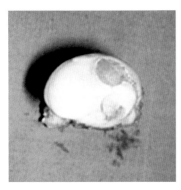

图 25.3 疼痛性髋关节脱位的青少年脑瘫患儿切除的股骨头，可见大面积关节面软骨磨损

治疗目标

● 阻止髋关节半脱位和脱位

对于年幼的早期半脱位患儿，阻止髋关节脱位相对容易，因为股骨及髋臼窝的骨骼适应性改变尚未形成。这时治疗的目的是减轻屈髋肌和内收肌的痉挛状态并阻止这些肌肉出现挛缩。

● 如髋关节无疼痛则复位脱位的髋关节及阻止髋关节再脱位

如果髋关节有重度半脱位或脱位，评估是否髋关节出现疼痛十分必要。如果髋关节无疼痛，则说明髋关节软骨还未出现磨损，需要对髋关节进行同心圆复位并阻止其再脱位。这些可以通过松解挛缩的软组织、重建肌力平

衡、纠正髋外翻、股骨前倾及髋臼发育不良等方法完成。

为了复位髋关节，需要松解挛缩的软组织。为阻止再脱位，需要重建肌力平衡，颈干角及前倾角均需减小，髋臼窝需加深[10]。

● 如果髋关节疼痛，需缓解疼痛

如果髋关节已出现脱位一段时间并且出现疼痛，治疗的主要目的是缓解疼痛。如果股骨头的关节软骨已磨损，即使复位髋关节也不会缓解疼痛，因此需避免做类似的尝试[11, 12]。

治疗选择

减少内收肌及髂腰肌痉挛的选择

牵伸训练和合适的姿势训练

不管其他任何类型的治疗是否已经开始，牵伸训练和合适的姿势训练都是必不可少的。

肌肉神经阻滞

肌肉神经阻滞仅适用于没有出现挛缩的肌肉（详见第 61 章）。

闭孔神经切断术

闭孔神经切断术曾风行一时，但最好不要采用，因为术后可能会出现髋外展畸形[12]。

重建肌力平衡的选择

肌肉失平衡可以通过降低内收肌和屈髋肌的力量并增加外展肌和伸髋肌群的力量得以改善。减低内收肌力量可以通过从起点松解，内收肌起点移位至坐骨火星闭孔神经切断术。

内收肌松解

将内收长肌和股薄肌于耻骨上起点处松解，有时对于很严重的髋内收患儿需要松解内收短肌。

内收肌移位

将内收肌从耻骨上松解并将其起点向后转移至坐骨上。该术式的原理是将内收肌的力量降低同时增加髋关节伸展的力量。

闭孔神经切断术

对于不能行走的严重痉挛患儿需分离辨别闭孔神

经前支,尽管如此,由于过多降低内收肌力量,需时刻警惕髋外展畸形的形成。

髂腰肌小转子处松解

髂腰肌可从小转子处松解以降低屈髋肌力,该术式仅适合不能行走患儿,因其过多降低屈髋肌力因此应避免用于可行走患儿。

髂腰肌骨盆缘处松解

对于可行走患儿可于骨盆缘处松解腰大肌而不松解髂肌。

改善髋外展力量

在超荷的内收肌力得到有效减弱并接受了合适的物理治疗后,髋关节外展力量会得到改善。另一个选择是将髂腰肌转位以增加外展肌力。

髋外翻及股骨前倾角的纠正

髋外翻及股骨前倾角的角度如果较小,在肌肉平衡得到重建后会有自发改善。角度更大更严重的结构异常可能需行转子下股骨内翻去旋转截骨术。

髋臼发育不良的纠正

如先前所提,髋臼为全窝缺损,因此重新调整髋臼风险较大。如行髋臼调整术改善一侧的髋臼覆盖情况,则另一侧的覆盖情况则会更差。因此手术应限制在可以加深髋臼或者减少髋臼容积的手术(详见第24章)。这些手术包括 Staheli 髋臼延伸术[13]、造盖手术以及 Dega 或者 Pemberton 截骨术。

缓解疼痛

一旦髋关节出现疼痛,有必要弄清楚疼痛是否源自关节软骨面损害。尽管术前影像学可以提供一些大概的评估,但关节面损伤的确切范围需要在手术时才能确认。

如果存在有大面积的软骨磨损,髋关节复位不能缓解疼痛,可以尝试采取以下方法。

股骨近端切除

该术式由 Castle 和 Schneider 提出[14],包括小转子下方的骨膜外切除股骨近端。髋关节囊及外展肌缝合于髋臼,术后行下肢牵引直至软组织愈合。该术式的两个主要并发症为股骨干的异位骨化及近端迁移。

股骨头外翻截骨切除术

另一个选择是离断股骨头颈,在转子下行外翻45°截骨[15]。该术式有较好的疼痛缓解率,另外还能保持髋关节的活动性。异位骨化出现的几率比股骨近端切除术低。

髋关节固定术

脱位的髋关节源性疼痛还可以通过髋关节固定术得以缓解[16]。但这样让髋关节变的僵硬并让患儿的照顾者不好搬动患儿。

全髋置换术

行全髋置换术的病例数较少而且临床结果各异[17]。

推荐的治疗

降低过劳内收肌肌力

降低过劳内收肌肌力的推荐术式是开放性内收肌松解。该术式需要在内收长肌和股薄肌在耻骨处的起点处做松解。对于更严重的内收肌挛缩的病例,还需要松解短收肌。

除非外展力量明显减弱,否则不行闭孔神经及其分支切断。如髋外展肌力达3级或以上,不应行闭孔神经切断。外展肌力大小不明确也不应行闭孔神经切断。

降低过劳屈髋肌

对于可行走儿童应避免将髂腰肌从转子下完全松解,因为此举会将髂腰肌力降低至过低。在此笔者推荐在骨盆缘行腰大肌腱行肌肉内松解,注意不要涉及髂肌。

纠正髋外翻及前倾角

为纠正髋外翻及前倾角,需行粗隆间或转子下截骨。尽管术前的影像学检查对于髋外翻和前倾角的测量提供了很多帮助,但仍不够。在手术室中髋关节维持在外展内旋位,在这个位置行影像学检查同心圆复位最满意。股骨放在外展内旋位用粗克氏针将股骨头固定于髋臼窝内。然后再行股骨截骨术,将截骨远端内收外旋直至下肢处于中立位。用钢板固定截骨远端再拔除粗克氏针。

纠正髋臼发育不良

Staheli 髋臼延伸术及造盖术的优势在于可不受限制的将植骨块加在髋臼的最大缺损区（图 25.4）[13]。

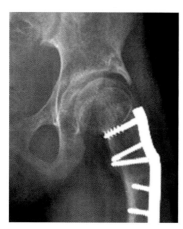

图 25.4 一例因髋臼发育不良行 Staheli 的髋臼延伸术的脑瘫儿童。同时行股骨内翻截骨以纠正髋外翻

Dega 和 Pemberton 术式则不能提供较大的覆盖面积，但对于浅而宽的髋臼窝适用，因为其减少了髋臼窝的容积。

缓解疼痛

对于不能行走的患儿，出现髋部疼痛的推荐术式是 McHale 提出的股骨头切除转子下外翻截骨[15]。

对于可行走的青少年及年幼患儿很少需要行全髋关节置换术。

制定治疗方案时应考虑的因素

在制定治疗方案时应考虑的因素包括：
- 患儿能否行走
- 神经病学改变的严重程度
- 患儿的一般情况
- 髋关节疼痛是否存在

对于可行走患儿，不同程度的髋关节半脱位和脱位均需积极治疗因为髋关节脱位可能会影响行走能力。

对于不能行走患儿，如卧床且神经症状严重，轻度的半脱位可以不予治疗。但需要密切随访以确保半脱位不会进展。

对于卧床的四肢瘫患儿，脱位的髋关节无疼痛，其手术方式取决于患儿的一般情况。手术可以阻止疼痛的出现但却可能让患儿接受更大的手术，需权衡利弊。反复肺部感染的患儿以及咽反射不佳的患儿更有可能出现术后并发症。但对于这些患儿来说，来自脱位髋关节长期的疼痛对生活质量的影响极重，也是其最主要的手术指征。在这些情况下，需向父母详细交代麻醉及手术风险。

脑瘫患儿髋关节半脱位及脱位的治疗大纲见表 25.1 和表 25.2。

表 25.1 脑瘫患儿髋关节半脱位及脱位的治疗大纲

适应证					
髋关节主动外展 <30°	半脱位（Reimer 指数 20%~40%）+无髋外翻或股骨前倾或髋臼发育不良	半脱位（Reimer 指数 40%~60%）±髋外翻+无髋臼发育不良	半脱位（Reimer 指数 40%~60%）±髋外翻+髋臼发育不良	半脱位（Reimer 指数 >60%）或脱位+无疼痛	严重的半脱位或有关节面损害的脱位或髋关节疼痛
内收肌松解术+康复理疗	内收肌松解术+腰大肌腱肌肉内髋缘松解术	内收肌松解术+髂腰肌松解术（可行走患儿于骨盆缘处行腰大肌腱肌肉内松解或不可行走患儿行小转子处髂腰肌松解）+内翻去旋转截骨术	内收肌松解术+髂腰肌松解术（可行走患儿于骨盆缘处行腰大肌腱肌肉内松解或不可行走患儿行小转子处髂腰肌松解）+内翻去旋转截骨术+髋臼小行髋臼延伸术或髋臼大行 Dega 截骨术	关节切开术+检查股骨头关节面+如关节面软骨完好，开放复位+股骨头及髋臼手术同第 3 和 4 列	股骨头切除术+外翻转子下截骨术+肌肉松解术（McHale 术式）
治疗					

表 25.2　脑瘫患儿髋关节半脱位及脱位的治疗总纲

行走状态	髋关节情况	患儿一般情况	髋关节是否疼痛	推荐治疗
可行走患儿	半脱位或脱位	好	无	治疗同表 25.1
不可行走患儿	半脱位无进展	好	无	观察是否进展
	进展型半脱位	好	无	治疗同表 25.1 第 2、3、4 列
		差	无	拒绝手术
	脱位	好	无	治疗同表 25.1 第 5 列
		差	无	拒绝手术
		好或差	有	治疗同表 25.1 第 6 列（McHale 术式）

推荐治疗的根据

为什么推荐疼痛的髋关节脱位患儿行 McHale 术式？

该术式保留的关节活动度较关节固定术更好，McHale 术式其异位骨化的发生率也较 Castle 和 Schneider 提出的股骨近端切除术低。

参考文献

1. Dobson F, Boyd RN, Parrott J, Nattrass GR, Graham HK. Hip surveillance in children with cerebral palsy: Impact on the surgical management of spastic hip disease. *J Bone Joint Surg Br* 2002; **84**: 720–26.
2. Hagglund G, Andersson S, Duppe H *et al.* Prevention of dislocation of the hip in children with cerebral palsy: The first ten years of a population-based prevention programme. *J Bone Joint Surg Br* 2005; **87**: 95–101.
3. Hagglund G, Alriksson-Schmidt A, Lauge-Pedersen H, Rodby-Bousquet E, Wagner P, Westbom L. Prevention of dislocation of the hip in children with cerebral palsy: 20-year results of a population-based prevention programme. *Bone Joint J* 2014; **96**: 1546–52.
4. Reimers J. The stability of the hip in children: A radiological study of the results of muscle surgery in cerebral palsy. *Acta Orthop Scand Suppl* 1980; **184**: 1–100.
5. Bleck EE. The hip in cerebral palsy. *Orthop Clin North Am* 1980; **11**: 79–104.
6. Soo B, Howard JJ, Boyd RN, Reid SM, Lanigan A, Wolfe R *et al.* Hip displacement in cerebral palsy. *J Bone Joint Surg AM.* 2006; **88**: 121–9.
7. Graham HK. Painful hip dislocation in cerebral palsy. *Lancet.* 2002; **359**: 907–8.
8. Davids JR, Gibson TW, Pugh LI, Hardin JW. Proximal femoral geometry before and after varus rotational osteotomy in children with cerebral palsy and neuromuscular hip dysplasia. *J Pediatr Orthop* 2013; **33**: 182–9.
9. Brunner R, Picard C, Robb J. Morphology of the acetabulum in hip dislocations caused by cerebral palsy. *J Pediatr Orthop B* 1997; **6**: 207–11.
10. Huh K, Rethlefsen SA, Wren TA, Kay RM. Surgical management of hip subluxation and dislocation in children with cerebral palsy: Isolated VDRO or combined surgery? *J Pediatr Orthop.* 2011; **31**: 858–63.
11. Flynn JM, Miller F. Management of hip disorders in patients with cerebral palsy. *J Am Acad Orthop Surg* 2002; **10**: 198–209.
12. Spiegel DA, Flynn JM. Evaluation and treatment of hip dysplasia in cerebral palsy. *Orthop Clin North Am* 2006; **37**: 185–96.
13. Luegmair M, Vuillerot C, Cunin V, Sailhan F, Berard J. Slotted acetabular augmentation, alone or as part of a combined one-stage approach for treatment of hip dysplasia in adolescents with cerebral palsy: Results and complications in 19 hips. *J Pediatr Orthop* 2009; **29**: 784–91.
14. Castle ME, Schneider C. Proximal femoral resection-interposition arthroplasty. *J Bone Joint Surg Am* 1978; **60**: 1051–4.
15. McHale KA, Bagg M, Nason SS. Treatment of the chronically dislocated hip in adolescents with cerebral palsy with femoral head resection and subtrochanteric valgus osteotomy. *J Pediatr Orthop* 1990; **10**: 504–9.
16. Root L, Goss JR, Mendes J. The treatment of the painful hip in cerebral palsy by total hip replacement or hip arthrodesis. *J Bone Joint Surg Am* 1986; **68**: 590–98.
17. Raphael BS, Dines JS, Akerman M, Root L. Long-term followup of total hip arthroplasty in patients with cerebral palsy. *Clin Orthop Relat Res* 2010; **468**: 1845–54.

26

麻痹性髋关节脱位：脊柱裂和脊髓灰质炎

BENJAMIN JOSEPH

概述

髋关节半脱位和脱位常见于脊柱裂的患儿,其次常见于脊髓灰质炎患儿。

在脊柱裂患儿中,髋关节脱位常伴有不同级别的神经损伤。对于神经损伤节段高低不同的患儿,髋关节脱位造成的结果也不尽相同。对于神经损伤节段低的患儿而言其以后保留行走能力的可能性较大,而髋关节脱位会对这种行走能力产生损害。而对于神经损伤节段高的患儿,其保留长期可行走能力的可能性较小,单侧髋关节脱位会影响坐姿平衡,易形成坐骨处的压疮。而双侧髋关节脱位的神经损伤节段高的患儿反而不会出现明显残疾。

而对于脊髓灰质炎的患儿,即便双下肢都有严重的受累,只要无严重畸形干扰站立,大部分患儿佩戴合适的支具后都可以行走。即便存在神经损伤,大部分患儿在其成人期仍可保留行走能力。

处理的问题

肌力失平衡

与其他伴发髋关节脱位的麻痹性疾病一样,在脊柱裂和脊髓灰质炎患儿中肌力不平衡是造成髋关节失稳的重要原因之一[1]。如果髋关节屈肌和内收肌可活动而外展肌和伸肌活动差或麻痹,髋关节易出现脱位。但不是所有的脊柱裂患儿的髋关节脱位都是由肌力失衡引起的,其中有相当一部分患儿其没有表现出明显的肌力失平衡却仍然出现了髋关节脱位[2]。而在脊髓灰质炎患儿中,非肌力失衡引起的髋关节不稳极为罕见[3]。

髋关节、骨盆及脊柱畸形

髋关节的固定畸形在脊柱裂和脊髓灰质炎的患儿中均较为常见,最后可能引起髋关节不稳(图 26.1)[4]。髋关节的内收或外展畸形会导致骨盆倾斜再反过来引起髋关节脱位。僵硬的腰椎侧凸也可导致骨盆倾斜。以上情况中,髋关节内收就可能出现脱位。

骨的顺应性病变

在脊柱裂和脊髓灰质炎患儿中,髋臼发育不良,股骨前倾,髋外翻等均可能增加髋关节脱位的风险。

治疗目标

- 对于远期独立行走可能性较大的患儿应尽量达到稳定的同心圆复位。
- 对于单侧脱位或行走能力差的患儿防止其出现坐姿失衡。
- 如果出现了感觉缺失应尽量减低坐骨压疮的风险。

治疗选择

纠正肌力失平衡

髂腰肌及内收肌松解

对于脊柱裂患儿重建肌力平衡最简单的方法是行力量强侧的髂腰肌腱和内收肌腱松解术以减低肌力。该术式比肌腱转移术更简单且更适合脊柱裂患儿,而两种方法的手术疗效无明显区别[5]。而在脊髓灰质炎患儿,肌腱转位的效果更加确切,而如果行肌腱切断术

则将废用那些仍有肌力的肌肉，较为可惜。

内收肌松解及髂腰肌腱转移术

内收肌的松解可以减低那些可能会引起髋关节脱位的肌力，髂腰肌转位会增强髋关节外展肌力，髋关节会更加稳定。

腹外斜肌，内收肌及阔筋膜张肌转位术

该术式将腹外斜肌转至大粗隆，内收肌转至坐骨，阔筋膜张肌起点向后转位，该术式也是麻痹性髋关节

脱位患儿重建肌力平衡的推荐术式[6]。这些肌腱转位的目的在于增强髋关节外展及伸直的力量并降低髋关节内收的力量。

纠正股骨及髋臼的顺应性改变

在行髋关节脱位的复位时应注意纠正髋外翻。对于小于 5 岁的患儿可在复位时行简单地切开楔形截骨并用人字形石膏固定以重建肌力平衡（图 26.2）。对年龄大的患儿需选用合适的钢板和螺钉行坚强内固定。

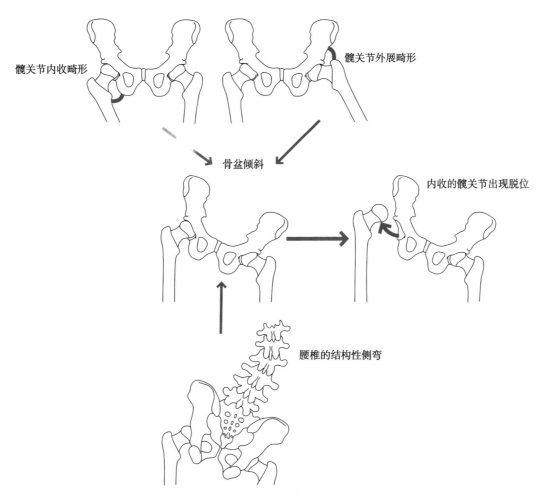

图 26.1　图示髋关节及脊柱畸形如何引起骨盆倾斜及髋关节内收为何易形成脱位

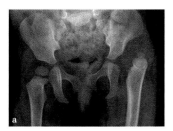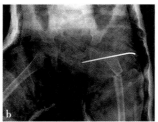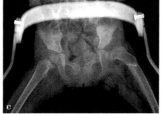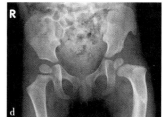

图 26.2　脊柱裂患儿左侧髋关节脱位的影像学资料（a）。图中还可见严重的髋外翻。行开放复位、股骨内翻截骨、内收肌松解和髂腰肌转位至大粗隆术复位髋关节（b）。选用克氏针固定股骨头于髋臼上，股骨截骨未采用内固定并行人字形石膏固定。移除人形石膏和克氏针后行外展支具固定（c），1 年随访复查显示复位满意（d）

髋臼发育不良如果影响到复位的稳定性需行手术纠正。麻痹性脱位的患儿与髋关节发育不良的患儿不同的是,髋臼的缺损位置常在髋臼的后缘而非在前外侧缘。因此,应尽量避免 Salter 截骨,因为其术后会导致后缘的缺损加重增加髋关节脱位的可能性(图26.3)。应尽量选用髋臼扩容术,因为其可以在缺损最多的区域进行造盖。

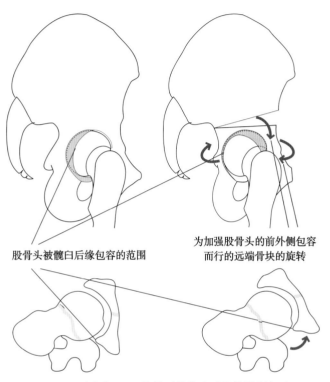

股骨头被髋臼后缘包容的范围

为加强股骨头的前外侧包容
而行的远端骨块的旋转

图 26.3　图示 Salter 截骨可使髋臼后缘的缺损加重

纠正骨盆倾斜

松解髋关节周围的挛缩组织

如果髋关节的外展和内收挛缩引起骨盆倾斜,则须对其进行松解。在小年龄患儿中仅需松解挛缩的肌肉及其筋膜足够了。而在重度畸形的大年龄患儿中需行粗隆下或粗隆间截骨以纠正软组织松解后残留的畸形。

纠正腰椎侧凸

僵硬的腰椎侧凸较为严重引起骨盆倾斜时,需予以纠正。

制订治疗方案时应考虑的因素

神经损伤的程度和范围

目前认为,脊柱裂和股四头肌功能存在的患儿保

留独立行走能力的可能性较大。因此应尽可能将患儿的神经损伤节段维持在腰4节段或以下。神经损伤平面较高的患儿只能选择在其青少年时期放弃行走,尽快适应坐轮椅移动。对于这些患儿,除非有其他指征,否则不应为了改善其行走能力而进行髋关节脱位的复位治疗。

远期的行走能力

如果远期可行走能力可能会较好,应尽可能减小髋关节脱位的程度。

单侧或双侧脱位

对于神经损伤位置较低的脊柱裂患儿和脊髓灰质炎患儿,如果其为双侧髋关节脱位,应予以复位治疗。而对于神经损伤位置较高的脊柱裂患儿,双侧髋关节脱位常被忽视[7]。对于单侧髋关节脱位的脊柱裂[8,9]和脊髓灰质炎患儿,不管神经损伤的位置高低,均应予以复位治疗。

有无肌力失衡的表现

如果髋关节屈肌和内收肌力量明显比外展肌和伸肌大,应注意纠正肌力失衡。

髋关节、髋臼有无顺应性骨改变,骨盆有无倾斜

股骨近端、髋臼和骨盆的畸形可能会造成髋关节不稳定需要采用前述治疗。

推荐的治疗

脊柱裂及脊髓灰质炎患儿的麻痹性髋关节脱位的治疗大纲见表26.1。

推荐治疗的依据

为啥对于脊柱裂和脊髓灰质炎的患儿推荐髂腰肌的外侧转位?

这些情况下的肌腱转位的疗效常较好,对于一些患儿力量较强的屈髋肌可转为内收肌。这对于改善步态及维持髋关节的动态平衡很有帮助。即便转位后不能主动内收,只要能维持肌腱固定,也可对髋关节稳定

表 26.1　脊柱裂和脊髓灰质炎的麻痹性髋关节半脱位、脱位患儿的治疗大纲

适应证						
脊柱裂患儿神经损伤节段不低于L3 + 双侧髋关节脱位	脊柱裂患儿神经损伤节段不低于L3 + 单侧髋关节脱位	脊髓灰质炎患儿 或 神经损伤节段不高于L4的脊柱裂患儿 + 单侧髋关节半脱位 + 骨盆倾斜使对侧髋关节外展畸形	脊髓灰质炎患儿 或 神经损伤节段不高于L4的脊柱裂患儿 + 单侧髋关节半脱位 + 骨盆倾斜使腰椎侧凸	脊髓灰质炎患儿 或 神经损伤节段不高于L4的脊柱裂患儿 + 单侧髋关节半脱位/脱位 + 肌力失衡（屈肌及内收肌比伸肌及外展肌力量强） + 屈曲或内收挛缩	脊髓灰质炎患儿 或 神经损伤节段不高于L4的脊柱裂患儿 + 单侧髋关节半脱位/脱位 + 肌力失衡（屈肌及内收肌比伸肌及外展肌力量强） + 髋外翻	脊髓灰质炎患儿 或 神经损伤节段不高于L4的脊柱裂患儿 + 单侧髋关节半脱位/脱位 + 肌力失衡（屈肌及内收肌比伸肌及外展肌力量强） + 髋臼发育不良
不干预	屈髋肌及内收肌切断术 + 股骨内翻截骨术	对侧髋关节挛缩的内收肌松解并观察髋关节是否能维持稳定（如不稳定见第5、6、7列）	腰椎侧凸矫正并融合并观察髋关节是否稳定（如不稳定见第5、6、7列）	内收肌松解 + 髂腰肌外侧转位	股骨内翻截骨术 + 髂腰肌外侧转位	髋臼造盖成形术 + 髂腰肌外侧转位
治疗						

性有改善。肌腱外侧转位还可防止肌腱切断后重新附着于小转子并且避免术后肌力失衡的复发。相比Sharrard 推荐的后侧转位，髂腰肌外侧转位更容易操作。

　　对于脊柱裂患儿，为啥只对神经损伤节段低于L4的患儿推荐髂腰肌外侧转位？

　　神经损伤节段低于L4的脊柱裂患儿在其后的生活中有较大的可能保留行走能力，对于这些患儿，任何能改善内收肌力的努力都是值得的。但对于那些远期行走能力不佳的患儿，没有必要减低内收肌力，而通过更简单的减低髂腰肌肌力重塑髋关节稳定性更值得推荐。

参考文献

1. Sharrard WJ. Management of paralytic subluxation and dislocation of the hip in myelomeningocele. *Dev Med Child Neurol* 1983; **25**: 374–6.
2. Broughton NS, Menelaus MB, Cole WG, Shurtleff DB. The natural history of hip deformity in myelomeningocele. *J Bone Joint Surg Br* 1993; **75**: 760–3.
3. Lau JH, Parker JC, Hsu LC, Leong JC. Paralytic hip instability in poliomyelitis. *J Bone Joint Surg Br* 1986; **68**: 528–33.
4. Glard Y, Launay F, Viehweger E, Guillaume JM, Jouve JL, Bollini G. Hip flexion contracture and lumbar spine lordosis in myelomeningocele. *J Pediatr Orthop* 2005; **25**: 476–8.
5. Weisl H, Fairclough JA, Jones DG. Stabilisation of the hip in myelomeningocele: Comparison of posterior iliopsoas transfer and varus-rotation osteotomy. *J Bone Joint Surg Br* 1988; **70**: 29–33.
6. Yngve DA, Lindseth RE. Effectiveness of muscle transfers in myelomeningocele hips measured by radiographic indices. *J Pediatr Orthop* 1982; **2**: 121–5.
7. Heeg M, Broughton NS, Menelaus MB. Bilateral dislocation of the hip in spina bifida: A long-term follow-up study. *J Pediatr Orthop* 1998; **18**: 434–6.
8. Fraser RK, Bourke HM, Broughton NS, Menelaus MB. Unilateral dislocation of the hip in spina bifida: A long-term follow-up. *J Bone Joint Surg Br* 1995; **77**: 615–19.
9. Wright JG. Hip and spine surgery is of questionable value in spina bifida: an evidence-based review: Clinical orthopaedics and related research. 2011; **469**: 1258–64.

27

多关节挛缩的畸形性髋关节脱位

BENJAMIN JOSEPH

概述

畸形性髋关节脱位的特征为出生时即存在的僵硬型髋关节脱位,其不同于在新生儿阶段出现脱位的发育性髋关节脱位。与畸形性脱位伴随的是多关节挛缩这一严重疾病。其中最为常见的是经典型关节弯曲和肌发育不良[1,2]。尾部退化综合征或骶骨发育不全以及畸形性侏儒是畸形性脱位的次为常见的原因。

畸形性脱位患儿其 Ortolani 试验是阴性的,提示髋关节难以复位。除髋关节脱位之外,先天性膝关节脱位以及僵硬型马蹄内翻足或垂直距骨也常见于这些患儿。

处理的问题

不可复位性

因为即便在麻醉状态下髋关节也不能闭合复位,开放复位是不可避免的。有一部分畸形性脱位的患儿其股骨头位置很高(图 27.1),这种高位脱位即便在开放复位手术中都很难复位。

下肢合并畸形

考虑到髋关节的治疗时机和自然病程所做的手术决定可能会受合并的膝足畸形的影响。由于下肢重度无力的患儿可以用行走支具,其上肢无力及畸形会影响到长期疗效。

合并肌力差

一些患儿有严重的髋膝关节肌力差。这些患儿即便能复位满意也不能独自行走。

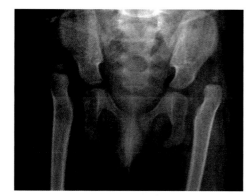

图 27.1 多关节挛缩患儿的高位畸形性髋关节脱位

治疗目标

- 更易于独立行走

治疗的主要目标为让患儿更易于独立行走并计划如何达到这一目标比让髋关节复位更加重要。除髋关节脱位之外,患儿常有髋膝关节肌力差以及活动受限的表现,这些因素均限制其行走。佩戴合适支具以及纠正畸形的清晰计划应比髋关节复位的手术计划更早制订。

- 如有可能,维持髋关节稳定的同心圆复位

如果患儿行走困难主要是由于髋关节脱位,能复位髋关节,其效果较为理想。尽管如此,如前所述,复位常十分困难,其复位过程也造成较高的并发症发生率。并发症包括股骨头缺血坏死(有些研究中达50%),再脱位以及持续的半脱位。

治疗选择

不干预

考虑到这种髋关节复位满意的困难程度,许多学

者建议双侧脱位不予治疗[3]。有些认为髋关节复位对那些肌力差的患儿没有益处[3]。对于这些患儿不应行任何关于髋关节复位的治疗。

开放复位

少数作者认为所有畸形性脱位的患儿均应尝试开放复位,因为这样可以改善髋关节活动并阻止疼痛发生[1,4-6]。Staheli 选择内侧入路[5,7]而其他学者推荐前外侧入路[1,8]。

内侧入路的开放复位
通过 Ludloff 入路松解内收肌和髂腰肌。打开内侧关节囊进行复位。

内收肌及髂腰肌松解加开放复位加股骨内翻去旋转截骨的三步式手术
LeBel 和 Galiien 推荐[1]先行内收肌及髂腰肌松解,然后行皮肤牵引2周,再行开放复位并予髋人字石膏固定髋关节于外展内旋位,6周后行股骨内翻去旋转截骨。

圆形关节囊切开开放复位术
Akazawa[8]选用前外侧入路但行广泛的软组织松解及圆形关节囊切开术。

股骨短缩开放复位术
Gruel 等[2]推荐股骨短缩作为降低股骨头缺血坏死并更易复位成功的一个方法。

制订治疗计划时考虑的因素

单侧或双侧受累
广为接受的观点是单侧脱位需要治疗,需对脱位的髋关节进行复位。

合并膝关节畸形
在合并先天性膝关节脱位的患儿中,膝关节复位需先于髋关节复位。理由有二:①膝关节脱位的复位会松弛腘绳肌,这会使髋关节的复位更容易;②在髋关节复位术后要将难复的膝关节脱位一起打进髋人字石膏内十分困难。

肌力减低的程度以及上肢受累的程度
如果存在严重的肌力减低,上肢功能很差,患儿不可能完成独立行走。这类患儿更适合对其髋关节脱位不予治疗。

患儿年龄
在婴幼儿,内侧入路更合适,而对大年龄患儿由于要广泛松解关节囊,需行前外侧入路。

推荐治疗

对于畸形性髋关节脱位的治疗大纲见表27.1。

推荐治疗的根据

为什么内侧入路开放复位术更适合1岁以内的患儿?
如大年龄患儿采用内侧入路,其股骨头缺血坏死的发生率太高。

为什么大于2岁的畸形性脱位患儿常规行股骨短缩术?
这样可以降低股骨头缺血坏死的风险并更易于复位。

为什么对于2岁以上双侧脱位的患儿推荐不予治疗?
伴随年龄增长,双侧髋关节同心圆复位的成功率在下降,而并发症发生率则更高。

表 27.1　畸形性髋关节脱位的治疗大纲

指征					
单侧或双侧脱位 + 严重的肌力降低 + 可行走预期低	<1 岁 + 单侧或双侧脱位 + 可独立行走预期较好	1~2 岁 + 单侧脱位 + 可独立行走预期较好	1~2 岁 + 双侧脱位 或 高位单侧脱位 + 可独立行走预期较好	>2 岁 + 单侧脱位 + 可独立行走预期较好	>2 岁 + 双侧脱位
对于髋关节脱位不予治疗	内侧入路开放复位术	前外侧入路开放复位术 + 前述股骨截骨术	前外侧入路开放复位术 + 股骨短缩术	前外侧入路开放复位术 + 股骨短缩术	对于髋关节脱位不予治疗
治疗					

参考文献

1. LeBel M-E, Gallien R. The surgical treatment of teratologic dislocation of the hip. *J Pediatr Orthop B* 2005; **14**: 331–6.
2. Gruel CR, Birch JG, Roach JW, Herring JA. Teratological dislocation of the hip. *J Pediatr Orthop* 1986; **6**: 693–702.
3. Stilli S, Antonioli D, Lampasi M, Donzelli O. Management of hip contractures and dislocations in arthrogryposis. *Musculoskelet Surg* 2012; **96**: 17–21.
4. Wada A, Yamaguchi T, Nakamura T, Yanagida H, Takamura K, Oketani Y *et al*. Surgical treatment of hip dislocation in amyoplasia-type arthrogryposis. *J Pediatr Orthop B*. 2012; **21**: 381–5.
5. Szoke G, Staheli LT, Jaffe K, Hall JG. Medial-approach open reduction of hip dislocation in amyoplasia-type arthrogryposis. *J Pediatr Orthop* 1996; **16**: 127–30.
6. Rombouts JJ, Rossillon R. Teratologic dislocation of the hip: Review of a series of 17 cases. *Acta Orthop Belg* 1990; **56**: 181–9.
7. Staheli LT, Chew DE, Elliot JS, Mosca VS. Management of hip dislocation in children with arthrogryposis. *J Pediatr Orthop* 1987; **7**: 681–5.
8. Akazawa H, Oda K, Mitani S *et al*. Surgical management of hip dislocation in children with arthrogryposis multiplex congenita. *J Bone Joint Surg Br* 1998; **80**: 636–40.

28

继发感染的髋关节发育不良

BENJAMIN JOSEPH

概述

继发于感染性髋关节炎的髋关节损伤其自然病程和严重与否很大程度上取决于感染发生的年龄。由于股骨近端的主要部分均未骨化,发生于婴儿期的感染性髋关节炎的其髋关节后遗症远期影响极为深远[1-3]。在感染期患儿未骨化的透明软骨可能会部分或者全部破坏。软骨损伤的范围、部位以及形态也对结局有决定性作用。

髋关节的损伤模式

儿童败血病性髋关节炎的后遗症多种多样,有文献对其进行了详细的分类[1-3]。损伤的模式取决于股骨骨骺的骨化核是否出现以及生长板是否形成良好。因此,骺软骨、生长板软骨或关节软骨可能为损伤的主要区域。

在婴儿的股骨头骨化核出现之前

年幼婴儿的股骨头和股骨颈完全由透明软骨(关节面软骨和骺软骨)形成,而非生长板软骨。该髋关节发育时期的感染性髋关节炎常会导致股骨头及股骨颈的部分或全部破坏(图 28.1a)。如果损伤主要发生在颈部,则股骨颈可能单独受累并形成假关节(图 28.1b)。如果感染在软骨已部分溶解时才得到控制股骨头可能会出现变形。

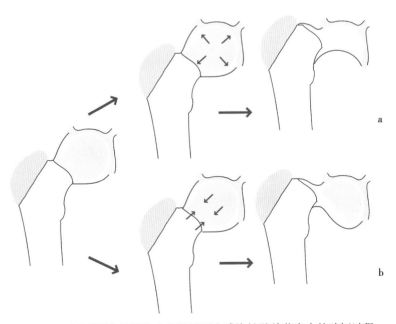

图 28.1 图示婴儿的股骨头及股骨颈在感染性髋关节炎中的破坏过程

在患儿生长板形成以后

如果患儿已出现生长板则感染性髋关节炎可能会引起生长板破坏。生长板的破坏带来的结局取决于其为完全性破坏还是局部不对称性破坏。不对称的生长板损伤会导致髋内翻、髋外翻、股骨前倾或者股骨后倾,取决于哪一侧的生长板提前融合(图 28.2)。生长板的完全损伤可以导致股骨颈短缩畸形。大转子会继续正常生长,直至与股骨颈不相匹配,导致

Trendelenburg 步态。

年长儿童

对于年长儿童,三角软骨的损伤可以导致其提前闭合,从而形成髋臼发育不良(图 28.3a)。当股骨头骨骺的主要部分已经骨化,其软骨损伤常局限为关节面软骨损伤,如果股骨头及髋臼周围的关节面软骨损伤会导致髋关节强直(图 28.3b)。

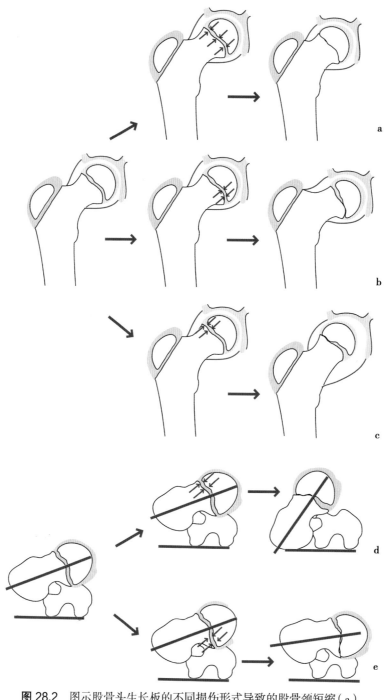

图 28.2 图示股骨头生长板的不同损伤形式导致的股骨颈短缩(a)、髋内翻(b)、髋外翻(c)、股骨内扭转(d)及股骨外扭转(e)

推荐治疗的原则

为什么骨盆支撑截骨术比大转子代股骨头髋关节成形术及 Harmon 手术更值得推荐？

第一，大转子代股骨头髋关节成形术的长期治疗结果难以预料。第二，大转子代股骨头髋关节成形术及 Harmon 术后需行附加手术以重建髋关节稳定性。最后，选择骨盆支撑截骨术的最大原因是其未丢失髋关节的活动性，而大转子代股骨头髋关节成形术的髋关节很多都出现僵硬。Harmon 手术未形成真正合适的髋关节并可能出现疼痛及早期的退变性关节炎。

既然在骨骼未成熟患儿骨盆支撑截骨术可能出现再塑形，为什么不等到骨骼成熟后再施行以避免出现前述问题？

伴随股骨头的破坏，大转子常常向近端移动，臀大肌因此短缩造成外展肌无力。骨盆支撑截骨术可以通过外移大转子来改善臀大肌的力量及使用情况。如果在儿童期施行该术式，肌肉可以在较早时期开始恢复功能。如果大转子至骨骼成熟仍没有从高位复位，臀大肌则得不到力量的恢复，将会一直维持在无力状态。

参考文献

1. Choi IH, Pizzutillo PD, Bowen JR, Dragann R, Malhis T. Sequelae and reconstruction after septic arthritis of the hip in infants. *J Bone Joint Surg Am* 1990; **72**: 1150–65.
2. Hunka L, Said SE, MacKenzie DA *et al.* Classification and surgical management of the severe sequelae of septic hips in children. *Clin Orthop Relat Res* 1982; **171**: 30–6.
3. Forlin E, Milani C. Sequelae of septic arthritis of the hip in children: A new classification and a review of 41 hips. *J Pediatr Orthop* 2008; **28**: 524–8.
4. Choi IH, Yoo WJ, Cho T-J, Chung CY. Operative reconstruction for septic arthritis of the hip. *Orthop Clin North Am* 2006; **37**: 173–83.
5. Johari AN, Dhawale AA, Johari RA. Management of post septic hip dislocations when the capital femoral epiphysis is present. *J Pediatr Orthop* B. 2011; **20**: 413–21.
6. Weissman SL. Transplantation of the trochanteric epiphysis into the acetabulum after septic arthritis of the hip: Report of a case. *J Bone Joint Surg Am* 1967; **49**: 1647–51.
7. Ferrari D, Libri R, Donzelli O. Trochanteroplasty to treat sequelae of septic arthritis of the hip in infancy: Case series and review of the literature. *Hip Int* 2011; **21**: 653–6.
8. Harmon PH. Surgical treatment of the residual deformity from suppurative arthritis of the hip occurring in young children. *J Bone Joint Surg* 1942; **24**: 576–85.
9. Milch H. The pelvic support osteotomy. *J Bone Joint Surg* 1941; **23**: 581–95.
10. Ilizarov GA. Treatment of disorders of the hip. In: Green SA (ed). *Transosseous Osteosynthesis*. Berlin: Springer Verlag, 1992: 668–96.
11. Choi IH, Shin YW, Chung CY *et al.* Surgical treatment of the severe sequelae of infantile septic arthritis of the hip. *Clin Orthop Relat Res* 2005; **434**: 102–9.

29

先天性膝关节脱位

RANDALL LODER

概述

先天性膝关节脱位可以作为一个孤立的畸形存在,也可以作为一些综合征的伴随症状出现,如 Larsen 综合征和关节挛缩综合征[1]。患儿往往逐渐出现其他肌肉骨骼系统的异常,如典型的髋关节发育不良和足部的畸形[2]。合并有潜在综合征的该病患儿往往存在其他器官系统的需要治疗的问题。

特征性的膝关节过伸畸形临床表现不一,可以为轻度畸形,表现为膝关节活动轻微过伸,严重畸形则表现为膝关节的完全脱位,胫骨的近端相对于股骨远端完全移位(图 29.1)。

处理的问题

股四头肌的挛缩

股四头肌的挛缩看起来似乎是该病的首要问题。根据股四头肌的挛缩严重程度不同,膝关节畸形可能表现为过伸,半脱位或者完全脱位(图 29.2)。

交叉韧带的异常

在一定比例的先天性膝关节脱位的患儿中,交叉韧带可能发育不全和过松,或者完全消失。尽管该韧带的松弛在早期可能没有什么临床表现,但是后期它往往有明显的症状且致残病人,同时可能导致膝关节内翻或者外翻畸形(图 29.3)。

合并髋关节发育不良

尽快确定髋关节的情况是非常重要的,因为髋关节是否脱位对于维持关节的复位十分重要。为了纠正膝关节脱位,髋关节脱位具有更加紧迫感(图 29.4)。为了纠正髋关节脱位,膝关节的屈曲和腘绳肌的松弛是最基本的一步[2]。因而,髋关节发育不良的发现是必要的,立即纠正膝关节脱位能使髋关节脱位早期复位。

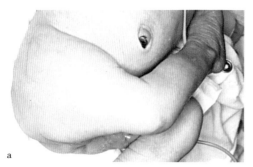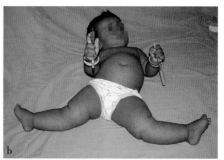

图 29.1 (a)一新生儿先天性右膝关节脱位的临床外观。可见到突出的股骨后髁。
(b)一新生儿双侧先天性膝关节脱位的外观

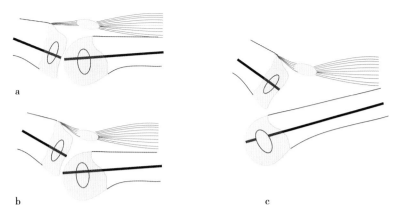

图 29.2　膝关节先天性过伸的三种类型：(a) 反张、(b) 半脱位和(c) 全脱位

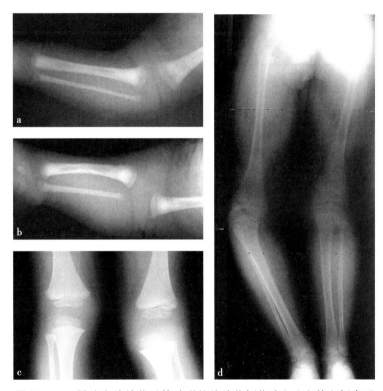

图 29.3　一男孩右膝关节过伸畸形的膝关节侧位片 (a) 和其左侧先天性膝关节脱位膝关节侧位片 (b)。成功行左侧膝关节开放复位和右膝闭合复位术后，在患儿 3 岁 2 个月时，左膝出现轻度外翻不稳定 (c)。其没有干预下被解决。但是在患儿 13 岁 2 个月时右膝出现内翻不稳定 (d)

治疗目标

- 获得胫股关系的复位

　　要让患儿能行走，畸形的纠正和膝关节脱位的复位是必要的[3]。

- 获得膝关节运动度对日常活动是必要的

　　患儿能满足日常活动，膝关节运动度需要达到90°，治疗的目的是膝关节能维持该运动度。

- 获得强大的伸膝功能

　　良好的股四头肌力量能满足患儿日常生活和行走是必要的，避免过度延长股四头肌而减弱其强度是重要的。

- 避免膝关节的不稳定和畸形

　　努力避免由于前后交叉韧带的发育不良而致膝关节前后松弛不稳和避免以后出现膝关节内翻或者外翻畸形[1,4]。

治疗方法选择

连续的膝关节拉伸和石膏固定

　　首先，通过牵引胫骨缓慢的轴向牵引拉伸膝关节，慢慢的纠正的膝关节的过伸畸形。然后，每次拉伸膝

关节后,利用一个长腿石膏维持获得的纠正位置。如此连续反复几个星期,目标为获得膝关节至少 90° 的屈曲度和关节的复位。治疗过程中,需要注意避免胫骨近端骨骺医源性骨折而致膝关节脱位的假性复位(图 29.5)。

帕夫利克约束带(Pavlik 吊带)

一旦膝关节屈曲度能达到 90°,膝关节屈曲度可以通过帕夫利克约束带进一步改善[5]。该方法对合并的髋关节发育不良也有治疗作用。

手术切开复位

该方法适合于上述治疗无效的患儿。

治疗时考虑的因素

其他肌肉骨骼异常的存在

膝关节的过伸畸形不仅导致腘绳肌处于过伸状态,同时增加髋关节的压力,加剧髋关节发育不良。为了纠正髋关节发育不良,腘绳肌必须放松。

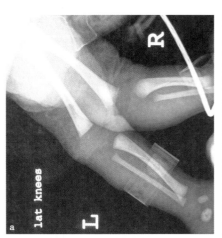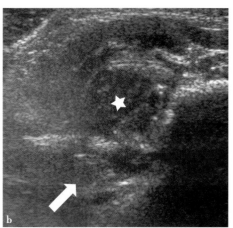

图 29.4 一个一天大的女孩有双侧先天膝关节过伸畸形的双膝关节侧位片(a)。右侧髋关节 B 超(b)记录髋关节发育不良,股骨头(五角星)和髋臼(箭头)没有接触

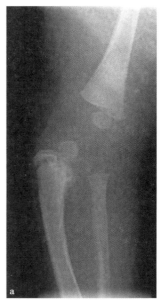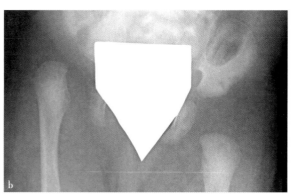

图 29.5 一个 3 周岁女孩出生时有先天性右膝脱位的膝关节侧位片。3 周的系列石膏矫形固定后,临床上膝关节出现改善。但是,膝关节侧位片显示其通过骨骺骨折(a)来纠正而不是脱位真正的纠正。骨折愈合和进一步的处理后,膝关节脱位成功被纠正。同时,右侧髋关节存在发育性脱位(b)

合并有足部畸形,如马蹄内翻足,也需要同时处理。连续的石膏固定治疗马蹄内翻足畸形时,膝关节屈曲使腓肠肌及跟腱松弛有助于畸形的纠正。因此,足部是否合并畸形对于维持膝关节复位同样重要,因为膝关节的脱位可以放松小腿三头肌和允许马蹄内翻足畸形的纠正。

膝关节过伸畸形严重程度

如果仅仅只是过伸畸形,那么单纯的过伸和连续的石膏固定有可能就会获得能接受的效果。如果畸形为胫骨近端相对股骨向前脱位合并有股四头肌的短缩,那么手术的干预是必要的[2]。其可以通过关节造影或者B超检查发现胫骨相对于股骨的位置(图29.6)。

推荐的治疗方法

治疗大纲见表29.1。

连续的拉伸和石膏固定

首先,膝关节拉伸是通过缓慢的牵引和屈曲膝关节。如果有一个快速的反应(很好的复位效果),那么膝关节拉伸可以继续实施。如果只有一点点反应(很差的复位效果),那么需要进一步评估[1],通过B超(图29.6)或者X线片来确定胫骨和股骨的关系。如果膝关节屈曲能达到90°,那么Pavlik吊带可能需要使用。夜用支具需要应用数月来维持复位。

手术切开复位 + 股四头肌延长

手术开放复位包含以下四个方面[4,5]:①股四头肌的延长;②前关节囊的切开;③膝关节脱位的复位;④石膏外固定。股四头肌延长方法同柯蒂斯和费舍尔所述的方法(图29.7)[4]。在一些病例中,腘绳肌需要转位,从病理性的膝关节前位置转位到正常的膝关节后位置。前后交叉韧带不能被切断[6]。膝关节脱位纠正至少获得90°膝关节的屈曲度。尽管有可能需要进一步的股四头肌的延长来得到更多的膝关节屈曲度,但是股四头肌过度延长的风险是存在的,其导致股四头肌伸膝永久性减弱。患儿年龄 <6 个月是最佳手术时机,手术效果最好[7]。前侧切口可能伤口愈合不佳,因为膝关节屈曲时切口处于紧张状态。外侧切口可以很好的避免这个问题(图29.8)。

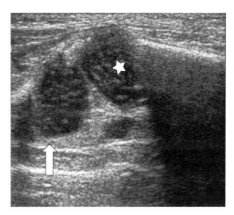

图 29.6　先天性膝关节脱位一系列石膏矫形后,一个 3 周大的患儿 B 超图像。显示尽管仍然残留过伸畸形,但是胫骨(五角星)和股骨髁(箭头)之间已完全接触,提示已实现复位

表 29.1　先天性膝关节脱位治疗大纲

适应证		
先天性膝关节过伸 或 先天性膝关节半脱位 或 膝关节脱位,不伴有明显的胫骨近端重叠	先天性膝关节过伸 或 先天性膝关节半脱位 或 膝关节脱位,不伴有明显的胫骨近端重叠 + 通过拉伸和石膏固定治疗后膝关节被动屈曲度能达到90° + 髋关节发育不良	先天性膝关节脱位,不伴有明显的胫骨近端重叠 + 对拉伸和石膏固定反应不佳治疗后膝关节屈曲度(不能达到90°) 或 膝关节脱位,伴有明显胫骨近端重叠
连续的膝关节拉伸和石膏或者夹板固定	帕夫利克约束带(pavlik 吊带) + 监测膝关节迟发型不稳定和畸形	切开复位和股四头肌成形术(Curtis 和 Fisher) + 监测膝关节迟发型不稳定和畸形
治疗		

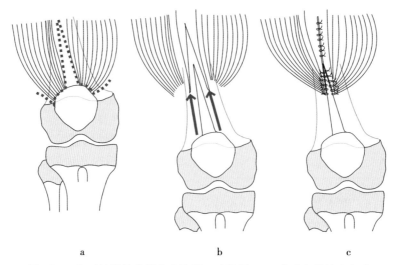

图 29.7　先天性膝关节脱位实施股四头肌腱 V-Y 成形术的技术方法

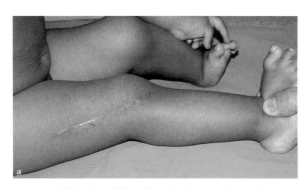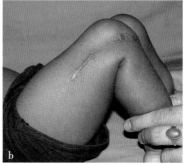

图 29.8　先天性膝关节脱位复位手术外侧入路伤口很好愈合（a）和该患儿膝关节极好屈曲度被恢复（b）

治疗建议的合理性

为什么合并有髋关节脱位和马蹄内翻足畸形时，膝关节脱位需要第一步纠正？

膝关节过伸导致腘绳肌和小腿三头肌的持续拉伸和张力增加。这些肌群的持续拉伸加重的髋关节发育不良和足马蹄内翻畸形。髋关节发育不良和足马蹄内翻畸形的成功纠正第一步需要腘绳肌和小腿三头肌的松弛。因而，膝关节的过伸畸形需要第一步处理。

既然在先天性膝关节脱位患儿髋关节发育不良发生率呈增长趋势，为什么不在开始的治疗时应用Pavlik 吊带？

因为 Pavlik 吊带应用需要膝关节屈曲度至少达到90°。因为由于膝关节过伸，应用 Pavlik 吊带后，患儿下肢不在正常的位置，否则患儿的下肢不能被合适地放在 Pavlik 吊带之中，除非膝关节过伸畸形被纠正。

参考文献

1. Ko J-Y, Shih C-H, Wenger DR. Congenital dislocation of the knee. *J Pediatr Orthop* 1999; **19**: 252–9.
2. Ooishi T, Sugioka Y, Matsumoto S, Fujii T. Congenital dislocation of the knee: Its pathologic features and treatment. *Clin Orthop Relat Res* 1993; **287**: 187–92.
3. Ahmadi B, Shahriaree H, Silver CM. Severe congenital genu recurvatum. *J Bone Joint Surg Am* 1979; **61**: 622–4.
4. Curtis BH, Fisher RL. Congenital hyperextension with anterior subluxation of the knee. *J Bone Joint Surg Am* 1969; **51**: 255–69.
5. Nogi J, MacEwen GD. Congenital dislocation of the knee. *J Pediatr Orthop* 1982; **2**: 509–13.
6. Ferris B, Aichroth P. The treatment of congenital knee dislocation: A review of nineteen knees. *Clin Orthop Relat Res* 1987; **216**: 135–40.
7. Bensahel H, Dal Monte A, Hjelmstedt A *et al.* Congenital dislocation of the knee. *J Pediatr Orthop* 1989; **9**: 174–7.

30

先天性髌骨脱位

RANDALL LODER

概述

先天性髌骨脱位可能单独发生，也有可能伴发于一些临床综合征，如指甲 – 髌骨综合征（图 30.1）、唐氏综合征、Rubinstein-Taybi 综合征，或者儿童关节挛缩征[1,2]。如果它是一些更加笼统的综合征畸形的一部分，那么对于这些患儿，除了治疗髌骨脱位，同时合并有其他的畸形也需要处理。

由于髌骨滑车、股骨滑车或者两者发育不良，髌骨脱位可能在婴儿刚出生时就存在，也有可能发生于婴儿出生后 1~2 岁期间[3-6]。先天性髌骨脱位临床表现标志性的特点为膝关节固定的屈曲畸形，主动伸膝受限，膝外翻和胫骨外旋畸形。继发于胫骨外旋畸形，胫骨结节常偏于外侧。由于髌骨脱位不影响患儿的爬行，很多患儿在出生后第二年因行走的过迟或者困难才表现出来。而膝关节屈曲挛缩、伸膝无力、胫骨外旋畸形是导致患儿行走困难的原因（图 30.2）[7]。

先天性髌骨脱位必须与复发性髌骨脱位相鉴别，后者更常见于儿童晚期或者青少年早期和其主要原因是单纯的髌骨排列错乱（见第 31 章）[8]。

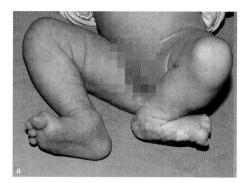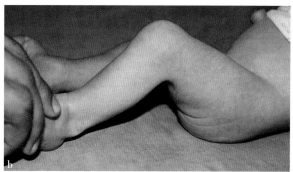

图 30.1　一新生儿合并有左侧先天性髌骨脱位。可以明显看到特征性
胫骨外旋（a）和固定屈曲畸形（b）

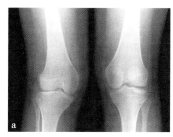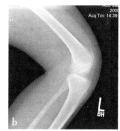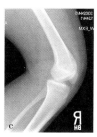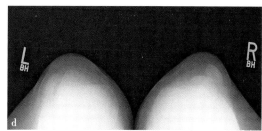

图 30.2　一合并甲髌综合征的女孩，双侧先天性髌骨脱位膝关节正位片（a）、
侧位片（b 和 c）和髌骨轴位片（d）

处理的问题

不能主动伸膝

股四头肌主动收缩不能产生任何伸膝动作。其原因不是股四头肌无力,而仅仅是因为股四头肌作用机制位于膝关节运动轴的后方。这样结果是患儿不能站立行走而只能跪着行走。

膝关节畸形

膝关节最严重的畸形是屈曲畸形。排列错乱和挛缩的股四头肌充当一种屈膝作用,这也是膝关节屈曲畸形最主要的原因。同时,膝关节后方的腘绳肌和后关节囊也可能挛缩。膝外翻畸形通常存在,胫骨也常外旋畸形。

髌骨和滑车发育不良

髌骨复位手术后,维持髌骨在正常的位置受髌骨发育不良的严重度及股骨滑车沟的大小影响。显著的髌骨发育不良在很小的婴儿体查时并不明显[5],而且,由于髌骨直到 3~4 岁时才开始骨化,因而采用 B 超、CT 或者 MRI 检查对确定髌骨是否存在以及测量髌骨的大小可能是很有必要的。

治疗目标

- 恢复主动伸膝的能力

这是首要的也是最主要的目标。患儿能下地活动需要强有力的膝伸肌,这反过来,也需要髌股关节正常的解剖和功能。
- 纠正膝关节屈曲畸形

除非膝关节屈曲畸形得到矫正,否则,股四头肌不能有效地发挥作用,因而,膝关节屈曲畸形必须得到纠正。膝外翻及胫骨外旋的纠正是保证髌骨复位后膝关节的稳定。
- 实现髌骨的稳定和股四头肌正常排列

为了维持髌股关节的复位,股四头肌作用机制的排列错乱需要解决。膝关节外侧的挛缩结构需要松解,而松弛的内侧结构需要重叠紧缩。另外,为了确保所有导致膝关节不稳定的因素被移除,任何骨性畸形如膝外翻和胫骨外旋必须纠正。

治疗方法选择

先天性髌骨脱位需要手术治疗。存在的选择是髌骨复位重建的类型和手术大小上。

恢复膝关节主动伸膝的能力

重建股四头肌作用机制,使它位于膝关节运动轴前方。从而其恢复主动伸膝作用。这就需要完全松解紧张的,纤维化粘连膝关节外侧支持带,其可能黏附着于外侧肌间隔。挛缩的股外侧肌也需要从肌间隔尽可能彻底松解。

纠正膝关节屈曲畸形

在大多数患儿中,通过延长股四头肌挛缩的部分,同时髌骨复位、髌腱异常止点的重建,通常可以解决膝关节屈曲畸形。对于合并有关节囊挛缩的小部分患者,腘绳肌及后关节囊的松解也是需要的。

当外侧挛缩的软组织结构被足够充分松解时,膝外翻畸形可能被纠正。

恢复髌骨的稳定和重建股四头肌作用机制

获得该目标包括髌骨动态及静态两方面的稳定。股内侧肌的折叠紧缩术强制性的增强松弛肌肉斜纤维的作用。股内侧肌外侧远端部覆盖到髌骨表面上,提供了一力量来克服髌骨向外侧脱位的趋势。髌腱止点的外侧部分转移到内侧,来减少 Q 角,从而进一步减少髌骨向外侧半脱位的可能。对于胫骨骺板未闭的患儿,髌腱止点部分内移必须实施在不违反胫骨结节手术禁忌原则上(如患儿骨骺未闭,胫骨结节转移术是手术禁忌),该手术很重要的是不要使髌腱止点向下移位,以免引起膝关节屈曲受限。如果实施该手术后,术中当膝关节被动屈曲时,髌骨仍然趋向于外侧半脱位,或者很清楚地显示股骨滑车沟明显的发育不良,半腱肌固定术是需要的。

治疗时考虑的因素

先天性髌骨脱位所有病例中,挛缩结构的手术松解是需要的,决定松解哪些结构取决于畸形的严重程度和髌骨不稳定的程度。

膝关节屈曲畸形的严重性

如果松解膝关节外侧挛缩的结构后,膝关节仍然屈曲畸形,那么腘绳肌是需要松解的。腘绳肌松解后仍然残留的屈曲畸形可能是膝关节后关节囊的挛缩所致。

髌骨不稳定的程度

如果实施足够充分挛缩结构松解术后,股内侧肌的折叠紧缩术及髌腱外侧部分内移术后,髌骨仍然不稳,半腱肌固定术是需要的。

髌骨及滑车间沟的大小

如果髌骨小及滑车沟浅,那么很难实现髌骨的稳定。在这种情况下,实施股内侧肌折叠重叠术同时半腱肌固定术也是更安全的。

推荐的治疗方法

先天性髌骨脱位的治疗大纲见表 30.1。

表 30.1　先天性髌骨脱位的治疗大纲

适应证	
松解外侧支持带纤维化	
+	
从肌间隔彻底松解股外侧肌	
+	
股内侧肌远端外侧部分覆盖髌骨表面	
膝关节屈曲畸形仍然存在	被动屈膝时,髌骨仍然不稳或者股骨滑车沟浅
↓	↓
腘绳肌的松解 膝关节屈曲畸形仍然存在	半腱肌固定术
↓	
膝关节后关节囊的松解	
治疗	

推荐治疗的理论依据

为什么唯一的选择是手术重建?

先天性髌骨脱位病理改变是这样[4]:外侧强大的纤维挛缩带,髌腱止点的外移,股内侧肌的异常方向,其只有通过手术才能纠正。

参考文献

1. Mendez AA, Keret D, MacEwen GD. Treatment of patellofemoral instability in Down's syndrome. *Clin Orthop Relat Res* 1988; **234**: 148–58.
2. Stevens CA. Patellar dislocation in Rubinstein–Taybi syndrome. *Am J Med Genet* 1997; **72**: 188–90.
3. Ghanem I, Wattincourt L, Seringe R. Congenital dislocation of the patella. Part II: Orthopaedic management. *J Pediatr Orthop* 2000; **20**: 817–22.
4. Ghanem I, Wattincourt L, Seringe R. Congenital dislocation of the patella. Part I: Pathologic anatomy. *J Pediatr Orthop* 2000; **20**: 812–6.
5. Jones RDS, Fisher RL, Curtis BH. Congenital dislocation of the patella. *Clin Orthop Relat Res* 1976; **119**: 177–83.
6. Stanisavljevic S, Zemenick G, Miller D. Congenital, irreducible, permanent lateral dislocation of the patella. *Clin Orthop Relat Res* 1976; **116**: 190–99.
7. Langenskiöld A, Ritsilä V. Congenital dislocation of the patella and its operative treatment. *J Pediatr Orthop* 1992; **12**: 315–23.
8. Zeier FG, Dissanayake C. Congenital dislocation of the patella. *Clin Orthop Relat Res* 1980; **148**: 140–46.

31

复发性和习惯性髌骨脱位

RANDALL LODER

概述

在正常个体中,髌骨由于在股四头肌及髌韧带的作用下本身存在向外侧脱位的趋势。股四头肌长轴与髌韧带形成一交角(称为 Q 角),其产生拉动髌骨向外侧移位的一个矢量拉力。然而,正常情况下,髌骨向外侧半脱位是可以被预防的,因为股内侧肌远端纤维牵拉作用(维持其动态平衡),同时,足够深的股骨滑车沟、更大的股骨外侧髁、完整的内侧关节囊及支持带包括髌股内侧韧带这些结构的约束作用(维持静态平衡)(图 31.1)。对于先天性、复发性和习惯性髌骨脱位,其不同病理过程使得上述维持

髌骨稳定的机制失效(表 31.1)。从而,对造成髌骨脱位原因的一个清楚认识将有助于规划必要的手术方案。

定义

清楚知道什么是复发性,习惯性及持久性髌骨脱位是非常重要的,从而可以避免专业术语的迷惑。对髌骨脱位的分型也是十分必要的,因为对先天性髌骨脱位,复发性和习惯性髌骨脱位治疗方法完全不同。习惯性脱位手术需要靠近髌骨,而复发性髌骨脱位手术需要远离髌骨。

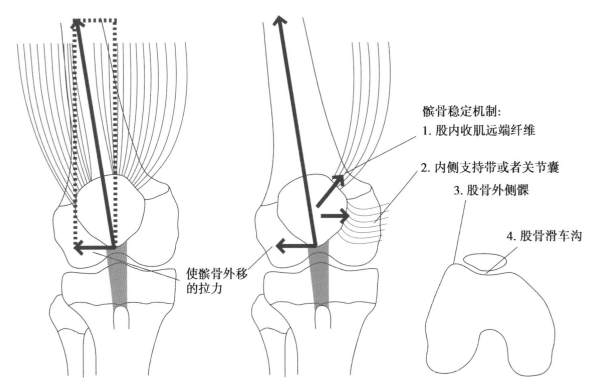

髌骨稳定机制:
1. 股内收肌远端纤维
2. 内侧支持带或者关节囊
3. 股骨外侧髁
4. 股骨滑车沟

使髌骨外移的拉力

图 31.1 正常的股四头肌和髌腱产生外拉力及防止髌骨脱位的稳定机制

表 31.1　在习惯性和复发性髌骨脱位中导致髌骨不稳定的异常因素

	异常因素	后果	髌骨脱位类型
软组织异常	韧带和关节囊的松弛（包括内侧髌股韧带）	内侧关节囊和支持带稳定髌骨作用丧失	常见于复发性髌骨脱位
骨性结构的异常	髌骨滑车沟变浅	髌骨静态约束作用丧失	可以见于复发性,习惯性和先天性髌骨脱位
	股骨外侧髁发育不良	髌骨静态约束作用丧失	可以见于复发性,习惯性和先天性髌骨脱位（图 31.3）
	膝外翻	Q 角增大从而使髌骨外脱位的力量增大	常见于复发性髌骨脱位
	股骨和胫骨扭转畸形	Q 角增大从而使髌骨外脱位的力量增大	可以见于复发性髌骨脱位（图 31.4）
	髌骨大小及形态的异常	髌骨更易于骑跨于股骨髌骨滑车沟外侧	可以见于复发性,习惯性和先天性髌骨脱位
股四头肌异常	髌腱止点的外移	Q 角增大	常见于复发性髌骨脱位
	股内侧肌肌力减弱或者股内侧肌及股内侧韧带止点异常	髌骨动态牵拉作用丧失	常见于复发性髌骨脱位
	股外侧肌的挛缩	股内侧肌肌力不能克服股外侧肌挛缩力	常见于习惯性和先天性脱位
			极少见于长时间站立复发性髌骨脱位
	股直肌及股中间肌的挛缩	股内侧肌肌力不能克服此挛缩力	见于习惯性和先天性脱位
			不见于复发性髌骨脱位
	整个股四头肌外侧移位	稳定机制的丧失（因股四头肌移位）	只见于先天性髌骨脱位

　　复发性髌骨脱位是有创伤所诱发,突然的,具有典型疼痛的髌骨脱位。其的主要原因是关节囊及支持带的松弛包括内侧髌股韧带,而先天性和习惯性髌骨脱位主要原因为股四头肌的挛缩。很多患者均有不同程度的根本性的韧带松弛,经常为体育运动创伤所导致[1]。较小部分患者,有一个已经明确的韧带松弛综合征,如唐氏综合征[2]、爱－唐综合征等。另一部分患者复发性髌骨脱位可以进展为持久性髌骨半脱位（图 31.2）,最后成为持久性髌骨脱位。

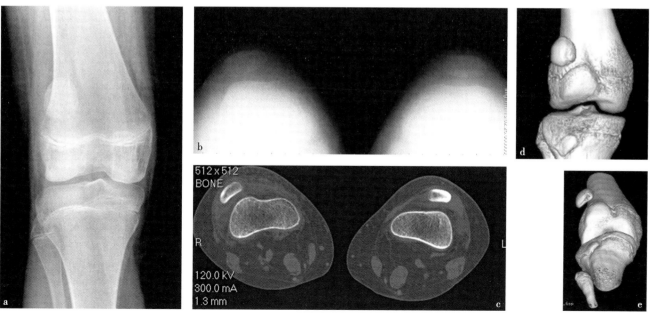

图 31.2　一 13 岁女孩右侧复发性髌骨脱位的膝关节正位片（a）和髌骨轴位片（b）。CT 扫描显示髌骨向外侧半脱位（c）,在 CT 三维重建上更清楚的显示（d 和 e）

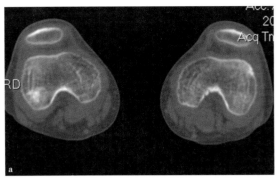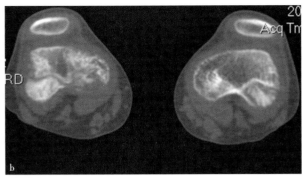

图 31.3 一 7 岁女孩左侧习惯性髌骨脱位.CT 扫描显示相当大的髌骨而髌股滑车沟变浅，而股骨外侧髁发育不良,接近骨骺水平面（a）及骨骺水平面（b）

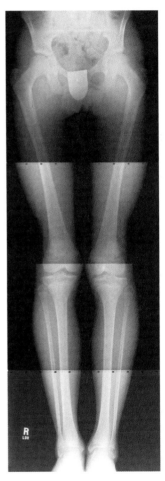

图 31.4 一 14 岁零 5 个月的男孩由于 5 个月前运动损伤所致左侧髌骨复发性脱位的双下肢站立位片。显示髌骨外侧半脱位,同时股骨髁轻微的旋转不对称,具有股骨轻微前倾因素

习惯性髌骨脱位是膝关节屈曲运动时任何时间均可发生脱位,主要由股四头肌原因所致,虽然股四头肌在正常的位置但其已挛缩[3,4]。它不像先天性髌骨脱位。先天性髌骨脱位为出生时就存在的难复性髌骨脱位,其不但有股四头肌短缩,也存在股四头肌完全性向外侧移位。习惯性髌骨脱位也不同于复发性髌骨脱位,习惯性髌骨脱位没有明显的外伤史,且无疼痛不

适,其为股四头肌挛缩而不是关节囊及韧带松弛。对于习惯性髌骨脱位,当在膝关节完全伸直时髌骨将复位,而当膝关节极度屈曲时,想牢固的维持髌骨于滑车沟内是不可能的。

持久性髌骨脱位,常见于先天性髌骨脱位,极少见于复发性髌骨脱位,无论膝关节是伸直还是屈曲状态髌骨均处于脱位状态。

治疗目标

● 恢复和维持髌骨的稳定。

不论髌骨脱位是哪种类型,但是治疗的目的就是使髌骨获得复位和预防髌骨再次脱位。

治疗的方案

对复发性和习惯性髌骨脱位的治疗是直接纠正表31.1 描述的根本性异常因素。针对每一异常和治疗方案的具体策略在表 31.2 中描述。需要强调的是:为了获得满意的稳定的复位效果,几种不同方案可能需要一起联合采用。

治疗时考虑的因素

是否患儿骨骼已发育成熟?

这是十分重要的,因为对股骨未发育成熟患儿其骨骼发育标准不能用于已骨骼发育成熟的患儿。一个典型的例子是胫骨结节的迁移。对于还有显著生长潜力的患儿,移动胫骨结节将会导致胫骨前生长停滞,继而引起膝关节反屈畸形。相反,如果患儿骨骼未发育成熟且存在导致复发性髌骨脱位的膝外翻畸形,那么张力带引导生长技术可以被使用[5]。

表 31.2　治疗的目的和治疗方案的选择

治疗的目的	治疗的方法
纠正内侧关节囊的松弛	内侧支持带及关节囊折叠紧缩（图 31.5b）
增加髌骨动态稳定	股内侧肌远端止点转移到髌骨前面更下方和更中间（图 31.5b）
	鹅足转位术（图 31.6b）
增加髌骨静态稳定	半腱肌肌腱固定术（图 31.6c）或者内侧髌股韧带重建术（图 31.7b）
减小 Q 角	髌腱外侧部分内移术（图 31.8b）（Roux–Goldthwait 术）
	胫骨结节内移术（图 31.8c）
	纠正膝外翻。对骨骼未发育成熟患儿采取张力带引导生长技术，对骨骼已发育成熟患儿行股骨远端截骨矫形术
	纠正股骨及胫骨扭转
移除导致髌骨外脱位的力	外侧关节囊及外侧支持带的松解术（图 31.5b）
	股外侧肌松解术
	股直肌和股中间肌的松解术

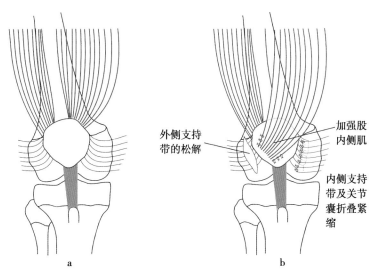

图 31.5　股内收肌的加强、外侧支持带的松解和内侧支持带及关节囊的紧缩手术方法

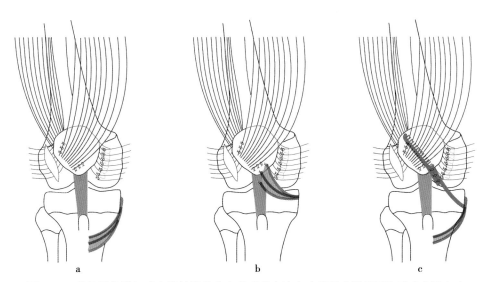

图 31.6　鹅足转位增加动力维持髌骨稳定的手术方法（b）以及半腱肌固定手术方法（c）

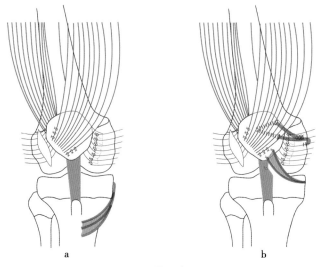

图 31.7 髌股韧带重建手术方法（b）

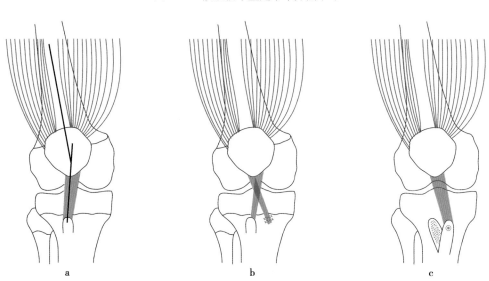

图 31.8 如何将增大的 Q 角（a）有效地减少，通过在骨骼未发育完全的患儿行（Roux-Goldthwait 术）髌腱外侧部分内移术（b），和在骨骼发育成熟的患儿行胫骨结节内移术（c）

存在软组织，骨性结构和股四头肌的异常因素是什么?

在表 31.1 中明确列出具体结构异常因素，其将决定干预的性质。

是否有广泛的韧带的松弛?

由于软组织具有内在的拉伸趋势，内侧关节囊折叠紧缩术的疗效可能是差的。在这种情况下，在膝关节内侧增加其他的机制来提高髌骨静态和动态平衡是更加安全的如鹅足转位术，半腱肌肌腱固定术，内侧髌股韧带重建术。

推荐的治疗方案

复发性髌骨脱位

非手术治疗

如果问题只是简单的髌骨半脱位，而不是全脱位，那么可以设计一个修复方案，目的在于增强股内侧肌的力量和增加外侧支持带的弹性[1,5]。开始予以膝外侧支持带被动活动训练配合股四头肌循序渐进的短弧对抗训练，通常为 8 周。

手术治疗

手术治疗方法概述见表 31.3，并总结如下。

表 31.3　复发性髌骨脱位手术的治疗大纲

适应证		
对所有的患者均实施：外侧支持带松解术 + 内侧关节囊折叠紧缩术 + 股内侧肌加强术		
如果经过上诉处理，髌骨仍然不稳定 + Q 角正常	如果经过上诉处理，髌骨不稳定 + 异常 Q 角，但无膝关节外翻畸形及旋转畸形 + 骨发育未成熟	如果经过上述处理，髌骨仍然不稳定 + 异常 Q 角但无膝关节外翻畸形及旋转畸形 + 骨发育成熟
半腱肌固定术 + 内侧关节囊折叠紧缩术 + 股内侧肌加强术或者内侧髌股韧带重建术	Roux-Goldthwait（髌腱外侧部分内移术）手术	胫骨结节转位术
	如果膝外翻或者股骨、胫骨旋转畸形导致 Q 角异常，那么在行上述手术前，骨性畸形必须纠正。对骨骼未发育成熟患儿采取张力带引导生长技术，对骨骼已发育成熟患儿行股骨远端截骨矫形术	
治疗		

如果修复术后（保守治疗）存在持久性复发性髌骨不稳定，或者，患儿有复发性髌骨脱位而不是半脱位，那么手术治疗是强烈推荐的最佳选择。大量的叙述手术方法表明，各个患儿病情并不完全相同以及无法准确定义各个患者的问题。手术方法的设计在儿童变得更加的复杂，因为需要考虑儿童的生长因素。一般情况下，重建手术依据各个病人各自的病情而设计，尽力创造一个正常四维平衡[6]，无论在静态还是在动态情况下。首先，在考虑软组织情况时，最重要是需要考虑髌周及髌下结构。如果髌周外侧存在牵拉作用，那么外侧支持带的松解术是需要的。其往往合并有内侧关节囊的松弛，因此，需要同时行内侧关节囊的折叠紧缩和股内侧肌加强术（通过将股内侧肌止点外置到髌骨外侧缘和髌腱上或者内侧髌股韧带重建术）[7-9]。对于一些严重的患者，半腱肌穿插髌骨固定术也需要被实施，和 / 或者内侧髌股韧带重建术[4,10]。对于髌下结构，髌腱的轴线和其在胫骨结节止点需要评估。如果其止点存在外旋或（和）偏外，那么实施髌腱转位术是有必要的[11]。对于骨骼未发育成熟患儿，选择的手术方法是 Roux-Goldthwait 术。如果骨骼发育已成熟，那么可以实施髌腱转位术，其采用 Elmslie-Trillat 旋转成形术。由于需要处理多个软组织问题，这些重建手术需要在开放下实施，而不是在关节镜下。对于极度严重的患儿，如股骨、胫骨力线显著不良（力线异常综合征，见第 18 章），联合股骨和胫骨旋转截骨是必要的。其为极端情况下。

习惯性髌骨脱位

手术重建总是必要的。采用 Baksi[4] 描述两个切口方法。从外侧切口，可以将紧张的外侧结构包括股外侧肌从髌骨上松解。如果这时在膝关节完全屈曲时髌骨复位能获得，那么将股外侧肌重新缝合于股直肌的恰当位置上。如果这时髌骨复位不能获得，那么需要实施股直肌肌腱延长术。有可能股中间肌也需要同时延长或者松解。这样，股外侧肌、股中间肌与股直肌在合适的位置彼此缝合在一起。如果在膝关节被动屈曲过程，髌骨向外侧脱位仍然存在，接下来需要内侧重建。其包括股内侧关节囊及支持带折叠紧缩术和鹅足的转位术或者半腱肌肌腱固定术。

推荐治疗的原则

为什么股四头肌短弧训练被用于复发性髌骨脱位的非手术治疗？

因为膝关节屈曲时髌骨快速的脱位，使得股四头肌长弧运动被禁止。相似，在膝关节屈曲运动时，通过髌股关节的力量会增加，从而增加关节面的压力和关节退变的风险。

为什么在骨未完全发育成熟的儿童中只实施 Roux-Goldthwait 髌腱外侧部分转位术？

因为该转位术不侵犯儿童胫骨结节隆起。完全性骨转位将破坏胫骨前部分骨骺。由于胫骨前侧骨骺生

长被阻滞,从而导致膝关节反屈畸形。

为什么单纯的外侧支持带松解术不适合用于复发性髌骨脱位?

该方法只适合用于这些髌骨只有外侧倾斜而没有外侧移位的患者。而根据复发性髌骨脱位的定义,有复发性髌骨脱位的患儿存在髌骨向外侧移位,同时复发性髌骨脱位往往会导致内侧关节囊的松弛和内侧髌股韧带的损伤,这些也需要被处理。

参考文献

1. Hinton RY, Sharma KM. Acute and recurrent patellar instability in the young athlete. *Orthop Clin North Am* 2003; **34**: 385–96.
2. Mendez AA, Keret D, MacEwen GD. Treatment of patellofemoral instability in Down's syndrome. *Clin Orthop Relat Res* 1988; **234**: 148–58.
3. Bergman NR, Williams PF. Habitual dislocation of the patella in flexion. *J Bone Joint Surg Br* 1988; **70**: 415–19.
4. Baksi DP. Pes anserinus transposition for patellar dislocations: Long-term follow-up results. *J Bone Joint Surg Br* 1993; **75**: 305–10.
5. Ballal MS, Bruce CE, Nayagam S. Correcting genu varum and genu valgum in children by guided growth. *J Bone Joint Surg Br* 2010; **92**: 273–276.
6. Stanitski CL. Patellar instability in the school age athlete. *Instr Course Lect* 1998; **47**: 345–50.
7. Nelitz M, Dreyhaupt J, Reichel H, Woelfle J, Lippacher S. Anatomic reconstruction of the medial patellofemoral ligament in children and adolescents with open growth plates. *Am J Sports Med* 2013; **41**: 58–63.
8. Yercan HS, Erkan S, Okeu G, Ozalp RT. A novel technique for reconstruction of the medial patellofemoral ligament in skeletally immature patients. *Arch Orthop Trauma Surg* 2011: **131**: 109–1065.
9. Vähäsarja V, Kinnunen P, Lanning P, Serlo W. Operative realignment of patellar malalignment in children. *J Pediatr Orthop* 1995; **15**: 281–5.
10. Deie M, Ochi M, Sumen Y *et al*. Reconstruction of the medial patellofemoral ligament for the treatment of habitual or recurrent dislocation of the patella in children. *J Bone Joint Surg Br* 2003; **85**: 887–90.
11. Bensahel H, Souchet P, Pennecot GF, Mazda K. The unstable patella in children. *J Pediatr Orthop* 2000; **9**: 265–70.

32

屡发性及自发性肩关节脱位

RANDALL LODER

概述

儿童的肩关节脱位其远期预后与成人完全不同。

儿童的肩关节脱位可能是麻痹性的(臂丛神经麻痹,肌营养不良),或者合并有韧带松弛综合征(如Ehlers-Danlos综合征),非创伤性的(自发的)或者创伤性的。

需要认真了解的是患儿的潜在病因,因为治疗方法,疗效及预后都与其紧密相关。预后包括退行性关节病[1]和脱位或半脱位复发[2-6]。

病因一旦确定,肩关节脱位可根据三个不同的标准进行分类:半脱位或脱位,受创伤的严重程度(重大暴力伤、反复微小创伤或非创伤),以及脱位的类型(无意识脱位、自发性脱位或习惯性脱位)。

脱位的类型

脱位的类型如下:

- 急性的创伤性前脱位常发生于肩关节被动外旋外展时。儿童及青少年首次急性的创伤性前脱位其预后有诸多争议,但很多学者认为就算不是所有患儿都需行手术治疗,至少绝大部分需要手术干预[2-5]。
- 屡发性创伤性前脱位。
- 多向不稳是指在三个方向上均不稳定:前方、后方和下方。儿童中相对少见。存在这种不稳的患儿常在10岁左右首次出现问题,而仅前方或后方不稳的患儿要至14岁左右才出现[6]。
- 自发性半脱位或脱位常发生与学龄期儿童,无明显诱因及创伤史,文献显示自发性半脱位或脱位通常采用非手术方法进行治疗[7]。
- 脱位合并软组织异常可被视为一种最为严重的多向不稳,因为其下的软组织异常往往提示关节囊的球状结构明显松弛。
- 现已知脱位合并产瘫的发生时间早于我们所想,因此须仔细检查[8-10]。最重要的临床特征是主动外旋消失,合并体征包括腋窝皮肤皱褶不对称以及明显的肱骨短缩。如果体格检查显示可能有后方半脱位或脱位,可像发育性髋关节脱位一样行超声检查,有助于诊断。

处理的问题

脱位的类型及病因是什么?

这是最为重要的问题,因为有些类型手术干预的预后很差(如自发性脱位)[6],但对于其他类型的脱位,手术则可能是最佳治疗方案(如产瘫,创伤性脱位)。医生需结合病史和体格检查来推断其潜在的病因。

向哪个方向脱位?

了解不稳的脱位方向可以用于指导非手术和手术治疗。典型的创伤性脱位是前方脱位,但脱位合并产瘫是后方脱位。自发性脱位常为多方向的。如不稳是多向的仅修复一个方向的不稳治疗终将失败。

肌力平衡和关节囊异常

对于麻痹性脱位的患儿,治疗脱位的同时还需对其潜在的肌力失衡进行治疗。对于产瘫的患儿,内旋肌群及关节囊前方的挛缩容易形成后方脱位。对于屡发性脱位的患儿,关节囊松弛情况不等。关节囊挛缩或过度松弛都须予以纠正。

适应性骨改变

对于麻痹性脱位的患儿其关节盂可能出现适应性骨改变,包括关节盂的方向改变及关节盂发育不全[8,9,11]。

治疗目标

- 脱位的复位及保持

对于急性或屡发性无意识脱位,复位常较简单且经闭合方法即可完成。时间较长的神经肌肉型或创伤性脱位需行开放复位。创伤性及自发性脱位维持复位状态常较困难。复位后的康复治疗十分关键。

- 肌肉与关节囊等软组织结构的再平衡与重塑

这对于神经肌肉型的脱位以及多向或单向非自发性再发脱位来说非常重要。

- 纠正合并的骨质顺应性改变

如果麻痹性脱位得到早期的复位,则那些轻度的关节窝扭转及发育不良可以得到自发改善。

治疗选择

闭合复位并固定

急性的脱位需要尽快行复位并予以一段时间的固定。固定的类型和时间对于脱位的再发风险没有明显影响。考虑到这些因素有利于治疗师行非手术治疗包括即刻的复位、固定的类型和时间及后期渐进的康复训练。

康复训练

康复训练的目的在于使肩关节的动平衡肌群达到最优的状态。

前脱位

需要解决的第一个问题是恢复动平衡肌群(肩胛下肌、冈下肌、小圆肌、肩袖下部、前三角肌)。其次应注意恢复动态的张力,如肩袖及肌肉的张力等。再次是通过将不稳定的肩关节放置于对动态平衡挑战最大的位置进行锻炼从而恢复神经肌肉控制。最后通过加强斜方肌和前锯肌的力量来达到加强肩胛骨稳定的目的。

后脱位

对于后脱位,应注意加强后三角肌、外旋肌及肩胛骨稳定肌群。

多向不稳

需要首选尝试行渐进性的康复训练步骤[12]。

脱位合并软组织异常

在考虑行任何手术干预之前均需要先行集中的康复训练。

手术稳定

急性创伤性前脱位

急性创伤性前脱位的即刻、首选手术常保留给需要马上复健的病例,如运动员的闭合性脱位需要马上重返激烈运动赛场的情况。否则,手术常应该在尝试康复训练症状仍存在的情况下。如果作为首选的治疗,如果在全麻下可以完成复位,则手术可以通过关节镜施行,否则需要行开放手术。如果上唇分离得到修复,正常的动力学恢复,初次脱位存在的急性的关节囊牵拉可以恢复。这也可能是为什么首次脱位的病例经关节镜修复其改善成功率较再发脱位病例要高的原因。无论是采用开放复位还是闭合复位,上唇附着点的撕裂均需要得到修复[13]。

再发性创伤性前脱位

手术包括关节囊及韧带的修复以及重建上唇撕裂处的附着点(Bankart 缺损)[14,15]。如果为多向不稳,还需要行关节囊的转位[16]。这些步骤可以通过关节镜或开放手术完成,两种方法相比各有优缺点[17],但数据显示开放手术的效果更好[18],特别是对于 18 岁以下的病例[19]。关节松动术由于其较严重的并发症不建议使用,并发症包括腋神经损伤、软骨溶解等,这些术后可能出现[20],并在术后 2~5 年内的随访结果都不满意[21]。

多向不稳

关节囊下方转位手术是多向不稳的首选手术,包括将上方的关节囊向下方转位后,再将多出的下方关节囊向外上方转位。如果出现骨性的损伤,如关节窝下方的盂唇撕裂等需要及时修复。入路可以采用前方或后方入路,取决于失稳的主方向。术后固定 6 周,随后的逐渐具体的康复至关重要。应该严格限制参加体育运动至少 1 年。

脱位伴软组织异常

这种情况需要通过使用如治疗多向不稳的关节囊

下方转位手术来解决。预后取决于潜在的软组织情况（如 Ehlers-Danlos 综合征），这点需要慎重对待并在术前与患者详细沟通。

关节囊紧缩术及关节窝朝向的纠正

真正的复发性肩关节后脱位常伴有关节窝的朝向异常。因此还需要行后方的关节囊重叠紧缩并关节盂成形术[22]。

肌肉松解及肌腱转位

儿童的产瘫性脱位常见于臂丛神经（上丛）麻痹。治疗时需要解决两个重要的问题：第一是脱位；第二是肌肉的不平衡。无论是闭合复位[23]或开放复位[24]都还需要行软组织平衡术[11]。需先行胸大肌止点处、背阔肌以及大圆肌的松解，这样脱位可以得到较好的复位。背阔肌和大圆肌转位至肩袖以平衡肌力（详见 58 章）[23]。

不做主动干预

如前所述，对于儿童的自发性肩关节脱位不应采取外科干预。大部分儿童可以采用熟练巧妙的忽略对待，不予采取物理治疗或手术治疗。但可能需要行心理干预。

制订治疗计划时需要考虑的因素

脱位的种类

考虑脱位的种类、手术及非手术治疗的治疗结果及预后十分重要，之后还要与家属及患儿讨论。对于初发创伤性前脱位的年幼患儿，其出现复发性脱位的风险较高，手术予以修复的必要性也相对更高，但预后较好。而对于多向不稳的患儿，逐步的康复治疗常可以成功，如果失败，行关节囊转位术获得成功的可能性很大。对于自发性脱位的患儿，不应行手术治疗，因为脱位复发是不可避免的。

脱位的方向

除了病因分型，还需要考虑到脱位的方向。如果向后方脱位，需行 CT 以寻找异常的关节窝朝向或者关节窝发育不全，如果存在这些情况需要行手术治疗。

推荐的治疗方法

儿童肩关节脱位的治疗大纲详见表 32.1，并总结如下：
- 对于急性创伤性前脱位，治疗可首选闭合复位，固定至愈合，随后逐步行康复治疗。
- 对于复发性创伤性前脱位的病例，需要规定良好的康复步骤。如果这样治疗失败，可行前方开放手术进行 Bankart 缺损修复，伴或不伴行关节囊转位。也可行关节镜修复术，但非作者推荐的治疗，不应行关节囊松动术。
- 对于首发的后方半脱位或脱位，可予闭合复位随后康复治疗。如果还有很少数患儿存在持续的不稳定，推荐行后方的关节囊紧缩伴或不伴后方的关节盂成形术。
- 对于多向不稳的病例应首选逐渐康复治疗。如果失败，应行关节囊下方转位术。
- 对于自发性半脱位或脱位，仅推荐非手术治疗，可选熟练的忽略或最多行肌肉锻炼项目。
- 脱位合并软组织异常与多向不稳类似，但由于其可能存在潜在的系统性软组织异常，其手术的预后需要更加警惕。
- 对于脱位合并产瘫臂丛神经麻痹的患儿，因为存在潜在的肌肉失衡和其导致的软组织挛缩，手术是主要的治疗选择。手术包括大圆肌及背阔肌的转位至肩袖，胸大肌的松解以及脱位的闭合或开放复位。应在肱骨头变形之前尽早干预。同时还需要纠正关节窝后倾和发育不良。

推荐治疗的依据

为什么复发性前脱位不推荐行关节镜修复术？
关节囊的韧带结构被明显拉伸，关节囊需要行重叠、紧缩或者转位术。大部分病例观察发现对于年幼的患儿开放手术的效果比关节镜修复更好。

为什么不推荐关节松动术？
尽管对于成人及年幼儿童的初期治疗效果较好，但其存在潜在的较大的复发率、软组织并发症以及关节软骨溶解的可能性。

为什么对于自发性半脱位或脱位的患儿不推荐行手术治疗？
手术效果差，而且患儿常会有精神症状通过手术无法治疗。

表 32.1　儿童肩关节不稳定的治疗大纲

适应证					
复发性前脱位 或 复发性后脱位 或 多向不稳 或 脱位合并软组织异常	复发性前脱位 + 康复治疗失败	复发性后脱位 + 康复治疗失败	多向不稳 或 脱位合并软组织异常 + 康复治疗失败	臂丛神经麻痹的患儿后方半脱位或脱位	自发性脱位
积极的,逐步的康复治疗项目	前方开放复位,关节囊紧缩 Bankart 缺损修复术	后方开放复位关节囊紧缩术 ± 关节盂成形术	关节囊转位术	内旋肌松解及背阔肌和大圆肌转位至冈下肌	无主动骨科干预 + 心理干预
治疗					

为什么对于臂丛神经麻痹的患儿不推荐非手术治疗?

由于潜在的肌肉失平衡的风险,需行肌肉再平衡手术。麻痹引起的肌力差不能单纯通过肌肉训练得到改善。

参考文献

1. Hovelius L. The natural history of primary anterior dislocation of the shoulder in the young. *J Orthop Sci* 1999; **4**: 307–17.
2. Marans HJ, Angel KR, Schemitsch EH, Wedge JH. The fate of traumatic anterior dislocation of the shoulder in children. *J Bone Joint Surg Am* 1992; **74**: 1242–4.
3. Deitch J, Mehlman CT, Foad SL, Obbehat A, Mallory M. Traumatic anterior shoulder dislocation in adolescents. *Am J Sports Med* 2003; **31**: 758–63.
4. Walton J, Paxinos A, Tzannes A *et al.* The unstable shoulder in the adolescent athlete. *Am J Sports Med* 2002; **30**: 758–67.
5. Te Slaa RL, Wijffels MPJM, Brand R, Marti RK. The prognosis following acute primary glenohumeral dislocation. *J Bone Joint Surg Br* 2004; **86**: 58–64.
6. Lawton RL, Choudhury S, Mansat P, Cofield RH, Stans AA. Pediatric shoulder instability: Presentation, findings, treatment, and outcomes. *J Pediatr Orthop* 2002; **22**: 52–61.
7. Huber H, Gerber C. Voluntary subluxation of the shoulder in children: A long-term follow-up study of 36 shoulders. *J Bone Joint Surg Br* 1994; **76**: 118–22.
8. Beischer AD, Simmons TD, Torode IP. Glenoid version in children with obstetric brachial plexus palsy. *J Pediatr Orthop* 1999; **19**: 359–61.
9. Pearl MT, Edgerton BW. Glenoid deformity secondary to brachial plexus birth palsy. *J Bone Joint Surg Am* 1998; **80**: 659–67.
10. Moukoko D, Ezaki M, Wilkes D, Carter P. Posterior shoulder dislocation in infants with neonatal brachial plexus palsy. *J Bone Joint Surg Am* 2004; **86**: 787–93.
11. Waters PM, Jaramillo D. Glenohumeral deformity secondary to brachial plexus birth palsy. *J Bone Joint Surg Am* 1998; **80**: 668–77.
12. Burkhead Jr. WZ, Rockwood Jr. CA. Treatment of instability of the shoulder with an exercise program. *J Bone Joint Surg Am* 1992; **74**: 890–96.
13. Postacchini F, Gumina S, Cinotti G. Anterior shoulder dislocation in adolescents. *J Shoulder Elbow Surg* 2000; **9**: 470–74.
14. Rowe CR, Patel D, Southmayd WW. The Bankart procedure: A long-term end-result study. *J Bone Joint Surg Am* 1978; **60**: 1–16.
15. Wirth MA, Blatter G, Rockwood Jr CA. The capsular imbrication procedure for recurrent anterior instability of the shoulder. *J Bone Joint Surg Am* 1996; **78**: 246–59.
16. Pollock RG, Owens JM, Flatow EL, Bigliani LU. Operative results of the inferior capsular shift procedure for multidirectional instability of the shoulder. *J Bone Joint Surg Am* 2000; **82**: 919–28.
17. Cole BJ, L'Insalata J, Irrgang J, Warner JJP. Comparison of arthroscopic and open anterior shoulder stabilization. *J Bone Joint Surg Am* 2000; **82**: 1108–14.
18. Steinbeck J, Jerosch J. Arthroscopic transglenoid stabilization versus open anchor suturing in traumatic anterior instability of the shoulder. *Am J Sports Med* 1998; **26**: 373–8.
19. Savoie III FH, Miller CD, Field LD. Arthroscopic reconstruction of traumatic anterior instability of the shoulder: The Caspari technique. *Arthroscopy* 1997; **13**: 201–9.

20. Levine WN, Clark Jr AM, D'Alessandro DF, Yamaguchi K. Chondrolysis following thermal capsulorraphy to treat shoulder instability. *J Bone Joint Surg Am* 2005; **87**: 616–21.

21. D'Alessandro DF, Bradley JP, Fleischli JE, Connor PM. Prospective evaluation of thermal capsulorraphy for shoulder instability: Indications and results, two- to five-year follow-up. *Am J Sports Med* 2004; **32**: 21–33.

22. Kawam M, Sinclair J, Letts M. Recurrent posterior shoulder dislocation in children: The results of surgical management. *J Pediatr Orthop* 1997; **17**: 533–8.

23. Hoffer MM, Phipps GJ. Closed reduction and tendon transfer for treatment of dislocation of the glenohumeral joint secondary to brachial plexus birth palsy. *J Bone Joint Surg Am* 1998; **80**: 997–1001.

24. Torode I, Donnan L. Posterior dislocation of the humeral head in association with obstetric paralysis. *J Pediatr Orthop* 1998; **18**: 611–5.

33

桡骨小头脱位

BENJAMIN JOSEPH

概述

在儿童各种造成桡骨小头脱位的病因中,先天性脱位最为常见,其次是发育性脱位,创伤性脱位以及麻痹性脱位。先天性桡骨小头脱位也是肘部最为常见的先天性畸形,可独立发病亦可合并全身性骨骼畸形综合征[1]。家族聚集性的桡骨小头脱位也有学者报道过。

桡骨小头的发育性脱位可能发生于遗传性多发骨软骨瘤病或者骨干续连症的患儿[2,3]。其中桡骨小头半脱位是尺骨发育落后造成的结果。如果尺骨的相对长度没有改变,桡骨小头仍会脱位。在麻痹性脱位的患儿中,旋前肌群和旋后肌群间的失平衡可能会造成桡骨小头脱位。虽然单纯的创伤性的桡骨小头脱位也见诸于报道,但其常合并有尺骨的隐蔽性损伤。

桡骨小头可以向前脱位,向后脱位或者向外侧脱位,脱位的结局也因受伤情况各异。

桡骨小头脱位的结局和处理的问题

无功能障碍

通常儿童期的桡骨小头脱位不会造成任何可感知的功能障碍,尤其是原发的先天性脱位。

肘关节活动受限

前脱位可能影响肘关节的末程屈曲功能,后脱位则常影响肘关节的末程伸展功能。

旋前及旋后受限

或轻或重的旋前及旋后受限常见于各种类型的桡

骨小头脱位的患儿。

畸形

桡骨小头的外侧脱位可能造成肘外翻[4]。即使畸形并不明显,脱位的桡骨小头常会形成隆起影响外观(图 33.1)。

疼痛和弹响

疼痛可能出现在青少年期或成人期,特别是如果桡骨小头是半脱位。疼痛在桡骨小头完全脱位的患儿中较为少见[5]。肘关节活动时,弹响也很可能发生。

治疗目标

- 缓解疼痛
  治疗桡骨小头脱位的主要原因是为了缓解疼痛。
- 尽可能改善肘关节及前臂活动范围

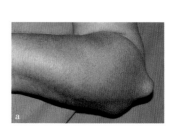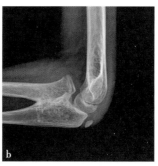

图 33.1 (a)桡骨小头脱位的青少年的肘关节外观,无任何症状,肘关节功能好。肘关节外侧的隆起十分明显。(b)该年幼患儿屈曲受限较为明显,并合并有尺桡关节骨性融合

如果活动受限较为严重,影响到肢体功能,需尽可能改善活动度。但往往这些患儿活动范围很难达到完全正常。

● 改善肢体外观

如果患儿担心桡骨小头脱位所形成的隆起,即便肘关节无功能障碍,也可行手术治疗。但需向患儿及家长详细解释任何改善外观的手术都会在手术区留下手术瘢痕。

治疗方法的选择

不予干预

如无与桡骨小头脱位有关的症状,且如果肢体功能较为满意,不需进行干预。这是对大部分先天性脱位的病例所采用的方法,特别是那些无意中发现脱位的年长患儿。

桡骨小头复位,环状韧带重建

近期发生的创伤性桡骨小头脱位常可成功复位。环状韧带常撕破,需予以修复或用肘关节周围的组织重建新的韧带。常用的术式是在肱三头肌腱膜上取条状筋膜重建环状韧带(图 33.2)[6]。

桡骨小头复位,尺骨延长

遗传性多发骨软骨瘤的患儿,如出现桡骨小头脱位或半脱位,可行尺骨逐步延长[2,3,7]。随着尺骨的逐渐延长,桡骨小头回落至正常位置(图 33.3)。

桡骨小头复位,桡骨短缩

可行桡骨短缩以将慢性脱位的桡骨小头复位。该手术可在行桡骨小头开放复位时将桡骨短缩一期进行[8]。因为这样不会造成尺骨的生长受限,桡骨一期短缩比尺骨逐渐延长更值得推荐。

桡骨小头切除

对于骨骼发育成熟的有症状的青少年患儿,可行桡骨小头切除术。对于年幼患儿,由于尺骨的正常生长,切除桡骨小头后桡骨可能向近端滑动形成下尺桡关节半脱位,因此不推荐桡骨小头切除术。虽然不是每个患儿在切除桡骨小头后肘关节活动范围都会增加,但手术还是会带来一些改善[9]。

治疗时考虑的因素

患儿的年龄

小于 3 岁的先天性桡骨小头脱位的患儿复位后常常疗效较好。年长些的患儿肱骨小头出现发育不全,桡骨小头也出现畸形生长,复位可能导致异向关节。

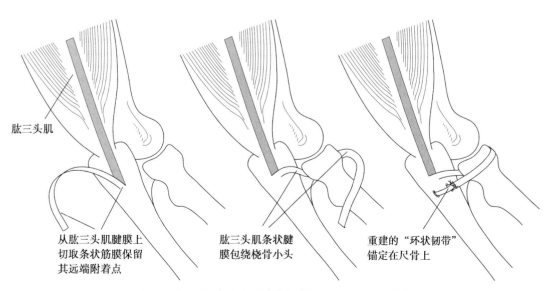

肱三头肌

从肱三头肌腱膜上切取条状筋膜保留其远端附着点

肱三头肌条状腱膜包绕桡骨小头

重建的"环状韧带"锚定在尺骨上

图 33.2 图示桡骨小头脱位复位后环状韧带重建技术

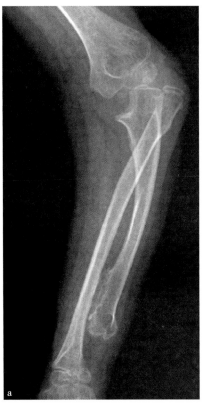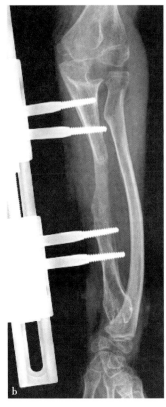

图 33.3 遗传性多发骨软骨瘤出现桡骨小头脱位的患儿（a）通过逐渐延长尺骨达到合适长度后，桡骨小头自发复位（b）

症状和功能障碍

如果患儿完全无症状，不适合进行手术干预。相反，如果患儿出现疼痛或明显的功能损害，需进行治疗。

脱位的潜在主因及脱位持续时间

长时间的先天性桡骨小头脱位及麻痹性桡骨小头脱位常常很难复位。相对来说，近期发生的创伤性桡骨小头脱位或发育性脱位更容易复位。

肱骨小头及桡骨小头的形状

与脱位的病因无关，如果桡骨小头长时间维持脱位，肱骨小头和桡骨小头都会歪曲生长。如已出现前述的骨性结构改变后还对脱位进行复位，则将会有较差的疗效。

是否存在肌力失衡

由于肌力失衡是麻痹性桡骨小头脱位的潜在主因，如要将桡骨小头维持在复位位置，需对失衡的肌力进行纠正。而有些病例重建肌力平衡非常困难。

尺桡骨的相对长度

相对过长的桡骨或过短的尺骨易于形成桡骨小头脱位。重建尺桡骨正常的相对长度对于达到稳定复位十分关键。因此需行尺骨延长或桡骨短缩术。

推荐的治疗方法

桡骨小头脱位推荐的治疗大纲见表 33.1。

表 33.1　桡骨小头脱位推荐的治疗大纲

适应证						
先天性脱位 + 3 岁以下儿童 + 无相关症状 + 家长期望桡骨小头复位	先天性脱位 + 3 岁以上儿童 + 无症状 + 无功能缺失	先天性脱位 + 3 岁以上儿童 + 有利手的功能受限 + 桡骨小头及肱骨小头无明显畸形	发育性脱位或半脱位 + 尺骨短 （如骨干续连症）	未复位的创伤性脱位 ± 尺骨弯曲	麻痹性半脱位或脱位 + 无症状	任何病因导致的桡骨小头脱位 + 青少年 + 疼痛 或 肘关节活动受限造成功能障碍
桡骨小头开放复位 + 环状韧带重建	不予干预	桡骨短缩 + 开放复位 + 环状韧带重建	尺骨逐渐延长桡骨小头间接复位	如存在尺骨弯曲行尺骨截骨 + 开放复位 + 环状韧带重建	如可能,尝试重建肌力平衡 （如不可能,对桡骨小头半脱位不予干预）	桡骨小头切除
治疗						

参考文献

1. Joseph B. Elbow problems in children. In: Gupta A, Kay SPJ, Scheker LR (eds). *The Growing Hand*. London: Harcourt, 2000: 769–82.
2. Masada K, Tsuyuguchi Y, Kawai H *et al*. Operations for forearm deformity caused by multiple osteochondromas. *J Bone Joint Surg Br* 1989; **71**: 24–9.
3. Clement ND, Porter DE. Forearm deformity in patients with hereditary multiple exostoses: Factors associated with range of motion and radial head dislocation. *J Bone Joint Surg Am* 2013; **95**: 1586–92.
4. Kaas L, Struijs PA. Congenital radial head dislocation with a progressive cubitus valgus: A case report. *Strategies Trauma Limb Reconstr* 2012; **7**: 39–44.
5. Maruyama M, Takahara M, Kikuchi N, Ito K, Watanabe T, Ogino T. Snapping elbow with congenital radial head dislocation: Case report. *The Journal of hand surgery*. 2010; **35**: 981–5.
6. Bell Tawse AJS. The treatment of malunited anterior Monteggia fractures in children. *J Bone Joint Surg Br* 1965; **47**: 718–23.
7. Fogel GRT, McElfresh EC, Peterson HA, Wicklund PT. Management of deformities of the forearm in multiple hereditary osteochondromatas. *J Bone Joint Surg Am* 1984; **66**: 670–80.
8. Tachdjian MO (ed). *Pediatric Orthopedics*, 2nd edn. Philadephia: WB Saunders, 1990: 184–7.
9. Campbell CC, Waters PM, Emans JB. Excision of the radial head for congenital dislocation. *J Bone Joint Surg Am* 1992; **74**: 726–33.

34

寰枢关节不稳

IAN TORODE

概述

上颈椎不稳可源于创伤,手术切除减压,也可源于骨骼或韧带结构发育异常。婴儿时期的头部偏大,伴随韧带的松弛以及该节段关节面较为水平,均可导致上颈椎出现不稳。

寰枢关节的不稳可发生于轴面或者水平面,也可发生于矢状面。脊柱长轴方向牵张型损伤的患儿可能出现枕颈关节处的一过性失稳。尽管在牵张力量消失后寰枕关节常会恢复到较稳定的位置,但这些一过性损伤常常是致命的。

由于上颈椎的难以识别的结构性缺损,患儿常出现颈椎不稳及相应的脊髓症状。尤其是对唐氏综合征、黏多糖病及寰枕关节先天性异常的患儿,更应小心其出现上颈椎不稳的可能。

水平面不稳

寰枢关节的旋转错位

该病的发生有一些病因学因素。常包括小的创伤、坠伤、感染或者全麻下患儿头颈部未受保护而进行摆体位等原因。该病由 Charles Bell 在 1830 年首次描述,1930 年 Grisel 报道了一例较为相似的病例[1,2]。因此其他学者均将此病称为 Grisel 病。此病中区分不同类型的旋转错位十分重要,因为其治疗方法和并发症因类型不同而各异(图 34.1)。

急性及一过性旋转错位

儿童中该病可无明显病因时出现,也可在小的创伤、上呼吸道感染或全麻手术后出现。患儿头部向一侧

歪斜,并对纠正歪斜有抵抗。常伴有疼痛及肌肉痉挛。

固定旋转错位

上述第一类患儿有些可自行缓解,有些可能转为慢性畸形,可能不伴疼痛。有时这种转变常伴有更为严重的创伤。

此病可让其头部向两侧转至最大角度时行 CT 检查。影像学表现为一侧的关节向前半脱位或脱位,因此其不影响头部向相反方向的旋转。牵引这些简单的治疗常不能使这种错位得到复位。

伴有寰枢关节损伤的慢性旋转错位(Grisel 综合征)

Grisel 综合征特指伴有长程中耳或其周围感染的寰枢关节的固定错位。这些患儿寰椎的旋转轴移至一侧的寰枢关节,因此可能形成钳夹效应引起脊髓压迫(图 34.1c 和图 34.2)。这比前述各种类型的寰枢关节错位更加危险。笔者对寰枢关节脱位致突然死亡的病例进行详细的文献回顾发现,很多病例都记录有潜在的感染,比如有些患儿在当时已经对耳部感染进行治疗,其感染症状已经明显好转等。

矢状面不稳

齿状突异常

先天性齿状突发育不良或缺如

齿状突的发育不良或缺如可能导致十字韧带复合体的不完整。对于明显的齿状突发育不良,由于未发育的残留结构的半脱位,十字韧带和翼状韧带处于松弛状态,不能起到稳定作用。前述原因会导致寰枢关节不稳,但不是所有的齿状突发育不全的患儿都有明

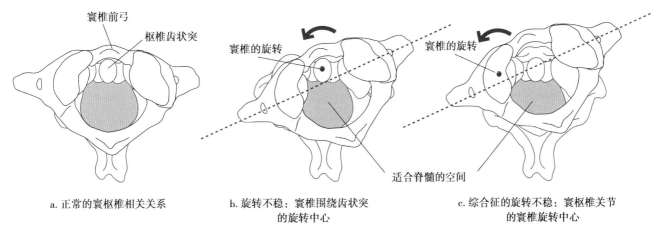

a. 正常的寰枢椎相关关系　　　　b. 旋转不稳：寰椎围绕齿状突　　　　c. 综合征的旋转不稳：寰枢椎关节
　　　　　　　　　　　　　　　　　　 的旋转中心　　　　　　　　　　　　 的寰椎旋转中心

图 34.1　正常的寰枢关节关系以及适当的脊髓容纳空间（a）。后为两种类型的旋转失稳（b 和 c）。
当寰椎围绕寰枢关节转动时可见脊髓容纳空间的明显减小

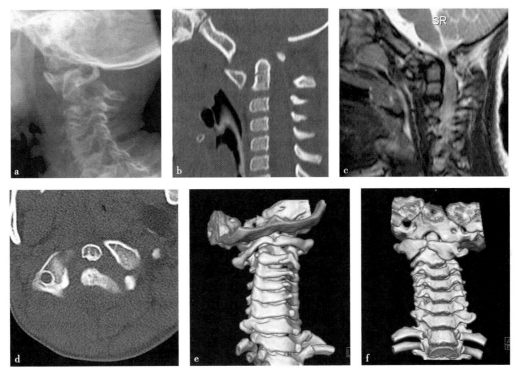

图 34.2　侧位片（a）、CT、MRI（b~d）和三维 CT（e 和 f）显示 Grisel 综合征的患儿其寰椎有错位

显的寰枢关节不稳。而这些患儿迅速出现截瘫或猝死的发生率更高。因此，当还不适宜行寰枢椎融合时，医生应警惕脊髓神经症状和体征的出现，并教育家长判断这些症状和体征。

游离齿状突畸形

该病由 Giacomini 在 1886 年首次提出[3]，特指枢椎的齿状突呈游离的小骨畸形。证据显示很多病例都是在创伤后形成，但还有部分病例游离齿状突是齿状突发育不全综合征的一部分。该病常伴发于唐氏或莫尔基奥综合征[4,5]。患儿常有神经症状或体征，需行颈椎固定。如果还同时发现有脊髓异常，则在做颈椎

屈伸检查时应格外小心。部分患儿其游离齿状突会向斜坡滑移，形成脊髓压迫，因此对这种高风险患儿，应行颈椎固定。其余患儿游离齿状突会与寰枢椎形成韧带复合体一起活动。

寰枕融合

寰椎与枕骨间骨性融合或者分节不全可导致寰枕关节融合。该病常可被独立发现也可伴发于各种先天性畸形如颈椎中段融合等。部分病例伴发颅底凹陷症及 Chiari 畸形。寰枕关节融合或至枢椎的融合使得寰枢关节承受更大的力量。对于这种无症状的患儿，行

颈椎固定可以避免出现严重的神经症状,但却丧失了颈椎的活动度。

唐氏综合征

唐氏综合征患儿其矢状面不稳较容易辨认(图34.3)。问题可出现在寰枕节段和寰枢节段。其病理学病因在于骨胶原缺失和韧带松弛。唐氏综合征患儿常伴有发育性畸形[6]。尽管症状性失稳较为少见,其颈椎不稳的发生率仍有9%~22%。

症状性失稳常有局部疼痛,头部歪斜或斜颈。此外,全身性的步态失稳,腱反射亢进或截瘫都可能是由颈椎不稳造成。

唐氏筛查没有起到减低患儿受伤风险的作用,其与体育活动的关系也不明确。这些患儿常很难获得清晰的病史,其体征也各不相同,因为脊髓位置不同,其动态受压情况也不相同。

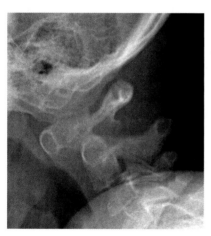

图34.3 唐氏综合征患儿颈椎侧位片
示寰枢关节不稳

黏多糖病

黏多糖病(MPS)是一种家族性遗传病,其共同点在于溶酶体贮积过程中的酶缺失。由于缺乏特殊的降解酶,黏多糖的累积引起一系列的临床表现。Hurler(MPS 1型)及莫尔基奥(MPS 4型)综合征患儿其齿状突发育不良的几率和齿状突周围出现异常增生组织的几率都较其他儿童高[7,8]。

当颈椎不稳及椎管狭窄还不明显时,患儿的诊断常更加困难。患儿脊髓代谢产物的堆积可能造成脊髓病,并使患儿在颈椎失稳或椎管狭窄不那么严重时更容易出现脊髓功能障碍。而当缺乏明显的影像学证据时,黏多糖病患儿的脊髓病变既不能归因于颈椎失稳,也不能归因于椎管狭窄。如果有颈椎不稳的证据,可以考虑行后路融合[9]。但手术减压及融合也非全无风险,不一定适合所有病例。

医源性不稳

很多儿童疾病与枕颈关节的压缩有关。这些包括脊髓空洞症和Chiari形成不良,软骨发育不全症以及其他骨发育不良和黏多糖贮积症。这些情况要求手术减压,切除枕骨大孔的后缘,寰椎的后弓以及有时需要扩大至枢椎。在这些存在潜在或明确不稳风险的病例中,需要谨慎固定那部分脊柱,否则术后会出现不稳。同样相关的还有一些情况,如脑积水需要脑脊液引流,需要对这些骨性结构的进行稳定手术以配合引流。有时候常规的内固定手段不能完成时需要开动脑筋才能达到目标(图34.4)。

明确诊断的问题

- 交流能力差的智力障碍儿童不能提供足够丰富的病史。
- 由于颈椎不稳是脊柱的一种动态功能障碍,对其颈椎不稳的显示及记录常常较为困难。

治疗目标

- 纠正脊柱序列问题。
- 如有明确的脊柱不稳,予以固定。
- 预防或减轻神经症状。

治疗选择

观察

对于无脊髓病变的唐氏综合征患儿,如果是无症状的颈椎不稳,可以选择观察,而非制动或者手术干预。

枕颌带牵引

急性暂时性旋转失稳的患儿,使用地西泮等肌松药及枕颌带牵引可以使脊柱序列自行恢复,疼痛也可得以缓解。

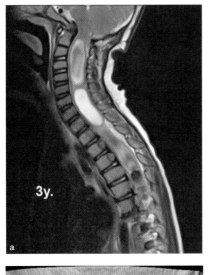
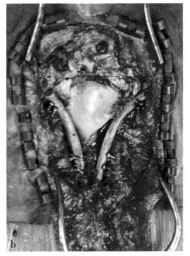
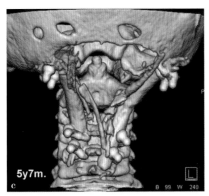
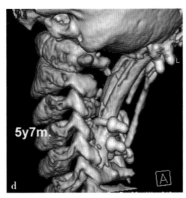

图34.4　上颈脊髓中的大鸣管（a）需要分流，上颈椎的后方附件缺如可能造成不稳。采用肋骨支撑（b）行枕颈融合。随访时三维重建图像显示融合（c和d）

Halo 外固定支架

大部分固定旋转半脱位的患儿采用 halo 外固定支架及轴向牵引可以复位。有时在全麻下为患儿放置 halo 支架时可以感觉到弹响，患儿醒来时头部已处于正常位置。如已复位，应继续行 halo 颈胸支具固定一段时间。复位后需行 CT 检查予以记录。

颈椎融合后 halo 支架外固定

如果固定的旋转半脱位采用 halo 支架牵引没有复位成功，则需行开放复位及后路融合术。Halo 支架术后予以保留以行支撑。

开放复位及融合

Grisel 综合征的患儿需尽快行 halo 支具固定及牵引并密切随访。最终的治疗是寰枢椎的后路融合。如果合并有脊髓病变每次尝试复位均需详细记录。半脱位或脱位最好的减压方式即为复位。如行寰枢关节的开放复位需经由侧方入路[10]。另一个入路是经由前方的口腔入路对脱位及固定的寰枢关节进行松解，并经后方进行固定[11]。

寰枢椎融合

寰枢椎的矢状面不稳终极的治疗办法是融合。但唐氏综合征的患儿获得骨性融合的失败率较高。唐氏综合征患儿的手术固定仅限于有脊髓激惹症状或者有颈脊髓病的患儿。寰枕关节需仔细检查有无不稳，一旦出现需行固定。如存在后弓缺如等寰椎的异常，融合时需将寰枕关节包含在融合节段内。

经由后方入路的钢丝固定及植骨

较为熟知的手术方法是 Gallie 钢丝以及 Brooks 钢丝及 Jenkins 钢丝手术（图34.5）。这些手术技术费用不高且非常方便，同时易于施行并且较为安全。这些术式常需由后方的正中入路暴露后方的附件，但不显露椎动脉或神经根以免损伤。但这些术式很难控制旋转和前方的移位。在骨质疏松的患儿这些固定安全性较差，如不配合 halo 支架支撑，融合失败的几率较高。而且这些术式不适用于需椎板减压的脊髓压迫的

病例。

经关节螺钉固定

经关节螺钉常经由 C2 侧块的后表面置入,并向头端经 C1 和 C2 关节置入 C1 的前表面(图 34.6)。

该术式可用于后方附件不能保留的患儿。这种固定在生物力学上强于钢丝固定,骨性融合率更高。该术式需采用 C2 的下方入路,需要更大的显露范围,对患儿的体位要求也更高[12]。术前需详细了解患儿 C1 和 C2 节段的解剖结构以确认能否安全绕过椎动脉置入螺钉。这种螺钉固定还可再附加后方的钢丝固定。

节段性螺钉固定

该技术包含将螺钉分别植入 C1 和 C2 的侧块和椎弓根。第二步是使用螺钉进行复位,然后将棒放入钉槽内进行固定。该术式的 C1 置钉可经侧块或后弓。C2 的置钉可使用椎弓根螺钉技术,经关节突螺钉固定技术,经峡部螺钉固定技术或椎板螺钉固定技术[13-15]。C1 进钉点的显露要求要有较好的静脉出血的控制[16]。C2 的神经根易被术野暴露过程和螺钉损伤。

寰枕融合

枕骨的固定需行颅骨钻孔穿钢丝或者置入螺钉后绑钢丝进行固定,也可采用钢板及螺钉进行固定。远端固定可通过椎板下钢丝或钢缆,或者侧块、椎弓根螺钉,视具体节段而定(图 34.7)。这些装置可结合棒、钢板或骨块进行联合固定。

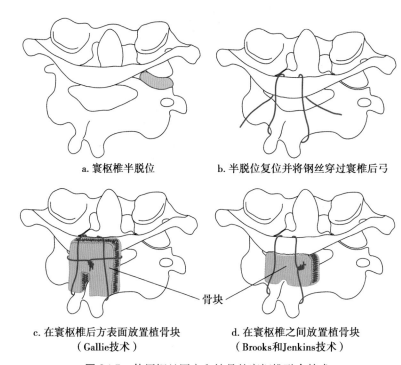

a. 寰枢椎半脱位

b. 半脱位复位并将钢丝穿过寰椎后弓

骨块

c. 在寰枢椎后方表面放置植骨块
(Gallie技术)

d. 在寰枢椎之间放置植骨块
(Brooks和Jenkins技术)

图 34.5 使用钢丝固定和植骨的寰枢椎融合技术

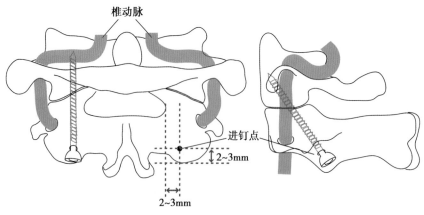

椎动脉

进钉点

2~3mm

2~3mm

图 34.6 经关节螺钉固定的寰枢关节融合技术

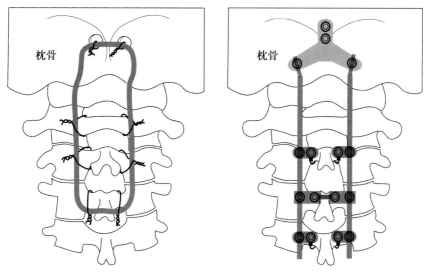

图 34.7　枕颈融合的固定方式

治疗时考虑的因素

- 错位的类型
- 错位经牵引后可否复位
- 寰椎后弓的完整性
- 是否存在寰枕关节不稳
- 是否存在神经损伤

推荐的治疗

寰枢关节旋转半脱位的治疗大纲见表 34.1。寰枢关节矢状面失稳的治疗大纲见表 34.2。

表 34.1　C1–C2 关节旋转错位的治疗大纲

适应证				
急性旋转错位	固定的旋转错位	固定的旋转错位 + 经 halo 支架牵引未能复位	Grisel 综合征	Grisel 综合征 + Halo 支架未能复位 或 出现脊髓病
枕颌带牵引 + 肌松药物	全麻下使用 Halo 外固定支架 + 经由 Halo 支架牵引 + 如获得复位保留支架 6 个月（通过 CT 确认复位） + Halo 支具内活动 如未能复位治疗见第 3 列	经后路开放复位 + C1–C2 融合 + Halo 支架固定 6 周	紧急 halo 支架牵引 + 如完成复位行 C1–C2 融合 + Halo 支架固定 6 周 如未能复位治疗见第 5 列	紧急经外侧入路开放复位 + C1–C2 融合 + Halo 支架固定 6 周
治疗				

表 34.2 C1-C2 关节矢状面失稳的治疗大纲

指征			
唐氏综合征的患儿无症状的 C1–C2 不稳 + 无神经损伤	C1–C2 不稳 + 早期神经症状 + 寰椎后弓完整	C1–C2 不稳 + 早期神经症状 + 寰椎后弓缺如	C1–C2 不稳 + 早期神经症状 + 合并寰枕关节不稳
观察	钢丝或螺钉融合技术	经后路的 C1-C2 关节螺钉固定 + 植骨	枕颈融合
治疗			

治疗原则

儿童的骨性融合率常高于成人,因此简单的手术技术往往更加安全,花费更少且易于施行。因此,在大多数病例中,C1~C2 使用的是钢丝固定。如果 C1 或 C2 的后弓缺如,则需根据解剖结构使用螺钉技术。如需融合至枕骨,采用钢板和螺钉固定至枕骨更加稳定。儿童可较好的耐受 Halo 外固定支架的支撑,因此如有任何对内固定稳定性的担心都应加用 halo 外固定支架。

参考文献

1. Grisel P. Enucleation de l'atlas et torticollis nasopharyngien. *La Presse Medicale* 1930; **38**: 50–3.
2. Grisel P, Bourgois H. Un nouveau cas de torticollis naso-pharyngien. *Ann d'otolaryngol* 1931; **7**: 725.
3. Giacomini C. Sull' esistenza dell "os Odontoideum" nel' momo. *G Acad Med Torino* 1886; **49**: 24–8.
4. Menezes AH. Os Odontoideum: Pathogenesis, dynamics and management. *Concepts Pediatr Neurosurg* 1988; **8**: 133–45.
5. Menezes AH, Ryken TC. Craniovertebral abnormalities in Down's syndrome. *Pediatr Neurosurg* 1992; **18**: 24–33.
6. Crockard HA, Stevens JM. Craniovertebral junction anomalies in inherited disorders: Part of the syndrome or caused by the disorder? *Eur J Pediatr* 1995; **154**: 504–12.
7. Thomas SL, Childress MH, Quinton B. Hypoplasia of the odontoid with atlanto-axial subluxation in Hurler's syndrome. *Pediatr Radiol* 1985; **15**: 353–4.
8. Lipson SJ. Dysplasia of the odontoid process in Morquio's syndrome causing quadriparesis. *J Bone Joint Surg Am* 1977; **59**: 340–4.
9. Ransford AO, Crockard HA, Stevens JM, Modaqheh S. Atlanto-axial fusion in Morquio-Brailsford syndrome: A 10 year experience. *J Bone Joint Surg Br* 1996; **78**: 307–13.
10. Crockard HA, Rogers MA. Open reduction traumatic atlanto-axial rotary dislocation with use of an extreme lateral approach: A report of 2 cases. *J Bone Joint Surg Am* 1996; **78**: 431–6.
11. Wang C, Yan M, Zhou HT, Wang SL, Dang GT. Open reduction of irreducible atlantoaxial dislocation by transoral anterior atlantoaxial release and posterior internal fixation. *Spine* 2006; **15**: 306–13.
12. Magerl F, Seeman PS. Stable posterior fusion of the atlas and axis by transarticular screw fixation. In: Kehr P, Weidner A (eds). *Cervical Spine* vol 1. New York, NY: Springer-Verlag; 1987: 322–7.
13. Harms J, Melcher RP. Posterior C1-C2 fusion with poly-axial screw and rod fixation. *Spine* 2001; **26**: 2467–71.
14. Goel A. Double insurance atlantoaxial fixation. *Surg Neurol* 2007; **67**: 135–9.
15. Tan M, Wang H, Wang Y *et al.* Morphometric evaluation of screw fixation in atlas via posterior arch and lateral mass. *Spine* 2003; **28**: 888–95.
16. Wright NM. Posterior C2 fixation using bilateral, crossing C2 laminar screws: Case series and technical note. *J Spinal Disord Tech* 2004; **17**: 158–62.

第三篇

缺陷

35

腓侧半肢畸形

IAN TORODE

概述

腓侧半肢畸形是下肢畸形中一种相对比较常见的疾病。发病率大约是每 10 万名活产儿中有 1~2 例。虽然腓侧半肢畸形可以单独出现，但作者认为任何一名腓骨缺损的患儿整个肢体都有或多或少的受累，都应当进行治疗（图 35.1a 和 b）。正如在第 37 章，先天性短股骨和局限性股骨近端缺陷所描述的，腓侧半肢畸形有 50% 伴有股骨缺失（图 35.1c）。腓侧半肢畸形可分为 I 型和 II 型：I 型是指单纯的腓骨发育不全或部分腓骨缺失，II 型是指腓骨完全缺失[1]。虽然传统的命名是根据主要骨缺失来确定的，但在腓侧半肢畸形中，肢体其他骨骼的受累程度常常影响到处理决策。

腓侧半肢畸形新生儿典型的表现是平卧位在踝关节可见足外翻，伴有足外侧一列或多列的足趾缺失以及不同程度的并趾畸形（图 35.2）。常常还可以发现明显的不同程度的马蹄足。总是存在肢体不等长，其程度取决于股骨和胫骨的受累程度。

处理的问题

畸形

踝关节、距下关节和跗间关节的静态畸形防碍正常的负重，其足底不能与地面保持一致（足不再是跖行足）。足和踝的畸形常常与小腿和膝的畸形混合在一起。小腿长度的差异也对负重能力产生影响。

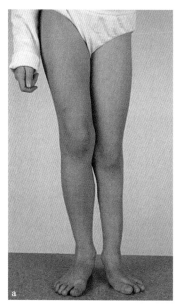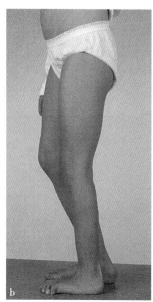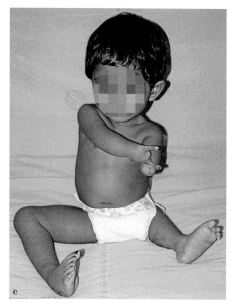

图 35.1 腓侧半肢畸形可以单独发生（a 和 b）或者是多发性畸形的一部分，腓骨半肢畸形患儿伴有左下肢局限性股骨近端缺乏，双上肢减小性缺陷和右侧马蹄内翻足畸形（c）

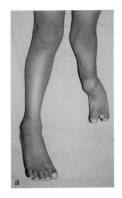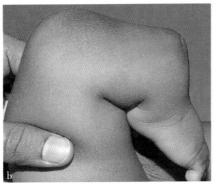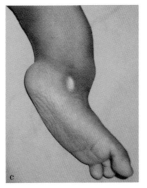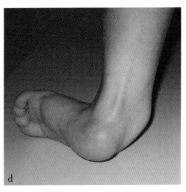

图 35.2   腓侧半肢畸形患儿的肢体外观。患足外侧趾列变短和缺失
（a）小腿前弓（b）、马蹄足（c）和足外翻畸形（d）都清楚可见

膝

通常都存在膝外翻畸形，这是由于股骨外侧髁的发育异常所引起。处理膝外翻畸形非常重要，与是否保留足的选择无关。保留足和切除足两组患儿的膝关节机械载荷都不相适应，即使使用股骨髁上髌腱假肢，可能也会导致髌骨半脱位或髌骨脱位。如果患儿的膝外翻不进行处理，只将足部切除后安装假肢，会发生足部假肢的力线排列出现困难。假肢矫形师就会将足进行内移，使下肢的机械轴线与足的轴线尽量靠近。随着患儿的生长，佩戴假肢会产生越来越多困难，假肢与肢体的外侧面发生碰撞使得假肢的外形越来越难看。

小腿

在更为严重的腓侧半肢畸形，其胫骨通常有明显短缩，并且可能还会有向后弯曲畸形。在畸形顶点处会有皮肤凹陷或有纵向皮肤皱折。在此平面胫骨通常有外翻成角。这些外翻畸形最初通常会被忽视，随着时间的推移，这些畸形会变得越来越明显。如果保留足部，这些伴随的外翻会变得越来越糟糕。

踝

完全性腓侧半肢畸形通常都有踝外翻畸形。这可能是没有外踝而缺乏外侧支撑的原因。除此之外，胫骨远端生长板的生长可能也不对称，其远端骨骺可能呈楔形[2]。当腓骨远端存在时，腓侧半肢畸形常常合并有球窝状的踝关节（图 35.3a）；但是，球窝状的踝关节远比腓骨完全缺如和胫骨远端发育不良的踝关节更为稳定。

足

腓侧半肢畸形在足部的异常表现是非常常见的。很少是单纯性的足趾异常。常常有跗骨联合，常见的为距骨与跟骨的融合（图 35.3b）。这种骨性融合通常为明显的外翻畸形（图 35.3c）。另一组患儿在距骨和跟骨之间有关节存在，但是该关节不正常，随着生长、负重以及肢体延长使载荷增加，促使跟骨向外侧移位。

并不是所有的腓侧半肢畸形都有足外翻；有少数的腓侧半肢畸形可以伴有马蹄内翻足畸形。（图 35.4）。不警惕的话，这可能是一个陷阱，错误的将这种情况认为是跖内收和马蹄内翻足。存在膝关节韧带松弛合并马蹄内翻足的患儿都指向肢体缺陷[3]。

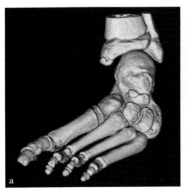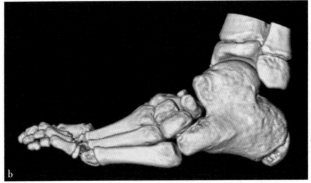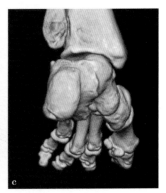

图 35.3   腓侧半肢畸形和球形踝患儿的足、踝 3D CT 重建（a），有巨大的距跟骨融合（b）和跟骨外翻（c）

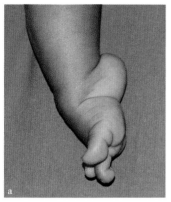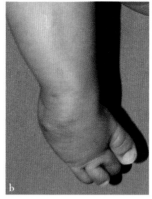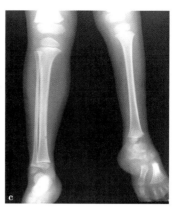

图 35.4　腓侧半肢畸形和马蹄内翻足畸形婴儿的足（a 和 b）和腓侧半肢畸形和
马蹄内翻足畸形大龄患儿的小腿 X 线片（c）

关节不稳定

踝关节

踝关节不稳定可能导致畸形进行性加重，特别是在进行胫骨延长时更是如此，因此，踝关节不稳定是胫骨延长的相对禁忌证。

髌骨

这些患儿的髌骨往往较小并处于高位。膝外翻，股骨外侧髁发育不全和髌骨发育不全都会引起髌骨半脱位和髌骨脱位。

患侧肢体短缩

该肢体的所有节段都有不同程度的短缩。出生时患肢肢体各节段之间的比例至骨骼发育成熟都保持不变，因此，从一开始就能够比较准确的估计出肢体不等长的最终差别。

股骨

股骨完全缺如很少见（图 35.5）；更常见的是股骨近端可能出现缺损或可能有轻度的短缩。肢体的短缩程度取决于股骨受累的程度。

胫骨

胫骨变短，其短缩程度差不多可达正常胫骨的 40%[4]。

足

虽然肢体短缩主要发生在股骨和胫骨，足对肢体长度的缩短也有影响，因此在制订纠正肢体长度均衡的治疗计划时也应考虑这一因素。

患肢足列缺失

外侧足列的缺失和小腿不等长都会增加承重困难。有人建议根据足列的数量帮助预测保留足的可能性；如果少于三列趾线存在，足的保留机会就变得很小[4]。

治疗目的

● 以患儿获得最好的功能来考虑是否保留患儿的足

● 如果要保留足的话，就要获得有稳定踝关节的跖行足

　　一旦做出保留足的决定，就必须要获得跖行足。如果获得跖行足后有踝关节不稳定必须要使其获得稳定。

● 到骨骼成熟时要恢复肢体等长

　　再次强调，确定保留患儿的足时，必须确保到骨骼成熟时要恢复肢体等长的要求。

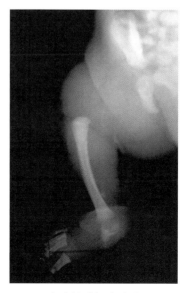

图 35.5　完全性腓侧半肢畸形患儿的
X 线片，整个股骨不发育

- 纠正与膝、胫骨和踝有关的矢状面,冠状面和轴平面的畸形

  无论足的命运如何,所有患儿膝和胫骨的畸形必须要进行处理。如果患儿的足需要保留,另外还需要处理膝和小腿的畸形,踝部的任何畸形都应该纠正。

- 如果需要将足部切除,要促进最佳而合适的假肢装配

  一旦确定足部切除,所有影响假肢装配的肢体畸形都应予以纠正。

治疗方法的选择

足部切除和假肢装配

时机

最佳的手术年龄是 12~18 个月。虽然延迟手术不会有太大的影响,但一般认为最好在 3 岁以内完成手术。因为到此时患儿对肢体有完全的支配“所有权”并且也会减少一些心理问题。因为这种畸形足不会影响孩子的爬行,所以没有必要过早手术。同时年龄太小进行假肢装配也是一种浪费。有些父母坚持这样一种观念:就是让孩子自己决定足的命运,对于一个无用的足,既无效也显得有些残忍。

手术过程

一般采用 Syme 或 Boyd 截肢术,这些手术不能很好地纠正畸形的话,作者偏爱下列手术。

在靠近小腿近端三分之二和远端三分之一接合部作一个后方的纵行切口。通过该切口将跟腱完全切断并将足用力背屈。第二个切口位于足的背侧面,从内踝前方一指宽的部位至外侧相应的位置。将内侧和外侧切口向两端延长在足底相连接。然后紧贴距骨和跟骨继续解剖,可以将距骨和跟骨视为一个整体,尽管多数情况下它们融合在一起,就像一个骨块。必须注意要紧贴骨面进行解剖,以免损伤足后内侧的血管束并要保持皮肤的完整性。一旦完全切除了该骨块包括跟骨结节,要松开止血带检查皮瓣的血运。放置引流缝合伤口。用一根针固定后足垫在适当的位置。在此之前有胫骨畸形需要进行处理。

如果有明显的胫骨后弓和外翻畸形,则在畸形顶点部的皮肤会有一个纵行的皮肤折痕。在此处作切口切除皮肤折痕就能显露出胫骨。作一个梯形骨段切除可以同时纠正这两个畸形并且使软组织得到松解。从

后足底部插入一根粗针,通过胫骨越过截骨端进行固定。放置引流缝合伤口,用石膏夹板 U 形环绕足底过膝固定。

假肢装配

足部切除后石膏固定 4 周,如果进行了胫骨截骨则固定 6 周。4 周后截肢残端应该没有触痛并且具有安装假肢的把持力。胫骨截骨的患儿 6 周后拆除石膏拔出固定针。如果残端还有些肿胀,可以做短期的加压包扎,直到适合假肢工程师开始工作。

这种年龄需要进行最低限度的步态训练,大部分的教育都是针对父母的。这些患儿在头几年生长很快,随着残端的成熟,通常在 6~9 个月需要用第二个假肢。

踝关节的稳定性

有多种手术使踝关节获得稳定。然而,只有少数的病例报告[5-7]。这里介绍的 4 个手术的前 3 个能恢复踝关节的稳定性,同时还能保留踝关节的运动。

Gruca 手术

踝关节不稳定(图 35.6a)可以用 Gruca 手术来矫正,该手术将胫骨远关节面进行分叉来创建外侧的支撑(图 35.6b)。由于这种手术损伤生长板,会导致生长停滞并且会使肢体不等长加重。

通过胫骨远端生长板的弧形截骨

该手术试图增加胫骨关节面的深度来改善踝关节的稳定性,其原理与髋关节发育不良的 Pemberton 手术或 Dega 手术相类似(图 35.6c)。

用髂骨移植重建外踝

用髂骨复合移植来重建患儿的外踝(图 35.6d)。

胫距关节融合

踝关节融合能够使关节获得稳定,但足却会变得非常僵硬,尤其是有距跟联合的病人更是如此。足切除后用假肢的功能几乎都较好。

肢体长度均衡

在生命的头几年里,对于中度的肢体不等长,患儿可能通过一些代偿而不需要任何帮助。一些患儿将来

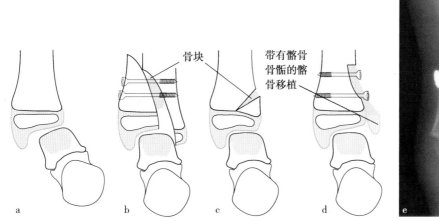
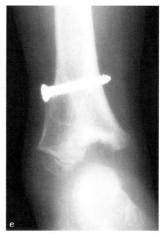

图 35.6 腓侧半肢畸形踝外翻（a）和纠正踝外翻不稳定的手术操作示意图。Gruca 手术（b）Exner 的弧形截骨（c）带有一块髂骨骨骺的髂骨移植重建外踝（d）示意图。Gruca 手术后患儿的踝关节 X 线片显示踝关节的排列满意（e）

可能要用增高鞋来进行辅助；但是，增高鞋的高度超过 4cm 可能会出现步态不稳定。

肢体延长

一些患儿需要做肢体延长，并且还要不断地进行延长，至少要做二次延长手术。在第 44 章，胫骨比等长中介绍了这一技术。对于先天性肢体不等长缺陷和膝关节韧带有缺陷的患儿在延长时要特别小心，防止发生膝关节屈曲挛缩，膝关节屈曲挛缩可能预示会发生膝关节半脱位。绝对没有必要作跨关节固定；因为延长矫形器通过框架和大腿进行固定，在牵引期间注意保护膝关节并仔细的进行监测就可以。在延长过程中有发生马蹄足畸形的倾向必须要进行处理，常采用跨踝关节在跟骨穿针固定防止后跟向近端移位。

对侧骨骺固定术

一些患儿可以采用对侧骨骺骨干固定术。这些患儿通常都是较轻的肢体发育不良。更严重的患儿要么做足部切除，要么做肢体延长。然而，选择在适当的年龄进行这种相对较小的手术调整长度是一种很好的方法（见第 44 章）。

膝外翻、胫骨、踝关节和距下关节畸形的纠正

纠正膝外翻

不论是否需要进行足的截肢，所有膝外翻患儿在适当的时候都明显得益于用螺钉进行半骨骺固定术。这种技术避免了在皮下使用骑缝钉，因为该部位正好是假肢安装的部位（图 35.7）。另外，还可以在股骨远端做截骨术；但是，这种手术损伤较大，康复时间更长，随着患儿生长，畸形可能复发。

纠正胫骨弯曲

对于保留足部的患儿，在进行胫骨延长的同时要纠正胫骨弯曲。对于不保留足部的孩子，应该在进行足部切除的同时对胫骨畸形进行适当的处理，而不要在足部截肢之后，发现安装假肢非常困难，膝部不能承载假肢接受腔或强迫患儿穿非常难看的假肢时才考虑胫骨截骨。

纠正踝外翻

对于踝关节部位的轻度畸形，肢体的短缩也很轻，通常采用从内踝部打入一枚螺钉进行半骨骺固定或者也可用 8 字钢板。这只适用于存在腓骨远端的特殊病例。更严重的外翻畸形需要采用胫骨远端截骨进行纠正。

纠正距下关节外翻

距下关节外翻可以通过距下关节融合获得纠正。然而，这将使一个已经僵硬的足变得更加僵硬。对于有距跟骨骨性融合的病例，在骨融合部位进行截骨也可以使足跟内移。然而，不要指望中足和后足会有活动，在其他情况下进行后足内移手术时可能会有改善。

纠正婴儿的马蹄外翻足畸形

在某些情况下有一个相对正常的足，但却位于马蹄外翻位，为获得跖行足考虑行后外侧松解可能是合理的。然而，在进行手术之前，必须要确定踝关节是稳

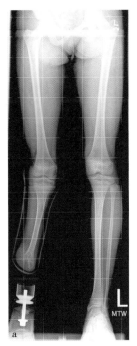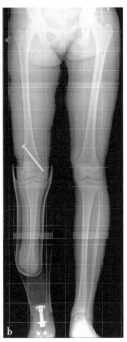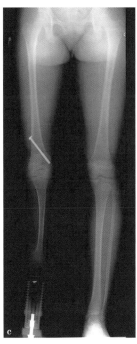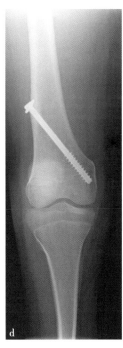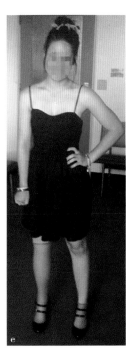

图 35.7   11 岁的膝外翻患儿,曾经做了 Syme 截肢术(a)用螺钉进行半骨骺固定术。一年后明显部分纠正(b)。假肢有轻度内翻来恢复下肢的轴线。13 岁时畸形进一步纠正(c)。注意在股骨远端生长板闭合时的膝关节排列正常(d)并且临床外观非常好(e)

定的和肢体长度差异不能太大,否则就要考虑进行足部截肢术。一旦父母从感情上出发确定要保肢而要改变手术计划就有困难。松解手术需要进行跟腱切断,腓骨肌腱延长,和完整切除腓骨处的纤维束或软骨基原[8]。

治疗时考虑的因素

肢体不等长的程度

如果合并局限性股骨近端缺陷,肢体缩短的程度就巨大,不应考虑胫骨延长。因此仅推荐足部切除和安装假肢,踝和足的畸形也就无足轻重。只有预计到骨骼成熟时,通过肢体延长可能获得肢体均衡时才考虑肢体延长。

踝关节的稳定性

如果有一个稳定的踝关节,该足就更有可能被保留。但是,如果其他条件确定要保足时,不稳定的踝关节要能够获得稳定才行。

膝关节、小腿、踝和足的畸形情况

严重的足部畸形需要进行足部切除。但是,所有腓骨畸形患儿的膝关节和小腿畸形都需要进行处理。

双侧缺如

对于双侧缺如的患儿,要进行个性化治疗。双侧缺如的患儿常常还有上肢受累,这就迫使用不同的方法来进行治疗。如果患儿的双手都不好,不能操纵假肢,可能就必须要保足,多少会有些作用。此外,对于双侧缺如,肢体长度应按较长的肢体为标准进行调整而不是调整到"正常"。

父母的选择和社会因素

在某些情况下,截肢是难以被接受的,假肢服务的费用和可行性可能促使保足,即使这不是一个理想的选择。

推荐的治疗方法

治疗大纲见表 35.1

表 35.1　腓侧半肢畸形治疗大纲

适应证							
肢体太短而需要考虑肢体均衡（如伴有局限性股骨近端缺失 PFFD）	没有 PFFD + <3 列足线 + 全足外翻 + 踝关节不稳定	肢体短缩但在延长的安全范围之内 + 3 列以上的足线存在 + 跖行足 + 踝关节稳定	肢体短缩但在延长的安全范围之内 + 3 列以上的足线存在 + 足外翻畸形 + 年龄 <4 岁	至骨成熟时预计肢体短缩 <5cm + 3 列以上的足线存在 + 足外翻畸形	至骨成熟时预计肢体短缩 >5cm + 3 列以上的足线存在 + 足外翻畸形 + 年龄 >4 岁	至骨成熟时预计肢体短缩 >5cm + 3 列以上的足线存在 + 踝关节不稳定 + 年龄 >4 岁	年龄较大的儿童，早期做过膝、踝、足畸形矫正和一期肢体延长术后残留肢体短缩
足部切除 + 装配假肢（设法处理 PFFD）	足部切除 + 同时纠正膝外翻和胫骨弯曲 + 膝以下假肢	保足 + 纠正膝外翻 + 分期肢体延长	保足 + 后外侧软组织松解 + 矫形增高鞋直到年龄足够大行肢体延长	保足 + 童年早期纠正膝、胫骨和踝部畸形 + 在最佳时间进行对侧股骨或胫骨的骨骺骨干固定术	保足 + 一期肢体延长 + 同时进行膝外翻、胫骨弯曲和踝畸形的矫正	保足 + 一期肢体延长 + 同时进行膝外翻、胫骨弯曲畸形的矫正 + 胫距融合	再次进行肢体延长或对侧骨骺骨干固定术
治疗							

参考文献

1. Acherman CA, Kalamchi A. Congenital deficiency of the fibula. *J Bone Joint Surg Br* 1979; **61**: 133–7.

2. Choi IH, Lipton GE, Mackenzie W, Bowen JR, Kumar SJ. Wedge-shaped distal tibial epiphysis in the pathogenesis of equinovalgus deformity of the foot and ankle in tibial lengthening for fibular hemimelia. *J Pediatr Orthop* 2000; **20**: 428–36.

3. Torode IP, Gillespie R. Anteroposterior instability of the knee: A sign of congenital limb deficiency. *J Pediatr Orthop* 1983; **3**: 467–70.

4. Stanitski DF, Stanitski CL. Fibular hemimelia: A new classification system. *J Pediatr Orthop* 2003; **23**: 30–4.

5. Exner GU. Bending osteotomy through the distal tibial physis in fibular hemimelia for stable reduction of the hindfoot. *J Pediatr Orthop B* 2003; **12**: 27–32.

6. Thomas IH, Williams PF. The Gruca operation for congenital absence of the fibula. *J Bone Joint Surg Br* 1987; **69**: 587–92.

7. Weber M, Siebert CH, Goost H, Johannisson R, Wirtz D. Malleolus externus plasty for joint reconstruction in fibular aplasia: Preliminary report of a new technique. *J Pediatr Orthop B* 2002; **11**: 265–73.

8. McCarthy JJ, Glancy GL, Chang FM, Eilert RE. Fibular hemimelia: Comparison of outcome measurements after amputation and lengthening. *J Bone Joint Surg Am* 2000; **82**: 1732–5.

36

胫侧半肢畸形

IAN TORODE

概述

胫侧半肢畸形在下肢畸形中相对于腓侧半肢畸形和股骨缺如更为少见。美国统计的发病率大约为活产婴儿的百万分之一[1]。而根据作者的经验其发病率要比这高得多，大概为活产婴儿的十万分之一。而且，在没有综合征的患儿中胫骨缺如比腓骨缺如更为常见。这种缺如可能是双侧的并且是某综合征中的一部分表现，其他的畸形可能显而易见。胫骨缺如可以是独立存在的畸形，也可以作为遗传疾病存在。

胫侧半肢畸形的膝关节、小腿和足

Kalamchi 和 Dawe[2]将胫骨缺如分为三型[1]。

I 型：完全性胫骨缺如

整个胫骨缺如；腓骨头位于近端。这些患儿的膝关节和踝关节非常不稳定（图36.1a 和 b）。

II 型：胫骨远端部分缺如

这些患儿的踝关节非常不稳定。足本身可能表现正常。胫骨远端突起，可以触及和看见，在其周围常常有皮肤凹陷（图36.2a 和 b）。

III 型：远端胫腓骨分离

这些患儿的足类似于僵硬型先天性马蹄内翻足畸形，但其有明显的中足内收和踝内翻。

该类胫侧半肢畸形的足可以有完好的五足列（图36.1a）或有多趾畸形或不同程度的内侧足列缺失（图36.3）。

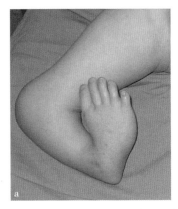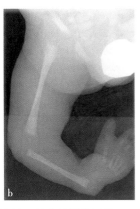

图36.1　整个胫骨缺如（I 型）并且伴有膝关节屈曲畸形和马蹄内翻足畸形（a 和 b）。髋关节脱位

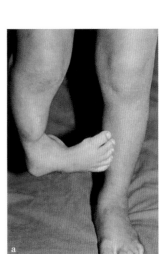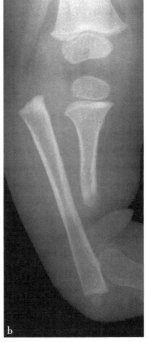

图36.2　部分胫侧半肢畸形（II 型）膝关节可以有轻度屈曲或无畸形

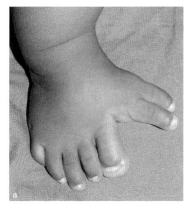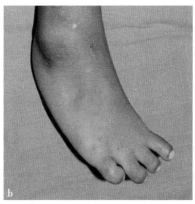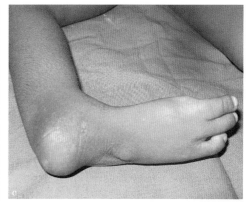

图 36.3　胫侧半肢畸形可以有足趾重复畸形（a）或不同程度的足内侧足列的缺如（b 和 c）

伴随畸形

髋关节、股骨和上肢可以合并有伴发畸形，这些畸形可能也需要治疗。这些伴随畸形也可能对胫骨缺如的治疗产生影响。

胫侧半肢畸形中的髋关节

胫骨半肢畸形中的髋关节有可能在出生时就已经脱位（图 36.1b）。这种情况确实不是很常见，但确实使治疗更加困难，对于有膝关节和踝关节不稳定的 I 型患者，可能不适合使用像 Pavlik 吊带之类的一些常用矫形器来进行治疗。如果髋关节脱位能闭合复位，那必须用髋人字石膏固定。如果闭合复位不成功建议采用经内侧入路的切开复位。但是，一些患儿的髋臼发育非常差，不能够容纳股骨头，那么延长石膏固定是必要的。

胫侧半肢畸形中的股骨

股骨可能有不同程度的双股骨畸形。可能表现为简单的股骨远端宽大或者完全分离为两个股骨髁（图 36.4）。

胫侧半肢畸形中的上肢

上肢的轴前型畸形并不少见。可以表现的轴前型多指或轴前部分缺如。可能表现为漂浮拇指或整个桡侧缺如。

处理的问题

肢体短缩

所有胫侧半肢畸形的患肢都存在不同程度的肢体短缩。

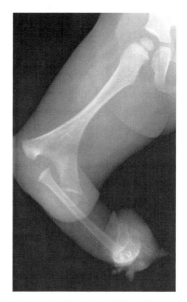

图 36.4　胫侧半肢畸形伴双股骨畸形

股四头肌功能障碍

几乎所有 I 型胫骨缺如的股四头肌无伸膝功能，因为股四头肌腱远端的骨性附着点根本就不存在。然而，有一些 I 型缺如确实有主动的伸膝功能（图 36.5）。

膝关节不稳定

如果胫骨近端没有发育，膝关节就不稳定。

膝关节畸形

I 型和 II 型胫侧半肢畸形患儿常常可见膝关节屈曲畸形。由于缺乏股四头肌伸膝装置而导致膝关节屈曲挛缩和没有伸"膝"的功能。

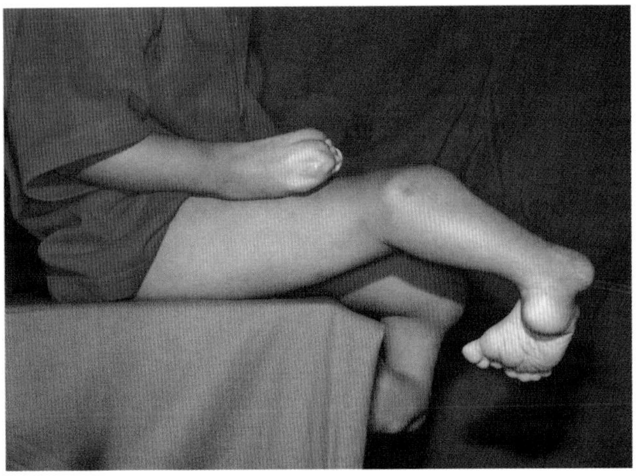

图 36.5　可见有些完全性胫骨半肢畸形患儿的股四头肌存在功能。注意患儿的足有镜像多趾和手有复杂的并指

踝关节不稳定

所有胫侧半肢畸形的患者都存在踝关节不稳定。

足畸形

这些患者常常可以见到马蹄内翻足畸形。

胫侧半肢畸形类型不同,这些问题的发生率和严重程度随之不同(表 36.1)。治疗的选择需要考虑这些问题,而且治疗计划受问题严重性影响。

表 36.1　不同类型的胫侧半肢畸形伴发问题的严重性

类型	肢体短缩	肌四头肌功能	膝关节不稳定	膝关节畸形	踝关节不稳定	足畸形
I	严重	通常不存在	严重	通常屈曲畸形 >45°(特别是缺乏股四头肌功能者)	严重	马蹄内翻足
		偶尔存在				
II	中度	通常存在	稳定	可能存在屈曲畸形 <45°	严重	马蹄内翻足
III	轻度或中度	存在	稳定	无屈曲畸形	存在	马蹄内翻足

治疗目标

- 提供膝关节稳定
- 使足达到跖行足
- 肢体等长

治疗方法选择

I 型胫骨缺如

Brown 手术和使足稳定

通过 Brown 手术能够获得一定程度的关节稳定,Brown 手术包括腓骨中位化到股骨髁间位置[2-5]。Brown 手术的先决条件是股四头肌要有适当的功能,在 I 型中符合条件的患者不多。但是,缺乏侧副韧带需要用外固定支撑来获得稳定。足部可采用距腓骨融合手术而获得稳定。

虽然早期可以获得成功,但由于膝关节不稳定和肢体不等长以及终身使用拐杖,导致患儿到十几岁时要求进行截肢治疗,因此这远不是一个令人满意的结果。

腓骨与股骨融合、足部切除和安装假肢

如果胫骨半肢畸形伴有明显的股骨短缩,可能需要考虑这种治疗方法。由于双侧的膝关节和踝关节融合会严重妨碍下肢的功能,如果保留足和距腓骨融合可以获得稳定,则不推荐这种选择。

关节离断术

大多数的 I 型胫骨半肢畸形的治疗是选择膝关节离断。膝关节离断需要进行个性化处理,需要对每个患者的局部解剖情况进行考虑,如部分双股骨畸形并不少见。通常只进行单纯关节离断而不考虑改变股骨髁的解剖外形。这种宽大的股骨骨端有利于假肢的悬挂和控制旋转,选择以后切除一侧髁部也是可行的(图 36.6)。

II 型胫骨缺如

胫腓骨近端骨性连接,距腓骨融合和肢体延长

远端缺如的重建包括创建踝关节的稳定性,通常采用腓骨远端与距骨融合方法。通过创造胫骨和腓骨近端的骨性连接来获得近端的稳定(图 36.7)。需要

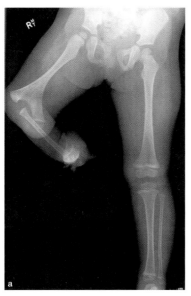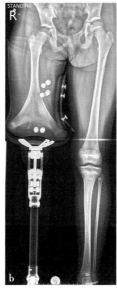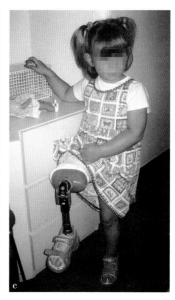

图 36.6 完全性胫骨半肢畸形和股骨重复畸形患儿（a）接受了膝关节离断手术
和根据股骨的分叉骨端装配假肢（b）。4 岁时的功能非常好（c）

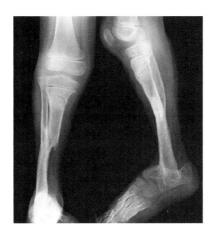

图 36.7 部分胫侧半肢畸形患儿的胫腓骨骨性联合和距腓骨
融合手术。现在需要做肢体延长以处理肢体不等长

将股二头肌腱转移到胫骨近端来创建骨连接。然后将腓骨近端切除，把切除骨植于胫腓骨连接部位。胫腓骨融合还需要游离小腿前间隔的软组织。要避免切除穿过间隔的血管可能很困难。通常用 2~3 枚螺钉从腓骨打到胫骨固定来获得稳定。肢体用石膏固定进行保护是明智之举。

实施这一方案，将来还需要进行一次或多次肢体延长手术。在着手进行该治疗计划之前至关重要的是，确保股四头肌有正常的功能。

胫腓骨近端骨性连接，足部切除和安装假肢

因为保足需要创建近端和远端的稳定性以及肢体延长，还有一种选择是切除足部同时行胫腓骨近端骨

性连接手术并不是不合理（图 36.8）。这种选择避免了肢体延长手术，并且有良好的假肢安装和现代的假脚，患儿的功能与踝关节融合和肢体延长手术的效果一样好或者比它还更好。

Ⅲ型胫骨缺如

矫正足畸形，踝关节稳定和肢体延长

治疗包括早期的软组织松解纠正足畸形，后期进行跗骨部手术纠正骨性畸形。用胫腓骨螺钉固定使踝关节获得稳定，必要时可行胫骨截骨。如果这些手术失败，可以进行距腓骨融合稳定踝关节。

足部切除安装假肢

随着生长，足和踝部畸形有复发的倾向，因此将足部切除并不是不合理。

治疗时考虑的因素

制订治疗计划时需要考虑的因素有：
- 股四头肌的功能
- 肢体不等长的严重程度

推荐的治疗方案

胫侧半肢畸形的治疗大纲见表 36.2。

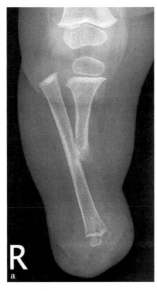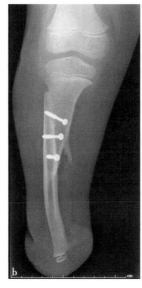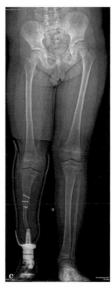

图 36.8 Ⅱ型胫侧半肢畸形患儿做了足部截肢（a）和胫腓骨近端的骨性连接手术（b）并且安装假肢（c）。

表 36.2 胫侧半肢畸形的治疗大纲

适应证						
Ⅰ型胫侧半肢畸形 + 股四头肌有功能 + 膝关节屈曲畸形不严重	Ⅰ型胫侧半肢畸形 + 股四头肌无功能 + 严重的膝关节屈曲畸形	Ⅰ型胫侧半肢畸形 + 先天性短股骨（非常短）	Ⅱ型胫侧半肢畸形 + 小腿中度短缩	Ⅱ型胫侧半肢畸形 + 严重的小腿短缩	Ⅲ型胫侧半肢畸形	Ⅲ型胫侧半肢畸形 + 复发性足畸形
Brown 手术 + 距腓骨融合 + 膝支撑矫形器	膝关节离断 + 假肢（膝离断假肢）	股骨腓骨融合 + 足切除 + 假肢（膝离断假肢）	近端胫腓骨骨性连接 + 距骨腓骨融合 + 肢体延长	近端胫腓骨骨性连接 + 足切除 + 假肢（膝下假肢）	距骨腓骨融合 + 肢体延长	足切除安装假肢（Syme 假肢）
治疗						

参考文献

1. Kalamchi A, Dawe RV. Congenital deficiencies of the tibia. *J Bone Joint Surg Br* 1985: **67**: 581–4.

2. Brown FW. The Brown operation for total hemi-melia tibia. In: Aitken GT (ed) *Selected Lower-limb Anomalies; Surgical and Prosthetic Management.* Washington, DC: National Academy of Sciences, 1971: 21–8.

3. Loder RT, Herring JA. Fibular transfer for congenital absence of the tibia: A reassessment. *J Pediatr Orthop* 1987; **7**: 8–13.

4. Wada A, Fujii T, Takamura K *et al.* Limb salvage treatment for congenital deficiency of the tibia. *J Pediatr Orthop* 2006; **26**: 226–32.

5. Epp Ch Jr, Tooms RE, Edholm CD, Kruger LM, Bryant DD 3rd. Failure of centralization of the fibula for congenital longitudinal deficiency of the tibia. *J Bone Joint Surg Am* 1991; **73**: 858–67.

先天性短股骨和股骨近端局限性缺如

IAN TORODE

概述

先天性股骨缺如为先天性肢体缺如的一个部分[1]。股骨缺如极少是孤立存在,几乎所有的股骨缺如患儿保患肢以外其他肢体或多或少地都存在缺如。然而,对于明确的下肢不同节段的缺如将分别另行讨论。

分类

从放射学角度来看,先天性股骨缺如的亚型可能非常多,而作者所见的病例数却非常有限。Gillespie 和 Torode[2]试图根据其临床表现和 X 线片来减少亚型的分类,从而有助于对患者的处理,将其分为两型。

为简单起见,先天性短股骨(congenital short femur, CSF)这一术语是指那些存在有明显的大腿长度的差别,但其有完整的股骨(图 37.1)。对比股骨近端局限性缺如(PFFD)这一术语,是指有严重的股骨不等长,并且 X 线片上有明显的股骨近端缺失(图 37.2)。

先天性股骨缺如的一个极端是股骨存在适当的长度差别需要进行肢体均衡术来处理,另一个极端是股骨严重肢体缺如需要假肢辅助。因此,所有的外科医师必须要有这种概念,沿着这两个极端的线路来考虑重建和截肢,以及安装假肢。治疗方案还受到社会习俗和个人社交圈的影响,还有设备条件的影响和医生的技术和经验的影响,以及父母期望值的影响。

产前超声检查的出现使产前诊断成为可能,这就要求医师对这些问题的自然史要有相关的知识。此外,这种诊断也使准父母可能产生焦虑和内疚。这些都要求医生对患儿将来的临床表现有准确的预测信息,同时对患儿将来的活动能力、功能和幸福能提出一些乐观的观点。同其他有类似患儿的父母交流可能非常重要。

处理的问题

短缩

手术医生面对的最明显的问题就是肢体短缩。

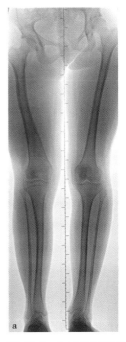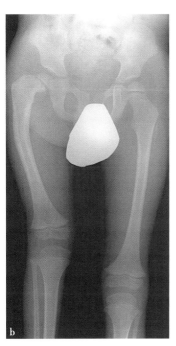

图 37.1　先天性短股骨患儿的下肢 X 线片(a)。其股骨近端发育正常。另一例先天性短股骨患儿的 X 线片(b)显示除了有髋内翻外还有髋臼发育不良,股骨近端发育良好

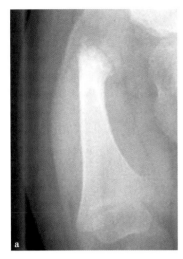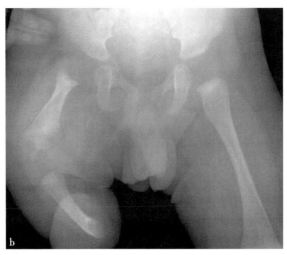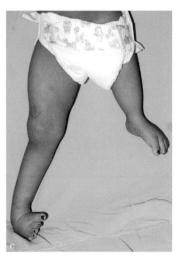

图 37.2　股骨近端局限性缺如的特征是股骨近端的发育障碍（a）。所有病例都应严重的肢体短缩（b 和 c）

小腿合并缺损

大约 50% 的股骨缺如明显伴有膝以下部分的缺如。严重的膝以下缺如的病例会对股骨缺如的治疗产生明显的影响。腓骨缺如在 CSF 和 PFFD 中很常见，可能改变治疗方案。例如，CSF 患者伴有明显的股骨发育不良和严重的腓侧半肢畸形最好把患儿当作 PFFD 患者进行治疗，然而相同程度的相对正常小腿的股骨缺如，踝和足可以通过小腿长度均衡术来治疗。

腓侧半肢畸形处理的详细介绍见第 35 章。

髋关节和骨盆发育不良

PFFD 患儿可能存在股骨颈的骨化障碍、髋内翻或股骨头、颈的缺如。常常可见不同程度的骨盆受累，可能还存在髋外展肌无力或髋臼发育不良。

髋关节和膝关节屈曲畸形

尽管在 CSF 患儿中髋、膝关节屈曲畸形更少，僵硬更少，严重度更低。

膝外翻

股骨外侧髁发育不良在 CSF 患儿中将表现为膝关节的外翻畸形，而 PFFD 患儿的临床表现没那么明显。

膝关节不稳定

由于 CSF 和 PFFD 两者的交叉韧带缺如导致膝关节不稳定；然而，PFFD 的膝关节挛缩可能会掩盖膝关节不稳定的特点。

治疗目标

● 对这种家庭提供安慰和教育

被父母咨询的首诊医生必须记住的是，无论是在产前咨询，还是在产科病房或在孩子出生后几周内来到诊所，这些人都预期，他们的孩子在出生时是完整和正常的。父母会在内疚和焦虑的混合情感下变得情绪波动。他们有许多问题提出，如孩子的行走能力、运动能力，加上许多的有关病因学的问题会问得越来越多。

如果在产后几个月内家长还没有进行第一次咨询，这表明他们的亲戚、邻居、出租车司机或在超市收银的女孩给了他们"有效"的劝告并使家长接受了这样一个现实，给了外科医生最好的机会进行理性的探讨。如果有产前咨询或产后头几天的会诊，就使得医生 / 父母 / 病人的关系成为实质上更为直接关系。

在这个过程中，其他孩子的父母是其盟友。这对于坐在诊所外的准父母们是非常有用的，他们可以目睹其他孩子穿着假肢和正常孩子一起玩耍。即使是有明确证据证实这些孩子的缺陷没有遗传因素，向遗传学家咨询也可能平息对一些问题的担忧，如为什么畸形会从一个家庭流向另一个家庭。

● 教会孩子行走并完善步态模式

最严重的 PFFD 的患儿即使不治疗也能行走，尽管其步态模式还远不够理想。通过治疗，轻度的 CSF 患儿应该可以达到正常步态。而 PFFD 患儿的治疗目的是要使步态尽可能接近正常。

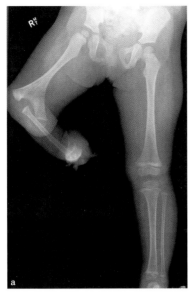
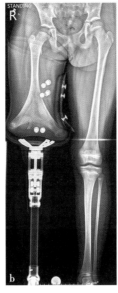
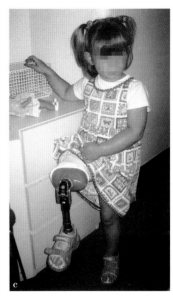

图 36.6　完全性胫骨半肢畸形和股骨重复畸形患儿（a）接受了膝关节离断手术和根据股骨的分叉骨端装配假肢（b）。4 岁时的功能非常好（c）

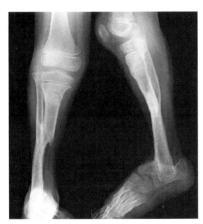

图 36.7　部分胫侧半肢畸形患儿的胫腓骨骨性联合和距腓骨融合手术。现在需要做肢体延长以处理肢体不等长

将股二头肌腱转移到胫骨近端来创建骨连接。然后将腓骨近端切除，把切除骨植于胫腓骨连接部位。胫腓骨融合还需要游离小腿前间隔的软组织。要避免切除穿过间隔的血管可能很困难。通常用 2~3 枚螺钉从腓骨打到胫骨固定来获得稳定。肢体用石膏固定进行保护是明智之举。

实施这一方案，将来还需要进行一次或多次肢体延长手术。在着手进行该治疗计划之前至关重要的是，确保股四头肌有正常的功能。

胫腓骨近端骨性连接，足部切除和安装假肢

因为保足需要创建近端和远端的稳定性以及肢体延长，还有一种选择是切除足部同时行胫腓骨近端骨

性连接手术并不是不合理（图 36.8）。这种选择避免了肢体延长手术，并且有良好的假肢安装和现代的假脚，患儿的功能与踝关节融合和肢体延长手术的效果一样好或者比它还更好。

Ⅲ型胫骨缺如

矫正足畸形，踝关节稳定和肢体延长

治疗包括早期的软组织松解纠正足畸形，后期进行跗骨部手术纠正骨性畸形。用胫腓骨螺钉固定使踝关节获得稳定，必要时可行胫骨截骨。如果这些手术失败，可以进行距腓骨融合稳定踝关节。

足部切除安装假肢

随着生长，足和踝部畸形有复发的倾向，因此将足部切除并不是不合理。

治疗时考虑的因素

制订治疗计划时需要考虑的因素有：
- 股四头肌的功能
- 肢体不等长的严重程度

推荐的治疗方案

胫侧半肢畸形的治疗大纲见表 36.2。

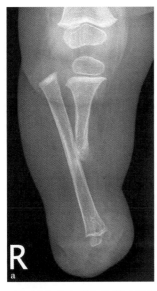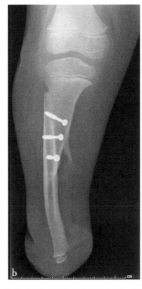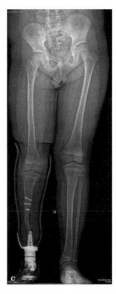

图 36.8 Ⅱ型胫侧半肢畸形患儿做了足部截肢（a）和胫腓骨近端的骨性连接手术（b）并且安装假肢（c）。

表 36.2 胫侧半肢畸形的治疗大纲

适应证						
Ⅰ 型胫侧半肢畸形 + 股四头肌有功能 + 膝关节屈曲畸形不严重	Ⅰ 型胫侧半肢畸形 + 股四头肌无功能 + 严重的膝关节屈曲畸形	Ⅰ 型胫侧半肢畸形 + 先天性短股骨（非常短）	Ⅱ 型胫侧半肢畸形 + 小腿中度短缩	Ⅱ 型胫侧半肢畸形 + 严重的小腿短缩	Ⅲ 型胫侧半肢畸形	Ⅲ 型胫侧半肢畸形 + 复发性足畸形
Brown 手术 + 距腓骨融合 + 膝支撑矫形器	膝关节离断 + 假肢（膝离断假肢）	股骨腓骨融合 + 足切除 + 假肢（膝离断假肢）	近端胫腓骨骨性连接 + 距骨腓骨融合 + 肢体延长	近端胫腓骨骨性连接 + 足切除 + 假肢（膝下假肢）	距骨腓骨融合 + 肢体延长	足切除安装假肢（Syme 假肢）
治疗						

参考文献

1. Kalamchi A, Dawe RV. Congenital deficiencies of the tibia. *J Bone Joint Surg Br* 1985: **67**: 581–4.

2. Brown FW. The Brown operation for total hemimelia tibia. In: Aitken GT (ed) *Selected Lower-limb Anomalies; Surgical and Prosthetic Management.* Washington, DC: National Academy of Sciences, 1971: 21–8.

3. Loder RT, Herring JA. Fibular transfer for congenital absence of the tibia: A reassessment. *J Pediatr Orthop* 1987; **7**: 8–13.

4. Wada A, Fujii T, Takamura K *et al.* Limb salvage treatment for congenital deficiency of the tibia. *J Pediatr Orthop* 2006; **26**: 226–32.

5. Epp Ch Jr, Tooms RE, Edholm CD, Kruger LM, Bryant DD 3rd. Failure of centralization of the fibula for congenital longitudinal deficiency of the tibia. *J Bone Joint Surg Am* 1991; **73**: 858–67.

先天性短股骨和股骨近端局限性缺如

IAN TORODE

概述

先天性股骨缺如为先天性肢体缺如的一个部分[1]。股骨缺如极少是孤立存在，几乎所有的股骨缺如患儿保患肢以外其他肢体或多或少地都存在缺如。然而，对于明确的下肢不同节段的缺如将分别另行讨论。

分类

从放射学角度来看，先天性股骨缺如的亚型可能非常多，而作者所见的病例数却非常有限。Gillespie 和 Torode[2]试图根据其临床表现和 X 线片来减少亚型的分类，从而有助于对患者的处理，将其分为两型。

为简单起见，先天性短股骨（congenital short femur, CSF）这一术语是指那些存在有明显的大腿长度的差别，但其有完整的股骨（图 37.1）。对比股骨近端局限性缺如（PFFD）这一术语，是指有严重的股骨不等长，并且 X 线片上有明显的股骨近端缺失（图 37.2）。

先天性股骨缺如的一个极端是股骨存在适当的长度差别需要进行肢体均衡术来处理，另一个极端是股骨严重肢体缺如需要假肢辅助。因此，所有的外科医师必须要有这种概念，沿着这两个极端的线路来考虑重建和截肢，以及安装假肢。治疗方案还受到社会习俗和个人社交圈的影响，还有设备条件的影响和医生的技术和经验的影响，以及父母期望值的影响。

产前超声检查的出现使产前诊断成为可能，这就要求医师对这些问题的自然史要有相关的知识。此外，这种诊断也使准父母可能产生焦虑和内疚。这些都要求医生对患儿将来的临床表现有准确的预测信息，同时对患儿将来的活动能力、功能和幸福能提出一些乐观的观点。同其他有类似患儿的父母交流可能非常重要。

处理的问题

短缩

手术医生面对的最明显的问题就是肢体短缩。

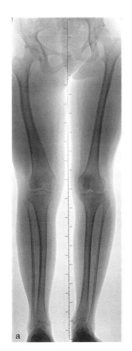
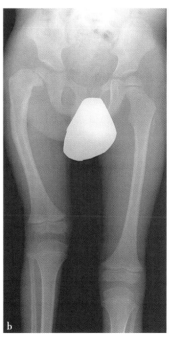

图 37.1 先天性短股骨患儿的下肢 X 线片（a）。其股骨近端发育正常。另一例先天性短股骨患儿的 X 线片（b）显示除了有髋内翻外还有髋臼发育不良，股骨近端发育良好

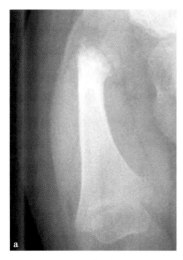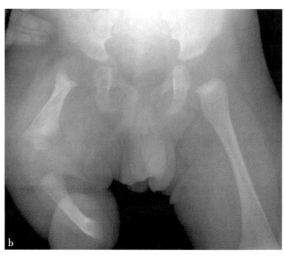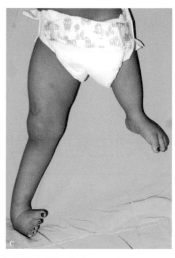

图 37.2　股骨近端局限性缺如的特征是股骨近端的发育障碍（a）。所有病例都应严重的肢体短缩（b 和 c）

小腿合并缺损

大约 50% 的股骨缺如明显伴有膝以下部分的缺如。严重的膝以下缺如的病例会对股骨缺如的治疗产生明显的影响。腓骨缺如在 CSF 和 PFFD 中很常见，可能改变治疗方案。例如，CSF 患者伴有明显的股骨发育不良和严重的腓侧半肢畸形最好把患儿当作 PFFD 患者进行治疗，然而相同程度的相对正常小腿的股骨缺如，踝和足可以通过小腿长度均衡术来治疗。

腓侧半肢畸形处理的详细介绍见第 35 章。

髋关节和骨盆发育不良

PFFD 患儿可能存在股骨颈的骨化障碍、髋内翻或股骨头、颈的缺如。常常可见不同程度的骨盆受累，可能还存在髋外展肌无力或髋臼发育不良。

髋关节和膝关节屈曲畸形

尽管在 CSF 患儿中髋、膝关节屈曲畸形更少，僵硬更少，严重度更低。

膝外翻

股骨外侧髁发育不良在 CSF 患儿中将表现为膝关节的外翻畸形，而 PFFD 患儿的临床表现没那么明显。

膝关节不稳定

由于 CSF 和 PFFD 两者的交叉韧带缺如导致膝关节不稳定；然而，PFFD 的膝关节挛缩可能会掩盖膝关节不稳定的特点。

治疗目标

● 对这种家庭提供安慰和教育

被父母咨询的首诊医生必须记住的是，无论是在产前咨询，还是在产科病房或在孩子出生后几周内来到诊所，这些人都预期，他们的孩子在出生时是完整和正常的。父母会在内疚和焦虑的混合情感下变得情绪波动。他们有许多问题提出，如孩子的行走能力、运动能力，加上许多的有关病因学的问题会问得越来越多。

如果在产后几个月内家长还没有进行第一次咨询，这表明他们的亲戚、邻居、出租车司机或在超市收银的女孩给了他们"有效"的劝告并使家长接受了这样一个现实，给了外科医生最好的机会进行理性的探讨。如果有产前咨询或产后头几天的会诊，就使得医生／父母／病人的关系成为实质上更为直接关系。

在这个过程中，其他孩子的父母是其盟友。这对于坐在诊所外的准父母们是非常有用的，他们可以目睹其他孩子穿着假肢和正常孩子一起玩耍。即使是有明确证据证实这些孩子的缺陷没有遗传因素，向遗传学家咨询也可能平息对一些问题的担忧，如为什么畸形会从一个家庭流向另一个家庭。

● 教会孩子行走并完善步态模式

最严重的 PFFD 的患儿即使不治疗也能行走，尽管其步态模式还远不够理想。通过治疗，轻度的 CSF 患儿应该可以达到正常步态。而 PFFD 患儿的治疗目的是要使步态尽可能接近正常。

- 充分利用肢体可利用的部分

必须作出决定是否利用足来完成正常的负重功能,用伸直型假肢来完成负重功能或进行截肢,用残肢来进行假肢装配。

- 消除髋关节和膝关节畸形

妨碍假肢装配和正常行走的畸形必须要进行纠正。

- 至成人期要获得肢体等长

对于 CSF 患儿,实际的肢体长度均衡可能是可行的,但在 PFFD,肢体长度的"均衡"需要用假肢帮助来实现。

生命的头 12 个月

无论是 CSF 患儿还是 PFFD 患儿,在生后第一年都不需要进行治疗。患儿能像正常孩子一样玩耍和参与各种活动。股骨短缩不会妨碍孩子的爬或坐。外科医生要利用这一时段拿出一个贯穿到骨骼成熟的完整的治疗计划,并且要与家人取得一致。父母要对这一治疗计划进行理解并要记住整个计划的执行。1 岁以后 CSF 和 PFFD 的治疗是不一样的,对 CSF 的治疗要提上议事日程。

先天性短股骨的治疗

CSF 分为两个亚型,即患儿有良好的足、踝型和患儿伴有腓侧半肢畸形及严重的足、踝缺如型。

年龄:1~3 岁

改善步态
如果足、踝正常用增高鞋

有满意足、踝的患儿到适当的年龄,不需要任何帮助就能行走。在开始时,即使相差几公分也不需要使用增高鞋。患儿会采用患侧马蹄足姿势,对侧膝屈曲的姿势进行代偿。随着岁月流逝,肢体的长度差异会增加,使用增高鞋可能是有益的。但不需要使实际长度差异纠正到完全相等,事实上,一旦增高高度超过 4cm,会产生一定程度的不稳定。

如果足缺如非常严重,可行 Syme 截肢和装配假肢

患儿的足和踝有严重的缺如时,最好的治疗是在患儿 2 岁时进行 Syme 截肢[3,4],接下来安装带有髁上皮带的髌骨承重假肢。

年龄:3~6 岁

矫正髋关节和膝关节畸形

CSF 患儿在婴儿期有适度的髋关节和膝关节屈曲畸形。这些畸形会自行纠正,因此不需要进行手术干预。

膝外翻姿势是由股骨外侧髁缺陷所导致。膝外翻畸形的程度有所不同,这种不同程度的畸形与股骨短缩的程度并不一致。畸形可能导致步态不稳定。股骨远端截骨能够纠正这种畸形。因为这种畸形存在内在的生长缺陷,所以截骨后还会复发,将来还需要再次手术。

年龄:6~12 岁

如果膝外翻复发,用 1 枚螺钉穿过内侧生长板进行半骨骺固定手术(图 37.3)。

肢体均衡

患儿如果有相对正常的足和踝,需要追求的目标是到骨骼成熟时获得肢体等长。在年幼时就要对肢体的总长度作出合理的预计,简单的预计方法是根据骨骼长度的相对比例在一生中都保持不变,除非有手术改变其长度。换句话说,一个婴儿有 20% 的肢体长度差异,到骨成熟期其差异仍然保持在 20%。

髂骨延长

如果有髋关节发育不良,就不要去尝试股骨延长。在 7~10 岁时做骨盆截骨纠正髋臼畸形,同时进行骨盆延长,能获得 1.5~2cm 的延长长度(图 37.4b)[5]。

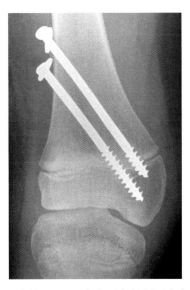

图 37.3　膝外翻可以用螺钉进行骨骺固定术来纠正

胫骨延长

即使有良好的足和踝,胫骨轻度短缩仍很常见。在早期就可以进行胫骨延长(图37.4c)。延长4~5cm和过度延长一些都有好处。避免少用几年增高鞋,和减少将来股骨延长的长度。膝关节以下稍微长些和膝关节不在同一高度不会影响童年的活动。

股骨和胫骨的骨骺固定

将长肢体的股骨和胫骨进行骨骺固定术与股骨延长3~4cm相比,其并发症和致残率都很低。

股骨延长

进行股骨髓内延长能够明显地缩短外固定器的保留时间。但是应用髓内钉需要股骨髓腔直径接近9mm,因此患儿平均要到10岁以后才能进行这种手术(图37.4d)。

股骨近端局限性缺损的治疗目标

● 如果可能,要获得髋关节的稳定

如果股骨头、颈或髋臼都没有发育,就不可能恢复髋关节的稳定性。但是,如果患儿有发育较好的髋臼伴有髋内翻,恢复股骨颈干角将能够改善髋关节的稳

定性,因此也能够改善步态。

● 确保"大腿"节段作为推动肢体行走的强有力的杠杆作用功能和确保膝关节的稳定性

PFFD患儿同时需要短缩股骨和胫骨来实现"大腿"节段的功能。但在这个"大腿"的中段有一个活动的膝关节使得该节段无力。进行膝关节融合(图37.5),使患儿的股骨和胫骨成为一个单一的骨,从而起到强大的杠杆臂作用,事实上其长度也几乎和正常股骨一样长。融合也能够纠正膝关节不稳定。

● 提供一个有效而美观的假肢

必须认识到:膝下截肢对能量消耗方面和步态的效果方面都优于膝上截肢术。如果通过行旋转成形术能使踝关节达到像"膝关节"一样的活动,其肢体的功能也可能达到"膝"下截骨的效果(图37.6)[6]。如果足和踝的功能很差不可能达到膝下截肢的效果,可以行足部切除安装一个更好的假肢。然而,受一些社会因素影响,父母可能不同意任何形式的截肢手术。PFFD患儿伴有上肢重要部分缺如并且上肢功能很差,可能需要开发利用足进行抓握的功能(图37.7)。对于有这两方面情况的患儿需要用伸直型假肢来适应足的发展。

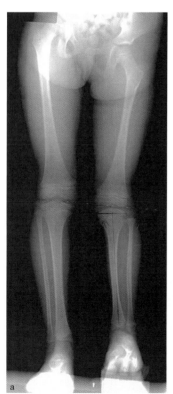
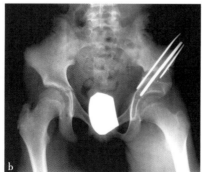
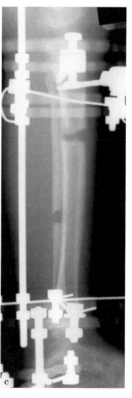
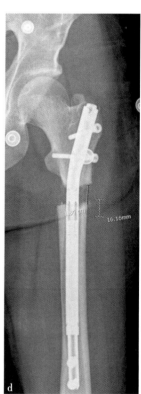

图37.4 肢体不等长患儿(a)用髂骨延长(b)和胫骨延长(c),接着做了股骨髓内延长(d)

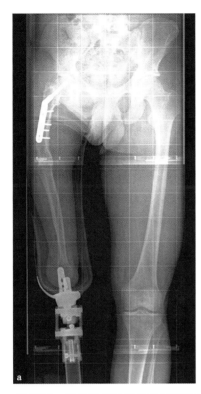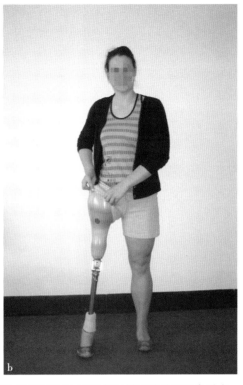

图 37.5　股骨近端局限性缺如有严重的关节不稳定，在童年时做了膝关节融合手术。手术后膝关节稳定，能用该肢体很好地负重

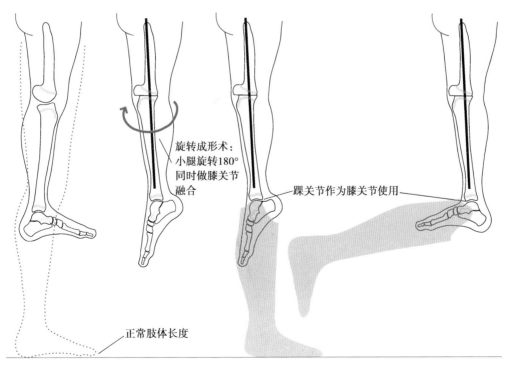

图 37.6　用踝关节代替"膝关节"的功能促进安装膝下假肢的示意图

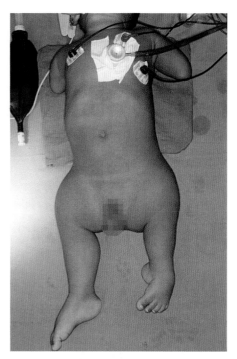

图 37.7　双侧股骨近端局限性缺如的患儿伴有上肢主要部分的缺如。其足必须保留承担手的抓握功能。除了要纠正左足的马蹄内翻畸形恢复跖行足（正准备手术），不需要做其他的手术

股骨近端局限性缺如的治疗选择

髋关节

转子下外翻截骨

如果有髋内翻就需要进行转子下外翻截骨术。

股骨颈融合

如果超过 5~6 岁，股骨颈部的骨化缺损仍存在，可能需要用一个螺钉穿过这个缺损部固定。

不干预

如果股骨头和股骨颈没有发育就没有干预的可能性。

膝关节

关节融合

如果足和踝没有功能就要进行膝关节融合手术。

Van Nes 旋转成形术

如果足、踝是正常的，就要考虑行旋转成形术。

不干预

如果股骨节段非常小，在膝关节部位的手术可能不可行或不需要。

足和踝

Syme 截肢

如果患足无功能并且有严重畸形，治疗的选择就是 Syme 截肢。如果患足有功能而父母拒绝旋转成形术也可以考虑 Syme 截肢。

保足

如果患足要履行抓握功能或父母拒绝任何切除手术，足应保留在正常位置。如果接受旋转成形手术，足要保留但要向后旋转 180°。

假肢

膝下假肢

如果进行 Van Nes 旋转成形术后适合安装膝下假肢。

膝上假肢

PFFD 患儿进行 Syme 截肢术后需要安装一个带膝关节假体的膝上假肢。

伸直假肢

当足被保留而又没有做 Van Nes 旋转成形术时，需要安装伸直假肢。

制订 PFFD 治疗计划时需要考虑的因素

足部情况

如果足和踝的功能正常，可以进行 Van Nes 旋转成形术，用足来完成"膝下"节段的功能。如果足、踝的功能不正常，就不能考虑行 Van Nes 旋转成形术。

膝关节情况

在大多数情况下都认为应该进行膝关节融合来提高稳定性，但如果由于股骨非常短，导致膝关节非常靠近近端时，就可能没有必要在膝关节进行手术。

髋关节情况

根据髋关节部位异常的严重程度将确定髋关节部位的手术选择。

肢体短缩的程度

PFFD 患儿的股骨短缩的程度通常都很大,需要考虑肢体延长手术。

双侧或单侧受累

少数患儿为双侧 PFFD,这种情况可能影响对治疗方法的选择。

上肢有严重的先天性异常存在

偶尔可以遇到上肢有严重异常的 PFFD 患儿,其上肢几乎没有功能。在这种情况下,治疗计划可能是完全不同的,因为要用足来适应完成抓握的功能。保留这些功能是至关重要的,对于这类患儿应不惜一切代价避免在足部手术。

股骨近端局限性缺如的推荐治疗

PFFD 的治疗大纲见表 37.1 和表 37.2。

表 37.1　PFFD 患儿足和膝的治疗大纲

指征				
足形态良好 + 足有适应抓握的功能(如患儿伴有严重的上肢缺如而失去手的功能)	足形态良好 + 足不能完成抓握的功能 + 父母决定做旋转成形术	足形态良好 + 足不能完成抓握的功能 + 父母不同意做旋转成形术 + 父母不同意截肢	足形态良好 + 足不能完成抓握的功能 + 父母不同意做旋转成形术 + 父母决定做足部截肢	丑陋而无功能的足
保足 + 禁止膝关节融合 + 对影响假肢装配的膝部畸形进行矫正 + 调节适应足的伸直假肢	保足 + Van Nes 旋转成形术 + "膝"下假肢	保足 + 膝关节融合 + 调节适应足的伸直假肢	Syme 截肢 + 膝关节融合 + 膝上假肢	Syme 截肢 + 膝关节融合 + 膝上假肢
治疗				

表 37.2　PFFD 患儿髋关节的治疗大纲

适应证		
髋臼和股骨头、颈没有形成	髋臼和股骨头、颈形成 + 股骨头、颈无骨性缺损 + 髋内翻	髋臼和股骨头、颈形成 + 股骨头、颈有骨性缺损 + 髋内翻
不干预	粗隆下外翻截骨	粗隆下外翻截骨 + 螺钉跨颈固定
治疗		

参考文献

1. Hamanishi C. Congenital short femur: Clinical, genetic and epidemiological comparison of naturally occurring condition with that caused by thalidomide. *J Bone Joint Surg Br* 1980; **62**: 307–20.

2. Gillespie R, Torode IP. Classification and management of congenital abnormalities of the femur. *J Bone Joint Surg Br* 1983; **65**: 557–68.

3. Syme J. Amputation at the ankle joint. *London and Edinburgh Monthly J Med Sci* 1843; **3**: 93.

4. Birch JG, Walsh SJ, Small JM *et al.* Syme amputation for the treatment of fibular deficiency: An evaluation of long term physical and psychological functional status. *J Bone Joint Surg Am* 1999; **81**: 1511–18.

5. Millis MB, Hall JE. Transiliac lengthening of the lower extremity: A modified innominate osteotomy for the treatment of postural imbalance. *J Bone Joint Surg Am* 1979; **61**: 1182–94.

6. Torode IP, Gillespie R. Rotationplasty of the lower limb for congenital defects of the femur. *J Bone Joint Surg Br* 1983; **65**: 569–73.

38

远端局灶性股骨缺如

BENJAMIN JOSEPH

概述

　　远端局灶性股骨缺如是一种非常罕见的先天异常，它是由于远端股骨的异常发育导致的[1-3]。除了这种被夹于中间的缺如外，股骨近端并没有明显的异常（图 38.1）。

处理的问题

膝关节不稳定

　　一旦股骨下端没有发育，那么在股骨远端和胫骨之间就没有膝关节和稳定的关节连接。这就使躯体承重变得非常困难。

肢体的缩短

　　肢体的缩短很严重，缩短肢的脚可能在对面正常肢体的膝盖水平。

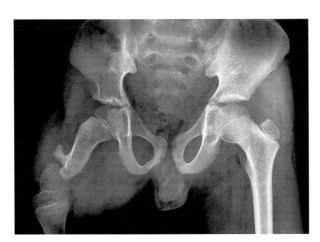

图 38.1　远端局灶性股骨缺损儿童的 X 线片。股骨干的远端尚未发育。股骨远端髁虽然存在，但股骨干和髁之间没有连续性

治疗目标

- 重建股骨和胫骨间的稳定性
  重建远端股骨和胫骨之间的稳定性是非常必要的。
- 解决肢体不等长
  一旦肢体不等长超过了安全长度的限制，那么不等长的肢体需要通过佩戴合适的假肢来适应。
- 优化假肢佩戴
  在这种情况下，人们会选择最节能设计的假肢。

治疗方法选择

重建膝关节的稳定性

通过假肢控制膝关节的不稳定
　　一旦使用假肢，那么远端股骨和胫骨之间的关节就能够得到控制，在某种程度上来说，只要穿上假肢就能够控制关节稳定性。假肢带来膝关节稳定性效果受短缩的股骨和假肢只能装到股骨大转子现实所限制。患儿会发现如果没有假肢的帮助，那么斜靠着时伸长肢体会很困难。

股骨远端融合到胫骨
　　最好重建稳定性的方法就是保持远端股骨和胫骨之间骨的连续性（图 38.2）。我们需要避免在手术过程中损伤近端胫骨生长板。

处理肢体不等长

延长肢体
　　如果肢体缩短得不是很严重，那么就可以考虑通

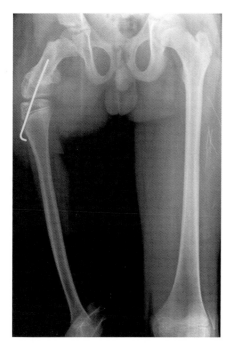

图 38.2　与图 38.1 中显示的同一个男孩在股骨干与髁之间的联结完成之后的 X 线片，一些软骨覆盖在股骨髁和胫骨关节面的部分软骨被移除，并用针将关节固定。如果膝盖不稳定，可能需要进行一个正规的关节固定术

过延长肢体来治疗。一旦在这种情况下股骨缩短的程度超过了正常肢体长度的 50%，那么延长肢体就不是一个可行的选择。

佩戴假肢

肢体不等长能够通过佩戴假肢得到代偿。

优化假肢佩戴

延长假肢

患儿的脚能够被保留下来并且容纳在延长的假肢里。这一选择的优势就是能够保留患儿的脚，因此成为大部分患儿和家长选择的原因。

装配假肢后的 Syme 截肢术

在切除完患肢后可以做正式的假肢装配。剩余肢体的长度将会和正常肢体膝关节脱落后的长度相比较。假肢不得不包含一个外部的膝关节。

佩戴膝关节以下假肢后的 van Nes 旋转成形术

旋转成形术能和关节融合术同时进行。使胫骨旋转 180° 以便脚能够朝后。患儿的脚充当了"膝下残肢"；当踝关节跖屈时，"膝关节"保持伸直状态，当踝关节背屈时，"膝关节"屈曲。这一选择的优势就是能够避免膝关节包含进假肢里，从而能够减少患儿的能量需求。然而，患儿及家长需要接受当脱下假肢后患儿脚朝后这一奇特的外形。这可能不被社会所接受，尤其是在必须穿拖鞋的室内和某些礼拜场所。

治疗时考虑的因素

在计划治疗时最需要考虑的就是家长对于治疗的看法。

推荐的治疗方法

远端局灶性股骨缺损的治疗大纲见表 38.1。

表 38.1　远端局灶性股骨缺损的治疗大纲

适应证		
家长愿意接受万纳斯关节成形术	家长不愿意接受万纳斯旋转成形术但是愿意接受切除患肢	家长不愿意接受万纳斯旋转成形术或者是塞姆截肢术
		远端股骨干至胫骨的"关节融合术"+假肢延长
	远端股骨干至胫骨的"关节融合术"+塞姆截肢术+膝关节以上佩戴假肢	
远端股骨干至胫骨的"关节融合术"+万纳斯关节成形术+膝关节以下佩戴假肢		
治疗		

参考文献

1. Tsou PM. Congenital distal femoral focal deficiency: Report of a unique case. *Clin Orthop Relat Res* 1982; **162**: 99–102.
2. Gilsanz V. Distal focal femoral deficiency. *Radiology* 1983; **147**: 105–7.
3. Taylor BC, Kean J, Paloski M. Distal focal femoral deficiency. *J Pediatr Orthop* 2009; **29**: 576–80.

39

桡侧轴旁缺如

BENJAMIN JOSEPH

概述

桡侧轴旁缺如是一种涉及上肢轴旁结构形成障碍的复杂的先天性畸形（图39.1）。这种结构缺失包括有骨骼、肌肉、肌腱、神经、血管及整个上肢的其他软组织。

其骨骼缺如的严重程度从桡骨的发育不良到桡骨、拇指、第一掌舟骨及大多角骨的整体缺失。

桡侧轴旁缺如可以是一个独立的畸形，也可以是一个复杂的综合征的一个表现[1]。单侧的桡侧轴旁缺损经常是一个独立的畸形，而双侧的往往与一个综合征相关联[1]。在伴有桡侧轴旁缺损的患儿可能会发生少数非综合征相关的骨骼异常，像包括尺桡骨融合、并指、先天性高肩胛症、脊柱侧弯、马蹄足及发育性髋关节脱位。

在这些儿童中常伴有心血管系统、造血系统、胃肠道、泌尿生殖系统的异常，如有必要，在着手治疗上肢畸形之前，鉴别及治疗这些异常是很重要的。

其缺陷的严重程度（图39.2）根据桡骨是否轻微短缩（Ⅰ型）、明显发育不良（Ⅱ型）、部分缺如（Ⅲ型）与完全缺如（Ⅳ型）[2]。

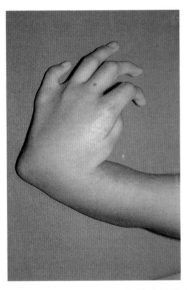

图 39.1 桡侧轴旁缺损畸形患儿前臂的临床表现

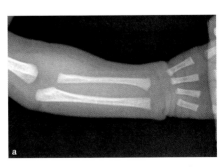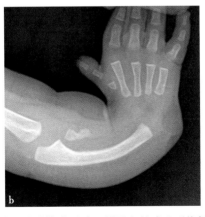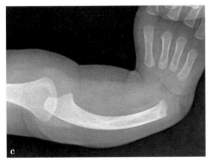

图 39.2 不同程度桡侧轴旁缺损畸形的影像学照片。最温和的或Ⅰ型桡侧轴旁缺损畸形桡骨仅轻微短缩，而Ⅱ型桡骨明显发育不全（a），Ⅲ型桡骨局部缺如（b），Ⅳ型桡骨完全缺如（c）

处理的问题

手功能的损害

桡侧轴旁缺损患儿有效的抓握功能均受到损害，其原因归结于拇指的自然发育障碍及手指异常、手指的肌肉功能改变。

拇指

在一些病例中拇指完全缺如，而有些病例拇指存在但完全没功能。在这种情况下，抓握功能丢失。当拇指存在时，其拇指的活动范围也会大大地减小，拇指的对掌功能也会缺失。在极少数的桡侧纵向缺损的患儿中有拇指是正常的，这类小孩常有血小板减少的倾向。

手指

食指常常较僵直，一般小指最灵活。当拇指缺失时，食指和小指就替代拇指功能。指间关节的活动度减小，这也是抓握力减弱的原因。

肌肉

异常的肌肉导致手的桡偏和屈曲，指屈肌不能有效地使手指充分的屈曲。

腕关节不稳定

腕关节不稳定是影响手活动功能障碍的重要原因，手指握力的减弱是因为小孩在试图抓东西时腕关节不能保持背屈所致。

前臂短缩

前臂短缩影响肢体外观，其本身并不影响活动功能。然而，对于伴有Ⅱ型的桡侧轴旁缺损的患儿，其桡骨短缩会导致腕关节不稳定。如果为Ⅰ型，则导致腕关节的桡偏畸形。

肘关节僵硬

肘关节僵硬偶有发生，如果不解决这个问题，那么手畸形的外科手术矫正是禁忌。

治疗目标

● 改善手功能

尽管改善手的功能是可行的，但在某些情况下这是做不到的。重要的是在手功能不能被改善的情况下如果试图施行手术干预可能加重进一步损伤。

对于进行外科手术治疗的患儿，应必须恢复和改善其抓握功能。

● 改善肢体外观

腕关节的桡偏及屈曲畸形、尺骨弯曲、前臂短缩及伴随的拇指缺失必须被解决就是为了改善肢体外观。然而，应该跟患儿家属强调的是前臂和手的外观不可能完全恢复正常。

治疗方法选择

不干预

如果手的功能接近正常，其外科治疗作用不大或者是外科手术可能损害目前的活动功能，那么不进行干预则是首选的方案[3]。

手法矫形及夹板固定术

在婴儿早期对于伴有腕关节轻度桡偏的Ⅰ型桡侧轴旁缺损，进行逐次的手法矫形及固定来矫正畸形是有效的。随后通过整个生长期夹板固定维持矫正位可防止畸形复发。早期需全天固定，后期可晚上固定。

矫正腕关节畸形及稳定腕关节的外科治疗

软组织牵伸

在外部固定架的帮助下，收缩的软组织逐渐牵伸将纠正手腕的桡偏[4]。在采取更明确的治疗之前，这通常是作为初步措施进行的[5-9]。

桡骨延长术

对于Ⅰ型和轻度的Ⅱ型桡侧轴旁缺损，腕关节不稳很大程度上是由于桡骨短缩引起桡侧支撑不足所致。恢复桡骨长度至尺骨远端水平能改善腕关节的稳定。

中央移位术

近30多年来，中央移位术是治疗重度Ⅱ型、Ⅲ型及Ⅳ型桡侧轴旁缺损常见的手术方式[10]。在松解腕关节桡侧挛缩后，将尺骨远端移位至与第3掌骨相系列的腕骨凹槽中（图39.3a）。近年来更多的手术方式改进致力于确保尺骨远端骨骺不受损伤并试图行肌力平衡。

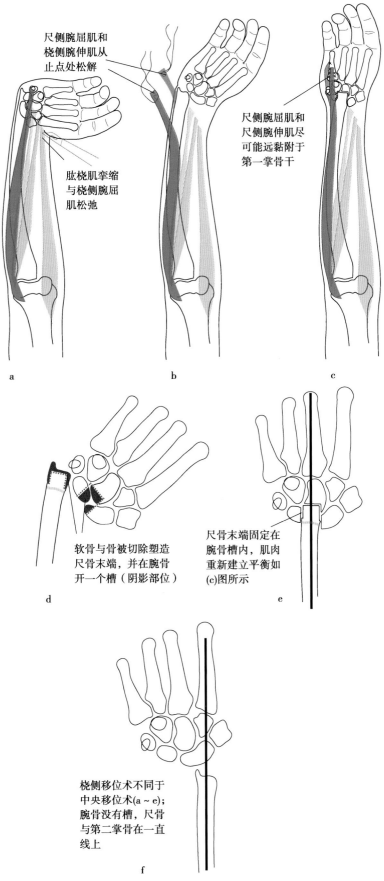

尺侧腕屈肌和
桡侧腕伸肌从
止点处松解

肱桡肌挛缩
与桡侧腕屈
肌松弛

尺侧腕屈肌和
尺侧腕伸肌尽
可能远黏附于
第一掌骨干

a　　　　　　　b　　　　　　　c

软骨与骨被切除塑造
尺骨末端，并在腕骨
开一个槽（阴影部位）

尺骨末端固定在
腕骨槽内，肌肉
重新建立平衡如
(c)图所示

d　　　　　　　e

桡侧移位术不同于
中央移位(a～e)；
腕骨没有槽，尺骨
与第二掌骨在一直
线上

f

图 39.3　图示中央移位术（a～e）与桡侧移位术（f）

桡侧移位术

最近介绍有桡侧移位术试图克服中央移位术的不足[11]。这种手术需要松解腕关节及前臂内侧的挛缩软组织、弓形尺骨截骨矫形（如有必要），将桡侧腕屈肌及腕伸肌转移至尺侧腕伸肌，并行腕骨的重新排列。用坚固的钢丝将尺骨固定在第二掌骨上致腕关节有一定程度的尺偏（图 39.3b）。此手术避免了腕骨的切除，调整腕关节的肌力平衡，保留了腕关节的活动度。对于幼儿来说，此手术方式较中央移位术更优越，所以对于 6 个月至 1 岁患儿被推荐此种手术方式[1]。

创造一个 Y 形尺骨

在 1992 年，Vilkki 介绍了 Ⅲ 型和 Ⅳ 型桡侧轴旁缺损的手术方法，并在 1998 年和 2008 年报告了令人鼓舞的短期和长期结果[8,12]。一个带血管的第二跖骨关节被转移，以创造一个新的径向柱来支撑手腕（图 39.4）。这保留了 "Y" 的两个分支的生长潜力。桡骨畸形的复发被最小化，尺骨远端植体和腕部功能的生长得以保留。然而，这个过程在技术上要求很高。

腕关节融合

腕关节融合能获得稳定，能帮助改善手的功能。然而，如果一个生长尚未成熟的儿童行了此种手术，其尺骨远端的生长板遭到损伤，使本来就短缩的前臂变得更短。因此，此种手术只实施于骨骼成熟的患儿[13]。对于双侧都患有桡侧轴旁缺损的患儿，不建议行双侧腕关节融合术。

矫正前臂弯曲的外科治疗

尺骨弯曲的截骨矫形术可联合腕关节稳定术（中央移位或桡偏移位术）或尺骨延长术实施。在行中央移位或桡侧移位术的同时，短缩尺骨是必要的，为了减小桡侧软组织的张力。而当行尺骨延长时可逐渐矫正其弯曲畸形。

前臂延长的外科治疗

前臂延长应慎行，因为它会带来几种并发症的风险。不过，对于患有单侧的桡侧轴旁缺损的大龄儿童，此方法可以考虑。在患有严重畸形的患者，以前的手术方式像中央移位术及桡侧移位术无效，也可考虑此种手术方法[1]。尽管存在增加手指僵硬的可能性，但是由于增加了肌腱的弹性，许多报道称能因此而改善大部分功能[14]。

治疗时考虑的因素

畸形的严重程度

对于患有 Ⅰ 型桡侧轴旁缺损的患儿，因为他有功能良好的拇指、腕关节和手，并没有畸形，则不需要干预治疗。另一方面，如果有任何功能受限，需要考虑通过外科治疗来改善其功能的可行性。在非常严重的病例中，血管神经组织随着周围软组织而严重收缩，畸形的矫正可能影响血供。

患者的年龄

对于一个从未接受治疗的青少年则通常不是干预治疗的对象。到了这个年龄段，患者已经适应了这种残疾，适应了使用尺侧手指进行日常生活活动

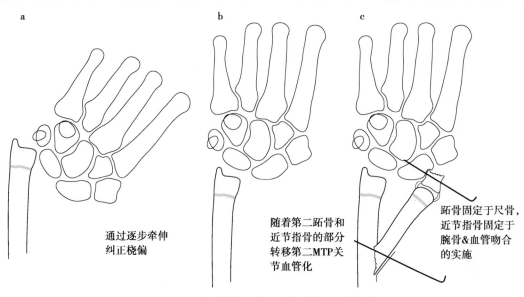

a　　　　　　　　　　　b　　　　　　　　　　　c

通过逐步牵伸纠正桡偏

随着第二跖骨和近节指骨的部分转移第二MTP关节血管化

跖骨固定于尺骨，近节指骨固定于腕骨&血管吻合的实施

图 39.4　图示创造一个 Y 形尺骨的手术步骤

（ADL）。早期手术干预可能使一个伴有严重畸形的婴儿受益更多。当前的数据表明，对于桡侧轴旁缺损的患儿，桡侧移位术对于小龄儿童更好。而中央移位术则对于大龄儿童来说更有效果[1]。

相关畸形的严重程度及预后

如果手术的预期疗效较短，而且其他系统的畸形不能和整体功能相适应的话，那么比较有价值的做法就是只通过手术改善患儿的手部功能。

肘关节活动范围

对于肘关节屈曲小于 90° 的儿童，腕关节桡偏是唯一能用手触到嘴唇的方式。矫正这类孩子的腕关节

畸形可能会产生相反的效果，因此我们需要避免。

手部功能及日常生活中的独立性

如果手部功能是正常的，正如那些存在 I 型桡偏手的儿童，我们就不需要进行干预治疗。对于那些已经适应了畸形的存在严重桡偏手的青少年，已经能够在日常生活中自理的患者，需要避免进行手术，因为术后可能会使功能恶化。

推荐的治疗方案

表 39.1 中列出了治疗大纲。需要强调的是如果拇指缺失或者是没有功能，那么就需要进行拇指化术来改善手部功能。拇指化术的指征将在第 41 章介绍。

表 39.1　桡偏手的治疗大纲

适应证								
任意一型 + 将来生活质量预计较差以及由于存在相关畸形预期寿命较短	I 型 + 任何年龄 + 较好的手部功能 + 可以忽略的畸形 + 稳定的腕关节	I 型 + 新生儿 + 较好的手部功能 + 轻度桡偏 + 稳定的腕关节	I 型或者是轻度 II 型 + 较好的手部功能 + 中度的桡偏 + 腕关节不稳定	严重的 II 型、III 型、IV 型 + 手部功能差 + 严重桡偏 + 不稳定的腕关节 + 僵硬的肘关节	严重的 II 型、III 型、IV 型 + 青少年适应了日常生活使用尺侧手指 + 严重桡偏 + 腕关节不稳定	严重的 II 型、III 型、IV 型 + 新生儿（6~12 个月）+ 手部功能差 + 严重桡偏 + 腕关节不稳定	严重的 II 型、III 型、IV 型 + 年龄较大的儿童 + 手部功能差 + 严重桡偏 + 腕关节不稳定	严重的 II 型、III 型、IV 型 + 辐射和集中化治疗均失败 + 骨骼发育成熟 + 单边的畸形
								腕关节融合 ± 尺骨延长
							集中化治疗	
						辐射治疗		
					不需治疗			
				不需治疗				
			延长桡骨					
		夹板疗法的锻炼和塑形						
	不需治疗							
不需治疗								
治疗								

参考文献

1. D'Arcangelo M, Gupta A, Scheker LR. Radial club hand. In: Gupta A, Kay SPJ, Scheker LR (ed). *The Growing Hand*. London: Harcourt Publishers Limited, 2000: 147–70.

2. Bayne LG, Klug MS. Long-term review of the surgical treatment of radial deficiencies. *J Hand Surg Am* 1987; **12**: 169–79.

3. Dobyns JH, Wood VE, Bayne LG. Congenital hand deformities. In: Green DP (ed). *Operative Hand Surgery*, vol. 1, 3rd edn. New York: Churchill Livingstone, 1993: 288–303.

4. Kessler I. Centralisation of the radial club hand by gradual distraction. *J Hand Surg Br* 1989; **14**: 37–42.

5. Nanchahal J, Tonkin MA. Pre-operative distraction lengthening for radial longitudinal deficiency. *J Hand Surg Br* 1996; **21**: 103–7.

6. Sabharwal S, Finuoli AL, Ghobadi F. Pre-centralization soft tissue distraction for Bayne type IV congenital radial deficiency in children. *J Pediatr Orthop* 2005; **25**: 377–81.

7. Manske MC, Wall LB, Steffen JA, Goldfarb CA. The effect of soft tissue distraction on deformity recurrence after centralization for radial longitudinal deficiency. *J Hand Surg Am* 2014; **39**: 895–901.

8. Vilkki SK. Distraction and microvascular epiphysis transfer for radial club hand. *J Hand Surg Br* 1998; **23**: 445–52.

9. Taghinia AH, Al-Sheikh AA, Upton J. Preoperative soft-tissue distraction for radial longitudinal deficiency: An analysis of indications and outcomes. *Plast Reconstr Surg* 2007; **120**: 1305–12.

10. Lamb DW. Radial club hand: A continuing study of sixty-eight patients with one hundred and seventeen club hands. *J Bone Joint Surg Am* 1977; **59**: 1–13.

11. Buck-Gramcko D. Radialization as a new treatment for radial club hand. *J Hand Surg Am* 1985; **10**: 964–8.

12. Vilkki SK. Vascularized metatarsophalangeal joint transfer for radial hypoplasia. *Semin Plast Surg* 2008; **22**: 195–212.

13. Vaishya R, Agarwal AK, Vijay V, Mancha DG. Single-stage management of a neglected radial club hand deformity in an adult. *BMJ Case Rep* 2015; doi: 10.1136/bcr-2014-208682.

14. Pickford MA, Scheker LR. Distraction lengthening of the ulna in radial club hand using the Ilizarov technique. *J Hand Surg Br* 1998; **23**: 186–91.

40

尺侧球棒手畸形

BENJAMIN JOSEPH

概述

尺侧球棒手畸形是伴有肘关节、前臂及腕关节异常的上肢尺侧的纵向缺如畸形(图 40.1)。每一个部位的异常均可导致整个肢体功能障碍。它的发生率较桡侧轴旁缺损低几倍。四分之三的病例是单侧发病

的,虽然对侧大多情况下伴有一些先天畸形。尺侧球棒手畸形也常常伴有其他的畸形或综合征[1]。

尺侧球棒手畸形已被提出有几种分型,没有一种分型可以包罗全部,也不是每一个病例都在分型之列。一种由 Dobyns 提出的分型常常被用来指导治疗(表 40.1)[2]。

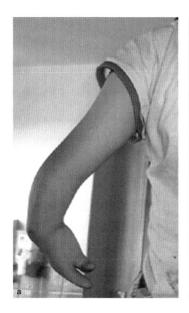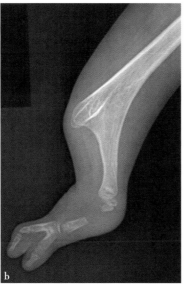

图 40.1 一患儿合并有尺侧球棒手畸形肢体的外观(a)和另一个患儿合并有尺侧球棒手畸形的 X 线图像(b)显示桡肱骨融合和手 X 线的缺失

表 40.1 尺侧球棒手畸形的分类及各类类型的异常表现

分型	尺骨	肘关节	桡骨头	桡骨	腕关节和手
Ⅰ型:发育不全	短缩,但远近两端的骨骺存在	形成良好	脱位伴或不伴向近端移位	轻度的弓形但无加重	腕关节无侧偏,常有手畸形并很严重
Ⅱ型:部分发育障碍(最常见)	骨化节段少	肱尺关节形成	脱位伴向近端移位	短缩伴进行性弯曲	腕关节侧偏、常伴有严重的手畸形
Ⅲ型:完全性发育障碍	缺损,无软骨原基	固定的屈曲畸形,可能与臂的翼状胬肉综合征有关	当尺骨完全缺损时无近端尺桡关节	伴或不伴弯曲畸形	严重的手畸形
Ⅳ型:骨性融合	存在小段的残余	肱桡关节融合或尺肱关节融合	无近端尺桡关节	伴或不伴弯曲畸形	多变

尺侧球棒手畸形伴随的手的异常各不相同,且和前臂畸形的严重程度不相关联。手的畸形包括手指的缺如及并指。虽然尺侧球棒手畸形的主要异常在尺侧,但有相当大的一部分儿童伴有拇指畸形。因此,除了尺骨缺陷性质的分类,以拇指畸形的严重程度为基础的分类同样重要[3]。

约三分之一的尺骨缺损的患儿只有两个手指,另外三分之一的患儿有三个手指。超过三分之一的患儿有拇指异常,包括缺如、复指、并指及内收畸形[1]。

处理的问题

桡骨进行性弯曲

在Ⅱ型的尺侧球棒手畸形中,常逐渐出现桡骨弓形变。一些作者认为是因为软骨原基与桡骨远端骨骺尺侧[4]存在纤维束带引起,他们认为应切除此原基及纤维束带。有不同观点的作者认为切除软骨原基也不能保证有效[5,6]。

桡骨头脱位并向近端移位

在尺侧球棒手畸形的不同类型中均常发生桡骨头脱位。在Ⅱ型中,有脱位桡骨头向近端移位的倾向,这也是导致前臂短缩的原因,也偶有影响肘关节活动功能[4]。

影响手功能的手畸形

不同的手畸形会影响手的功能,其中一些畸形经治疗后可以改善手的功能。

肘关节活动丧失

患有肘管综合征的患儿出现肘关节严重的屈曲畸形或患有骨性融合的患儿出现强直,出现这两种情况时肘关节的有效活动将不能被改善。

治疗目标

- 改善手的功能
  某些特定的手畸形像并指、拇指发育不全及虎口挛缩被认为与尺侧球棒手畸形有关,为了改善手的功能,这些畸形应该被矫正。
- 阻止前臂畸形的进行性加重

必须防止桡骨弯曲,如果发现桡骨弯曲逐渐加重,必须努力阻止这一进程。

治疗方法选择

矫正手的特定畸形

并指分离及虎口挛缩松解的标准手术方法及拇指发育不全的手术治疗(见41章儿童活动度减少的总体处理原则)可以改善各种类型尺侧棒球手患儿手的功能[1,7]。

前臂的夹板固定可阻止弯曲畸形

对于婴儿及小年龄儿童,用热塑性塑料夹板定期行前臂夹板固定可以帮助使桡骨弯曲达到最小化[5,6]。

切除桡骨远端尺侧的软骨原基

尽管此种方法的有效性不确定,但软骨原基的切除可以减小桡骨弯曲的严重程度,但是对桡骨头向近端移位无效[4]。

尺桡骨融合,建立单一骨前臂

对于伴有桡骨头向近端移位的Ⅱ型尺侧棒球手,通过切除桡骨头及建立尺桡骨融合可以改善功能[8,9]。简单的固定技术可以获得两骨间的融合,单一骨前臂可获得更稳定。

截肢术

对于没有肘关节活动功能的患儿,如果无法改善其手的功能,应该考虑肘关节近端的截肢术。然而,如果对侧的上肢功能也很差,那么戴上假肢都困难。

治疗时考虑的因素

尺侧棒球手的分型

尺骨缺陷的严重程度影响治疗方式的选择。

手的功能及其潜在的改善能力

术前应评估手的功能,如果手的畸形通过手术矫

正能改善其功能,那么应考虑合适的手术治疗。

患儿的年龄因素

前臂的支撑对婴儿及小年龄患儿可能减少桡骨畸形,但对于大年龄儿童可能无效。

肘关节的情况

肘关节活动范围非常有限且无有效活动(像伴有严重屈曲畸形的翼状胬肉综合征),试图去改善手的活动是无意义的。

桡骨的弯曲和桡骨头脱位向近端移位

桡骨的弯曲和桡骨头脱位向近端移位均可能导致前臂短缩,这些问题需要解决。

推荐的治疗方案

尺侧球棒手畸形的治疗大纲见表 40.2。

表 40.2 尺侧球棒手的治疗大纲

适应证						
Ⅰ 型	Ⅱ 型 + 婴儿及小年龄儿童	Ⅱ 型 + 大年龄儿童 + 适合外科手术的手畸形 + 无进展的桡骨弯曲 ± 桡骨头脱位(无近端移位)	Ⅱ 型 + 大年龄儿童 + 适合外科手术的手畸形 + 进展的桡骨弯曲 ± 桡骨头脱位伴近端移位	Ⅲ 型 + 肘关节存在有效活动 + 适合外科手术的手畸形	Ⅳ 型 + 适合外科手术的手畸形	Ⅲ 型 + 肘关节翼状胬肉 ium 综合征 + 手功能基本丧失
对前臂不干预治疗 + 矫正存在的手畸形	前臂夹板防止桡骨弯曲畸形	矫正手的畸形	矫正手畸形 + 切除软骨原基 + 切除桡骨头 + 尺桡关节融合和重建单一骨前臂	矫正手的畸形	矫正手的畸形	肘关节上方截肢及安装假体
治疗						

参考文献

1. Sykes PJ, Eadie PA. Longitudinal ulnar deficiency in the hand. In: Gupta A, Kay SPJ, Scheker LR (eds). *The Growing Hand*. London: Harcourt Publishers Limited, 2000: 189–95.

2. Dobyns JH, Wood VE, Bayne LG. Congenital hand deformities. In: Green DP (ed). *Operative Hand Surgery*, vol. 1. New York: Churchill Livingstone, 1993: 251–548.

3. Cole PJ, Manske PR. Classification of ulnar deficiency according to the thumb and first web. *J Hand Surg Am* 1997; **22**: 479–88.

4. Mulligan PJ. The elbow in ulnar club hand. In: Gupta A, Kay SPJ, Scheker LR (eds). *The Growing Hand*. London: Harcourt Publishers Limited, 2000: 197–202.

5. Marcus NA, Omer GE. Carpal deviation in congenital ulnar deficiency. *J Bone Joint Surg Am* 1984; **66**: 1003–7.

6. Broudy AS, Smith RJ. Deformities of the hand and wrist with ulnar deficiency. *J Hand Surg Am* 1979; **4**: 304–15.

7. Johnson J, Omer GE, Jr. Congenital ulnar deficiency: Natural history and therapeutic implications. *Hand Clin.* 1985; **1**: 499–510.

8. Lloyd-Roberts GC. Treatment of defects of the ulna in children by establishing cross union with the radius. *J Bone Joint Surg Br* 1973; **55**: 327–30.

9. Senes FM, Catena N. Correction of forearm deformities in congenital ulnar club hand: One-bone forearm. *J Hand Surg Am* 2012; **37**: 159–64.

41

拇指缺如

BENJAMIN JOSEPH

概述

先天性拇指缺损包括一系列异常如发育不全、环状束带综合征、短指畸形及横向缺如。其缺如的严重程度各异，为了制定治疗指南，Blauth 提出了一个实用性的分型（表 41.1）[1]。应该强调的是不是每一个病例都适合这个分型系统，其治疗应该是因人而异。但是，这个分型可作为指导处理具体问题及制定治疗方案的一个基本指南（图 41.1）。

治疗目标

- 重建拇指对掌功能

拇指能够对掌活动的前提是参与此活动的肌肉、稳定的腕掌关节（CMC）及掌指关节（MCP），还有虎口的宽度。要改善手的功能先必须解决这些前提因素。

- 确保拇指是稳定的

即使拇指有对掌活动功能，也不可能有牢靠的抓握力，除非在提供阻力时，拇指关节仍能保持稳定。

表 41.1　Blauth 拇指缺损分型及表现

分型	特点	处理的问题
Ⅰ 型	轻度发育不全，拇指外观较正常小	拇指功能正常
Ⅱ 型	体小，指骨形成完全及指间关节发育，存在虎口挛缩，手掌肌肉缺损，掌指关节尺侧副韧带松弛	不能对掌活动，掌指关节不稳定
Ⅲ 型	拇指外观严重变小，掌指关节不稳定，腕掌关节发育差，手掌肌肉缺失，外在肌异常或退化	不能对掌活动，掌指关节和腕掌关节不稳定
Ⅳ 型	漂浮指（只有软组织相连无骨性附着）	完全没功能，外观不能被接受
Ⅴ 型	拇指完全缺失	

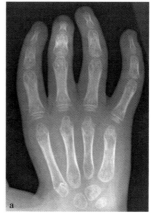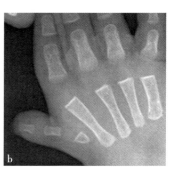

图 41.1　拇指完全缺失（a）与部分缺损（b）

- 保证重建拇指的外观是可以接受的

手是身体的一部分，任何使用手时都可见到其外观，所以保证良好的外观是很重要的。

重建缺陷拇指部分功能的治疗方案选择

重建拇指对掌力量

用无名指指浅屈肌转移的对向肌成形术

将无名指的指浅屈肌（FDS）转移至第一掌骨及拇指的近节指骨来替代瘫痪的对掌肌（见第 60 章）。

小指展肌移位术

小指展肌移位术手术要求很高（图 41.2）[2,3]。转移术后鱼际肌隆起外观也将得到改善。偶尔在小指展肌移位术后，其拇指对掌不能达到足够的力量，这时不得不加行无名指的指浅屈肌转移术。

掌长肌腱转移术

掌长肌腱可作为游离肌腱转移至拇指移植。

虎口挛缩松解

通常需要一个皮瓣来增加虎口的宽度。

重建尺侧副韧带

对掌肌成形术常用指浅屈肌肌腱重建尺侧副韧带（图 41.3）。

通过跖趾关节转位重建腕掌关节

Shibata[4]进行了一项复杂的手术，需要对第二个足趾的跖趾关节进行微血管转移，从而对 Ⅲ 型拇指缺如重建一个腕掌关节。该手术联合肌腱转移，使重建的拇指恢复功能。

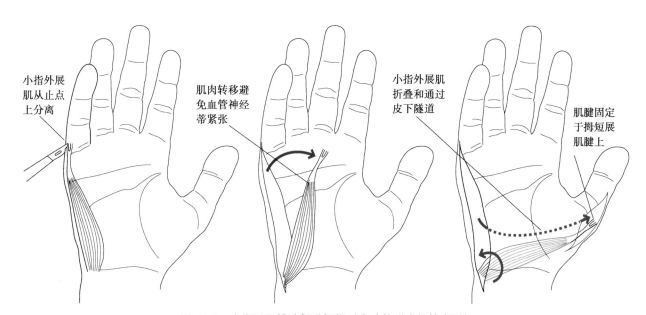

小指外展肌从止点上分离

肌肉转移避免血管神经蒂紧张

小指外展肌折叠和通过皮下隧道

肌腱固定于拇短展肌腱上

图 41.2　小指展肌转移促进拇指对掌功能形成的技术图解

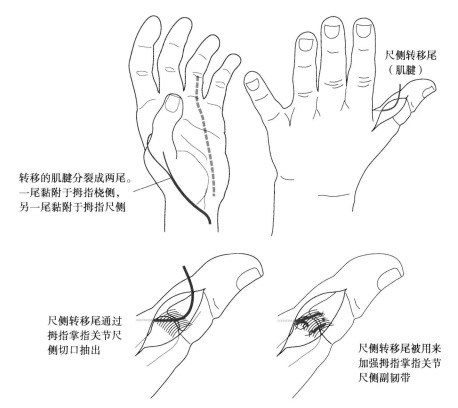

尺侧转移尾（肌腱）

转移的肌腱分裂成两尾。一尾黏附于拇指桡侧，另一尾黏附于拇指尺侧

尺侧转移尾通过拇指掌指关节尺侧切口抽出

尺侧转移尾被用来加强拇指掌指关节尺侧副韧带

图 41.3　图示说明怎样利用示指指浅屈肌腱来恢复拇指对掌肌的力量和重建拇指掌指关节尺侧副韧带

对于无功能拇指及拇指缺如的治疗方法选择

拇指成形术

该手术由 Buck-Gramcko[5] 推广,手术步骤如下:

1. 皮瓣转位重建虎口。

2. 第二掌骨干移除创造一个拇指,包括三根骨头,长度参考正常拇指(保留第二掌骨头)。

3. 示指旋转 140°~160°,来实现能与中指进行对掌活动。

4. 将第二掌骨头用不可吸收线缝合至小多角骨(或第二掌骨基地基底部)。

5. 用第一背侧骨间肌使拇指外展,用第一掌侧骨间肌使拇指内收(图 41.4)。

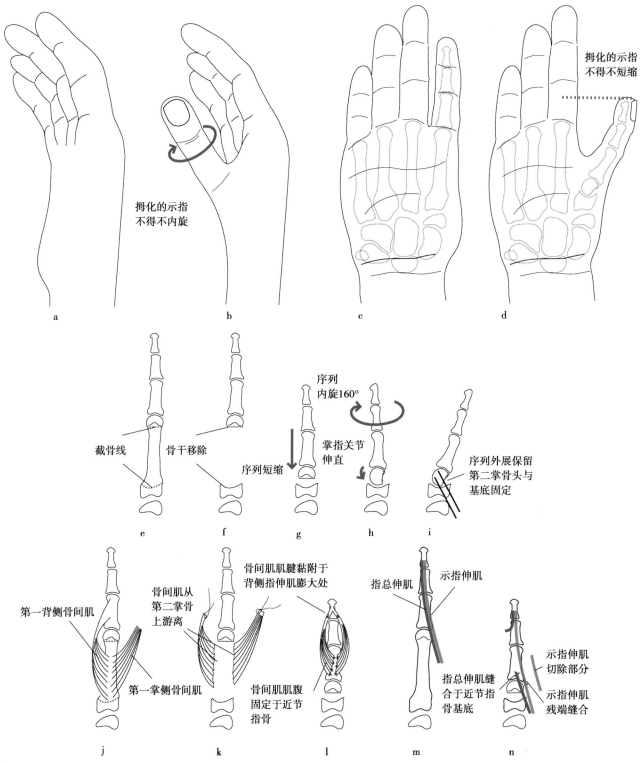

图 41.4　图示演示示指拇化的重要步骤。示指被短缩,内旋和重建拇指的周围肌肉不得不再平衡。示指拇化术后手外观(a~d)。详细说明掌骨是怎样被短缩,内旋及固定(e~i),内在肌怎样再平衡(j~l)和演示内在肌再平衡手术方法(m 和 n)

6. 用示指指伸肌替代为拇指伸肌。

拇指成形术适用于全部的Ⅳ型及Ⅴ型拇指缺损，通过这个复杂的手术治疗可获得较好的功能及可接受的外观（图 41.5）[6]。但是对于Ⅲ型拇指缺损的首选治疗还存在争议，多数学者倾向于拇指成形术，而少数人则选择前面所讲的重建术[4]。

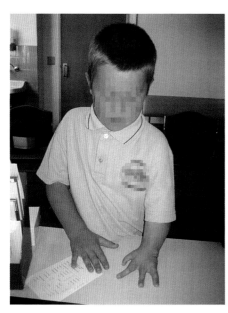

图 41.5　该男孩左手拇指完全缺失。示指拇化术后手的外观是好的，拇化的示指具有拇指功能

足趾的显微移植

对于示指也缺损的患儿推荐足趾的显微移植术[7]。

治疗时考虑的因素

缺如的类型

缺如的严重程度决定重建的性质。

合并手部及前臂畸形

合并示指缺如排除了示指代拇指成形术的选择。

推荐的治疗方案

拇指缺损的治疗大纲见表 41.2。

治疗制定依据

为什么重建对掌功能建议行小指展肌转移？
此转移术能通过增加大鱼际隆起而改善手部外形。

表 41.2　拇指缺损的治疗大纲

适应证			
Ⅰ型缺陷 + 功能正常	Ⅱ型缺陷 + 无有效的对掌功能 + 掌指关节不稳定	Ⅲ、Ⅳ、Ⅴ型缺陷 + 示指正常	Ⅲ、Ⅳ、Ⅴ型缺陷 + 正常的示指但不能转移
不干预治疗	小指展肌转移 + 尺侧副韧带重建	示指代拇指成形术（+在Ⅲ、Ⅳ型缺陷的无功能拇指截指）	显微跖趾关节转移术
治疗			

为什么在治疗Ⅲ型缺陷时拇指成形术优于跖趾关节转移重建？

拇指成形术是一种简单的手术方式，并且外观上比显微血管跖趾关节转移后更加美观。同时拇指成形术后，拇指的活动范围更大[8]。

参考文献

1. Scheker LR, Cendales LC. Correcting congenital thumb anomalies in children: Opponensplasty and pollicization. In: Gupta A, Kay SPJ, Scheker LR (eds). *The Growing Hand*. London: Harcourt Publishers Limited, 2000: 171–82.

2. Littler JW, Cooley SG. Opposition of the thumb and its restoration by abductor digiti quinti transfer. *J Bone Joint Surg Am* 1963; **45**: 1389–96.

3. Ogino T, Minami A, Fukuda K. Abductor digiti minimi opponensplasty in hypoplastic thumb. *J Hand Surg* 1986; **11**: 372–7.

4. Shibata M. Metatarsophalangeal joint transfer for

Type III-B hypoplastic thumb. In: Gupta A, Kay SPJ, Scheker LR (eds). *The Growing Hand.* London: Harcourt Publishers Limited, 2000: 183–88.

5. Buck-Gramcko D. Pollicization of the index finger. Method and results in aplasia and hypoplasia of the thumb. *J Bone Joint Surg Am* 1971; **53**: 1605–17.

6. Ceulemans L, Degreef I, Debeer P, De Smet L. Outcome of index finger pollicisation for the congenital absent or severely hypoplastic thumb. *Acta Orthop Belg* 2009; **75**: 175–80.

7. Kay SPJ. Microvascular toe transfer in children. Part A: The congenital defect. In: Gupta A, Kay SPJ, Scheker LR (eds). *The Growing Hand.* London: Harcourt Publishers Limited, 2000: 987–1000.

8. Tan JS, Tu YK. Comparative study of outcomes between pollicization and microsurgical second toe-metatarsal bone transfer for congenital radial deficiency with hypoplastic thumb. *J Reconstr Microsurg* 2013; **29**: 587–92.

第四篇

肢体不等长

42

小儿肢体不等长的基本治疗原则

SELVADURAI NAYAGAM

概述

轻度的肢体不等长（最多 15mm）可作为一种正常差异存在。更大的不等长并不总是有症状；代偿机制会发挥作用（特别是对于上肢），因此治疗并非必需的。但是有阈值存在不等长超过定时，代偿机制将失效，下肢将出现跛行。

改变小孩的骨长度在以下三种情况下是有指征的：

- 当左右两侧之间存在差异（上肢或下肢）。
- 为了同一恢复同一肢体成对骨之间正常长度关系（例如桡骨和尺骨之间或者胫骨和腓骨之间）。
- 改变侏儒患儿的身高及身体匀称性。

这一章节主要讲述下肢的治疗，因为通常下肢的治疗都具有指导性。

关于肢体长度异常的外科手术治疗包括延长短的骨头，缩短长的骨头以及结合两者的治疗。治疗方法根据受累的骨头，差异的大小，造成差异的根本原因以及是否仍保持生长功能而异。

处理的问题

跛行

肩膀倾斜导致的跛行很容易发现。然而，小孩会出现代偿性的表现：短腿踝关节马蹄足或者足尖行走，跳跃（通过长腿）或整个步态同期中长腿膝关节屈曲或者在摇摆步态中长腿的环形运动。在轻度不等长的情况下这种代偿机制能够减少由于重心变化而导致的垂直方向的位移，但是当长度差异超过了 5.5%，那么就会出现临床表现[1,2]。

疲劳耐受

努力减少因重心运动而引起的垂直方向的震荡会引起能量消耗，而且最终会影响步行的耐受力。对于稍长的腿而言总工作量更大[2]。模拟肢体不等长显示出耗氧量的增加以及自感用力度的变化，尽管这一表现相对于儿童来说成人表现更明显[3]。

背部症状

肢体不等长与背痛之间的联系是很微弱的，我们需要在肢体不等长被看作是引起症状的原因前找到其他可能的病因，因此罕见的情况就是发生在孩子身上的这种联系[4-6]。

长腿的髋关节脱臼——早期骨关节炎的前兆？

当站着的时候，较短的腿的骨盆倾斜得更低，因此较长的腿的髋关节易发生脱位。通过研究我们发现较长的腿在站着时会承受更大的压力[7]，在步态中承担更多的工作[2]，导致一些人将肢体不等长与骨关节炎联系在一起[8,9]。如果髋部发育不良，其意义就更大了。

治疗目的

- 减轻跛行

这是治疗的主要目的。在临床情况中除了肢体缩短外还存在其他的异常（例如肌肉麻痹及髋内翻），肢体长度的矫正是最主要的减轻跛行的方法。

- 完全根除改鞋的需要
- 从改善身体的形象中增加生活的幸福感

肢体不等长的评估

肢体不等长的测量

临床技术

采用木块使骨盆在同一水平面的测量方法（从小孩的身后进行评估以及触诊髂后上棘）和通过 CT 断层扫描一样准确。这些说明是为了确保孩子能够配合指令以及双膝伸直站立。如果造成肢体不等长的根本原因是半身肥胖或者半身萎缩，那么这个方法就很有可能会出现误差，因为这半骨盆的大小和对侧的大小可能不相等。尺量法对于年龄较小的孩子很有用，但这一方法只能作为预估值而不能作为"测量值"，因为它们既不可重复也不精确。

成像技术

我们通常把使用了一米胶片盒的立位 X 线片作为标准。CT 断层扫描图像是常用技术，但它的缺点就是不能受重；严重的关节不协调及关节松弛能够通过立位片发现。最新的电子扫描图像能够与电脑相连接并且能使用荧光图像增强——这些都是低辐射下的承重图像[10]。

治疗选择

- 不需要治疗或使用足部矫形器。
- 骺骨干固定术。
- 肢体缩短术。
- 肢体延长术。

治疗时考虑的因素

腿部肢体不等长的病因

肢体不等长的根本原因与以下几个方面相关：

- 尽管在大多数情况下肢体不等长与年龄呈正比例关系，但是也有一些情况是呈曲线甚至是非线性关系（图 42.1）。意识到这种差异能够防止从只有线性增长的表格或图片中错误预测最终的腿部长度差异[11]。
- 发生在先天性纵向肢体缺失时的软组织相关并发症很难恢复。
- 肢体延长术后的软组织并发症没有外伤后导致的软组织并发症明显。一个例外就是多个骺骨损伤常发生在新生儿败血症（暴发性紫癜）——大面积的软组织瘢痕形成与在这种情况下产生的栓塞性梗死相关。

肢体复合畸形

许多先天及后天的肢体不等长常伴随有成角或旋转畸形，其矫正手术可分期或同时进行（图 42.2）。

预测成熟期肢体长度差异

有许多方法可用来预测肢体长度差异[12-17]，这样为手术计划提供一个标尺。这些方法可分为两类：一种估测方法认为肢体长度差异跟年龄增长呈线性关系（Moseley 的直线图[16]，15 Paley 的倍乘法[14]）以及那些（Eastwood[15]）并没有作出假设只是通过认识到潜在的病因及相关图表来进行推测（（Shapiro[11]）。线性图方法适用于大多数时候，但非线性图也是很重要的，可避免外科医师作出不恰当的估测。进一步说，一些情

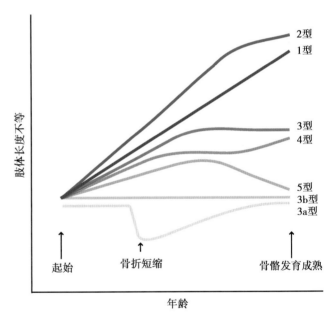

图 42.1 肢体不等长的变化模式

1 型：通常来自骨骺损伤或者是先天性纵向肢体缺陷。

2 型：较少见，一般见于一些先天性纵向肢体缺陷或者是脊髓灰质炎。

3 型：以股骨骨折为例，这一差异通常是由刺激引起（肢体变得更长然后就趋于稳定）或者是联合较短的（3a 型）然后就能生长得更快以致最终能够减轻这种差异。

4 型：小儿股骨头坏死症及新生儿臀部败血症会因为股骨头和股骨颈的骨质缺失而表现为初始长度缩短，一旦最重要的骨骺过早地闭合，那么这种差异会再次增加然后再趋于稳定。

5 型：膝关节的慢性炎症会刺激末梢的股骨干生长得更好。一旦这种情况得到了药物治疗，那么这种现象就会消失。然而，早期的骨骺闭合是很罕见的，这会引起一种典型的曲线变化，即先上升后趋于平稳再下降的模式。类似的现象常见于儿童早起发生的股骨头坏死；股骨头重塑会减少因股骨头坏死而发生的缩短。

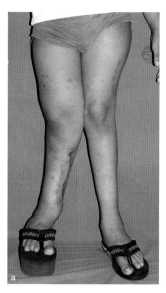
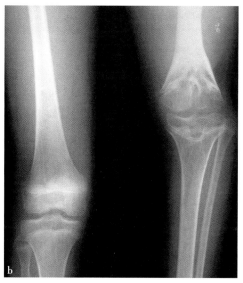

图 42.2 （a）一患有 Ollier 病男孩右侧胫骨短缩合并有成角畸形。（b）由于骨髓炎后骨骺损伤导致严重肢体短缩畸形合并有轻度膝内翻畸形

况（腓侧半肢畸形）显示与正常人相比骨龄偏小和提示当使用骨龄作为预测进程的一部分时应当谨慎[18]。

预测发育成熟后的身高

这可能与男性关系更密切。女性身高可用骨龄评分（TW3 方法[19]）或乘法表来预测[20]。如果小孩身高预测低于平均水平，则不推荐用骨骺阻滞法减低较长肢体的长度来解决肢体不等长问题，而是行短侧肢体延长方法，更容易被小孩及家庭所接受。

肢体重建与假肢安装

轻中度的不等长（小于 5cm）可通过简单的技术解决，如骨骺阻滞术。重度的不等长则需行肢体延长或两个手术联合治疗。对于那些肢体长度差异特别大的儿童，常常需尝试多次肢体延长术，将导致：
- 小孩的儿童时光都在医院住院及多次手术中度过。
- 下肢的长度匀称但患肢功能不佳，有时还不如假肢的功能。
- 带来更大的身体及心理创伤。

医生在治疗下肢不等长孩子中的作用，就是消除或者增加假肢矫形器的使用。一旦预测到最终的差异很大，那么就很难决定是该重建还是该截肢；通常来自家庭成员和社会环境的压力会使人们不惜任何代价避免截肢。最终重建术就作为了首选，一个有用的经验方法就是每次延长都只能增加 15%~20%（特别是在先天性缺陷的情况下）。相比而言，如果长度差异

超过了 30% 或者是预测到骨骼成熟时长度差异超过 25cm，就需要考虑假肢治疗；同时，如果足部畸形不能通过改造为快速步行时提供一个满意的平台，那么也需要考虑假肢治疗（图 42.3）。

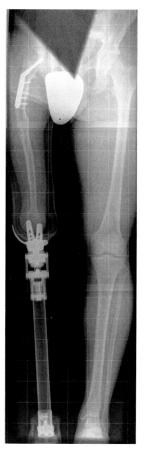

图 42.3 当处理有严重的下肢缩短畸形并合并先天性肢体缺如时，假肢治疗可能更加合适

推荐的治疗方案

表 42.1 中介绍了下肢不等长的治疗大纲。

表 42.1　下肢不等长的治疗大纲

适应证					
先天性或者是后天性的原因 + 最终的长度差异 <5cm + 无畸形 + 预测发育成熟时的身高不会低于平均水平	先天性或者是后天性的原因 + 最终的长度差异 <5cm + 严重的畸形	后天性的原因 + 最终的长度差异 5~15cm + 存在或不存在严重的畸形	先天性的原因 + 最终长度差异为 5~15cm + 存在或不存在严重的畸形	先天性或者是后天性的原因 + 最终的长度差异 15~25cm + 存在或不存在严重的畸形	先天性或者是后天性的原因 + 最终的长度差异 >25cm + 存在或不存在严重的畸形
对侧骺骨干固定术	截骨矫正术 + 延长术（在同一侧或者是同一骨头的不同水平）	截骨矫正术（如果目前存在畸形） + 延长术（在同一侧或者是同一骨头的不同水平），如有需要的话，需在小孩两个不同的生长阶段重复上述操作	对侧骺骨干固定术以减少最终长度差异至 5cm + 截骨矫形术以改善纵关系及关节稳定度 + 延长术（在同一侧或者是同一骨头的不同水平），在小孩两个不同的生长阶段重复上述操作（在股骨和胫骨间的分总延长是为了减轻每一个骨头长度增加的比例。软组织承受的压力会减轻同时减轻胯关节的压力，尽管存在这样的缺点，但是膝关节最终的发育水平也会各不相同）	在步行的年龄尽早行截肢手术 + 合适的假肢固定或者是对侧骺骨干固定术以减少最终长度差异至 5cm + 截骨矫形术以改善纵关系及关节稳定度 + 延长术（在同一侧或者是同一骨头的不同水平），在小孩两个不同的生长阶段重复上述操作（在股骨和胫骨间的分总延长是为了减轻每一个骨头长度增加的比例。软组织承受的压力会减轻同时减轻胯关节的压力，尽管存在这样的缺点，但是膝关节最终的发育水平也会各不相同）	在步行的年龄尽早行截肢手术 + 合适的假肢固定
治疗					

尽可能早地找到引起肢体不等长的原因并且预测到最终的长度。这需要制定一个治疗策略。未合并畸形的小的肢体不等长（不超过 5cm）能通过骨骺干固定术治愈，除非不考虑身高。有大范围的肢体不等长的严重畸形需要通过截骨和骨延长术治疗。较大的肢体不等长通常采用延长肢体外加骺骨干固定术或者是采用分段延长的方法治疗。确保单一分段延长的长度不会超过初始长度的 15%。如果有需要的话，这些步骤可能和正确矫正畸形相关。最终，存在较大差异的肢体不等长需要考虑假肢治疗。

参考文献

1. Song KM, Halliday SE, Little DG. The effect of limb-length discrepancy on gait. *J Bone Joint Surg Am* 1997; **79**: 1690–8.
2. Aiona M, Do KP, Emara K, Dorociak R, Pierce R. Gait patterns in children with limb length discrepancy. *J Pediatr Orthop* 2015; **35**: 280–4.
3. Gurney B, Mermier C, Robergs R, Gibson A, Rivero D. Effects of limb-length discrepancy on gait economy and lower-extremity muscle activity in older adults. *J Bone Joint Surg Am* 2001; **83**: 907–15.
4. Yrjonen T, Hoikka V, Poussa M, Osterman K. Leg-length inequality and low-back pain after Perthes' disease: A 28–47-year follow-up of 96 patients. *J Spinal Disord* 1992; **5**: 443–7.
5. Hoikka V, Ylikoski M, Tallroth K. Leg-length inequality has poor correlation with lumbar scoliosis: A radiological study of 100 patients with chronic low-back pain. *Arch Orthop Trauma Surg* 1989; **108**: 173–5.
6. Soukka A, Alaranta H, Tallroth K, Heliovaara M. Leg-length inequality in people of working age: The association between mild inequality and low-back pain is questionable. *Spine* 1991; **16**: 429–31.
7. Bhave A, Paley D, Herzenberg JE. Improvement in gait parameters after lengthening for the treatment of limb-length discrepancy. *J Bone Joint Surg Am* 1999; **81**: 529–34.
8. Gofton JP, Trueman GE. Studies in osteoarthritis of the hip. II. Osteoarthritis of the hip and leg-length disparity. *Can Med Assoc J* 1971; **104**: 791–9.
9. Bjerkreim I. Secondary dysplasia and osteoarthrosis of the hip joint in functional and in fixed obliquity of the pelvis. *Acta Orthop Scand* 1974; **45**: 873–82.
10. Escott BG, Ravi B, Weathermon AC, Acharya J, Gordon CL, Babyn PS, *et al.* EOS low-dose radiography: A reliable and accurate upright assessment of lower-limb lengths. *J Bone Joint Surg Am* 2013; **95**: e1831–7.
11. Shapiro F. Developmental patterns in lower-extremity length discrepancies. *J Bone Joint Surg Am* 1982; **64**: 639–51.
12. Aguilar JA, Paley D, Paley J, Santpure S, Patel M, Herzenberg JE *et al.* Clinical validation of the multiplier method for predicting limb length discrepancy and outcome of epiphysiodesis, part II. *J Pediatr Orthop* 2005; **25**: 192–6.
13. Aguilar JA, Paley D, Paley J, Santpure S, Patel M, Bhave A *et al.* Clinical validation of the multiplier method for predicting limb length at maturity, part I. *J Pediatr Orthop* 2005; **25**: 186–91.
14. Paley D, Bhave A, Herzenberg JE, Bowen JR. Multiplier method for predicting limb-length discrepancy. *J Bone Joint Surg Am* 2000; **82**: 1432–46.
15. Eastwood DM, Cole WG. A graphic method for timing the correction of leg-length discrepancy. *J Bone Joint Surg Br* 1995; **77**: 743–7.
16. Moseley CF. A straight-line graph for leg-length discrepancies. *J Bone Joint Surg Am* 1977; **59**: 174–9.
17. Menelaus MB. Correction of leg length discrepancy by epiphysial arrest. *J Bone Joint Surg Br* 1966; **48**: 336–9.
18. Szoke G, Mackenzie WG, Domos G, Berki S, Kiss S, Bowen JR. Possible mistakes in prediction of bone maturation in fibular hemimelia by Moseley chart. *Int Orthop* 2011; **35**: 755–9.
19. Tanner J, Healy M, Goldstein H, Cameron N. *Assessment of Skeletal Maturity and Prediction of Adult Height: TW3 Method.* London: WB Saunders, 2001.
20. Paley J, Talor J, Levin A, Bhave A, Paley D, Herzenberg JE. The multiplier method for prediction of adult height. *J Pediatr Orthop* 2004; **24**: 732–7.

43

股骨不等长

SELVADURAI NAYAGAM

概述

肢体明显的长度差异容易鉴别,但往往首先关注其伴随的肢体畸形或肢体部分缺如,这在先天性纵向缺如中常有发生。相反,轻度肢体不等长通常在较晚的幼年时期被保健员、亲戚或者学校老师发现。本章节重点讲先天性或后天获得的股骨短缩畸形,但不包括近端股骨病灶性缺损,这已经在第37章中讲解。

股骨的前外侧弯曲和不同程度的纵向缺如(以前称为先天性短股骨或先天性股骨发育不全,要与真性近端股骨病灶缺损变种相鉴别)占大多数先天性病例。一般情况下,纵向缺如不仅在病变骨存在,它也影响邻近骨组织,例如腓骨的半肢畸形常会出现腓骨、胫骨及股骨的长度差异。然而,在这一章节主要发现这种情况主要的长度差异在股骨。

后天的因素主要为外伤和感染。股骨远端生长潜力占下肢纵向生长的三分之一(37%),如果其受到不可逆性的损伤,将对下肢生长带来最主要的影响。新生儿败血症对股骨近端生长板的早期损伤有远期的影响,如髋关节发育不良,不稳定,并伴随有股骨头生长障碍致肢体短缩,这些都导致步态不佳(见第28章)。在暴发性紫癜有着类似但更加严重的情况,并发细菌性败血症(脑膜炎球菌)致多处生长板梗死,导致严重的肢体不等长及畸形。

当我们关注股骨短缩的问题时,如果股骨过长也同样导致类似的步态异常。如骨折与深动静脉畸形所致的过度生长也会出现同样的结果。

长度差异带来的临床及功能影响在第42章已描述。

处理的问题

肢体不等长合并畸形

不管是先天性的或后天获得的,股骨长度差异伴随畸形经常发生。在先天性股骨短缩,通常合并有髋内翻、股骨颈后倾及膝外翻(股骨外侧髁发育不良)[1]。另外,髋关节周围存在软组织异常及挛缩,如髋关节固定屈曲畸形、内外旋[2,3]。创伤引起的股骨短缩没有相关软组织问题。

一般来说,股骨近端畸形应尽早处理来改善髋关节的匹配及稳定性(图43.1a~c)。股骨远端畸形的治疗需根据其严重程度和同时行其他手术干预的需要;例如,同时行畸形的截骨矫形术与股骨远端骺板骨桥的切除术。半骨骺固定术治疗先天性股骨外侧髁发育不良引起的膝关节外翻效果良好(图43.1d)。相反,有些畸形可逐渐自行纠正,只需在早期注意观察,如股骨前外侧弯曲畸形。畸形矫形术联合肢体延长术可减少患儿总干预次数。

膝关节不稳定

在先天性股骨发育不全病例中常出现由于十字交叉韧带的缺如膝关节在矢状面上的不稳定(图43.2)[4,5]。其严重程度不一,相应的支撑措施有的有,有的没有。然而当计划行肢体延长时应注意膝关节是否存在不稳定,在肢体延长过程中,膝关节周围的软组织紧张度增加,将可能引起关节后方半脱位。

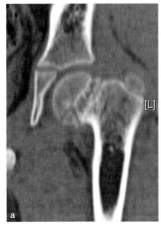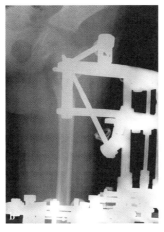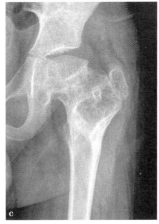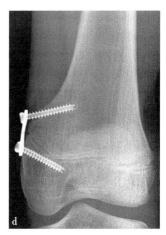

图 43.1 股骨的先天性纵向缺陷与畸形有关。髋内翻和股骨外侧髁发育不全并不少见，需要进行截骨术（a～c）或半骨骺阻滞术（d）矫正

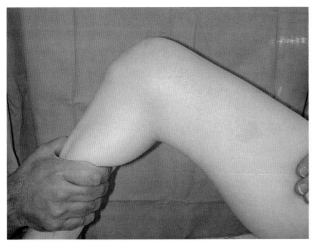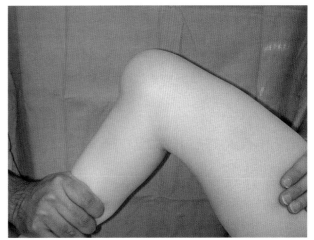

图 43.2 十字韧带缺损在先天性股骨缩短中很常见。它很少会产生关节不稳定的症状，但如果考虑行股骨延长术，在延长过程中，其可能与导致膝关节半脱位是相关的

足畸形

足畸形也可发生在先天性股骨发育不全。它可表现为足列缺失、跗骨融合及软组织挛缩[3,6,7]。需要早期恢复足的功能位，这也是行走的前提。

预测成熟期的长度差异

当用直线法和乘法技术来估测最终的长度差异需谨慎。这种估测法很好适用于许多先天性因素，但这个差异曲线图会改变（见第 42 章），如果差异是由先天性纵向缺如或者后天获得的或发育性引起，其往往会显著不同。

在先天性病例中软组织阻力及其相关性

尽管肢体延长术在进展，但对于先天性患儿软组织阻力（及带来的系列问题）仍是主要障碍。关节半脱位甚至脱位[8~10]。为了减少软组织张力过大和发生不可恢复的并发症的风险，对于先天性股骨短缩畸形，延长术应当分期进行。理想的情况下，每个延长的部分应控制在原始长度的 20% 以下。

计划分期治疗

治疗计划安排应对学校教育影响最小。在较早的年龄进行手术需要处理妨碍步行的畸形或关节不稳定。大多数股骨不等长（预测最终不等长达 20cm）可能需要经过三期的肢体延长，还可能需行对侧的骨骺阻滞术。

治疗目标

- 改善步态：模式，能量成本，步行耐受力

- 消除对矫形器或矫形鞋的依赖
- 提高心理自尊

治疗方法选择

不进行干预

轻微的长度差异不需要治疗。步态中的补偿机制可以克服长度的差异；20~25mm通常被认为是进行干预的门槛，但不是绝对的，因为一些孩子接近30mm的不等长也很好代偿。

非手术治疗

非手术治疗主要形式和方法为增高鞋（对于长度差小者）和假肢延长（对于更严重的病例）。经常发现一旦小孩长大，可意识到同龄人之间的压力而对增高鞋产生差的顺应性。强制服从只会增加孩子、家长和治疗外科医生之间的抵抗情绪。它可以优先等待手术矫正。相反，对于长度差异较大的患儿，矫形器具通常是被接受的，因为只有这样才能让孩子有效的行走。

骺骨干固定术

这对于肢体等长是一个好的技术方法，如果预测最终的长度差异小于5cm，尤其是在动静脉畸形引起的患侧股骨过长情况下。在存在较大差异时，它也可以连同患侧股骨延长用来作为肢体等长策略的一部分。技术方法包括钻孔、刮除术及螺钉固定[11,12]。

肢体延长

采用Ilizarov方法能获得均衡化并合理的保全肢体功能。但是，它仍然面临着如前面所述的软组织的阻力问题。

肢体短缩

此种方法对高于平均身高的骨骼成熟的患者是合理的选择，或者如果有局部或患者的因素认为短缩肢体的延长风险太大（关节不稳定、瘢痕形成及感染）也可以用此方法。它是用钢板螺钉或髓内钉固定，其股

四头肌功能伸肌滞后但随时间推移会逐渐恢复。

治疗时考虑的问题

手术达到长度均衡的阈值

基于预测的最终差异的干预的绝对阈值对于20~30mm的差异是不明智的；步态分析可以帮助决策。更大的差异得到了更好的治疗，当估计差异超过35%的时候，这个决定就在重建延长术和方便假体使用手术之间。

预测长度差异

这可以通过使用图表或乘法器来推断（见第42章）。

畸形与关节不稳定

畸形可以通过肢体长度均衡手术来解决，髋关节不稳定应早期处理。

患者及家庭环境

肢体延长分期进行对患儿及其家庭来说不是件容易的事。其治疗过程时间长，繁琐及反复进行。在某些家庭来说，更易接受通过骨骺固定术及等待观察来达到肢体等长。在成年早期，情况可发生变化，可允许外科医生对任何残余长度差异进行肢体延长。社会及心理因素对肢体延长的影响也是不容忽视的[13,14]。

学校课程

这对于外科医师来说是个相对较小的影响因素，但对小孩的教育有很大的影响。应该有计划的分期外科治疗，要考虑学校教育的时间，使治疗对学习干扰达到最小。

推荐的治疗方案

先天性股骨长度差异和后天获得性股骨长度差异的治疗大纲分别见表43.1和表43.2，详细的治疗建议在这里进行讨论。

表 43.1 先天性股骨不等长的治疗大纲

适应证						
估算骨骼成熟的最终差异小于 5cm			**估算骨骼成熟的最终差异大于 5cm**			
股骨向前外侧弯曲	股骨发育不全 + 无股骨近端畸形或股骨过度生长（动静脉畸形或偏身肥大）	股骨发育不全 + 有股骨近端畸形 + 髋关节不匹配及不稳定	股骨发育不全 + 无股骨近端畸形 + 预测成年身高在正常范围	股骨发育不全 + 无股骨近端畸形 + 预测成年身高低于正常范围	股骨发育不全 + 有股骨近端畸形 + 髋关节不匹配及不稳定 + 预测成年身高在正常范围	股骨发育不全 +有股骨近端畸形 + 髋关节不匹配及不稳定 + 预测成年身高低于正常范围
对侧股骨骨骺固定术（估算成年身高在正常范围）或短缩股骨延长术（估算成年身高低于正常）	对侧股骨骨骺固定术（估算成年身高在正常范围）或短缩股骨延长术（估算成年身高低于正常） + 如果外翻畸形行股骨远端截骨矫形术	在上学前改善髋关节的匹配性及稳定性 + 如第 2 栏	分期延长 + 对侧骨骺固定术 + 如果有需要行髁上截骨术治疗股骨远端外翻畸形或半骨骺阻滞术	分期延长 + 如有需要行髁上截骨术治疗股骨远端外翻畸形或半骨骺阻滞术	在上学前改善髋关节的匹配性及稳定性 + 第 4 列	在上学前改善髋关节的匹配性及稳定性 + 第 5 列
治疗						

表 43.2 后天获得性股骨不等长的治疗大纲

适应证						
估算骨骼成熟的最终差异小于 5cm			**5~15cm**		**大于 15cm**	
不伴有畸形的长度差	有长度差异 + 不是由于骨骺不对称生长所致的畸形	有长度差异 + 由于骨骺不对称生长所致的畸形	不伴有畸形的长度差	伴有畸形的长度差	不伴有畸形的长度差	伴有畸形的长度差
对侧股骨和(或)胫骨骨骺固定术（如果估测成年身高在正常范围）或短缩股骨的延长术（如果估测成年身高低于正常范围）	一期截骨矫形 + 肢体延长	一期截骨矫形 + 生长板可行部分的骨骺固定术 + 肢体延长	一期或分两期肢体延长	畸形矫正 + 生长板可行部分的骨骺固定术 + 两期肢体延长	两期肢体延长 + 对侧骨骺固定术	畸形矫正 + 生长板可行部分的骨骺固定术 + 两期或三期肢体延长 + 对侧骨骺固定术
治疗						

监测及提供支持

首先,对于从婴幼儿到青春期的任何年龄段,接诊治疗的外科医师应该把握问题的整体观。一些问题需要回答:

- 预测最终差异是什么?
- 有没有畸形?
- 剩余的生长期有几年?
- 股骨短缩是先天性的还是后天获得的?

这些问题的答案能够使暂时的治疗计划根据外科手术的大小来制定。

增高鞋的方法

儿童早期需要最小的干预,通常为修改鞋子的方法,然后密切观察逐渐增大的差异,直到有外科手术的指征。一直强行适用鞋子增高的方式是无帮助的。

提倡矫正畸形

为了减少医疗实践事件,畸形矫正应与肢体延长手术或骨骺固定术相结合。像髋关节发育不良及类似的需早期手术干预的畸形除外。

骨骺固定术的时间

澳大利亚(Menelaus)的估算方法是有帮助的——

股骨远端骺板每年生长约 10mm,胫骨近端为 6mm[17]。骨骺固定术作为唯一彻底的治疗方法或整体治疗策略的一部分以减小两侧的长度差异是否有效,应从上述的估算或从更多的正式图表技术(Moseley straight line[10], Eastwood and Cole[12])来判断其治疗时段。

肢体延长的分期治疗

估算最终长度差异将决定分几期治疗(图 43.3)。每一阶段的肢体延长长度不超过原肢体长度的 20% 是适当的。这最大限度地减少了各关节潜在的产生破坏性的力量[16, 24-26]。大多数的肢体延长通过外固定支架完成。为了避免在某一段(例如,在先天性短股骨中仅是股骨)的过度长时间的延长,通过延长另一段(胫骨)的长度来减少总差异;虽然这使得膝关节在不同的水平上,但它比单独通过一个片段恢复所有长度更安全。没有证据证明膝关节平面的不同(如果通过股骨及胫骨延长来解决长度差异,则必然会出现此种情况)会影响最终的功能。

成年期最终长度差异的处理

对于骨骼成熟的成年阶段,髓内延长设备的应用或对侧股骨的短缩是可行的方法。如果患者身高很高,则可行对侧股骨短缩治疗。

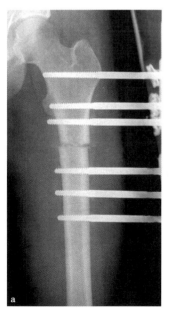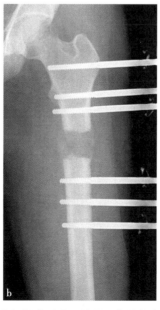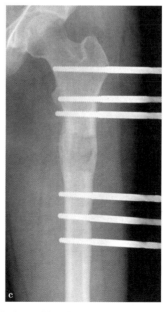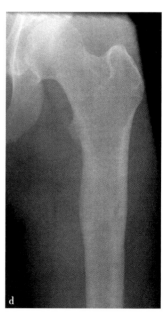

图 43.3 股骨延长通常行粗隆下或股骨髁上截骨完成(a)。用外固定支架稳定 5~10 天后开始逐渐延长(b);在达到理想的长度,再生骨柱逐渐加强,并在 X 线片看到明显的骨痂生长(c);去除外固定支架(d)

参考文献

1. Stanitski DF, Kassab S. Rotational deformity in congenital hypoplasia of the femur. *J Pediatr Orthop* 1997; **17**: 525–7.
2. Pirani S, Beauchamp RD, Li D, Sawatzky B. Soft tissue anatomy of proximal femoral focal deficiency. *J Pediatr Orthop* 1991; **11**: 563–70.
3. Torode IP, Gillespie R. The classification and treatment of proximal femoral deficiencies. *Prosthet Orthot Int* 1991; **15**: 117–26.
4. Johansson E, Aparisi T. Missing cruciate ligament in congenital short femur. *J Bone Joint Surg Am* 1983; **65**: 1109–15.
5. Torode IP, Gillespie R. Anteroposterior instability of the knee: A sign of congenital limb deficiency. *J Pediatr Orthop* 1983; **3**: 467–70.
6. Pappas AM, Miller JT. Congenital ball-and-socket ankle joints and related lower-extremity malformations. *J Bone Joint Surg Am* 1982; **64**: 672–9.
7. Stevens PM, Arms D. Postaxial hypoplasia of the lower extremity. *J Pediatr Orthop B* 2000; **20**: 166–72.
8. Barker KL, Shortt NL, Simpson HR. Predicting the loss of knee flexion during limb lengthening using inherent muscle length. *J Pediatr Orthop B* 2006; **15**: 404–7.
9. Barker KL, Simpson AH, Lamb SE. Loss of knee range of motion in leg lengthening. *J Orthop Sports Phys Ther* 2001; **31**: 238–44; discussion 245–6.
10. Dhawale AA, Johari AN, Nemade A. Hip dislocation during lengthening of congenital short femur. *J Pediatr Orthop B.* 2012; **21**: 240–7.
11. Metaizeau J-P, Wong-Chung J, Bertrand H, Pasquier P. Percutaneous epiphysiodesis using transphyseal screws (PETS). *J Pediatr Orthop* 1998; **18**: 363–9.
12. Canale ST, Christian CA. Techniques for epiphysiodesis about the knee. *Clin Orthop Relat Res* 1990: **255**: 81–5.
13. Ghoneem HF, Wright JG, Cole WG, Rang M. The Ilizarov method for correction of complex deformities: Psychological and functional outcomes. *J Bone Joint Surg Am* 1996; **78**: 1480–5.
14. Martin L, Farrell M, Lambrenos K, Nayagam D. Living with the Ilizarov frame: Adolescent perceptions. *J Adv Nurs* 2003; **43**: 478–87.
15. Radler C, Antonietti G, Ganger R, Grill F. Recurrence of axial malalignment after surgical correction in congenital femoral deficiency and fibular hemimelia. *Int Orthop* 2011; **35**: 1683–8.
16. Popkov D, Journeau P, Popkov A, Pedeutour B, Haumont T, Lascombes P. Analysis of segmental residual growth after progressive bone lengthening in congenital lower limb deformity. *Orthop Traumatol Surg Res* 2012; **98**: 621–8.
17. Menelaus MB. Correction of leg length discrepancy by epiphysial arrest. *J Bone Joint Surg Br* 1966; **48**: 336–9.
18. Green WT, Anderson M. Experiences with epiphyseal arrest in correcting discrepancies in length of the lower extremities in infantile paralysis: A method of predicting the effect. *J Bone Joint Surg Am* 1947; **29**: 659–75.
19. Green WT, Anderson M. Epiphyseal arrest for the correction of discrepancies in length of the lower extremities. *J Bone Joint Surg Am* 1957; **39**: 853–72.
20. Eastwood DM, Cole WG. A graphic method for timing the correction of leg-length discrepancy. *J Bone Joint Surg Br* 1995; **77**: 743–7.
21. Moseley CF. A straight-line graph for leg-length discrepancies. *J Bone Joint Surg Am* 1977; **59**: 174–9.
22. Paley D, Bhave A, Herzenberg JE, Bowen JR. Multiplier method for predicting limb-length discrepancy. *J Bone Joint Surg Am* 2000; **82**: 1432–46.
23. Lee SC, Shim JS, Seo SW, Lim KS, Ko KR. The accuracy of current methods in determining the timing of epiphysiodesis. *Bone Joint J* 2013; **95**: 993–1000.
24. Stanitski DF. The effect of limb lengthening on articular cartilage: An experimental study. *Clin Orthop Relat Res* 1994: **301**: 68–72.
25. Stanitski DF, Rossman K, Torosian M. The effect of femoral lengthening on knee articular cartilage: The role of apparatus extension across the joint. *J Pediatr Orthop* 1996; **16**: 151–4.
26. Olney B, Jayaraman G. Joint reaction forces during femoral lengthening. *Clin Orthop Relat Res* 1994; **301**: 64–7.
27. Rozbruch SR, Kleinman D, Fragomen AT, Ilizarov S. Limb lengthening and then insertion of an intramedullary nail: A case-matched comparison. *Clin Orthop Relat Res* 2008; **466**: 2923–32.
28. Nayagam S, Davis B, Thevendran G, Roche AJ. Medial submuscular plating of the femur in a series of paediatric patients: A useful alternative to standard lateral techniques. *Bone Joint J* 2014; **96**: 137–42.
29. Shabtai L, Specht SC, Standard SC, Herzenberg JE. Internal lengthening device for congenital femoral deficiency and fibular hemimelia. *Clin Orthop Relat Res* 2014; **472**: 3860–8.
30. Horn J, Grimsrud O, Dagsgard AH, Huhnstock S, Steen H. Femoral lengthening with amotorized intramedullary nail. *Acta Orthop* 2015; **86**:248–56.
31. Burghardt RD, Paley D, Specht SC, Herzenberg JE. The effect on mechanical axis deviation of femoral lengthening with an intramedullary telescopic nail. *J Bone Joint Surg Br* 2012; **94**: 1241–5.

44

胫骨不等长

SELVADURAI NAYAGAM

概述

腓侧半肢畸形（详见第 35 章）是导致胫骨短缩的最为常见的先天性原因，也是轴向长度缺损的一种变体。其同时可包括股骨短缩和膝关节以及足的畸形。相比而言，单纯由于胫骨原因导致的小腿不等长常提示应检查儿童早期是否存在以下特殊疾病：

● 前外侧弯曲伴或不伴胫骨假关节。
● 后内侧弯曲。
● 胫侧半肢畸形。

当儿童晚期发现肢体不等长，病因可能是许多病因中的一种，还有些则没有并发畸形（图 44.1）。病因可以分为生长板相关病因，骨发育不良所致，神经类疾病或者巨细胞病变。

生长板紊乱

常伴有畸形。创伤和感染是病因中的首位，但骨骺生长可以因为周围存在骨软骨瘤[1]或内生软骨瘤[2]而受到影响。婴儿和青少年的 Blount 病可以造成畸形和短缩。

骨发育不良

这些包括纤维组织发育不良[3]、骨纤维结构发育不良[4]和纤维软骨发育不良[5]。

神经类疾病

小儿麻痹症和脑瘫是主要病因。偶尔特发性马蹄足畸形与明显的胫骨不等长伴随出现[6]。

局部的巨细胞病变

神经纤维瘤是潜在的病因，牛奶咖啡斑仅在儿童后期出现。这些病例中并无前外侧弯曲但踝关节由于前后位 X 片上的骺板楔形改变而出现外翻。

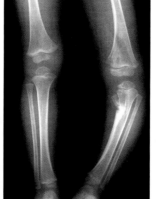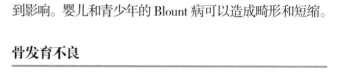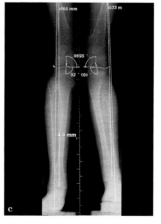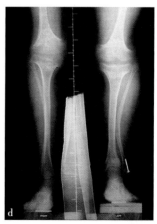

图 44.1 骨、纤维或软骨发育不良是造成胫骨长度异常的原因。广泛的骨纤维结构发育不良（a）可以引起畸形和长度异常，Ollier 病的内生软骨瘤（b）和遗传性多发性骨软骨瘤（c）也可以。创伤或感染导致的生长板损伤则是另一大类，继发于脑膜炎球菌败血症后的多处骨骺受累则更为明显（d）

处理的问题

预测终末肢体不等长

具体的技术详见第 42 章。并非所有的都会遵循 1 型 Shapiro 模式，并且也并非全部适合"直线法"或乘数技术。

解决长度不等：暂时性或永久性

鞋底垫高可以调节 3~4cm 的下肢不等长且容易在儿童早期被接受。终期治疗取决于终末不等长的情况，成年时的潜在身高，合并的畸形以及是否有骨发育不良的存在。这些可能涉及胫骨延长或者对侧的骨骺阻滞，需要结合其他情况一起通过手术完成。

解决并存畸形

在很多情况下这是手术的初始原因。小的骨骺骨桥可以通过手术切除，骨骺的平衡得到重塑。如果这样不行，可以通过截骨手术完成（如有需要也可同时延长），如果不等长再发则需重复手术。如果畸形的致畸原因是骨骼疾病，如先天性胫骨假关节或者骨纤维结构发育不良，则可能需要节段性切除病变局部从而使肢体变直。如果切除导致缺如则需要重建。总体来说，重建肢体机械轴要优先处理畸形，因为畸形常常是行走障碍的主要原因，不等长则可以更晚处理。

解决不等长的原因

这仅在少数病例中可能完成。其中包括小的可以处理的骺板栓系或者骨骺周围的可以切除的良性肿瘤（骨软骨瘤）。在较小的范围内，成功的节段性切除假关节或者骨纤维结构发育不良可以达到一样的效果。

治疗目标

- 重建正常下肢力线
- 使下肢长度等长
- 保护膝踝关节功能

治疗方法选择

观察、增高鞋或者骨骺阻滞

适合较小的肢体不等长且无明显畸形。预测的终末不等长达到 2~5cm 需要行外科治疗将对侧骨骺阻滞。

切除骨骺骨桥

这是较为公认的技术，适合于小的骨骺骨桥。其先决条件是骨桥需要在术前通过 CT 或 MRI 扫描定位（图 44.2）。中央型且占位不超过 30% 的骺板面积的骨桥更容易成功（见第 70 章）。

完全骨骺阻滞

大面积的栓系不能通过成功切除而再次获得生长能力。为了避免重复截骨矫形手术，可行骨骺完全阻滞，再去处理肢体不等长，这样可以将困难的问题转为更加"可控"的手术。

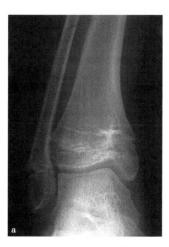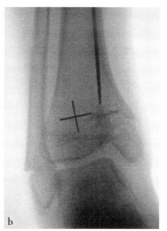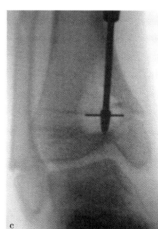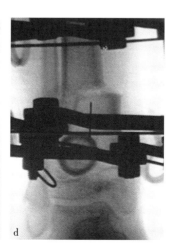

图 44.2　骨骺栓系引起异常生长导致肢体短缩和畸形（a）。该疾病常通过 MRI 定位，切除骨骺骨桥并截骨矫形得以解决（b~d）

截骨矫形术

如果畸形不是原发病的一部分,这是纠正不等长治疗中必要的辅助治疗(图 44.3)。如果是骺相关疾病则可能需要重复进行,除非合并行切除骨骺骨桥或者完全骨骺阻滞。

肢体延长

是否需要肢体延长取决于胫骨短缩的潜在病因以及预测的终末不等长程度。对于早发型骨骺栓系,特别是同时位于胫骨远近端延长距离测量是需要的。

大节段的胫骨切除重建并骨搬运或带血管腓骨移植

该技术通常适用于先天性胫骨假关节或者广泛的骨纤维结构发育不良。

治疗时考虑的因素

上面列出的一些病因需要分别予以处理,具体可以查看相关章节。

自发性缓解

有报道指出骨纤维结构发育不良中有限的胫骨受累在青春期得到缓解的可能[4]。在更广泛或者进展性的病变中,出现骨折、假关节以及釉质细胞瘤的存在提示需要一个根治手术在骨膜外切除病变同时对缺损进行重建[7]。

在局灶性纤维软骨发育不良的婴幼儿和儿童早期患儿中,如果内翻角度小于 30°,胫骨内翻会自发性改善但双下肢不等长仍需要治疗[5]。

畸形:角度、进展性及复发

这意味着能在双下肢出现不等长之前纠正畸形十分重要。如果畸形的大小可能导致骨折或者影响活动则需要行矫形手术。

在部分骨骺阻滞的患儿中,栓系的面积和位置(是否由于创伤或感染所致)提示着行骨桥切除手术可能的成功率。CT 和 MRI 定位非常有帮助。成功的骨桥切除不但可以解决问题,还可以终止畸形和不等长的进展。

其他的诊断中病因可能不能去除,只能行多次的矫形术。

终末肢体不等长

这影响着肢体延长的策略选择,影响因素还包括预计的身高以及有无其他临床表现(如畸形)。在一般原则那一章节里有提供一种方法(第 42 章)。在接

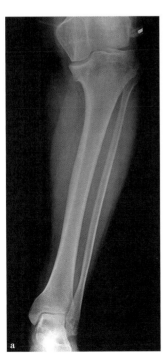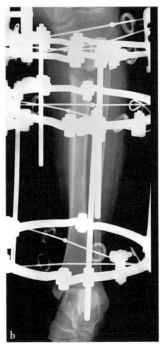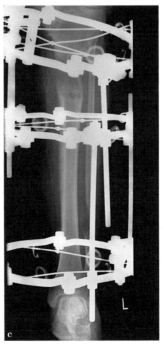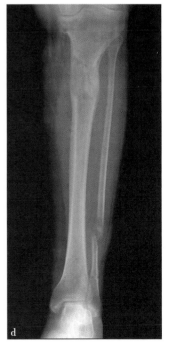

图 44.3 畸形矫正同时延长可以通过牵拉性成骨完成(a~d)

近骨骺成熟期的需要面对多阶段延长的患儿可以通过换成内固定[8-10]或者可延长髓内钉装置,达到缩短穿戴外固定支架的时间的目的(图 44.4)[11]。

长,因此,腓侧半肢畸形被排除在外,其治疗详见第 35 章。

胫骨不等长不伴其他畸形的治疗跟随第 42 章中的主线。胫侧半肢畸形、前外侧和后内侧胫骨弯曲也在各自独立的章节(第 36 章、第 10 章和第 11 章)中另有讨论。

推荐的治疗方案

治疗大纲见表 44.1,仅适用于单纯的胫骨不等

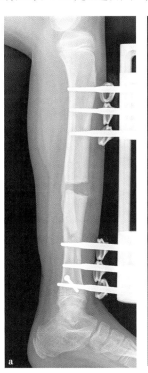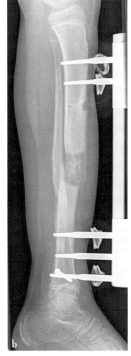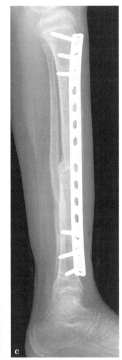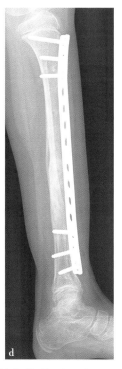

图 44.4　延长结束后更换为钢板内固定可以同时减少穿戴外固定支架和恢复的时间(a~d)

表 44.1　胫骨不等长的治疗大纲

适应证					
胫骨短缩 <5cm + 无畸形 + 预测能达到成人正常身高	胫骨短缩 <5cm + 无畸形 + 预测能达到成人正常身高 或 胫骨短缩 >5cm	胫骨短缩 <5cm + 畸形趋于自发缓解纠正(如后内侧弯曲,局灶性纤维软骨发育不良)	胫骨短缩 + 畸形源自可以局部去除的病因(如骨骺骨桥或者骨骺周围的骨软骨瘤)	胫骨短缩 + 畸形继发于进展的骨性发育不良(如骨纤维结构发育不良)	胫骨短缩 + 畸形源自广泛的骺板停滞
对侧胫骨和腓骨的骨骺阻滞	胫骨短侧的延长	观察力线成角的改善 + 参考第 1、2 列方法处理短缩	截骨矫形 + 来源病灶的切除(骨骺骨桥或者骨软骨瘤) + 参考第 1、2 列方法处理短缩	切除受累节段同时行截骨矫形 + 缺损处重建同时肢体延长 + 参考第 1、2 列方法处理短缩,可能不等长会进一步进展	截骨矫形(儿童早期需要多次) + 完全的骨骺阻滞(阻止畸形复发) + 腓骨骺阻滞 + 一到两个阶段的肢体延长(取决于不等长的严重程度)
治疗					

参考文献

1. Schmale GA, Conrad EU, Raskind WH. The natural history of hereditary multiple exostoses. *J Bone Joint Surg Am* 1994; **76**: 986–92.

2. Shapiro F. Ollier's Disease. An assessment of angular deformity, shortening, and pathological fracture in twenty-one patients. *J Bone Joint Surg Am* 1982; **64**: 95–103.

3. Paul SM, Gabor LR, Rudzinski S, Giovanni D, Boyce AM, Kelly MR *et al*. Disease severity and functional factors associated with walking performance in polyostotic fibrous dysplasia. *Bone*. 2014; **60**: 41–7.

4. Campanacci M, Laus M. Osteofibrous dysplasia of the tibia and fibula. *J Bone Joint Surg Am* 1981; **63**: 367–75

5. Dusabe J-P, Docquier P-L, Mousny M, Rombouts J-J. Focal fibrocartilaginous dysplasia of the tibia: Long-term evolution. *Acta Orthop Belg* 2006; **72**: 77–82.

6. Shimode K, Miyagi N, Majima T, Yasuda K, Minami A. Limb length and girth discrepancy of unilateral congenital clubfeet. *J Pediatr Orthop B* 2005; **14**: 280–4.

7. Lee RS, Weitzel S, Eastwood DM *et al*. Osteofibrous dysplasia of the tibia: Is there a need for a radical surgical approach? *J Bone Joint Surg Br* 2006; **88**: 658–64.

8. Oh CW, Baek SG, Kim JW, Kim JW. Tibial lengthening with a submuscular plate in adolescents. *J Orthop Sci* 2015; **20**: 101–9.

9. Cha SM, Shin HD, Kim KC, Song JH. Plating after tibial lengthening: Unilateral monoaxial external fixator and locking plate. *J Pediatr Orthop B* 2013; **22**: 571–6.

10. Rozbruch SR, Kleinman D, Fragomen AT, Ilizarov S. Limb lengthening and then insertion of an intramedullary nail: A case-matched comparison. *Clin Orthop Relat Res* 2008; **466**: 2923–32.

11. Kirane YM, Fragomen AT, Rozbruch SR. Precision of the PRECICE internal bone lengthening nail. *Clin Orthop Relat Res* 2014; **472**: 3869–78.

45

腓骨不等长

SELVADURAI NAYAGAM

概述

腓骨和胫骨的生长速度不一样,胫腓骨近端或者远端的骨骺生长速度也是不相同的,所以在儿童生长的过程中胫腓骨的近端和远端的相互关系是在不断变化的。在出生时,踝关节的腓骨相对较短,因此造成踝关节的外翻(图 45.1)——这在 5 岁时减少到 6°,最终在 10 岁时变成中性(胫骨长轴约 90°)。这种儿童踝关节发育的变化的原因是:

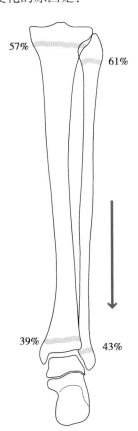

图 45.1　腓骨近端骨骺生长比远端更快。它也比胫骨近端骨骺生长快;两因素导致腓骨远端逐渐下降到踝关节水平

- 腓骨近端生长速度比胫骨近端快[1]。
- 虽然胫骨远端骨骺比腓骨远端骨骺生长快,但腓骨近端骨骺的生长速度更快,从而导致外踝的逐步"下降"[2]。

胫腓骨相对不正常的长度关系造成膝关节和踝关节各种畸形(图 45.2)的原因是:

- 病变(如骨折、感染)产生骨骺阻滞的部位将会决定踝关节的内外翻畸形的类型以及是否有胫腓骨近端关节的问题。
- 骨骼发育不良包括:
  - 软骨发育不全(通常是一个踝关节内翻):软骨发育不全的腓骨相对增生与膝内翻、踝内翻对齐。近端胫腓关节半脱位或脱位,但幸运的是,很少有症状。然而,内翻下肢力线在膝关节和踝关节是通常的表现特征。
  - 遗传性多发性骨软骨瘤(通常为踝外翻)[3]。
- 先天性肢体发育不良,腓骨半肢畸形(通常为踝外翻)。
- 马蹄内翻足(有时可能是踝外翻尽管跟骨在距下关节处于内翻状态)[4]。
- 脊髓发育不良以及瘫痪性疾病(通常为踝外翻)[5]。
- 外科手术需要切除腓骨干,尤其是需要切除腓骨干远端 1/3,将会产生踝外翻[6]。
- 胫腓骨远端 1/3 的骨性连接,不管是有意的融合还是医源性并发症,都可以导致腓骨的生长受到阻滞并产生踝外翻畸形[7]。
- 胫骨延长术后的腓骨向近端滑移还导致踝外翻,即使采用胫腓骨远端联合采用骨针或者螺钉固定[8,9]。
- 腓骨假关节,通常并发有胫骨假关节,可以导致踝外翻畸形[10-12]。

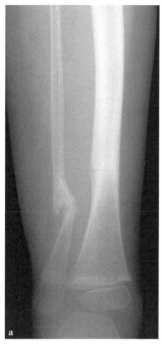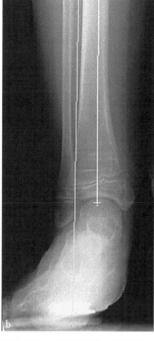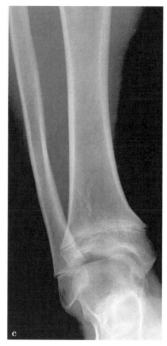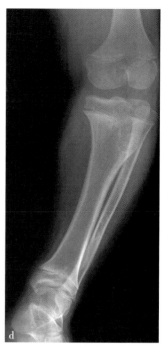

图 45.2　腓骨和胫骨长度不相符必将产生踝关节或膝关节畸形。当腓骨假关节（a）或者先天性腓骨半肢畸形（b）的患儿腓骨过短即会产生踝外翻。相反,当软骨发育不全（c 和 d）导致的腓骨过长可以导致膝关节或者踝关节的内翻畸形

处理的问题

踝关节不正常的序列（内翻或者外翻）以及所导致的踝关节不稳

如果腓骨（外踝）太长或短的脚踝,踝角将产生变化（图 45.3）。这将产生一个倾斜,如果轻微,可以通过联合移动距下关节来代偿。

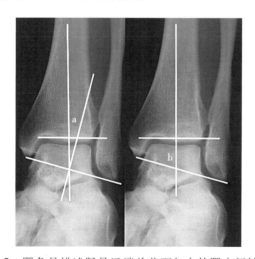

图 45.3　踝角是描述胫骨远端关节面与内外踝之间轴线在 X 线踝穴位的相关关系,它可以从两个方面来测量:（a）该角的两线变化在 8° 和 15° 之间（如图所示,两垂线绘制参考线之间的角度）;（b）之间的角度垂直于踝关节远端和内外踝轴的范围在 75° 和 87° 之间。与对侧正常侧的比较应显示变异小于 5°

然而,如果畸形是中度或不能由距下关节代偿,可导致腓骨撞击、反复内侧（外翻）或外侧韧带扭伤（内翻）。临床不稳定必须证明,治疗不能简单地针对射线测量——注意,在 10 岁以前,踝关节有一定程度的外翻是正常的。

胫腓近端关节的半脱位

如果近端或胫骨远端骨骺损伤,更大的纵向生长（腓骨与胫骨相比）被夸大了。弯曲的腓骨、胫腓关节半脱位的发生最终可能为了容纳更大的腓骨长度。患者注意到膝盖外侧有一个突出的肿块,这可能是疼痛,也可能不是疼痛。

治疗目标

- 恢复踝关节的序列和稳定
- 阻止进一步的畸形加重
- 改善近端胫腓关节脱位或者半脱位引起的症状

治疗方法选择

相关骨骺的阻滞手术

只有相关邻近的骨骺生长正常,才会表现出肢体

长度的不平衡。

腓骨的延长或者缩短

主要应用于踝关节,有时可以同时行远端胫骨的截骨。

远端胫腓骨的截骨

可采用拱形截骨或者楔形截骨。

修复腓骨远端的结构的完整性

这适用于先天性腓骨的假关节或腓骨被用于其他部位的支撑骨的骨移植后腓骨的不连续。

治疗时考虑的因素

病因

虽然造成胫腓骨长度不匹配的病因各有不同,上述治疗的策略是普遍适用的。以上治疗的策略的例外是先天性腓骨假关节(通常与神经纤维瘤病有关),此类患儿采用标准的手术策略结果显示疗效不满意[13]。

年龄和生长潜能

腓骨长度差异最简单的治疗方法就是相关骨骺阻滞术。女孩在 10 岁以后、男孩在 11 岁以后,胫腓骨远端的生长速度开始下降[14]。如果骺阻滞术在这些年龄前进行胫腓骨长度可以得到很大程度地纠正,一般不需其他进一步的手术,特别严重的畸形除外。半骨骺阻滞术由于可以移除固定的内置物能够更灵活地调节骨骺的生长在有的病例很有帮助[15, 16]。

距下关节的活动度

对踝关节倾斜校正后应考虑在距下关节的运动范围。一个移动的距下关节可以容忍一些踝关节的异常倾斜,让前脚平放在地上。相反,一个僵硬的距下关节有后足和前足之间的固定关系(足弓运动是由硬的距下关节)明显减少,因此手术改变后足的位置必须考虑相应的位置变化的前足。

推荐的治疗方案

由腓骨短缩引起的踝外翻

更多的细节可以参考本书第 8 章,外翻畸形的踝关节和距下关节。

胫骨远端的半骨骺阻滞

在踝关节相对缩短的腓骨同时伴有楔形的胫骨远端骨骺并不少见[3, 17, 18]。如果腓骨远端骨骺生长正常,胫骨远端的半骨骺阻滞可以逐渐的恢复踝角。这可以通过一个斜行的螺钉、骑缝钉、8 字钢板来完成[3, 15, 16, 18, 19]。这种胫骨远端的半骨骺阻滞术合适于仍然有生长潜力的儿童(至少四年)和不是腓骨远端骨骺造成的腓骨短缩的儿童(图 45.4a)。

腓骨延长术

根据 Ilizarov 原则应用牵引成骨的技术进行腓骨的逐渐延长已经被广泛认可[3, 20]。术中即刻延长需要处理来自胫腓骨骨间膜的张力,如需延长 6~7mm 的腓骨,这要求术中对腓骨远端进行分离和松解。而逐渐延长技术的应用可以克服这个局限(图 45.4e 和 f)[21]。

腓骨延长需要考虑到的因素:
- 腓骨远端骨骺须闭合。
- 外翻畸形主要由于踝关节外侧短缩缺少支撑。
- 冠状面胫骨远端的关节面和胫骨轴线的夹角是正常的(没有胫骨远端的楔形骨骺引起的外翻倾斜)。

创伤或者骨髓炎导致的腓骨远端骨骺损伤属于这一类。如果胫骨远端骨骺是开放的,患儿还有生长潜能,在腓骨延长术后需要加行胫骨远端干骺端阻滞术以避免畸形的复发。

踝上截骨术

如果腓骨和胫骨骨骺已经闭合同时胫骨远端关节面存在外翻倾斜,可以采用圆顶形或楔形截骨以矫正踝关节畸形。

腓骨假关节引起的踝外翻畸形

骨移植和内固定术

在腓骨切除术后(腓骨作为大块自体支撑骨移植的供体时)导致假关节及踝关节的外侧上移,骨移植和内固定术可以同时解决这两个问题。手术通过恢复腓骨的结构完整性使腓骨近端的骨骺生长可以逐渐的下沉踝关节的外侧结构从而纠正踝关节外翻畸形[22]。

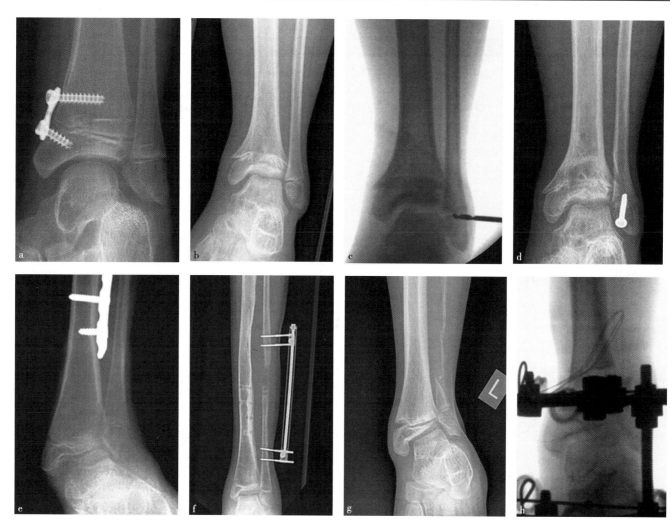

图 45.4　短缩的腓骨和球窝关节（从跗骨桥）产生的后足外翻。在胫骨内侧进行半骨骺阻滞逐渐恢复调整踝关节序列（a）。在胫骨远端骨骺阻滞过度导致腓骨过长从而引起后足内翻，再进行腓骨生长阻滞可以帮助调整踝关节力线（b~d）。如果胫骨延长术后腓骨不慎变得太短，也可以加长，以恢复踝关节正常结构（e 和 f）。腓骨假关节伴有胫骨远端楔形骨骺，行踝上截骨术使后足力线得到恢复（g~h）

胫腓骨联合

踝关节稳定性和踝关节外翻程度停止增加可以通过建立在胫骨和腓骨近端的骨联结之间建立交叉结合来解决[10]，特别是对于年轻的孩子，可以对腓骨随生长下降和造成的自身问题产生负面影响[7]。有证据支持在这些病例中使用植骨和内固定[13]。

球形踝关节

球状踝关节的外翻畸形是由于腓骨短缩和胫骨远端关节面的变形同时造成的。它一般和跗骨联合导致的距下关节活动度丧失有关。

支具的应用

轻度踝外翻的患儿使用支具支持矫形即可。

手术治疗

应用胫骨远端骨骺的内侧半骨骺阻滞术是最简单的手术方法（图 45.4a 和 b）。它可以通过过骨骺的螺钉或者八字钢板来完成[19,23]，这两种方法较骑缝钉对局部的刺激和局部的皮肤突起会小些。

腓骨过度延长引起的踝内翻畸形

腓骨远端骨骺阻滞术

两枚螺钉或或者通过电钻直接破坏骨骺可以阻滞腓骨远端的骨骺纵向生长（图 45.4c，d）。但是腓骨近端骨骺继续生长导致的外踝下降不可低估，手术应考虑到至少需要四年生长潜能才可以通过胫骨远端骨骺的逐渐生长来恢复适当的踝角。一旦达到正常的踝角，那么就有必要进行胫骨远端干骺端固定阻滞术以

免接着可能发生的外翻畸形。胫骨如果出现任何的长度差异可以通过及时的对侧胫骨近端干骺端固定术来纠正（注意胫骨远端骨骺每年生长 6mm 而胫骨近端骨骺每年生长大约 4mm）。

胫骨远端延长术

胫骨可以单独延长而不延长腓骨，它的手术指征是胫骨远端关节面是中立的而后足由于腓骨的过长导致内翻的患儿。胫骨远端的逐渐下沉应该密切观察测量直至踝角的恢复为止。

踝上截骨术

圆顶或楔形截骨是胫骨平台本身是倾斜内翻表示。胫骨远端开放楔形截骨术，可结合腓骨短缩同时解决这两个长度的关系和踝对齐（图 45.4g 和 h）[24]。

胫腓骨近端关节的半脱位

这是由于腓骨过长而发生的。它通常出现在软骨发育不全同时膝关节外侧副韧松弛的患儿。幸运的是，由于胫骨和腓骨之间的长度关系的改变而逐渐形成的近端胫腓骨关节半脱位通常不会引起疼痛不稳等症状——只是有时患者会注意到突出的腓骨头。如果在早期和骨骼成熟之前发现，腓骨近端骺骨干固定术有助于解决或至少阻止腓骨头突出的发展。如果外侧副韧带的松弛是主要问题，而且患者的骨性成熟，则可以通过近端胫骨延长逐渐恢复腓骨头的正常位置[25]。

推荐治疗方案的根据

腓骨和胫骨长度比例不正常通常会引起踝关节的问题。轻度的踝内翻比同等角度的踝外翻更能够接受。如果患儿有足够的生长潜能骨骺阻滞术是矫正畸形。即使腓骨的远端骨骺出现闭合，如果采用胫骨远端骨骺阻滞术，通过腓骨近端的骺骨生长也可以使踝关节外侧下沉从而矫正畸形。对于大年龄的青少年或者有骺骨闭合的患儿骨骺阻滞术无法矫形，应该采用前面描述的其他手术方式（表 45.1）。

表 45.1 腓骨长度异常导致踝关节的治疗大纲

适应证					
腓骨短小导致踝外翻			腓骨过长导致踝内翻		
先天性球形踝关节 + 或 胫骨远端楔形骨骺 + 4 年的生长潜力	胫骨远端关节面正常 + 远端腓骨骨骺闭合 + 骨骼未成熟 OR 远端胫骨关节面正常	胫骨远端关节面外翻 + 骨骼已成熟	腓骨远端骨骺开放 + 有 4 年的生长潜力	胫骨远端关节面正常 + 胫骨远端骨骺闭合 + 骨骼未成熟 或 胫骨远端关节面正常 + 骨骼已成熟	胫骨远端关节面内翻 + 骨骼成熟
胫骨远端内侧半骨骺阻滞术	腓骨延长术 + 远端胫骨骨骺阻滞术并保持踝角正常（如果骨骼未成熟）	踝上截骨	腓骨远端骨骺阻滞术	胫骨远端延长术 + 腓骨远端骨骺阻滞术以恢复踝角正常（如果骺骨未成熟）	踝上截骨
治疗					

参考文献

1. Pritchett JW. Growth and growth prediction of the fibula. *Clin Orthop Relat Res* 1997; **334**: 251–6.

2. Karrholm J, Hansson LI, Selvik G. Changes in tibiofibular relationships due to growth disturbances after ankle fractures in children. *J Bone Joint Surg Am* 1984; **66**: 1198–210.

3. Snearly WN, Peterson HA. Management of ankle deformities in multiple hereditary osteochondromata. *J Pediatr Orthop* 1989; **9**: 427–32.

4. Stevens PM, Otis S. Ankle valgus and clubfeet. *J Pediatr Orthop* 1999; **19**: 515–17.

5. Dias LS. Valgus deformity of the ankle joint: Pathogenesis of fibular shortening. *J Pediatr Orthop* 1985; **5**: 176–80.

6. Hsu LC, Yau AC, O'Brien JP, Hodgson AR. Valgus deformity of the ankle resulting from fibular resection for a graft in subtalar fusion in children. *J Bone Joint Surg Am* 1972; **54**: 585–94.

7. Frick SL, Shoemaker S, Mubarak SJ. Altered fibular growth patterns after tibiofibular synostosis in children. *J Bone Joint Surg Am* 2001; **83**: 247–54.

8. Park HW, Kim HW, Kwak YH, Roh JY, Lee JJ, Lee KS. Ankle valgus deformity secondary to proximal migration of the fibula in tibial lengthening with use of the Ilizarov external fixator. *J Bone Joint Surg Am* 2011; **93**: 294–302.

9. Camus D, Launay F, Guillaume JM, Viehweger E, Bollini G, Jouve JL. Proximal migration of fibular malleolus during tibial lengthening despite syndesmotic screw fixation: A series of 22 cases. *Orthop Traumatol Surg Res* 2014; **100**: 637–40.

10. Langenskiold A. Pseudoarthrosis of the fibula and progressive valgus deformity of the ankle in children: Treatment by fusion of the distal tibial and fibular metaphyses. Review of three cases. *J Bone Joint Surg Am* 1967; **49**: 463–70.

11. Keret D, Bollini G, Dungl P, Fixsen J, Grill F, Hefti F et al. The fibula in congenital pseudoarthrosis of the tibia: The EPOS multicenter study. European Paediatric Orthopaedic Society (EPOS). *J Pediatr Orthop B* 2000; **9**: 69–74.

12. Yang KY, Lee EH. Isolated congenital pseudoarthrosis of the fibula. *J Pediatr Orthop B* 2002; **11**: 298–301.

13. Martus J, Johnston C. Isolated congenital pseudoarthrosis of the fibula: A comparison of fibular osteosynthesis with distal tibiofibular synostosis. *J Pediatr Orthop* 2008; **28**: 825–30.

14. Karrholm J, Hansson L, Selvik G. Longitudinal growth rate of the distal tibia and fibula in children. *Clin Orthop Relat Res* 1984; **191**: 121–8.

15. Stevens PM, Kennedy JM, Hung M. Guided growth for ankle valgus. *J Pediatr Orthop* 2011; **31**: 878–83.

16. Rupprecht M, Spiro AS, Rueger JM, Stucker R. Temporary screw epiphyseodesis of the distal tibia: A therapeutic option for ankle valgus in patients with hereditary multiple exostosis. *J Pediatr Orthop* 2011; **31**: 89–94.

17. Wiltse LL. Valgus deformity of the ankle-a sequel to acquired or congenital abnormalities of the fibula. *J Bone Joint Surg Am* 1972; **54**: 595–606.

18. Burkus JK, Moore DW, Raycroft JF. Valgus deformity of the ankle in myelodysplastic patients: Correction by stapling of the medial part of the distal tibial physis. *J Bone Joint Surg Am* 1983; **65**: 1157–62.

19. Stevens PM, Belle RM. Screw epiphysiodesis for ankle valgus. *J Pediatr Orthop* 1997; **17**: 9–12.

20. Weber D, Friederich NF, Muller W. Lengthening osteotomy of the fibula for post-traumatic malunion: Indications, technique and results. *Int Orthop* 1998; **22**: 149–52.

21. Rozbruch SR, DiPaola M, Blyakher A. Fibula lengthening using a modified Ilizarov method. *Orthopedics* 2002; **25**: 1241–4.

22. Hsu LC, O'Brien JP, Yau AC, Hodgson AR. Valgus deformity of the ankle in children with fibular pseudarthrosis: Results of treatment by bone-grafting of the fibula. *J Bone Joint Surg Am* 1974; **56**: 503–10.

23. Stevens PM, Aoki S, Olson P. Ball-and-socket ankle. *J Pediatr Orthop* 2006; **26**: 427–31.

24. Beals RK, Stanley G. Surgical correction of bowlegs in achondroplasia. *J Pediatr Orthop B* 2005; **14**: 245–9.

25. Paley D, Bhatnagar J, Herzenberg JE, Bhave A. New procedures for tightening knee collateral ligaments in conjunction with knee realignment osteotomy. *Orthop Clin North Am* 1994; **25**: 533–55.

46

跖骨不等长

SELVADURAI NAYAGAM

概述

在儿科,跖骨不等长(如跖骨过短)可能主要由先天性因素(而不是后天获得性因素)引起。对于外科医师来说,存在两种跖骨不等长的情况:第四跖骨短小的女性青少年儿童,且其第四脚趾非常难看,不愿意穿开放的鞋子(如凉鞋);第一节跖骨短小(有时候同大脚趾的复制有关)的年幼儿童,表现为转移的跖骨疼痛。有时候跖骨长度差异可发生于唐氏综合征或亚伯氏症。引起跖骨短小的后天因素不常见,包括外伤、骺板的感染综合征等基本因素[1]。

巨趾症的 X 线表现存在长度差异。跖骨过短和巨趾的治疗方式差别极大,治疗上需要区别对待。

跖骨过短

处理的问题

治疗无症状儿童的决定

许多跖骨不等长患儿均无症状。但当青少年时期患者需要考虑形象问题时,问题就出现了。

穿鞋的问题

有时候青少年患者会产生脚趾异常的压力相关问题:缩短的第四脚趾关节常常变大,且摩擦鞋的皮面;第一跖骨关节缩短常同跛趾外翻或跛趾内翻有关;或者青少年患儿对使用纠正鞋有抵触心理。

转移的跖骨痛

跖骨短小可导致相邻的跖骨负荷过重和跖骨痛。

脚趾相关结构异常

脚趾结构异常可能成为第一个发现的症状(图46.1),然后放射检查才确认跖骨短小。所有问题都互相关联,均不应单独阐明。

治疗目标

- 有利于患者的舒适和穿正常的鞋
- 减少转移性跖骨痛的发生
- 改善难看的结构异常

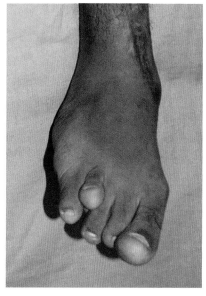

图 46.1 在跖骨短小(包括第四脚趾)病例中,跖骨短小同结构异常并存

治疗方法选择

观察和鞋纠正

所有儿童均应在幼儿期就观察有无征兆。早期症状一般均不明显。当儿童开始长大,接触常规鞋类并意识到身体的形象问题时,患儿症状才开始放大。鞋垫和经过修改可以容纳畸形脚趾的鞋,均可缓解跖骨疼痛。

外科方案

目前主要有三种方案解决跖骨长度不等:加长短的跖骨;缩短相邻的跖骨;联合应用前述的两种方案。逐渐延长术需要长时间。短期延长术可能被血管神经受损限制,且其可以导致纠正不足。通常 15mm 是一个极限。对于大的差异,急性短缩术和逐渐延长术都被采用[2]。

跖骨缩短手术

跖骨缩短手术常在相邻骨进行,包括跖骨和近节趾骨(见下文,如双侧短跖骨所示)。多达 8mm 的短缩也是可能的,但是局部软组织条件限制最终长度。这种方法适用于第四跖骨短缩,其短缩第二跖骨和第三跖骨长度可避免延长第四跖骨长度。

跖骨延长手术

当患者处于麻醉状态下,短期延长术是通过在截骨术中应用牵引器,缓慢扩大间隙实现的。延长的间隙小于等于 15mm,都可以用骨组织填充。[3,4]根据钙质沉着原理,逐渐延长术是应用外固定器,但是特别对于第一跖骨,延长长度不应当超过原始长度的 40%,骨移植是不需要的[5,6]。

联合手术方案

对于严重的跖骨缩短患者,缩短相邻跖骨长度可部分恢复患者的正常跖骨长度关系,留下的部分差异可通过延长短的跖骨来纠正。联合手术治疗对长度差异大于 50% 的患者的治疗非常重要,这类患者仅使用骨延长技术可能会有较高的并发症风险。

治疗时考虑的因素

被跖骨头定义的抛物线

正常脚的跖骨头构造了一条抛物线。正常的第

一跖骨同第二跖骨存在三种关系[7]:(a)长度更短(40%);(b)长度相等(22%);(c)长度更长(38%)(图 46.2)。然而出现的长度差异大约为数毫米。相反地,跖骨缩短的长度大约为数十毫米,可能小于相邻跖骨长度的一半。正常脚的抛物线可用来指导对患侧缩短程度的分级。

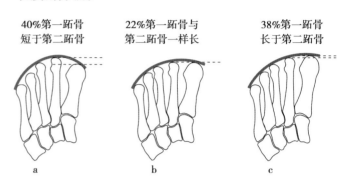

40%第一跖骨   22%第一跖骨与   38%第一跖骨
短于第二跖骨   第二跖骨一样长   长于第二跖骨

a   b   c

图 46.2   第一跖骨长度可能比第二跖骨短,或长度相等,或长度更长。长度差异非常小,最大几毫米。跖骨头和脚趾头构成了抛物线,且修整跖骨间长度差异需要根据正常侧重新构造正常的抛物线

第一跖骨存在跖屈畸形

在一些病例中,第一跖骨是跖屈的。沿跖骨轴延长跖骨可造成第一跖骨头的过度负荷;除非脚的负重矢状位片确认脚的矢状面结构异常,否则脚的前-后位放射线结果定义的抛物线将会误导外科医师过度延长跖骨。这有助于调节跖骨延长的长度或延长手术前用背侧屈位切除纠正结构异常。

跖骨的长度

趾骨头末梢也构造了一条抛物线。同跖骨头构造的抛物线相似,这也可用于外科手术计划的参考。如果手术的目的是改善脚趾难看的异常结构,那么趾骨头末梢构造的曲线可能比跖骨构造的曲线有更大的指导价值。

受影响的跖骨数量

当患者多个跖骨受影响时,那么医师常需考虑联合使用缩短术和延长术以恢复正常的抛物线。跖骨缩短所获得的骨头可常用作短期跖骨延长术的填充物[3,4]。

双侧跖骨短缩

如果两只脚相对应的脚趾均出现长度异常,那么患者显然缺乏正常的对照。如果医师使用第二跖骨作

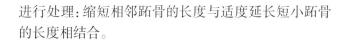

为参照物（第二跖骨极少受到影响），那么第一跖骨与第二跖骨长度之比为 0.9，而第四跖骨与第二跖骨长度之比为 1.0。在跖骨短小患者中，第一趾骨和第四趾骨的比值分别降至 0.7 和 0.8。因此第二跖骨的长度可作为纠正跖骨长度的参照。相似的情况也存在于趾骨的长度对比中：以第二趾骨作为对照，正常的第一趾骨和第四趾骨的比值分别 0.9 和 1.0；一旦发生趾骨短小，其比值分别降至 0.7 和 0.8。因此，第二趾骨的长度可以作为矫正的指导。类似的情况也发现在近节趾骨上，用第二列跖骨长度作为指导，对于正常的人，第一个和第四个近节趾骨的比率是 1.0 和 0.9。而对于那些合并有短跖骨的患者，比率被改变为 0.8 和 0.7。这提示跖骨缩短是骨的缩短，而不仅仅是跖骨的缩短[2]。这强调了跖骨缩短仅作为问题的部分，因此仅延长跖骨长度并不能解决显著的跖骨短缩。在这样的情况下，医师应考虑缩短相邻跖骨的长度。

局部软组织条件

当较差的软组织条件使得需要大切口或短期延长术风险较大时，逐渐延长术更适合。

对技术的熟悉程度

跖骨延长的短期技术和渐进技术均会产生并发症（图 46.3）[2,8-10]。严重的跖骨短缩需要采取联合技术

进行处理：缩短相邻跖骨的长度与适度延长短小跖骨的长度相结合。

推荐的治疗方案

总的目标是利用单一技术或联合疗法来恢复跖骨头和足尖的抛物线。缩短的比例和受影响的跖骨会引导外科医师采用最有效的策略。第一跖骨缩短通常采用跖骨延长术来解决；第四跖骨缩短可以采取任何技术解决，具体取决于长度差异的大小。在一般情况下，当医师使用骨延长术时，明智的做法是将靶骨头的增加长度减少至其长度的 40%（通过缩短相邻跖骨的长度），以减少并发症的发生[5]。

跖骨短缩的治疗大纲见表 46.1。

巨趾

影响一个或多个趾骨的巨趾的特征为趾骨的骨骼、周围软组织成分的长度和周长的异常增加（图 46.4）。巨趾可以发生于 Klippel‑Trenaunay‑Weber 综合征、神经纤维瘤病、米尔罗伊病和 Proteus 综合征等疾病中[7,8]。其是以一些带来过度生长的基因突变为特征[11]。巨趾包括两种类型：在第一种类型中，脚趾出生后就增大，但其生长速度与同脚的其他脚趾的生长速度呈正常比例；二是受影响的脚趾生长远远超过了其他正常脚趾的生长速度，该脚趾与其他脚趾的生长速度不成正常比例[12]。

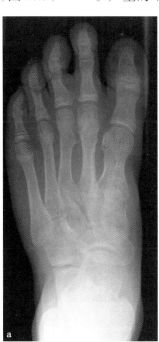
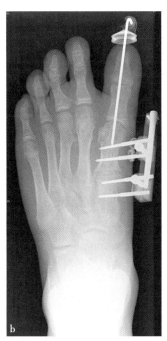
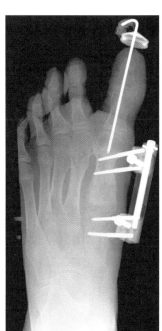
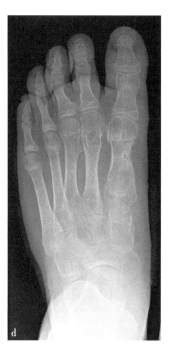

图 46.3　采用外源性固定器（b-d）缓慢延长短小的第一跖骨（a）。跖骨延长术基于牵张成骨的原理。医师在干骺端区域行低能量截骨术，术后间隔 7 天采用缓慢的牵张术（通常每天 0.5 毫米）。X 光片可看到充分的再生整合后，医师可去除外源性固定器

表 46.1 跖骨短缩治疗大纲

适应证			
有症状的第一跖骨或第四跖骨短小 + 长度差异小于 15mm	有症状的第一跖骨短小 + 长度差异大于 15mm + 延长目标长度小于靶骨头原长度的 40%	有症状的第四跖骨短小 + 长度差异大于 15mm + 延长目标长度小于靶骨头原长度的 40%	有症状的第一跖骨短小 + 延长目标长度大于靶骨头原长度的 40%
用骨组织作填充物的急性延长术	缓慢牵引延长术	缩短第二跖骨或第三跖骨长度 或 缓慢牵引延长第四跖骨长度 + 如果需要恢复脚趾头的抛物线,则缩短邻近的第二趾骨或第三趾骨的长度	缩短第二跖骨长度接近第四跖骨长度 + 缓慢牵引延长第一跖骨长度
治疗			

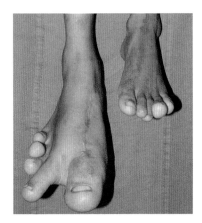

图 46.4 巨趾影响患儿右脚的第一趾骨和第二趾骨。患儿左脚第四趾骨有轻度巨趾。

外科医师们必须尝试降低脚的长度和周长,并将脚的大小恢复接近至正常成熟度的骨骼大小。降低周长必须去除软组织和截除骨头,而降低长度的方案包括跖骨和趾骨的骨骺板固定术,缩短跖骨长度和切除跖骨。Tsuge 术式包括趾骨的切除和软组织重建[13]。迅速、过度生长的巨指需要行早期骨骺板固定术;对于其他类型患者,除非骨的长度迅速接近成人的正常骨长度,否则必须推迟骨骺板固定术的使用。

参考文献

1. Marcinko DE, Rappaport MJ, Gordon S. Post-traumatic brachymetatarsia. *J Foot Surg* 1984; **23**: 451–3.
2. Kim HT, Lee SH, Yoo CI, Kang JH, Suh JT. The management of brachymetatarsia. *J Bone Joint Surg Br* 2003; **85**: 683–90.
3. Kim JS, Baek GH, Chung MS, Yoon PW. Multiple congenital brachymetatarsia: A one-stage combined shortening and lengthening procedure without iliac bone graft. *J Bone Joint Surg Br* 2004; **86**: 1013–15.
4. Smolle E, Scheipl S, Leithner A, Radl R. Management of congenital fourth brachymetatarsia by additive autologous lengthening osteotomy (AALO): A case series. *Foot Ankle Int* 2015; **36**: 325–9.
5. Takakura Y, Tanaka Y, Fujii T, Tamai S. Lengthening of short great toes by callus distraction. *J Bone Joint Surg Br* 1997; **79**: 955–8.
6. Hwang SM, Song JK, Kim HT. Metatarsal lengthening by callotasis in adults with first brachymetatarsia. *Foot Ankle Int* 2012; **33**: 1103–7.
7. Harris RI, Beath T. The short first metatarsal: Its incidence and clinical significance. *J Bone Joint Surg Am* 1949; **31**: 553–65.
8. Kim HN, Jeon JY, Dong Q, Kim HK, Park YW. Prevention of cavus foot deformity following gradual distraction osteogenesis for first brachymetatarsia–technique tip. *Foot Ankle Int* 2014; **35**: 300–3.
9. Choi IH, Chung MS, Baek GH, Cho TJ, Chung CY. Metatarsal lengthening in congenital brachymetatarsia: One-stage lengthening versus lengthening by callotasis. *J Pediatr Orthop* 1999; **19**: 660–4.
10. Oh CW, Satish BRJ, Lee S-T, Song H-R. Complications of distraction osteogenesis in short first metatarsals. *J Pediatr Orthop* 2004; **24**: 711–15.
11. Keppler-Noreuil KM, Rios JJ, Parker VE, Semple RK, Lindhurst MJ, Sapp JC et al. PIK3CA-related overgrowth spectrum (PROS): Diagnostic and testing eligibility criteria, differential diagnosis, and evaluation. *Am J Med Genet A* 2015; **167**: 287–95.
12. Dennyson WG, Bear JN, Bhoola JD. Macrodactyly of the foot. *J Bone Joint Surg Br* 1977; **59**: 355–9.
13. Morrell NT, Fitzpatrick J, Szalay EA. The use of the Tsuge procedure for pedal macrodactyly: Relevance in pediatric orthopedics. *J Pediatr Orthop B* 2014; **23**: 260–5.

47

肱骨不等长

SELVADURAI NAYAGAM

概述

儿童能够很好地耐受上肢不等长。上肢长度出现明显差异通常是由于幼儿时期脓毒症导致肱骨近端骨骺的损伤（图47.1），或者先天性肢体发育不良。很少部分的原因是由创伤，骨囊肿，内生软骨瘤引起肱骨近端骨骺损伤所致[1-3]。实施肢体等长治疗的适应证：患儿对肢体等长期望的需要，有时是为了提高患儿自尊、形象的需要。另外，肢体等长对患儿从事那些涉及双臂之间协调性的工作是重要的，如弹钢琴、打字，以及需要使用棒子的户外活动（如高尔夫、曲棍球等）和击球运动（如板球，棒球）等。在肢体不等长的病例中，只有明显的肢体不等长情况才可能会影响到患者的肢体功能。

处理的问题

受术者的选择

在肱骨延长中骨再生形成速度和质量与股骨一样好[4,5]。选择合适的患儿很重要，原因在于由于肢体不等长带来的功能性障碍很大程度上取决于双臂的预期使用情况，所以很难对延长阈值进行量化。在上述的运动中，肢体不等长可能阻碍发挥。否则，即使是5~6cm的肢体不等长患儿也能很好地耐受，不会有太大的困难。

矮个子的患儿（如脑下垂体型侏儒症、软骨发育不良引起最主要的短缩在骨近端）很少会寻求肢体延长。但是，除外在形象和心理健康问题外，出于个人卫生的原因，最小的手臂伸展量是必需的[6]。然而，双下肢延长术后需要双侧肱骨延长的病例还在少数[7]。

肩关节的稳定性

幼儿时期脓毒症引起肱骨近端骨骺的损坏，是导致上肢不等长的主要原因。它通常导致肱骨头畸形和肩关节下半脱位[3]。如果肩关节周围的肌肉功能良好，肩关节会有足够的稳定性来承受适度的肢体延长。

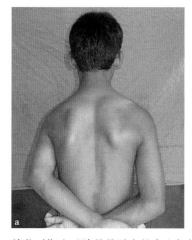
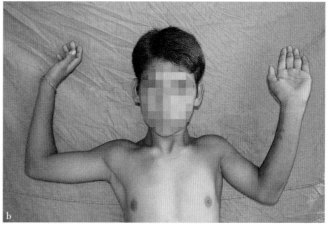

图47.1 幼儿时期患过肱骨骨髓炎的青少年外观。左侧肱骨近端生长板损害导致上臂的短缩（a）和肩关节外展受限（b）

如果肌肉力量差或者已经瘫痪,那么肢体延长需要十分慎重。

治疗目标

- 恢复肢体等长

与下肢需要进行手术来恢复相等长度不同,肱骨只有在某特定原因下才需要恢复肢体的均衡。肱骨只需要大致等长就足够改善患者的肢体功能。

- 改善患者的肢体功能

由于肱骨的短缩畸形,导致双手灵活度下降。在这种情况下,我们的目的是改善患者的肢体功能[6-8]。

- 提高患儿的心理幸福感

治疗方法选择

观察和建议

初始阶段对患儿进行观察是明智的,为了评估上肢肢体不等长对上肢功能的影响,外科医生可以花时间了解患儿和其家庭的态度。随着患儿长大,父母可能认识到,虽然肢体不等长,但是只有很少部分功能丧失,因此他们可能会改变要求纠正肢体长度的初衷。在这一观察阶段也允许患儿有选择的机会。

缩短过长的肱骨

这种方法很少实施,因为相对于身体其他部分,其会导致上肢比例失调。这种方法只有在极少发生的肢体过度生长或增生引起肢体不等长时才可能实施。不过,该类患儿肢体长度差异通常很小。

肱骨的延长

通过外固定架进行肱骨延长是最主要的肢体均衡处理方法(图 47.2)。延长时可能出现的并发症有神经麻痹、关节僵硬、外固定取除后再骨折[8-15]。单一的截骨可以延长肱骨 6~8cm,双截骨可以获得更多的延长,但增加了软组织发生问题的风险,如关节僵硬、神经麻痹。对于一些患者来说,需要延长肱骨 10~16cm,最好间隔几年时间分两次延长到位。

治疗时考虑的因素

骨骼发育成熟时肢体不等长长度的预测

肱骨近端骨骺贡献 80% 的肱骨长度[16],肱骨近端骨骺闭合时间女孩为 12~14 岁,男孩为 14~16 岁。从 7 岁开始,肱骨每年增长约 1.2~1.3cm,其中约 1cm 来自肱骨近端骨骺[17]。以上数据可以作为骨骼成熟时肱骨长度差异的评估。

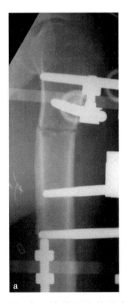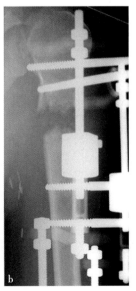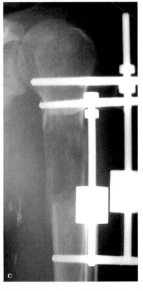

图 47.2 远离肱骨外科颈的截骨允许足够的空间在不损伤桡神经的情况下安全的置入螺钉在肱骨近端部位(a)。持续每天 1mm 的速度延长。骨再生速度和质量相似于股骨的延长术(b)。在能观察到均匀的而不透亮的再生骨之前外固定架不能被移除。尽管再生骨有皮质化的证据,但是条纹样外观提示应该继续等待(c)

干预的阈值

一些学者推荐肢体长度差异超过 6cm 时需要干预[9]。是否干预很大部分取决于长度差异对功能、患儿的心理健康，以及在休闲活动或者预期职业运动中双上肢的协调性情况的影响。一些患儿尽管肢体不等长，但是上肢功能未受影响，本人能够接受其外观，不做干预是最明智的选择。

关于延长使用外固定支架的病人情况

对于肱骨延长，骨愈合指数在 26~29days/cm（在一组混合研究中）[7-9]。如果平均延长长度超过 5cm，那么外固定固定时间至少超过 5~6 个月。术前仔细选择是必要的，确保患儿能忍受完成延长。家庭环境需要调查来决定是否在延长过程中获得足够的支持。任何延长手术缺少医从性都会导致差的效果。

合并有畸形

幼儿时期脓性关节炎、创伤、近骨骺骨囊肿等损坏

肱骨近端骨骺的因素可导致肱骨短缩，在严重的病例中，它可以引起肩关节下半脱位和肱骨内翻畸形（图47.3）[3, 18, 19]。尽管 X 线表现肩外展范围轻微受限时，截骨矫正术是不必要的[18]。但是在那些对患者有明显影响的病例中，闭合楔形截骨与张力带内固定是有效的方法[20, 21]。

推荐的治疗方案

肱骨不等长推荐治疗大纲见表 47.1，它基于几个重要方面：

- 除了一些特殊活动之外，上肢不等长可以被很好地耐受。
- 用观察作为初始处理方法是明智的。
- 如果患者家境允许并且他们对手术效果有确切的期望，可以实施延长手术。
- 如果肢体不等长和肩关节活动受累导致功能受限，可以考虑对肱骨内翻进行矫正。

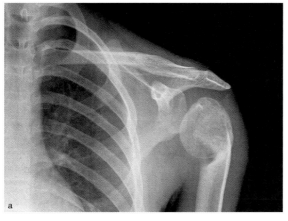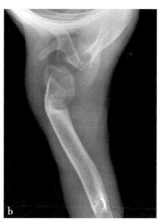

图 47.3 由于幼儿时期骨骺损害出现肱骨内翻畸形（a）和肱骨短缩畸形（b）

表 47.1　肱骨不等长的治疗大纲

适应证			
肢体不等长，无功能影响，即使需要双臂协调性的运动也没有影响	肢体不等长影响患儿日常生活或者期待的职业 + 最终肱骨短缩 <8cm	肢体不等长影响患儿日常生活或者期待的职业 + 最终肱骨短缩 >8cm	肢体不等长影响患儿日常生活或者期待的职业 + 肱骨内翻影响肩关节功能受限
观察、安抚和在骨骼成熟时评估	肱骨靠近三角肌止点处截骨和单极延长	手术之间在间隔期内双极延长	肱骨近端截骨纠正肱骨内翻畸形 + 手术之间间隔期内二期延长
治疗			

参考文献

1. Stanton RP, Abdel-Mota'al MM. Growth arrest resulting from unicameral bone cyst. *J Pediatr Orthop* 1998; **18**: 198–201.

2. Tellisi N, Ilizarov S, Fragomen A, Rozbruch S. Humeral lengthening and deformity correction in Ollier's disease: Distraction osteogenesis with a multiaxial correction frame. *J Pediatr Orthop B* 2008; **17**: 152–7.

3. Saisu T, Kawashima A, Kamegaya M *et al.* Humeral shortening and inferior subluxation as sequelae of septic arthritis of the shoulder in neonates and infants. *J Bone Joint Surg Am* 2007; **89**: 1784–93.

4. Tanaka K, Nakamura K, Matsushita T *et al.* Callus formation in the humerus compared with the femur and tibia during limb lengthening. *Arch Orthop Trauma Surg* 1998; **117**: 262–4.

5. Kim SJ, Agashe MV, Song SH, Choi HJ, Lee H, Song HR. Comparison between upper and lower limb lengthening in patients with achondroplasia: A retrospective study. *J Bone Joint Surg Br* 2012; **94**: 128–33.

6. Pawar AY, McCoy TH, Jr., Fragomen AT, Rozbruch SR. Does humeral lengthening with a monolateral frame improve function? *Clin Orthop Relat Res* 2013; **471**: 277–83.

7. Aldegheri R, Dall'Oca C. Limb lengthening in short stature patients. *J Pediatr Orthop B* 2001; **10**: 238–47.

8. Lee FY-I, Schoeb JS, Yu J, Christiansen BD, Dick HM. Operative lengthening of the humerus: Indications, benefits, and complications. *J Pediatr Orthop* 2005; **25**: 613–16.

9. Cattaneo R, Villa A, Catagni MA, Bell D. Lengthening of the humerus using the Ilizarov technique: Description of the method and report of 43 cases. *Clin Orthop Relat Res* 1990; **250**: 117–24.

10. Kashiwagi N, Suzuki S, Seto Y, Futami T. Bilateral humeral lengthening in achondroplasia. *Clin Orthop Relat Res* 2001; **391**: 251–7.

11. Hosny G. Unilateral humeral lengthening in children and adolescents. *J Pediatr Orthop B* 2005; **14**: 439–43.

12. Kolodziej L, Kolban M, Zacha S, Chmielnicki M. The use of the Ilizarov technique in the treatment of upper limb deformity in patients with Ollier's disease. *J Pediatr Orthop* 2005; **25**: 202–5.

13. Rozbruch SR, Fryman C, Bigman D, Adler R. Use of ultrasound in detection and treatment of nerve compromise in a case of humeral lengthening. *HSS J* 2011; **7**: 80–4.

14. Halliday J, Hems T, Simpson H. Beware the painful nerve palsy; Neurostenalgia, a diagnosis not to be missed. *Strategies Trauma Limb Reconstr* 2012; **7**: 177–9.

15. Ruette P, Lammens J. Humeral lengthening by distraction osteogenesis: A safe procedure? *Acta Orthop Belg* 2013; **79**: 636–42.

16. Pritchett JW. Growth plate activity in the upper extremity. *Clin Orthop Relat Res* 1991; **268**: 235–42.

17. Pritchett JW. Growth and predictions of growth in the upper extremity. *J Bone Joint Surg Am* 1988; **70**: 520–5.

18. Ellefsen BK, Frierson MA, Raney EM, Ogden JA. Humerus varus: A complication of neonatal, infantile, and childhood injury and infection. *J Pediatr Orthop* 1994; **14**: 479–86.

19. Ogden JA, Weil UH, Hempton RF. Developmental humerus varus. *Clin Orthop Relat Res* 1976; **116**: 158–65.

20. Ugwonali OF, Bae DS, Waters PM. Corrective osteotomy for humerus varus. *J Pediatr Orthop* 2007; **27**: 529–32.

21. Miao W, Wu Y, Wu G, Wang B, Jiang H. Valgus osteotomy of the proximal humerus to treat humerus varus in children. *J Pediatr Orthop* 2014 doi: 10.1097/BPO.0000000000000366

48

前臂不等长

SELVADURAI NAYAGAM

概述

　　轻度或者中度的前臂短缩对前臂功能的影响是微小的。典型例子,如在骨软骨发育不全的患者中,经常存在对称性的肢体短缩,但是他们前臂功能能够很好代偿(图48.1)。这与前臂占上肢长度的一半无关联。只要肘关节和手的功能保留,前臂的短缩基本上不影响前臂的功能。患者本人在日常生活中能够很好地适应肢体不等长,参与那些需要双手协调的活动,如开车、举重物。然而,若同侧尺桡骨长度关系发生改变将带来畸形和关节功能受限,因为尺桡骨的密切关系,连接肘关节和腕关节发生混乱。

　　尺桡骨之间长度异常可能是先天性(如见于尺骨或桡骨发育不全),也可能是发育性的(如见于遗传性

多发性骨软骨瘤病,马德隆畸形),或者是获得性(如感染或者创伤带来骨骺损伤)。远端骨骺问题产生更大的影响,因为,尺桡骨远端骨骺分别占尺桡骨生长发育的 75% 和 85%[1]。最常见原因如下。

桡骨短缩

先天性的

　　先天性桡骨发育不全表现的严重程度不一,从桡骨长度无明显差异但是有桡骨侧腕骨缺失,到桡骨长度短缩长度不一,再到桡骨完全缺如(见第 39 章)[2-4]。

桡骨远端骨骺发育停滞

　　其可能是创伤或者感染带来的结果甚至隐秘的发生于马德隆畸形。

发育性的

　　遗传性多发性骨软骨瘤患儿尺桡骨骨软骨瘤会影响前臂的生长发育。位于桡骨和尺骨的邻近骨骺的骨软骨瘤会不同程度地影响前臂的生长发育[5,6]。

尺骨短缩

先天性的

　　尺骨发育不全是很少见的,表现程度不一,从尺骨短缩长度不一,从轻微的短缩到尺骨缺如,如果存在尺骨缺如往往合并有桡肱骨关节融合(见第 40 章)[3,7]。

骨骺发育停滞

　　创伤或感染引起尺骨远端骨骺发育停滞,往往导

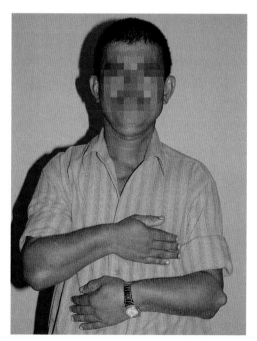

图 48.1　遗传性多发性骨软骨瘤成人前臂短缩畸形。他是一位石匠工,根本没有功能受限

致尺骨棒状手畸形。桡骨弯曲可能很突出,在严重病例中,桡骨小头脱位可能发生。

发育性

当在尺骨远端长有骨软骨瘤时,尺骨远端骨骺发育迟缓逐渐发生。尺骨短缩导致桡骨弯曲或者桡骨小头脱位。

处理的问题

前臂和手力线异常

尺骨或者桡骨短缩会引起腕关节相应的尺侧或桡侧发生偏移,同时由于对较长的骨有一种牵拉作用,其将出现弯曲畸形。

腕关节不稳定和握力丧失

腕关节会变得不稳定,手的握力将受到影响。手指屈肌的力量因无法将手腕保持在有效位置而消失。

畸形和短缩进行性加重

大部分获得性和发育性的尺骨或桡骨短缩的原因是骨骺受损。因此,随着患儿的生长发育,短缩会越来越严重。

影响美观

前臂各骨中度和重度短缩会导致很明显的前臂畸形,从而使患儿的心理感到苦恼痛苦。

治疗目标

- 纠正前臂力线和长度均衡
- 阻止畸形进展
- 增加关节稳定性
- 改善外观

推荐的治疗方案

忽视不做处理

轻微尺桡骨长度异常可能根本不会被发现,很少引起腕关节及前臂畸形,因此可以不做处理。

骨桥切除术

通过 MRI 检查测量骨桥的位置及其大小[8,9]。若范围超过整个骺板的 50%,儿童少于 2 年生长发育时间,那么尝试行骨桥切除术是不合适和不可取的(见第 70 章)。行骨桥切除术最好的效果是患儿骨桥范围小于 30%[10]。这些建议通常应用于下肢骨桥形成,如股骨远端及胫骨近端。切除桡骨远端骨桥的手术操作是更加困难的,只有相对小的容易接近的(表浅的)骨桥才被考虑尝试。在马德隆畸形病例中,维氏(Vickes)和尼尔森(Nielsen)推荐的手术方法是桡骨骺尺侧骨桥切除,脂肪组织填塞,短桡月韧带分隔(见第 20 章)[11]。尺骨远端骨骺由于太小,切除它的骨桥是不切实际的(图 48.2)。

短缩相对长的骨

如果前臂短缩不过度,那么尺骨相对短缩但骨骺正常的畸形可以通过桡骨远端骨骺阻滞术来纠正。如果尺骨骨骺被损坏,该种方法同样是适用的。但是如果在骨骺成熟 3 年前实施该手术,只能纠正最多 2cm 差别。这里要注意前臂总长度轻度减少[12]。相似的,切除尺桡骨远端一部分(通常少于 6~8mm)能够平衡骨的长度。更大的部分切除会造成固定的困难因为骨膜阻止了间隙的闭合。

延长相对短缩骨

在获得性或者发育性尺骨短缩的病例中,尺桡骨不等长会逐渐加大,由此引起桡骨弯曲。定期监测桡骨畸形是非常重要的,桡骨弯曲和腕关节尺偏会随时间越来越严重,桡骨小头有可能脱位。在上述症状出现之前,早期干预是必要的。尺骨截骨再逐渐延长,可在纠正桡骨弯曲畸形的同时,恢复前臂的力线和纠正腕关节尺偏(见第 20 章)。通过利用 Ilizarov 方法延长尺骨时,脱位桡骨小头可以复位(只要桡骨小头不是长期脱位以及桡骨小头与肱骨小头仍然正常)。该方法很少改善前臂旋前旋后功能,但是它可以移除由于桡骨小头脱位引起的肘关节伸直障碍(见第 33 章)。

大部分桡骨骨骺损伤往往合并桡骨明显短缩和腕关节畸形,采取桡骨逐渐延长方法可以解决这两个问题。如果桡骨延长到位后,尺骨骨骺骺骨干固定术是能够预防桡骨短缩畸形复发的(图 48.3)。

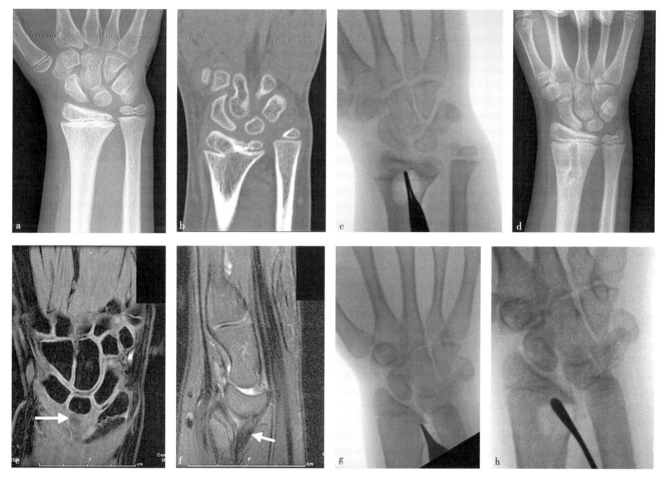

图 48.2 一个 8 岁大的患儿桡骨远端骨折后骨桥形成导致桡骨短缩及腕关节桡偏畸形（a，b）。到患儿 10 岁大时，骨骺溶解术后恢复生长和恢复尺桡骨长度关系（c，d）。马德隆畸形是由于桡骨远端尺侧和掌侧骨骺生长停滞所引起。有一个异常短放射状的韧带（e，f 中箭头），其在骨骺溶解后被分离，从而导致月骨从桡骨异常的凹口处释放出来（g，h）

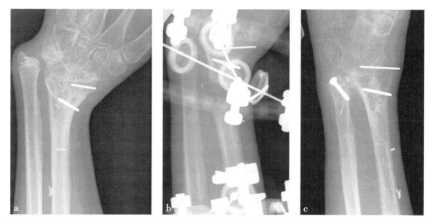

图 48.3 桡骨的短缩导致腕关节桡偏畸形（a）。尺桡骨不等长和尺桡骨正常关系（对齐）的纠正（b）将恢复腕关节和手的位置。抓握变得更加有效。术后尺骨远端骨骺固定（永久阻滞术）将预防复发（c）

如果上肢太过短小以至于影响上肢到达高度，那么延长肱骨比尝试延长尺骨和桡骨要安全容易得多。在软骨发育不良和四肢发育不良的患儿中，不鼓励前臂骨延长来获得正常肢体比例效果。由于较长时间应用外固定支架固定，存在一定的肘关节及腕关节功能丧失的风险（与肱骨相比，前臂骨延长，需要较长的时间来巩固）。

治疗时考虑的因素

手术时机

尺骨和桡骨远端骨骺占据尺桡骨纵向生长量的 80%，到 12 岁时尺桡骨大部分生长量已完成[12]。在

幼儿时如果有证据说明远端桡骨骨骺具有牵拉作用，那么需要尝试切除骨桥，以减少桡骨短缩。如果行骨桥切除术，为了获得一个好的手术效果，至少要有 3 年以上的生长发育时间。12 岁以后尝试行桡骨远端骨骺骨桥切除术是不合理的。

畸形严重程度和是否单侧或者双侧受累

由于桡骨或者尺骨短缩引起的轻度畸形如果不加重，可以观察。因为其对功能影响是比较轻微的，可以很好被肘关节和肩关节代偿。中度和重度畸形通常需要逐渐骨骺延长同时行截骨矫形术。一些中度的畸形通过尺桡骨联合手术是可能被纠正和恢复正常长度的[13,14]。双侧受累时，最佳的处理方案是对优势侧患肢进行最大程度的治疗，来获得最佳的优势侧功能。

肢体的总长度

为了改善肢体到达的高度，很少需要延长前臂尺桡骨，因为通过身体和手臂的代偿能够使其非常有效的定位。

肘关节稳定和活动度

通过外固定支架逐渐延长尺骨或桡骨需要小心进行，因为肘关节可能不稳定，特别在先天性发育不良。为了防止医源性关节半脱位，外固定架需跨关节固定。

推荐的治疗方案

尺桡骨短缩畸形的治疗大纲见表 48.1 和表 48.2。

表 48.1   桡骨短缩的治疗指南

适应证			
先天性桡骨发育不良（桡侧球棒手 Bayne 和 Klug Ⅰ和Ⅱ型）	桡骨短缩 + 桡骨远端骨软骨瘤	桡骨短缩 + 桡骨远端骨骺损伤（可接受桡骨骨桥切除）	桡骨短缩 + 桡骨远端骨骺损伤（可接受桡骨骨桥切除）
逐渐延长桡骨	骨软骨瘤切除＋桡骨延长（仅仅在如果生长发育不可能纠正桡骨短缩时） ± 尺骨短缩	骨桥的切除＋桡骨延长（仅仅在如果生长发育不可能纠正桡骨短缩时） ± 尺骨短缩	逐渐延长桡骨 + 尺骨远端骨骺固定术
如果存在尺骨畸形，需要同时纠正			
治疗			

表 48.2   尺骨短缩的治疗指南

适应证		
尺骨短缩 + 尺骨远端骨软骨瘤	尺骨短缩 + 尺骨远端骨骺损伤 + 尺骨与桡骨长度存在中度不等 + 2 年内骨发育成熟	尺骨短缩 + 尺骨远端骨骺损伤 + 年轻患儿 或者 尺骨与桡骨长度存在重度不等 或者 桡骨小头脱位
骨软骨瘤切除 + 尺骨延长（仅仅在如果生长发育不可能纠正桡骨短缩时）	桡骨骨骺固定术 ± 桡骨短缩	尺骨延长
如果存在桡骨畸形，需要同时纠正		
治疗		

治疗方法的合理性

　　前臂一根骨不成比例的短缩可以引起前臂畸形和功能的丧失。尺骨或者桡骨都有可能是引起畸形的主要原因。这些引起极大残疾的畸形是需要治疗的。延长短缩骨是治疗方法的一种。依据潜在的问题，治疗方法包括截骨矫形、骨桥切除术、腕关节中心定位术、肌腱转位术。不但外观及形象可以得到改观，手和腕关节的功能也可以实现显著改善。

　　相反，如果前臂骨成比例地短缩，那么不应当实施矫形手术。前臂延长是复杂的，存在潜在的并发症，影响腕及肘关节功能。如果肩关节、肘关节、腕关节功能是完好的，那么它们对于前臂短缩的代偿效果是优秀的。对于手、腕关节僵硬患者，前臂延长术只增加了手的长度，却带来更大的残疾，该种手术只有在特殊情况下才可以实施。

参考文献

1. Pritchett JW. Growth plate activity in the upper extremity. *Clin Orthop Relat Res* 1991; **268**: 235–42.
2. Manske PR. Longitudinal failure of upper-limb formation. *J Bone Joint Surg Am* 1996; **78**: 1600–23.
3. Bednar MS, James MA, Light TR. Congenital longitudinal deficiency. *J Hand Surg Am* 2009; **34**: 1739–47.
4. Bayne LG, Klug MS. Long-term review of the surgical treatment of radial deficiencies. *J Hand Surg* 1987; **12**: 169–79.
5. Masada K, Tsuyuguchi Y, Kawai H *et al*. Operations for forearm deformity caused by multiple osteochondromas. *J Bone Joint Surg Br* 1989; **71**: 24–9.
6. Porter D, Emerton M, Villanueva-Lopez F, Simpson A. Clinical and radiographic analysis of osteochondromas and growth disturbance in hereditary multiple exostoses. *J Pediatr Orthop* 2000; **20**: 246–50.
7. Miller JK, Wenner SM, Kruger LM. Ulnar deficiency. *J Hand Surg Am* 1986; **11**: 822–9.
8. Borsa JJ, Peterson HA, Ehman RL. MR imaging of physeal bars. *Radiology* 1996; **199**: 683–7.
9. Ecklund K, Jaramillo D. Patterns of premature physeal arrest: MR imaging of 111 children. *AJR Am J Roentgenol* 2002; **178**: 967–72.
10. Williamson RV, Staheli LT. Partial physeal growth arrest: Treatment by bridge resection and fat interposition. *J Pediatr Orthop* 1990; **10**: 769–76.
11. Vickers D, Nielsen G. Madelung deformity: Surgical prophylaxis (physiolysis) during the late growth period by resection of the dyschondrosteosis lesion. *J Hand Surg Br* 1992; **17**: 401–7.
12. Pritchett JW. Growth and predictions of growth in the upper extremity. *J Bone Joint Surg Am* 1988; **70**: 520–5.
13. Harley BJ, Carter PR, Ezaki M. Volar surgical correction of Madelung's deformity. *Tech Hand Up Extrem Surg* 2002; **6**: 30–5.
14. Steinman S, Oishi S, Mills J, Bush P, Wheeler L, Ezaki M. Volar ligament release and distal radial dome osteotomy for the correction of Madelung deformity: Long-term follow-up. *J Bone Joint Surg Am* 2013; **95**: 1198–204.

第五篇

关节活动障碍

49

儿童关节活动障碍的基本治疗原则

RANDALL LODER

概述

在儿童的一些临床疾病会出现关节活动障碍。关节活动度的减小可能与疼痛有关,也可能是无痛性的。它可能涉及关节的全部活动,也可能只涉及一个或几个特定的活动(表 49.1)。

引起关节僵硬的病理因素既可以是关节内的也可以是关节外的(图 49.1~图 49.4)。最常见的关节外的因素为各种相关疾病引发的肌肉挛缩。一般来说,由关节外软组织因素引起的关节僵硬比关节内因素引起的更容易矫正。

表 49.1　儿童关节活动障碍的不同表现形式

有无疼痛	活动丧失程度	活动丧失方向	举例
无痛性	全部	各个方向	骨性僵硬、先天性颅缝早闭
		单个方向	先天性股四头肌挛缩
	部分	各个方向	软骨溶解
		一个或多个方向	分娩性臂丛神经麻痹所致的肩关节挛缩
痛性	部分丧失	各个方向	关节炎、纤维性强直
		一个或多个方向	缺血性坏死

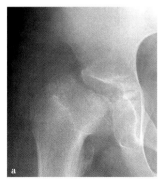
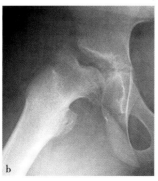

图 49.1　关节内病理改变阻碍正常髋关节活动。一个右侧 Perthes 病的 9 岁男孩髋关节正位片(a)和蛙式侧位片(b)显示髋关节不能完全伸直、屈曲、外展和内旋

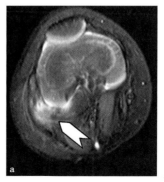
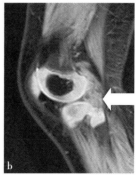

图 49.2　一静脉曲张性骨肥大血管痣(Trenaunay–Weber 综合征)患儿表现关节内软组织病理改变阻碍膝关节正常活动和后外侧血管瘤阻碍膝关节完全伸直。在水平位上(a)可见血管瘤位于半月板水平(白色箭头)向后外侧延伸至软组织内。在矢状位上(b)血管瘤位于膝后方(白色箭头)

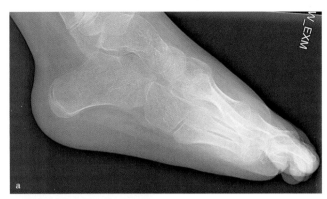

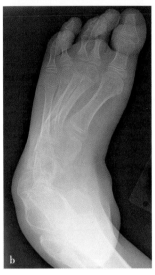

图 49.3 一患有痉挛性四肢瘫痪脑性瘫痪的 13 岁男孩表现关节外软组织病理改变阻碍足和踝关节正常活动。由于小腿三头肌同时合并胫后肌，姆长屈肌，趾长屈肌总腱的挛缩表现为马蹄内翻足畸形。足侧位片（a）证明马蹄足畸形和足正位片（b）证明足内翻及旋后畸形

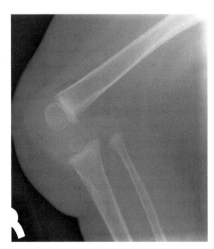

图 49.4 关节内和关节病理改变均阻碍关节正常活动。图示是一个 9 个月大患有严重膝关节翼状胬肉的女孩 X 线片。显示膝关节后方软组织挛缩同时伴有胫骨相对股骨向后方半脱位，这些导致膝关节屈曲挛缩畸形

引起关节僵硬的具体的病因是先天性畸形（先天性尺桡关节融合，先天性膝关节脱位）、创伤或感染后的关节纤维化、关节内的骨病（如膝关节骨性关节炎的关节内游离体、股骨头坏死的关节不匹配）、关节内的软组织病变（如外侧半月板的层状撕裂）、关节外的骨病（如骨折后异位骨形成）、关节外的软组织病变（如肘关节关节内骨折后出现的软组织挛缩及脑瘫患儿的跟腱挛缩）。少数情况下同时存在关节内及关节外的病理因素，例如一个膝关节屈曲的患儿，由于同时存在关节外的软组织挛缩及股骨与胫骨骨性结构的不匹配导致膝关节挛缩。

对于一个存在潜在神经肌肉系统功能紊乱或综合征的患儿，关节活动的丧失可有许多不同的原因所致，经常可反映潜在的疾病。在开始治疗前必须明确神经肌肉病变的具体类型。像脑瘫的患儿，软组织与骨性结构最初均是正常的，其肢体畸形及活动障碍是继发于潜在的痉挛状态。因为其关节最初是正常的，所以对于这类患儿通过理疗（拉伸按摩及力量训练）、药物疗法（抗痉挛药物如口服安定片，鞘内注射巴氯芬或肌注肉毒素）或外科手术（肌腱延长、切断或转位）其关节活动便能改善。对于伴有关节挛缩、脊髓发育不良及许多骨骼发育不良（例如侏儒症）的患儿，其关节、关节囊结构及肌肉往往出生时就出现异常，然而其关节活动度则很难改善。此类治疗干预目的应该是维持目前的关节活动，如果有必要，通过截骨使关节复位使关节活动弧处于一个更大的功能位。

处理的问题

功能丧失

虽然关节活动范围减小会被父母及大龄儿童注意到，但可能不会引起关节功能问题。例如，儿童肘关节的屈伸活动范围减小 10° 不会引起功能问题。类似的像在儿童部分的距下关节活动不代表功能问题，而是一个与疼痛相关的问题。另一方面，如果肘关节或膝关节僵硬将会导致显著的功能问题，特别是关节固定在一个肢体的非功能位上。

畸形

关节僵硬

关节僵硬常常发生关节畸形，从而进一步加重功能的丧失，即使关节活动不能恢复，关节畸形也需要矫

正（如马蹄足畸形,在跖屈位踝关节僵硬）

相邻活动关节的继发畸形

有一点很重要,就是需知道与僵硬关节相邻的远端及近端的关节受到了异常的及过度的应力。结果导致相邻关节发展为关节过度活动（如儿童先天性上尺桡关节融合,其腕关节活动增大）或是畸形（如伴有马蹄足的患儿,可引起膝关节的屈曲畸形）。

疼痛

疼痛往往预示潜在的关节不协调,关节软骨问题或关节错位。在这些儿童中,应该解决两个问题:关节活动的减小及缓解疼痛。但缓解疼痛的治疗与改善关节活动的治疗往往产生冲突,这两方面不可能同时得到改善。一个患股骨头缺血性坏死的小孩,由于股骨头滑移致髋关节外展、内旋活动受限,并伴有固定的屈曲及内收挛缩,还伴随着股骨头塌陷,关节软骨碎裂及关节不协调。在这种情况下髋关节固定术可矫正关节畸形及缓解疼痛,但完全丧失关节活动功能。关节活动不能够恢复,除了人工关节置换术,但此方法对于患有此病的小孩来说是禁忌的。相反,一个患有累及多关节的慢性幼年型关节炎的青少年,其行走能力差,并伴有髋关节的剧烈疼痛,则是全髋关节置换的适应证,基于对假体有限的需求。

治疗目标

- 尽可能改善功能
- 纠正影响功能的畸形
- 缓解疼痛,如果存在

治疗方法选择

恢复丧失的运动及增加关节的活动范围

这将是一个理想的选择,在大多情况下是可行的（如松解股四头肌挛缩恢复膝关节的屈曲活动或去除肱肌的创伤后肌炎组织改善肘关节的屈曲活动）,然而,在少数情况下是不可行的。

改变目前的关节活动弧的位置,而不能增加活动范围

这也许是少数情况下的唯一选择。

为缓解疼痛而消除所有活动

由于关节严重损伤而引起的疼痛只要关节活动就会发生,在这种情况下,关节融合术是一个较好的选择。

避免任何干预

如果关节活动不能被改善,且关节位于一个合理的体位,不干预治疗是合乎情理的。

治疗时考虑的问题

在制定治疗方案时要注意两个问题:
1. 能不能改善关节活动度?
2. 改变运动弧的位置能不能改善功能?

回答这两个问题是很重要的。其一,它们可指导骨科医生作出正确的治疗方案;其二,它们能更好地使骨科医生向患者或家属告知其预后。当考虑神经肌肉方面病因,关节活动度的改善与运动弧的重置存在显著性差异。在脑瘫患儿中,其肌腱组织与关节周围软组织在出生时是正常的,以后随着痉挛性改变的发展逐渐丧失活动。在这种情况下,行肌腱延长将更有可能改善整个关节的活动范围。对于大龄脑瘫儿童可能需行关节周围截骨术,使关节重新排列以改善其肢体功能（如一个患有严重的膝关节屈曲畸形的青少年行股骨远端延长截骨）。然而,此类截骨术应在骨骺闭合后施行,否则会应因为骨骺的继续生长塑形使畸形复发。另一方面,患有关节屈曲畸形的患儿,其软组织挛缩及关节内畸形在患儿出生前已经发生了,行软组织松解可重置关节运动弧的位置,但不能改善关节运动弧的范围,甚至由于减弱关节周围的肌肉力量而减小关节活动范围。如果关节不匹配是由于骨折引起,那么通过截骨术改变其畸形结构,关节活动可能被改善。举个典型的例子,一个伴有骨骺塌陷的股骨头缺血性坏死的患儿通过外翻截骨或者一个伴有严重的股骨头滑移的患儿通过屈曲旋转截骨,均可改善髋关节的内旋、外展及屈伸活动范围。在某些情况下改善关节活动是很难的。例如一个患有距下及跗骨融合的患儿,切除其联合能改善疼痛但不能改善距下关节活动。

推荐的治疗方案

关节活动减小的治疗大纲见表 49.2。

表 49.2 儿童关节活动度减小的治疗大纲

适应证							
无痛性活动丧失					痛性活动丧失		
活动全部丧失（骨性强直或骨性融合）+关节位置可接受	活动全部丧失（骨性强直或骨性融合）+关节位置影响功能	关节活动部分丧失+治疗不能改善活动+活动弧处于功能位	关节活动部分丧失+治疗不能改善活动+活动弧不处于功能位	关节活动部分丧失+治疗能改善活动	根本的病理因素适合治疗及改善活动（如败血症关节炎）	适合治疗的根本病理因素阻止疾病（如慢性关节炎）的进展	无适合治疗的根本病理因素阻止疾病（如第二次关节炎）的进展
不干预	截骨术使肢体处于更好的功能位	不干预	通过干骺端的截骨使活动弧达到更多的功能位	病因治疗恢复及改善活动	适当的治疗可获得治愈及保留活动	适当的治疗可获得治愈及保留活动	通过关节融合废除痛性活动或在少数情况下行关节置换
治疗							

50

先天性尺桡骨融合

RANDALL LODER

概述

先天性尺桡骨融合提示妊娠 5 周左右近前臂端原始间充质浓缩过程中未能成功分化。肱骨、桡骨、尺骨来源于共同的间充质基础,后者后来发育成软骨并逐渐分化成不同的骨头。未实现这个分化过程可导致尺桡骨融合[1]。当胎儿前臂发生分化时,前臂旋前;这可能解释了大多数先天性尺桡骨融合患儿前臂固定在旋前位。在 60% 的病例中,前臂分化失败为双侧异常。

前臂的分化处于妊娠早期,此时其他器官也处于发育过程中。引起前臂分化失败的因素也可能会影响其他器官的发育成熟。因此,先天性尺桡骨融合与其他综合征有关,如波兰综合征、阿佩尔综合征、克莱恩费尔特综合征和其他综合征。先天性尺桡骨融合患者也可能出现其他相关器官系统综合征。

先天性尺桡骨融合可分为两种类型[2]。Ⅰ型先天性尺桡骨融合为尺桡骨的髓腔融合贯通,且融合处距离约 2~6cm(图 50.1a 和 b)。Ⅱ型先天性尺桡骨融合为伴有桡骨头先天性脱位的桡骨近端骨骺融合(图 50.1c)。两种类型先天性尺桡骨融合患者均失去了反掌的能力,Ⅱ型先天性尺桡骨融合患者存在妥协性伸肘。

处理的问题

上肢功能的限制

固定的前臂引起功能缺陷的范围依赖于许多因素,包括年龄和职业,双侧或单侧先天性尺桡骨融合和社会习俗(如饮食习惯)。医师制订治疗计划时,必须考虑到上述所有因素[3,4]。大多数孩子证实了固定地不同程度的前臂旋前,对于他们成年后完成写作和键盘书写是有利的。这种体位,与大部分孩子们腕骨、腕部和肩部不断增加的代偿性旋转相协同,可以完成大部分活动。罕见的双侧先天性尺桡骨融合患儿伴有固定的前臂旋前体位时,很难使用汤勺或写作工具、抓小东西以及扣扣子。他们可能也很难用手碰到嘴巴或者用手掌擦脸(图 50.2)。亚洲文化圈中的孩子们必须用手掌固定饭碗,患儿可能会遭受巨大的功能限制[4]。

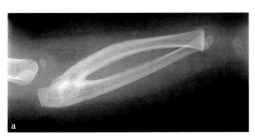
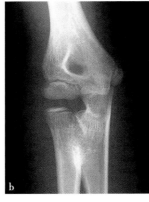
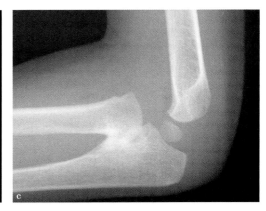

图 50.1　先天性尺桡骨融合代表图。Ⅰ型(a 和 b)和Ⅱ型(c)

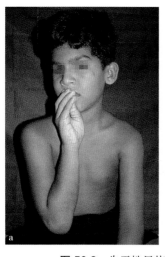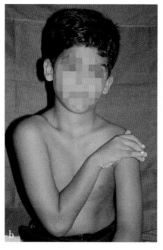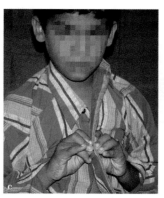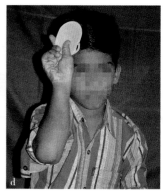

图 50.2　先天性尺桡骨融合患儿证明日常生活的难度,仔细评估提示提示了患儿功能局限。(a)他难以用手碰到嘴巴;(b)他不能用手碰到对侧肩膀;(c)他试图扣扣子;(d)固定手掌朝下患儿能梳头发

手术的并发症风险

先天性尺桡骨融合患者前臂旋转截骨术并发症发生率高,包括神经后遗症、血管危象、骨筋膜室综合征和骨连接综合征[1,5,6]。考虑到大部分患者通过腕部和肩部的代偿性旋转具有适应性和外科手术并发症发生率高,外科手术的风险超过了收益[3]。

治疗目标

● 改善功能

两个原因可引起功能限制:一是前臂姿势的限制,二是前臂融合的位置。如果能恢复尺桡关节的充分运动,那将达到理想的治疗效果。如果患者没有显著的功能改善,那么应将前臂重新移动到一个更合适的位置。

治疗方法选择

骨性联结切除术

尽管骨性联结切除术有一定意义,但尚缺乏操作程序,结果也常常令人不满意。手术失败的一个重要原因是骨性联结的再形成。研究者尝试在切除的间隙中插入了不同的材料,目前看来带血管蒂的脂肪移植物可能最具有应用前景[7]。Kanaya[8]报道了 12 例骨性联结切除术并植入带血管蒂的脂肪组织和肘肌的儿童的短期移植试验的结果。Kanaya 也行尺骨缩短成角截骨术以调整尺骨头朝向骨小头(图 50.3)。尺桡关节平均增加的运动能力为 80°。但目前尚没有这种方法的长期报道结果,大部分外科医师并没有选择这种方法。

旋转截骨术

当患者功能限制过于严重需要重置前臂时,推荐应用旋转截骨术。

截骨术的位置

截骨术的位置要么在骨性联结处[1,5],要么在骨头的骨干处[9](图 50.4)。

固定位置

目前尚没有就手术后前臂的最佳位置达成一致。在双侧先天性尺桡骨融合患者中,前臂的推荐位置从手臂旋前 15°[1]到手臂旋后 35°[5]。推荐双侧先天性尺桡骨融合患者前臂放置如下:居优势地位的手应手臂旋前偏左 20°,非居优势地位的手手掌朝下居中,除非明确知道患者的职业[1],这些病例中手术中固定位置可以根据职业调整[5]。根据不同文化背景下手的需要的区别,手的位置可能不同[3]。

截骨术应该接近于骨膜联结集中处,且可轻度缩短骨膜联结长度以降低旋转过程中血管壁的压力[1,5]。年龄小的儿童应用斯坦曼钉和另一种十字头钉行髓内固定;年龄稍大的儿童可以考虑使用不明显的钢板固定。任何病例均应告知患儿及其父母注意神经血管并发症和一定程度的骨连接不正[2]。如果翻转异常超过 90°,则推荐患儿进行两次手术:一次手术位置为骨膜联结集中处,另一次手术位置为骨膜联结远端[10]。

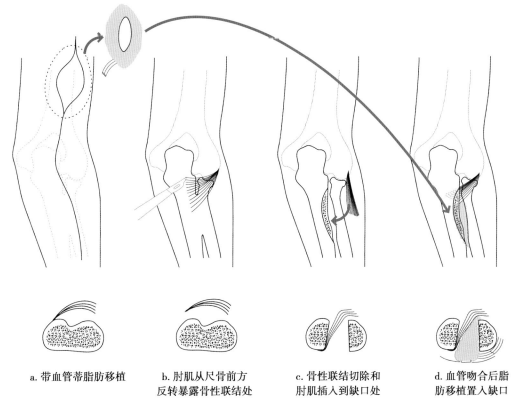

a. 带血管蒂脂肪移植　　b. 肘肌从尺骨前方　　c. 骨性联结切除和　　d. 血管吻合后脂
　　　　　　　　　　反转暴露骨性联结处　　肘肌插入到缺口处　　肪移植置入缺口

图 50.3　骨性联结切除,带血管蒂的脂肪移植及肘肌插入术的方法

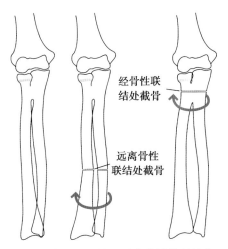

经骨性联结处截骨

远离骨性联结处截骨

图 50.4　先天性尺桡骨融合旋转截骨的位置

治疗时考虑的因素

现在的上肢功能和未来的潜在功能

仔细评估儿童日常活动能力功能限制必须有职业

治疗师的帮助。同时记录特定残疾功能作为孩子们未来不同职业需要的功能的投影,这也需要对孩子的父母进行解释。虽然我们很难知道孩子们的未来职业,但应该牢记:在当今社会几乎所有职业都要求键盘活动。在这些职业中,前臂旋后体位可能比前臂旋前体位更不适合操作键盘。

我们也应仔细记录代偿腕外旋量。如果增加了腕后旋,那么必须减去截骨术中旋转校正。这将有助于减少并发症的风险[3]。

孩子的年龄

从理想的角度来说,任何手术都应在孩子适应前臂的当前位置前执行。

推荐的治疗方案

先天性尺桡骨融合的治疗大纲见表50.1。

表 50.1　先天性尺桡骨融合的治疗大纲

适应证		
单侧尺桡骨融合 或 双侧尺桡骨融合 + 轻度或中度前臂旋前 + 无证据显示日常活动功能障碍	双侧尺桡骨融合 + 重度前臂旋前 + 青少年或年龄稍大的孩子 + 完全适应日常生活活动	双侧尺桡骨融合 + 重度前臂旋前 + 年龄小于 5 岁的孩子 + 证据显示日常活动功能障碍
无需干预	无需干预	通过尺桡骨融合集中处的反旋截骨术
治疗		

推荐治疗的合理性

为什么很少需要手术?

大部分孩子和成年人证实功能限制程度很低。功能障碍的患者可通过增加腕骨、腕部和肩部的代偿性活动辅助实现日常生活活动。

当需要手术时为什么截骨术优于骨膜联结切除术?

目前尚没有关于先天性尺桡骨融合骨膜联结切除术有益结果的长期报道[11]。如果未来 Kanaya 的结果能被重复,那么推荐膜联结切除术就具有了理由。

为什么截骨术伴随着并发症的高发生率?

既然结构异常是先天性的,那么软组织在子宫早期时已经联结。神经血管是最重要的软组织,且对手术过程中形成的大量急性旋转非常敏感。稍微缩短截骨术时间将有助于降低软组织结构张力。

参考文献

1. Simmons BP, Southmayd WW, Riseborough EJ. Congenital radioulnar synostosis. *J Hand Surg Am* 1983; **8**: 829–38.
2. Mital MA. Congenital radioulnar synostosis and congenital dislocation of the radial head. *Orthop Clin North Am* 1976; **7**: 375–83.
3. Cleary JE, Omer J, George E. Congenital proximal radio-ulnar synostosis. *J Bone Joint Surg Am* 1985; **67**: 539–45.
4. Ogino T, Hikino K. Congenital radio-ulnar synostosis: Compensatory rotation around the wrist and rotation osteotomy. *J Hand Surg [Br]* 1987; **12**: 173–8.
5. Green WT, Mital MA. Congenital radio-ulnar synostosis: Surgical treatment. *J Bone Joint Surg Am* 1979; **61**: 738–43.
6. Hankin FM, Smith PA, Kling Jr TF, Louis DS. Ulnar nerve palsy following rotational osteotomy of congenital radioulnar synostosis. *J Pediatr Orthop* 1987; **7**: 103–6.
7. Kanaya F, Ibaraki K. Mobilization of a congenital proximal radio-ulnar synostosis with use of free vascularized fascio-fat graft. *J Bone Joint Surg Am* 1998; **80**: 1186–92.
8. Kanaya F. New approach to radio-ulnar synostosis. In: Gupta A, Kay SPJ, Scheker LR (eds). *The Growing Hand*. London: Mosby, 2000: 237–41.
9. Murase T, Tada K, Yoshida T, Moritomo H. Derotational osteotomy at the shafts of the radius and ulna for congenital radioulnar synostosis. *J Hand Surg Am* 2003; **28**: 133–7.
10. Andrisano A, Soncini G, Calderoni PP, Bungaro P. Congenital proximal radio-ulnar synostosis: Surgical treatment. *J Pediatr Orthop* 1994; **3**:102–6.
11. Jones ME, Rider MA, Hughes J, Tonkin MA. The use of a proximally based posterior interosseous adipofascial flap to prevent recurrence of synostosis of the elbow joint and forearm. *J Hand Surg Br* 2007; **32**: 143–7.

51

跗骨联合

RANDALL LODER

概述

足后部和足中部间叶组织可二级分化形成正常的后足和足弓,这种分化过程失败则会导致跗骨联合。

跗骨联合可能是单发性的、集中的或多发的。单发性跗骨联合包括两块相邻跗骨的一部分,而集中型跗骨联合则包括两块相邻跗骨的全部[1,2]。单发性型跗骨联合的范围包括微小的纤维联结到完整的骨膜联结。集中型跗骨联合常常与其他肢体异常(特别是腓侧半肢畸形和近侧股骨灶性缺损)有关。多发性跗骨联合常见于基因综合征(如多发性骨膜联结综合征),后者同时存在跗骨联合、关节粘连和手肘的先天性融合[1,2]。

单发性跗骨联合

最常见的单发性跗骨联合包括距骨型(通常包括距下关节的中部和前部)和跟舟型(图 51.1a~d)。因为有些患者没有症状,难以明确诊断,所以我们很难知道确切的患病率。两侧对称是 50%~60% 跗骨联合患者的特征。

尽管单发性跗骨联合是先天性的,但除非联合处开始僵化(这个过程通常发生于青少年早期),患者不会出现症状。然而,并非所有的跗骨联合患者均会出现症状。有症状的单发性跗骨联合儿童会出现脚板疼痛[3]。

集中型跗骨联合

集中型跗骨联合经常涉及距骨和跟骨,并且经常与腓骨半肢畸形有关。相当比例具有集中型跗骨联合的孩子存在球窝踝关节。外翻足常见于腓骨半肢畸形,原因包括跟腱收缩、腓骨原基的束缚和外踝缺失。跗骨联合本身并不会导致足部和踝关节的异常。

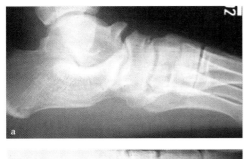
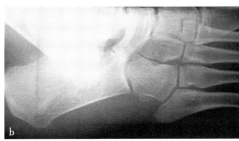
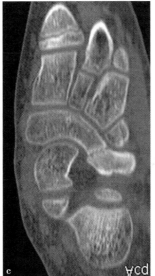
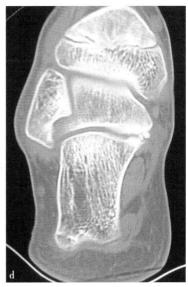

图 51.1 一个患有跗骨联合的 15 岁男孩的 X 线片。在横向视图中可看到蚁蚀样征兆和距骨破坏(a)。斜位片显示了完整的跟舟关节轴(b)。计算机断层扫描图像显示了跟舟关节轴(c)和跟距关节轴(d)

多发性跗骨联合

多发性跗骨联合是多发性骨膜联结综合征的组成部分。小部分该型患者显著畸形常见于后肢和足弓。畸形马蹄足,马蹄内翻足和前足倒置等异常发生于跗骨联合处[1,2]。

处理的问题

疼痛

疼痛不是集中型或多发型跗骨联合的特征。然而它往往是孤立型跗骨联合的症状。疼痛通常开始于跗骨联合僵化,后者降低了距下运动能力并引起疼痛。疼痛常发生于9至14岁的具有跟舟关节轴的孤立型跗骨联合患者,轻度疼痛发生于具有跟距关节轴的晚期孤立型跗骨联合患者。有时候,疼痛也可能由距下关节和中跗关节的退行性关节炎所致。

运动限制

关节运动能力限制的严重程度取决于跗骨联合的位置和程度。距骨型跗骨联合引起了距下关节运动能力的显著限制,而跟舟型跗骨联合则引起了距下关节和中跗关节运动能力的限制(图51.2)。多发性跗骨联合儿童的距下关节和中跗关节根本就不能运动。

脚的畸形

当孤立型跗骨联结患儿进入负重跖屈位时,扁平足和未能重构一个内侧纵弓是孤立型跗骨联结的特征(图51.3)。"腓痉挛性平足"的特征包括这一点,且伴随脚的运动僵硬;但腓骨肌并未真正的痉挛。马蹄内翻足畸形或前脚掌反转可能发生于集中型或多发型跗骨联合[2]。

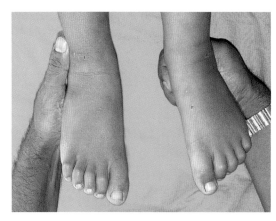
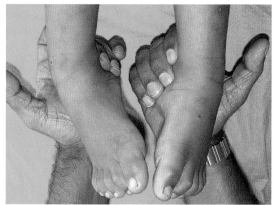

图51.2 一个右足患有跗骨联合的儿童具有典型的距下关节运动功能限制

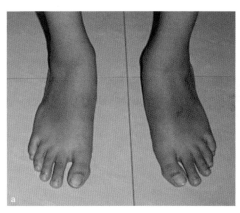
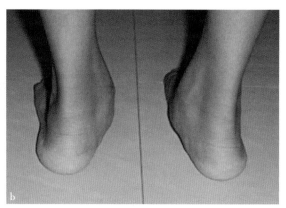
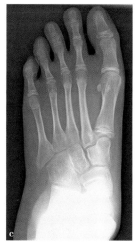

图51.3 有症状的跗骨联结青少年患者的左脚扁平足(a,b)。X线片显示了一个比较少见的内侧和中间楔骨之间的跗骨联结(c)

退行性关节炎

如果孤立型跗骨联合患者治疗不及时,一段时间后患者可在距下关节和跗中关节发生继发退行性关节炎。因此,早期检测和治疗有症状的跗骨联结对防止退化性关节炎的发展具有非常重要的作用。

治疗目标

- 缓解疼痛

　　如果存在疼痛,那么治疗的主要目标是缓解疼痛症状的儿童。

- 改善关节运动

　　尽管理论上需要恢复关节运动,但实际上并不那么重要的。再次,这是孤立型跗骨联结的唯一可行方案。

- 矫正畸形

　　对于集中型或多发型跗骨联结患者,如果脚不能跖屈,需要纠正脚的畸形使其跖屈。孤立型跗骨联结同样需要纠正畸形。

- 避免退行性骨关节病

　　虽然这是一个需要实现的治疗目标,它可能并不能实现。

治疗方法选择

缓解疼痛

非手术

那些轻度疼痛的患者仅需要简单的鞋矫正。这些可能包括脚跟杯、内侧纵弓支持或其他矫形器。如果患者有更多症状,可以通过短腿步行石膏固定数周解除症状。这通常用更正式的矫形器来解除症状,如UCBL加州(大学生物力学实验室)型。

手术

如果石膏固定试验后患者疼痛没有得到改善复发,可考虑用手术切除解决问题。我们可以通过切除尚未发生关节炎的跗关节来缓解孤立型跗骨联结相关的疼痛。如跗骨骨节已经发生退化性关节炎,那么只能通过关节固定术抑制关节运动来缓解疼痛。

联合切除术

可以通过两种方法实现:

- 跟舟型跗骨联结主要处理方案是切除软骨或与趾短伸肌肌腹的骨性联结(图 51.4a 和 b)。肌肉通过后中定向缝合和皮肤表面按钮固定在恰当的位置[4]。原始骨表面也可覆盖骨蜡,以进一步减少跗骨联结的风险。穿戴短腿非负重石膏三周后,患者可开始一定程度的运动锻炼和负重训练。
- 距骨型跗骨联结[5]涉及距下关节的前、中面的轴用内侧的方法确定,并从上至下切下,留下跟骨载距突不动。切除该轴后,首先放置骨蜡在原始骨表面,然后移植脂肪。穿戴短腿非负重石膏三周后,患者可开始一定程度的运动锻炼和负重训练[5-9]。

跟骨延长截骨术

距骨截骨术也可能无法纠正外翻畸形。如果存在顽固性外翻畸形,跟骨延长截骨术可以在联合截骨术中或术后一段时间纠正畸形[10]。

距下关节融合术

距下关节融合术可用于治疗轻度距舟退行性关节炎的失败患者。另外,由于联结的大小或内翻足畸形,无距舟退行性关节炎的罕见的跟距型跗骨联结患者的

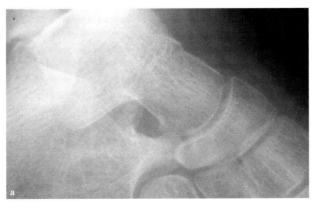
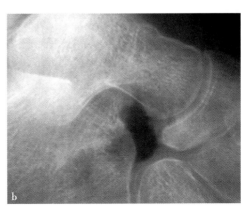

图 51.4　一个跟舟型跗骨联结的九岁患儿切除伸趾短肌的联结前后的斜位 X 线片前(a)和后(b)

手术成功率较低。

三关节融合术

三关节融合术可用于治疗持续性疼痛和畸形的失败切除患者,或三个关节(距下、跟骰的、距舟)中的任意关节有显著退行性疾病的有症状患者。这常见于老年患者。标准技术用于任何三重关节融合术,然后待石膏固定后逐渐开展负重和踝关节运动练习[6,8,11,12]。

改善关节运动

切除跗骨联合可改善孤立型跗骨联结患儿的距下关节和中跗关节的运动能力。

纠正畸形

随着跗骨联合的切除,有症状的孤立型跗骨联合患儿平板足得到改善,内侧纵弓得到修复。矫正集中型或多发型患儿的畸形需要通过联合集中处行截骨术[1,2]。截骨可用克氏针、钉书钉或螺丝固定。截骨术的联合通常发生在术后 6~8 周。有时候,需要通过 2 次截骨术纠正复杂的结构异常[1]。

治疗时考虑的因素

症状程度

中度症状患儿开始用鞋纠正治疗。那些症状更严重的患者则用短期石膏实验治疗,如果短腿石膏未能缓解患者症状,则用外科手术治疗。

跗骨联结的位置和类型

最初的影像学检查包括站立正位、侧位片和非负重斜位摄片。斜位片可见跟舟关节轴。侧位片常可见"蚁蚀样"的标志[3]。当蚁蚀样标志从跟骨延伸到舟骨,则代表僵化轴。侧位片很难看到跟距轴,整个结构可看做一个足外翻,一个 C 的标志和可能的距骨喙。由于三种标准 X 片很难看到距下型跗骨联结,除非使用 CT 扫描否则很难诊断距下型跗骨联结。因此,生理检查具有典型的跗骨联结,但 X 线平片为阴性,且有跗骨联合病史的孩子应进行详细的 CT 扫描以确诊距下型跗骨联合[11,13]。

尽管脚的 X 斜位片可确诊跟舟型跗骨联合,但也可能同时存在距下型跗骨联合,这需要 CT 扫描确诊。距下关节跗骨联合的确切位置应该在术前 CT 扫描中仔细确定以指导外科手术切除。

既然只有孤立型跗骨联合能被切除,那么当务之急是外科医生确诊孤立型跗骨联合。多发型跗骨联合并不是偶然现象[14],因此推荐所有的跗骨联合患者行 CT 扫描以确定 X 平片先前未发现细微的或小的跗骨联结的患者为孤立型跗骨联合。

跗骨联合的大小

当跗骨联合的面积增加时,切除距跟型跗骨联合的成功率下降。因此,应使用 wilde 或 comfort 的技术行 CT 扫描分析量化跗骨联结的前部面积、中部面积和后部面积以及跗骨联合面积[6,7,15]。从这些数据,可以确定跗骨联合面积占关节总面积的比值。那些跗骨联合面积占关节总面积的比例低于 1/3 的患者具有更高的手术切除成功率(图 51.5a~c)。

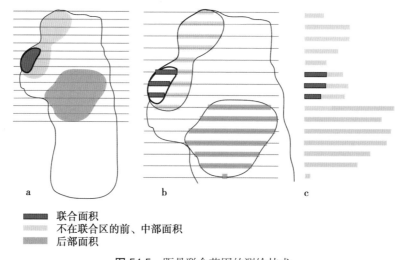

■ 联合面积
不在联合区的前、中部面积
后部面积

图 51.5 距骨联合范围的测绘技术

存在的退行性改变

当患者有显著退行性关节病如关节变窄、软骨下硬化和囊肿形成，手术切除成功率比较低，且融合术应作为第一选择。简单的距骨颈喙并不是退行性改变的标志，也常见于许多手术切除后效果不错的患者。

跗骨联结是鼓孤立的还是畸形综合征的一部分？

这有非常重要的区别，因为许多遗传综合征有其他器官系统的问题可能需要关注或研究。此外，如果将其作为整形外科先天性畸形的部分症状[15]，那么我们需要评估和考虑管理肢体不等长、成角畸形和关节稳定性的问题。

推荐的治疗方案

跗骨联结的推荐治疗大纲见表51.1。

表 51.1　跗骨联合的治疗大纲

适应证						
无症状的孤立型跗骨联合或集中型跗骨联合或多发性跗骨联合+跛行足	孤立型跗骨联合+轻微症状	孤立型跗骨联合+短期中度症状	跟舟型跗骨联合或跟距型跗骨联合且跗骨联合面积与关节面积的比值小于50%+石膏固定或矫形器不能缓解疼痛+长期症状	跟距型跗骨联合手术切除失败或跟距型跗骨联合且跗骨联合面积与关节面积的比值大于50%或仅距下关节存在退行性关节炎	跟距型跗骨联合手术切除失败或距下关节和中跗关节的退行性关节炎	具有畸形的集中型跗骨联合或多发型跗骨联合（非跛行足）
无需干预	鞋纠正	石膏固定3周后再用矫形器纠正	切除跗骨联合，并植入脂肪组织或肌肉	距下关节融合术	三关节融合术	经连接集中处行截骨术以纠正畸形，并使脚变成跛行足
治疗						

治疗建议的基本原理

为什么轻微症状患者选择非手术治疗？

这些患者显然仅需要微小干预以减轻症状，不值得冒手术治疗的风险。

为什么将轴切除术作为第一选择？

治疗的长期目标是缓解疼痛。通过切除该轴，脚的融合部分可进行一些运动，即使没有正常运动能力。这种运动能力的增长足以缓解疼痛；它也有希望降低今后患退行性骨关节病的风险。尽管继续进行关节融合可以缓解疼痛，但可能会导致踝关节，膝关节和脚关节的剩余部分出现早期退化性关节疾病。

为什么根据跟距型跗骨联结面积与关节面积的比值来决定选择切除还是融合？

结果清楚地表明，跟距型跗骨联结面积与关节面积的比值低于1/3的患者切除跟距轴后，有约80%得到良好或优良的结果。

为什么要插入组织到轴的切除区域？

这是为了防止骨表面再度形成骨性联结，并改善切除的效果。这就是为什么建议插入骨蜡和软组织

（如跟舟型轴使用的趾短伸肌和跟距型轴使用的脂肪）。

为什么手术切除前应行 CT 扫描确定有无跟舟型轴？

这是为了确保不在手术中切除跟距型轴；或者如果跟距轴足够大，那么患者更适合行关节融合术。

参考文献

1. Rebello G, Joseph B. The foot in multiple synostoses syndromes. *J Foot Ankle Surg* 2003; **9**: 19–24.

2. Rao BS, Joseph B. Varus and equinovarus deformities of the foot associated with tarsal coalition. *Foot* 1994; **4**: 95–9.

3. Vincent KA. Tarsal coalition and painful flatfoot. *J Am Acad Orthop Surg* 1998; **6**: 274–81.

4. Takakura Y, Sugimoto K, Tanaka Y, Tamai S. Symptomatic talocalcaneal coalition: Its clinical significance and treatment. *Clin Orthop Relat Res* 1991; **269**: 249–56.

5. Gonzalez P, Kumar SJ. Calcaneonavicular coalition treated by resection and interposition of the extensor digitorum brevis muscle. *J Bone Joint Surg Am* 1990; **72**: 71–7.

6. Clarke DM. Multiple tarsal coalitions in the same foot. *J Pediatr Orthop* 1997; **17**: 777–80.

7. Wilde PH, Torode IP, Dickens DR, Cole WG. Resection for symptomatic talocalcaneal coalition. *J Bone Joint Surg Br* 1994; **76**: 797–801.

8. Grogan DP, Holt GR, Ogden JA. Talocalcaneal coalition in patients who have fibular hemimelia or proximal femoral focal deficiency. *J Bone Joint Surg Am* 1994; **76**: 1363–70.

9. Mosier KM, Asher M. Tarsal coalitions and peroneal spastic flat foot. *J Bone Joint Surg Am* 1984; **66**: 976–84.

10. Mosca VS, Bevan WP. Talocalcaneal tarsal coalitions and the calcaneal lengthening osteotomy: The role of deformity correction. *J Bone Joint Surg Am* 2012; **94**: 1584–04.

11. Danielsson LG. Talo-calcaneal coalition treated with resection. *J Pediatr Orthop* 1987; **7**: 513–17.

12. Scranton Jr. PE. Treatment of symptomatic talocalcaneal coalition. *J Bone Joint Surg Am* 1987; **69**: 533–8.

13. Oestreich AE, Mize WA, Crawford AH, Morgan Jr. RC. The 'anteater nose': A direct sign of calcaneonavicular coalition on the lateral radiograph. *J Pediatr Orthop* 1987; **7**: 709–11.

14. Olney BW, Asher MA. Excision of symptomatic coalition of the middle facet of the talocalcaneal joint. *J Bone Joint Surg Am* 1987; **69**: 539–44.

15. Comfort TK, Johnson LO. Resection for symptomatic talocalcaneal coalition. *J Pediatr Orthop* 1998; **18**: 283–8.

52

肌肉挛缩

BENJAMIN JOSEPH

概述

肌肉挛缩可分为先天性或后天性。先天性肌肉挛缩常见于关节挛缩症（先天性多关节挛缩）和合并某些先天性异常，如先天性膝关节脱位、先天性髌骨脱位、先天性马蹄内翻足和先天性垂直距骨。后天性肌肉挛缩可能出现于一些瘫痪的情况，例如创伤后、烧伤后、肌肉注射后以及骨筋膜室综合征导致的肌肉缺血。

肌肉挛缩存在两种异常：肌肉可以有正常的结构和功能或肌肉可能部分或完全被纤维组织所替代。第一种情况见于麻痹性瘫痪，麻痹性瘫痪患儿的拮抗肌由于缺乏牵伸刺激，肌肉不能生长。第二种情况见于肌肉纤维化和由于纤维组织收缩，没有患儿生长所需要的牵伸，发展成挛缩。这些情况见于创伤后、烧伤后、肌肉注射后以及肌肉发生缺血后。肌肉的功能依赖于肌腹的损伤程度，而每一种情况的损伤程度都是不同的。

小儿矫形外科工作中所遇到的每一种肌肉挛缩的处理超出了本章节的范围，本章仅对三种挛缩进行较详细的讨论。希望这些实例对于临床决策会有足够的启发。这三种情况是股四头肌挛缩、臀大肌挛缩以及前臂缺血性挛缩。发生于麻痹性瘫痪的肌肉挛缩和见于先天性膝关节脱位的挛缩以及先天性和习惯性髌骨脱位而挛缩在相关章节中进行讨论。

肌肉挛缩的后果和要处理的问题

关节活动受限

由于关节活动受限所导致的功能残疾依据受累的

关节，受累的肌肉不同和患者的功能需求不同而不同。例如，试想一下肘关节伸直减少30°，膝关节屈曲减少30°和膝关节伸直减少30°会是什么情况。这种程度的肘关节伸直受限不会引起明显的残疾，尽管有伸直受限，实际上几乎所有的日常生活活动都能很轻易地完成。这种程度的膝关节屈曲受限在大多数社会中不会带来任何问题，而对于那些需要做下蹲动作的社会来说会有不便。最后，每一个有膝关节30°伸直受限的患者都会出现明显的残疾，有这种畸形就不可能站直。非常明显，不同关节和不同人群的相同程度的畸形所带来的影响是迥然不同的。当我们计划治疗时要时刻记住这一点。

关节畸形

由肌肉挛缩造成的畸形可能会引起难看的外观，但在某些情况下不会导致功能残疾，如肩外展挛缩（图52.1）。但是，由肱三头肌挛缩或者股四头肌挛缩而造成的伸展挛缩会造成严重的功能受限，尽管肢体看上去并没有什么不好（图52.2）。

受累肌肉的功能

受累肌肉的功能取决于肌肉的内在情况。大多数先天性挛缩都有固有的肌肉无力。在肌肉损伤和被纤维组织替代的情况下，肌肉无力的程度与肌肉受损的面积成正比。注射引起的纤维化通常只是局限性的，并且只在肌腹的位置发生纤维化，因此，肌肉变得非常有力。在骨筋膜间室综合征可能有大面积的肌肉纤维化，因此肌肉的力量很差。

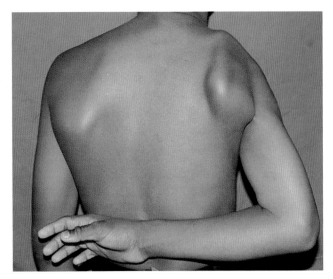

图 52.1 患有肩关节外展挛缩男孩的肩部外形。
肩关节内收时可见明显的肩胛骨突出

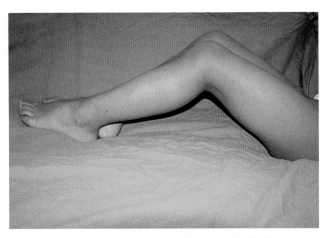

图 52.2 股四头肌挛缩患儿的大腿和小腿的外观。
肢体在外观上是正常的

治疗目标

- 改善关节活动度

  如果活动范围能够恢复到正常当然好,但如果是非常严重的挛缩要想恢复到正常会导致肌肉无力,这可能是不明智的。

- 矫正畸形

  大多数情况下松解挛缩的肌肉就能纠正关节畸形,但对于长期的畸形可能必须对挛缩的软组织做进一步的松解,如松解关节囊和韧带。

- 尽可能少地造成肌肉无力

  手术松解肌肉挛缩必定要做挛缩肌肉延长,这种方式手术不会使肌肉过度无力。为了达到这一目的,要尽可能多的保留正常肌肉组织,仅对那部分异常的肌肉进行延长。例如,注射引起的三角肌纤维化通常只影响一小部分纤维;这些纤维能够被找到并进行切断,保留大部分正常肌肉不会出现明显的肌肉无力。在某些情况下这可能并不可行,但只要有可能就应该这样做。

股四头肌挛缩

股四头肌挛缩可能出现在注射后纤维化、股骨开放性骨折和败血症后,也可出现在膝关节或者股骨远端。

处理的问题

无法使膝关节足够地弯曲获得舒适的坐姿

通常膝关节都是完全伸直的,因此患儿坐下时也只能保持伸膝位。

膝关节僵硬步态在摆动相的代偿机制使足获得活动空间

膝关节至少要有 30°的主动屈曲才能在步态的摆动相足趾不与地面碰触从而比较容易的完成跨步动作。如果股四头肌挛缩的患儿膝关节主动屈曲明显小于 30°,他只有靠对侧肢体的跳跃或患肢旋转环形动作才能使足趾不与地面碰撞。

术后伸膝无力和小腿伸肌无力

如果肌肉被延长太多或肌肉纤维松解得过多,肌肉的持续疲软状态将导致小腿伸肌无力,并且在上下楼梯时不能保持膝关节的稳定。

伤口愈合问题

一些股四头肌成形术的切口是直接采用前方入路暴露股四头肌和股骨干[1]。通常这些切口直接延伸到胫骨近端的前方以便更好地暴露膝关节。术后一旦膝关节屈曲,这些缝合线的张力就非常高[2]。会导致讨厌的伤口裂开,同时发生深部伤口感染的风险增加。

适应性骨改变

如果股四头肌挛缩发生得很早并且多年没有得到矫治,那么股骨髁的形状可能变扁。在童年早期进行挛缩松解对于防止股骨形态发生改变是非常重要的。

髌骨脱位

股外侧肌挛缩会导致习惯性髌骨脱位。该问题在第 31 章已经详细讨论。

治疗目标

● 充分地改善膝关节的屈曲范围以帮助就坐
　　治疗的目的是使膝关节屈曲至少达到 90°。这样才能使患儿舒服地坐在椅子上。但是,如果挛缩一开始就不是很严重,那么可能达到更大的屈曲角度,尤其是对于那些更喜欢下蹲动作的患儿更为重要。

● 改善步态模式
　　如果能屈曲 90°,倘若股四头肌的肌力不是太差,步态模式就能恢复正常。如果在摆动相膝关节屈曲超过 30°,那么膝关节僵硬步态的代偿机制就会消失。

● 避免手术后股四头肌无力
　　如果只松解短的有病变的肌纤维,保留正常的肌纤维不动,术后股四头肌力量减弱就能降到最低。这就要求我们了解受累肌肉的结构以及发生挛缩的部位。图 52.3a 描绘了股外侧肌纤维化的部位。图 52.3b 和 c 分别描绘了肌肉近端松解和远端松解的效果。远

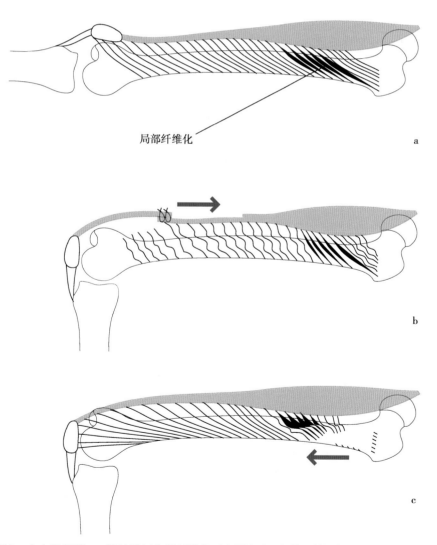

局部纤维化

a

b

c

图 52.3　在大腿近端 1/3 部的股四头肌纤维化示意图(a)。如做远端松解,所有股四头肌纤维都受到干扰并且出现肌无力(b)。行股四头肌近端松解只有很少的正常肌纤维受到干扰(c)

端松解使更多的正常肌肉纤维受干扰,因此作远端松解很可能发生股四头肌更加无力,在临床研究中也得到这种肯定的结果[3]。

如果挛缩很严重,膝关节屈曲小于30°,治疗目标以膝关节屈曲不超过90°才安全。如果手术时不加节制的松解,发生顽固性肌无力的风险明显增大。另一方面,如果挛缩不是特别严重并且术前屈曲就能达到60°,或许可以尝试纠正膝关节屈曲大于90°。

- 确保伤口愈合满意

一个没有张力的切口可能愈合得更加满意,明智的选择是在膝关节屈曲时不会产生张力的部位做切口。

- 预防适应性的骨改变

早期松解挛缩会防止适应性骨改变的发生。由于各种物理疗法对于已经形成的肌肉挛缩不起作用,因此对于发现一年以上的肌肉挛缩还坚持使用类似的干预方法是无效的。

治疗方法选择

克服挛缩的唯一方法就是手术,各种选择都是围绕手术的本质展开。

股四头肌成形术的方法

股四头肌远端松解

汤普森推荐在大腿远端1/3处行股四头肌松解[1]。该手术是在股直肌腱部进行Z形延长并做广泛的松解。肌肉的纤维化主要位于大腿远端1/3处,如继发于开放性的股骨髁部骨折或股骨远端干骺端的骨髓炎,都更适合做这种远端松解。在手术中,重要的是要识别髌骨的粘连,如果有粘连存在要进行松解并且要做关节内粘连的松解。由于膝关节前方的切口在膝关节屈曲时会形成张力,最好避免经髌骨旁的关节切开;用关节镜进行关节内粘连的松解似乎是合理的选择[4]。

股四头肌近端松解

从大腿近端松解股四头肌的技术在注射性纤维化中已有描述[3,5-7]。用这种方法治疗注射性纤维化的主要原因是因为注射部位在大腿的近端。选择近端松解术的第二个重要原因是由于近端松解术后发生伸肌无力的频率和严重程度明显低于远端松解术[3,6]。手术包括在股骨干近端1/3处进行股外侧肌松解,将股外侧肌和股中间肌向下推移,直到膝关节屈曲90°位(图52.4a~c)。

切口选择

外侧切口优于前方切口,其优点是切口位于股外侧肌肌腹的位置,而最常见的受累肌就是股外侧肌,并且在松解后屈曲膝时,缝线处没有太大的张力[2]。

治疗时考虑的因素

原发病的性质

注射性纤维化通常局限于注射部位周围。创伤性和感染性纤维化的范围要更大。

股四头肌挛缩的构成

正常情况下,大腿的注射部位都在大腿的近端或中1/3的前外侧或前方,因此纤维化累及最多的部位是股外侧肌和股中间肌。股内侧肌通常都能免遭纤维化。如果注射部位在大腿前部,股直肌也可能受累(图52.5)。开放性骨折或者骨髓炎引起股四头肌纤维化更多累及的是靠近骨周围的肌肉,累及骨骼部位的肌肉纤维化最为严重。

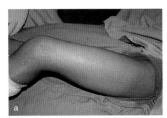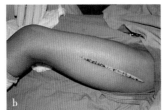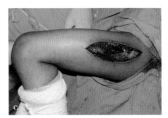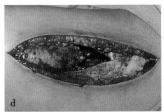

图52.4 注射性纤维化而导致股四头肌挛缩患儿的术前膝关节最大屈曲角度(a)。手术切口(b)和股四头肌近端松解膝关节活动屈曲改善的程度(c)以及肌肉松解程度(d)所见

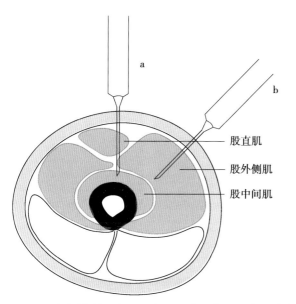

股直肌
股外侧肌
股中间肌

图 52.5 大腿横断面和股四头肌组成示意图。大腿前方注射可能导致股直肌和股中间肌挛缩（a）。在大腿前外侧注射可能导致股外侧肌挛缩，而股直肌能够幸免（b）

挛缩的严重程度

轻度的挛缩不足以导致任何残疾，可以忽略不管。但是，必须记住这样一种轻度的挛缩很少会引起父母的注意。任何股四头肌挛缩，只要膝关节屈曲不能达到 90° 就需要进行松解。

需要下蹲或是坐着跷二郎腿

对于来自下蹲动作不是很重要的社会团体的患儿，膝关节屈曲能达到 90° 的股四头肌挛缩就可以接受。但如果是来自必须下蹲社会团体的患儿，即使是能屈曲到 90° 的挛缩可能也要考虑手术。

推荐的治疗方案

推荐的治疗大纲见表 52.1。

臀大肌挛缩

臀大肌挛缩可由肌肉注射引起；但是，有些原因并不清楚[8,9]。与股四头肌挛缩不同，臀大肌挛缩通常不会严重到妨碍关节的完全屈曲，臀大肌挛缩很少引起主要的功能丧失，因此治疗臀大肌挛缩并不十分迫切。患儿表现为坐姿异常，需要髋关节外展才能坐下[8]。髋关节外展的程度反映出肌肉挛缩的严重程度（图 52.6a~d）。挛缩使髋关节屈曲受限而产生特殊的姿势，髋关节屈曲受限的程度随着髋关节处于不同的位置而有所不同，在认真的临床体查中都很容易发现（图 52.7a~d）。典型的，在髋关节内收内旋位时，髋关节的屈曲范围会减小，而当髋关节外展外旋位时，髋关节的屈曲范围会增大。

处理的问题

常见的问题是就坐时动作难看。如果挛缩很严重，患儿在狭小的座位就坐时可能就有困难。轻度的挛缩不会导致功能受限。

表 52.1 获得性股四头肌挛缩的治疗大纲

适应证			
任何原因 + 膝关节屈曲达到 90° + 不必要下蹲 ↓	注射性纤维化 + 严重挛缩（膝关节屈曲小于 60°） + 不管是否需要下蹲的社会需求 ↓	注射性纤维化 + 轻度到中度挛缩（膝关节屈曲在 60°~90°） + 需要下蹲 ↓	外伤或感染后的股四头肌挛缩（股骨远端骨折或感染） ↓
不需要干预	通过外侧切口的近端股四头肌成形术 + 以膝关节屈曲达到 90° 为目的	通过外侧切口的近端股四头肌成形术 + 以膝关节屈曲达到 110° 为目的	通过外侧切口的远端股四头肌成形术 + 关节镜下的关节内粘连松解 + 以膝关节屈曲达到 90° 为目的
治疗			

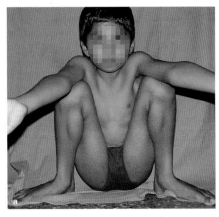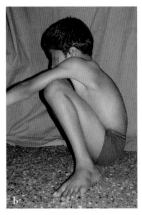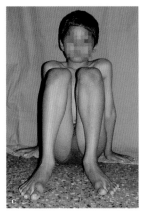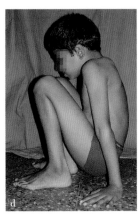

图 52.6 臀大肌挛缩的男孩,双侧膝关节并拢不能下蹲,要保持髋关节外展才能下蹲(a 和 b)。
当他双膝并拢下蹲时,其髋关节是伸直的向后倒,不得不用手支撑以防止向后摔倒(c 和 d)

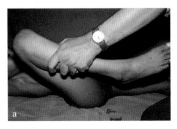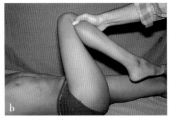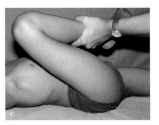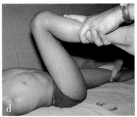

图 52.7 同一男孩认真体检发现当髋关节外展时屈曲范围增加(a),而髋关节内收时屈曲范围减少(b)。同样的,
当髋关节外旋时屈曲范围增加(c),而当髋关节内旋是屈曲范围减少(d)。这些都是臀大肌挛缩的特殊表现

治疗目标

- 使患儿在狭窄的座位能坐下

治疗方法选择

　　两种治疗选择分别是:
- 干预。
- 臀大肌松解。

推荐的治疗方案

　　如果挛缩很严重,妨碍患儿在狭小的座位舒适地坐下,应当在肌肉的附着点进行松解。如果挛缩不是很严重,不影响患儿在狭小的座位坐下,治疗要暂缓保留。

前臂缺血性挛缩

　　前臂肌肉缺血性挛缩都来自于骨筋膜室综合征[6]。挛缩的严重程度与发生骨筋膜间室综合征后的筋膜开始减压的程度和时间有直接关系。

　　由于缺血累及筋膜间室中的所有组织,除了损伤肌肉外,通过该筋膜间室内的神经也受到累及。因此,可见不同程度的运动和感觉神经受损,而且运动神经瘫痪会使已经遭受缺血坏死的肌肉出现进一步的损害。

　　前臂骨筋膜间室综合征主要累及屈肌间室,但一些严重病例也可能影响伸肌间室。Tsuge[10]根据挛缩及受累肌肉的严重程度对前臂缺血性挛缩进行分类(图 52.8a~c 和表 52.2)。轻度的或局限性的仅累及指深屈肌。中度病例的指深屈肌、拇长屈肌和所有的浅层屈肌都有挛缩。严重病例的所有深、浅屈肌和一部分伸肌都受累。

处理的问题

前臂屈肌挛缩

　　屈肌挛缩会表现出特征性的肌腱固定征,当腕关节屈曲时,手指的屈曲畸形会部分或完全被纠正,当腕关节伸直时,屈指畸形会加重(图 52.9a 和 b)。受影响最重的是指深屈肌和拇长屈肌,这两块肌肉都位于屈肌间室的深部。

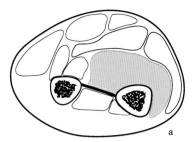

轻度

部分指深屈肌受累

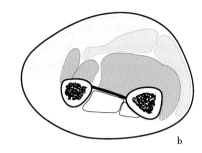

中度

指深屈肌及拇长屈肌严重受影响
部分指浅屈肌和其他浅屈肌受累

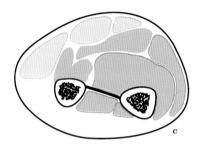

严重

所有的屈肌受影响。深伸肌也受影响

图52.8 前臂和肌肉横断面示意图：轻度肌肉挛缩（a）、中度挛缩（b）和重度肌肉缺血性挛缩（c）

表52.2　前臂缺血性挛缩的分类

严重程度	受累肌肉	畸形	感觉障碍	内在肌瘫痪
轻度（局限性）	指深屈肌	手指：2~3个手指的屈曲畸形（通常是中指或环指） 拇指：无影响 腕关节：无影响	没有任何感觉障碍或有轻度的感觉迟钝	没有或很轻
中度（典型）	指深屈肌 拇长屈肌 + 部分指浅屈肌，尺侧腕屈肌，桡侧腕屈肌	手指：所有手指的屈曲畸形或呈爪形手畸形（如果有手内在肌瘫痪） 拇指：屈曲和内收 腕关节：屈曲畸形	内侧和尺侧感觉缺失	常有手内在肌瘫痪
重度	所有的屈肌 + 部分伸肌	手指：所有手指的爪形手畸形 拇指：屈曲和内收 腕关节：严重的屈曲畸形	内侧和尺侧感觉缺失	肯定有手内在肌瘫痪

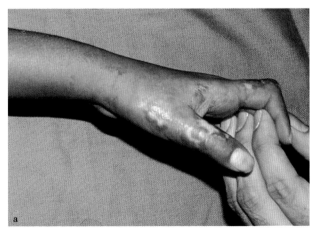
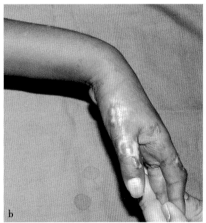

图52.9 前臂肌肉缺血性挛缩患儿的肌腱固定征所见。腕关节伸直时手指的屈曲畸形加重（a），腕关节屈曲时手指的屈曲畸形减轻（b）

手掌相应的感觉丧失

由于正中神经和尺神经发生缺血,受其支配的区域的感觉受累。感觉丧失可能从感觉减退到麻木不等。前臂也可能有一些感觉丧失,如果需要用系列石膏治疗的话,这些部位发生石膏压疮的风险增加。

运动无力

骨间前神经最常受到影响,中度和重度病例的正中神经和尺神经会受影响。因此,这些神经支配的肌肉会出现无力或瘫痪。瘫痪的程度,很大程度上决定了功能的情况,也可以作为各种手术重建功能的估计。

软组织瘢痕

皮肤和筋膜也可能留下严重的瘢痕,这可能与手术方式的选择有关。

血供受损

所有继发于骨筋膜间室综合征的前臂挛缩的患儿,虽然有一些侧支循环的建立恢复,桡骨和尺骨的血供可能还不正常,在做截骨手术时可能会影响骨愈合。

治疗目标

- 改善手功能

对于前臂缺血性肌挛缩患儿,治疗的主要目标是改善手的功能。这在大多数情况下应该是可行的,尽管畸形的性质看上去很严重[11-14]。

- 改善手和腕的外观

大多数情况下,第二个目标是改善前臂,腕和手的外观。在少数情况下,功能根本不可能改善,改善外观就成了唯一的目标。

治疗方法选择

任何尝试去改善功能的措施包括处理瘫痪和减轻挛缩。本章不包括处理瘫痪的选择,这一部分将另外讨论(见第60章),这里只讨论纠正挛缩的选择。大多数外科医生首先处理挛缩,然后过段时间后再尝试重建手术来处理瘫痪。

系列石膏

如果畸形很轻和严重的畸形已行手术部分纠正畸形后,用系列石膏可能纠正腕部和手指畸形。这种纠正畸形的方法主要是用于畸形变为慢性之前。

梗死肌肉切除

Seddon[14]已经描述过一种切除肌腹坏死部分的手术(他称之为"肌肉梗死")。未受影响的肌肉纤维在手术后通常会拉伸,并且畸形可能得到改善。

屈肌旋前肌起点下移

Page[15]已经描述过从肱骨内上髁和尺骨近端的屈肌起点进行松解,来缓解中度的屈肌挛缩。而对于严重的病例,还要对附着于尺骨干与桡骨干的肌肉做广泛的松解[10]。

前臂屈肌腱延长

为了减轻手的屈曲畸形,有些肌腱需要在前臂远端三分之一处进行延长。除了手术时间长,术后在已经是瘢痕和纤维化的肌腱床可能发生粘连。

用外固定器逐渐撑开

借助于外固定器的帮助,可以将挛缩逐渐撑开。如果在此之前做了正中神经和尺神经的松解,这些神经在被拉长时就不会受到神经周围纤维组织的粘连栓系而有神经进一步损伤的风险。这些神经可能有恢复的机会。

腕骨切除

如果挛缩严重,只做挛缩肌肉的松解来纠正腕和手的畸形,有时可能是很困难的。在这种情况下,骨短缩也是一种选择。通过切除一排腕骨,可以获得中度缩短。该方法只留在非常严重的病例才用,因

为手术后腕关节的功能可能变差,而且可能会有腕部疼痛。但是,如果已经有行腕关节融合的计划来处理腕部的瘫痪和畸形,那么切除一排腕骨将有利于矫正畸形和挛缩屈肌腱的放松,从而减轻手指的畸形。

桡骨和尺骨缩短

缩短骨骼的另一个选择是缩短桡骨和尺骨。骨缩短后需要用合适的稳定的内固定。如果考虑用这种方法,必须要牢记:由于这些骨的血供减少,在截骨部位有潜在的骨延迟愈合的风险。

治疗时考虑的因素

挛缩的严重性

肌肉松解的范围主要取决于挛缩的严重程度。轻度挛缩只影响 2 个或 3 个手指,用比较简单的手术就可以获得有效地治疗,而更严重的挛缩需要更复杂的手术去克服挛缩和处理相应的肌肉瘫痪。

缺血损伤后的时间

肌肉缺血发生后,肌腹上没血管的部位就会发生坏死,而且这些肌肉坏死会逐渐被纤维组织所替代。如果这些坏死的肌肉组织在形成纤维组织之前被切除,挛缩的程度可能降到最低。一旦纤维组织形成,随着瘢痕成熟而发生收缩。在缺血发生后的 6 个月内肌肉挛缩就会形成。如果有大范围的肌肉坏死,通过间室内的神经就会被周围的纤维瘢痕包裹和压迫,从而削弱了神经恢复的机会。在骨筋膜室综合征发生后的头 6 个月里,由于挛缩正在进展,努力使挛缩降到最低可能是有益的。

推荐的治疗方案

前臂缺血性挛缩的治疗大纲见表 52.3。

表 52.3　前臂缺血性挛缩的治疗大纲

指征						
进展性的挛缩 + 轻度	进展性的挛缩 + 中度	进展性的挛缩 + 重度	确诊缺血性挛缩 轻度 + 2 个手指受累	确诊缺血性挛缩 轻度 + 3 或 4 个手指受累	确诊缺血性挛缩 中度	确诊缺血性挛缩 重度
系列石膏和夹板固定	肌肉梗死切除 + 拉伸, 石膏, 夹板	肌肉梗死切除 + 正中神经和尺神经松解 + 拉伸, 石膏, 夹板	在前臂远端 1/3 处行屈指肌腱延长	从肱骨和尺骨处的肌肉起点下移	从肱骨、尺骨和桡骨处的肌肉起点下移	纤维化肌肉切除 + 正中神经和尺神经松解 ± 外固定器撑开 或 近排腕骨切除和腕关节融合
治疗						

参考文献

1. Thompson TC. Quadricepsplasty. *Annals of Surgery* 1945; **121**: 751–4.
2. Fiogbe MA, Gbenou AS, Magnidet ER, Biaou O. Distal quadricepsplasty in children: 88 cases of retractile fibrosis following intramuscular injections treated in Benin. *Orthop Traumatol Surg Res* 2013; **99**: 817–22.
3. Jackson AM, Hutton PA. Injection-induced contractures of the quadriceps in childhood: A comparison of proximal release and distal quadricepsplasty. *J Bone Joint Surg Br* 1985; **67**: 97–102.
4. Steinfeld R, Torchia ME. Arthroscopically assisted percutaneous quadricepsplasty: A case report and description of a new technique. *Arthroscopy* 1998; **14**: 212–4.
5. Bellemans J, Steenwerckx A, Brabants K, Victor J, Lammens J, Fabry G. The Judet quadricepsplasty: A retrospective analysis of 16 cases. *Acta Orthop Belg* 1996; **62**: 79–82.
6. Burnei G, Neagoe P, Margineanu BA, Dan D, Burcur PO. Treatment of severe iatrogenic quadriceps retraction in children. *J Pediatr Orthop B* 2004; **13**: 254–8.
7. Sengupta S. Pathogenesis of infantile quadriceps fibrosis and its correction by proximal release. *J Pediatr Orthop* 1985; **5**: 187–91.
8. Shen YS. Abduction contracture of the hip in children. *J Bone Joint Surg Br* 1975; **57**: 463–5.
9. Chen CK, Yeh L, Chang WN, Pan HB, Yang CF. MRI diagnosis of contracture of the gluteus maximus muscle. *AJR Am J Roentgenol* 2006; **187**: W169–74.
10. Tsuge K. Treatment of established Volkmann's contracture. In: Green DP (ed.). *Operative Hand Surgery* New York: Churchill Livingstone, 1993: 592–603.
11. Sharma P, Swamy MK. Results of the Max Page muscle sliding operation for the treatment of Volkmann's ischemic contracture of the forearm. *J Orthop Traumatol* 2012; **13**: 189–96.
12. Stevanovic M, Sharpe F. Management of established Volkmann's contracture of the forearm in children. *Hand Clin* 2006; **22**: 99–111.
13. Ultee J, Hovius SE. Functional results after treatment of Volkmann's ischemic contracture: A long-term follow-up study. *Clin Orthop Relat Res* 2005; **431**: 42–9.
14. Seddon HJ. Volkmann's contracture: Treatment by excision of the infarct. *J Bone Joint Surg Br* 1956; **38**: 152–74.
15. Page CM. An operation for the relief of flexion-contracture in the forearm. *J Bone Joint Surg Am* 1923; **5**: 233–4.

第六篇

瘫痪

53

下运动神经瘫痪的基本治疗原则

BENJAMIN JOSEPH

概述

儿童静态麻痹可能是由于中枢神经系统疾病（如脊柱裂和脊髓灰质炎）或周围神经系统疾病（如产科臂丛神经麻痹和周围神经损伤）引起的。

进行性麻痹可能发生在肌营养不良和遗传性运动神经疾病。

尽管处理原则取决于麻痹是否是静态或进行性的以及是否与感觉丧失有关，但一些基本的处理原则是可以应用于这些情况。

处理的问题

功能丧失

麻痹最明显的表现是由于肌肉无力导致的功能的丧失。下肢的肌肉瘫痪影响运动，相对应的上肢是影响日常生活的活动。

肌肉不平衡

如果相对应的拮抗的一组肌肉没有受影响或轻微的影响，那么联合作用于关节的一组肌肉的麻痹能导致肌肉的不平衡。肌肉的不平衡接下来能导致畸形和关节的不稳定。

畸形

在麻痹情况下关节畸形的主要原因是肌肉不平衡，尽管麻痹的肢体也可能出现姿势性畸形（图 53.1）。在成长的儿童，单纯的矫正瘫痪的畸形是不够的，潜在的肌肉不平衡必须被矫正否则畸形很可能会复发。

关节不稳定

作用于一个关节的所有肌肉瘫痪将使得关节强直和失去各个方向活动能力，当一组肌肉的瘫痪将可能会导致在一个方向的功能丧失。

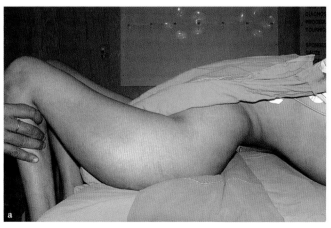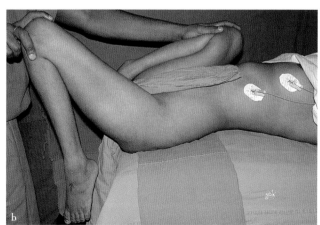

图 53.1　严重的脊髓灰质炎患儿早期未给予治疗，到青少年期发生的
严重的髋关节（a）和膝关节（b）屈曲畸形。这些主要是姿势畸形

肢体不等长

如果肢体麻痹发生在幼年的儿童,将产生肢体不等长。在上肢单侧的短缩可能不会产生什么严重的后果,但如果发生在下肢,是可能需要处理的。

治疗目标

- 如果可能的话,恢复肌肉力量
- 纠正肌肉不平衡
- 防止畸形和如果畸形已经发生纠正畸形
- 恢复关节的稳定性
- 处理下肢长度的不等长

需要强调的是有时不大可能完成所有的目标。很重要的是注意到在某些情况下,留下某些问题不纠正是很明智的。例如,有些畸形是实际上有益的(见第55章),或一些轻微程度的短缩可能实际上有益于在步态摆动期瘫痪肢体的回位。相似的,如果有髋关节半脱位的趋势时,一些短缩可能增加在儿童站立时髋臼对股骨头的覆盖率。

治疗方法选择

恢复肌肉力量

失神经支配肌肉的恢复

通过恢复瘫痪肌肉的神经支配来实际上恢复肌肉的力量是最好的解决方案。这个可能发生在这样的情况下(例如修复被切断的神经或使用肋神经来恢复肌皮神经的神经支配来重建麻痹屈肘肌的功能)。然而,在绝大多数的瘫痪情况下这些是不大可能的。

肌腱转位

接下来最好的选择是肌腱转位。在如下条件被满足的情况下肌腱转位是可被考虑的:被选择来转位的肌肉有正常的肌力(MRC V级);肌腱转位不会产生继发性的畸形。

如果转位可能产生继发性的关节不稳定,那就应该在肌腱转位的同时纠正新的不稳定。

完全的肌肉转位

完全的肌肉转位同时合并神经血管蒂是恢复肌肉力量的另外一种方法。然而,进行这一方法的适应证是很有限的。

纠正肌肉不平衡

肌肉不平衡必须纠正,即使可以在不重新平衡肌肉力量的情况下纠正畸形,以防止由肌肉不平衡对近端关节的影响而导致畸形复发(图53.2)。肌肉不平衡可以通过加强较弱的肌肉群或减弱较强的肌肉群来恢复。

加强较弱的肌肉群

加强较弱的肌肉群能通过肌腱转位来达到。事实上是转位肌肉的力量将会下降一个等级,这是在设计肌肉转位手术时应该被注意的。

减弱较强的肌肉群

当肌腱转位被完成后,使较强的肌肉群力量减弱,因为较强的肌肉侧的力量被转位肌肉移走了。

在肌腱转位无法进行时,减弱较强的肌肉群可以通过肌腱切断术,肌腱延长术或肌肉滑行术来完成。肌腱切断术是完全去除肌肉的功能,但后两者是通过减少静息肌纤维的长度来减弱肌肉力量。Starling定律(1914)陈述肌肉收缩力是与其静息肌纤维长度呈比例的。

预防畸形

如果肌肉平衡在瘫痪发生不久后就能恢复,畸形将可能被预防。

矫正畸形

松解挛缩的肌腱是矫正麻痹畸形的第一步。这个包括简单的肌腱切断术、肌内肌腱延长术、Z形肌腱延长或肌腱转位(图53.3)。如果挛缩肌腱的畸形的力量能够通过肌腱转位转变为正确的力量,那么这将是首选的术式。这里肌腱应当尽量在靠近附着点处分离以在转位锚定后提供尽可能大的力量。

Z形肌腱延长术是最常见的被选择的矫正麻痹肌腱的术式。当纠正双平面畸形时,Z形的方向选择是应该被重点考虑的(例如,当纠正马蹄内翻足畸形时,长轴的Z形切断应该是在矢状面上并且远端时应该切内侧面,但当矫正马蹄外翻足畸形是远端时应该切外侧面,见第3章)。如果在将来有肌腱转位的可能性的需要,肌内肌腱延长术是优于Z形延长术,因为留下了健康的没有伤痕的肌腱来给以后的转位用。

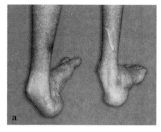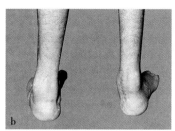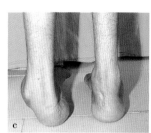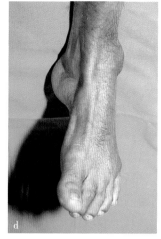

图 53.2　一个青少年马蹄内翻足畸形的左足（a）通过三关节融合术矫正（b）。由于在关节融合术时肌肉不平衡未得到纠正，10 年后逐渐发展为足内翻畸形（c 和 d）

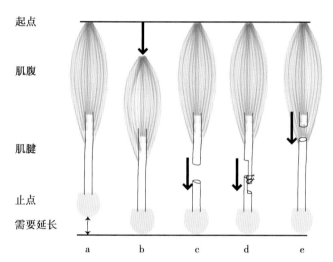

图 53.3　图示各种挛缩肌肉 – 肌腱单位被延长（a）：包括肌肉滑行延长（b）、肌腱切断术（c）、Z 形延长术（d）和肌内肌腱延长术（e）

如果选择进行肌腱切断术，那么就应该选择在最易进入的部位进行。

在更长期的情况下，除了行挛缩肌腱的松解，关节囊切开术也可作为矫正畸形的术式。如果畸形严重，除了软组织松解，也要进行骨骼的手术。骨骼手术的目的是有效地短缩骨骼来放松挛缩的软组织，从而纠正畸形。这个经常需要邻近关节的矫形截骨术。总的来说，闭合楔形截骨术是用来短缩骨折的好的选择。在一些情况下，短缩骨骼是通过截除一段骨骼或甚至整个骨骼（例如 talectomy 术来纠正足部畸形，见第 3 章）来完成的。

稳定关节

动态稳定

对于纠正关节的不稳最好的手术选择在单一方向上是肌腱转位。当在两个方向有不稳定存在时，肌腱转位也可用于恢复稳定（例如当踝关节背屈肌和足外翻瘫痪时，在矢状面和冠状面上有不稳定）。然而肌腱转位对于多平面的不稳定的纠正是没有用的。

静态稳定

一个适当的矫形器能够在外部上稳定关节，可以被认为在一个或多个方向上起作用。总的说来，矫形稳定应被视为一个临时的选择，直到获得一个长久的解决方案。这个对于那些年龄太小、肌腱转位后医从性太差的儿童来说特别有用。尽可能在骨骼成熟之前找到更好的替代方案。

在单方向上的不稳定的静态稳定可通过肌腱固定来完成（例如 Westin 跟骨肌腱固定）或骨块手术（例如踝关节的后方骨块来纠正足下垂）（见第 56 章）。关节融合术是适应于手术治疗来处理多关节的不稳定。

如果脚底感觉丧失，应避免足关节融合，因为是关节融合使足固定，即使足跖行发生神经性足底溃疡的风险也大得多。

瘫痪关节的不稳定可以通过如下改进：
- 重新调整关节运动轴（例如，股骨髁上延长截骨术来恢复在股四头肌瘫痪中膝关节的稳定性，见第 55 章）。

- 改变肌肉运动作用的方向（例如，侧方移位跟骨截骨来矫正踝关节的内翻不稳定，见第 56 章）。
- 改变关节表面之间的关系（例如，股骨近段内翻截骨来改进髋关节的稳定性，见第 25、26 和 27 章）。

这些三种改善麻痹性不稳定的方法能够在各自附近的关节行截骨术。

肢体长度均衡

通常在麻痹的情况下上肢是不需要行肢体长度的均衡的。

在下肢肢体长度差异的处理方法选择有：
- 有目的的避免均衡肢体长度。
- 增高鞋。
- 短缩长的肢体。
- 延长短的肢体。

选择最好的肢体均衡方案的原则在肢体长度不等的管理中有强调（见第 42、43 和 44 章）。

推荐的治疗方案和治疗选择的基本原理

在下运动神经元麻痹的患者中，适当的肌腱转位可以恢复肌肉力量，肌肉平衡和关节稳定性，也能纠正动态畸形。在瘫痪肢体上的任何其他手术不能解决所有的缺陷（表 53.1），因此，无论什么情况下，

肌腱转位是首选的选择。如果肌腱转位不能实现，应考虑关节以外的不会导致永久性的关节僵硬的方式。当这两种方式都不可行时，关节融合术是唯一的选择。

表 53.1　治疗肢体麻痹的要点

术式	完成每一手术所能治疗的麻痹肢体的目标			
	重建肌肉力量	重建肌肉平衡	重建关节稳定性	纠正关节畸形
肌腱转位	能	能	能	能（是动态而不是固定的）
肌腱固定术	不能	不能	能	能
肌腱延长	不能	能	不能	能
肌腱切断术	不能	能	不能	能
关节固定术	不能	不能	能	能
截骨术	不能	不能	能	能
骨限制手术	不能	不能	能	不能

参考文献

1. Maynard MJ, Weiner LS, Burke SW. Neuropathic ulceration in patients with myelodysplasia. *J Pediatr Orthop* 1992; **12**: 786–8.

54

麻痹性髋关节

BENJAMIN JOSEPH

概述

髋关节周围的肌肉麻痹发生在脊柱裂和骶骨发育不全,继发于脊髓损伤,脊髓灰质炎和某种形式的肌营养不良后。双侧髋关节的所有肌肉麻痹将会无法独立行走,当髋关节单独的肌肉发生麻痹将产生特定问题的行走步态和髋关节不稳定。

处理的问题

功能的丧失

作用于髋关节的肌肉完全瘫痪导致连枷髋。髋关节的屈肌麻痹导致行走时难以向前推进肢体。髋外展肌麻痹导致 Trendeleburg 步态,当髋关节伸肌麻痹导致典型的步态,患者向后倾斜伴有夸张的腰椎前突。

肌肉不平衡

当一个肌肉群出现瘫痪而其拮抗肌幸免时,导致肌肉不平衡。

畸形

畸形产生于一组肌肉的不平衡或重力和姿势的影响。在髋关节所导致的畸形包括屈曲、内收和内旋或外展和外旋的瘫痪。少见的是髋关节的伸展畸形。髋关节的内收和内旋畸形易导致麻痹性髋关节脱位。髋关节的外展能导致骨盆倾斜和导致相反的髋关节脱位。

关节不稳定

当髋关节外展肌和伸肌瘫痪时而屈肌和内收肌保持功能时,关节不稳定是很常见的。

治疗目标

- 恢复肌肉力量

  髋关节区域进行的肌腱转位术是很少的,因此恢复肌肉的力量常常是不可能的。但试图改善髋关节的外展和伸肌功能有可能可以尝试。
- 纠正畸形

  髋关节的畸形可能累及髋关节的动态功能并且影响髋关节的稳定性,因此,这些畸形必须被纠正。意识到有些畸形事实上是有益的是很重要的。例如,轻微程度的外展畸形能避免 Trendelenburg 步态,甚至在臀中肌和臀小肌麻痹的情况下。
- 恢复关节稳定性

  麻痹性髋关节不稳应当被纠正(见第 25、26 和27 章),因为一个或两个髋关节脱位会对下床行走产生不利的影响,单侧髋关节脱位会影响坐姿平衡。

治疗方法选择

恢复肌肉力量

髂腰肌和腹外斜肌在一定程度上成功地增强了髋关节外展的力量(图 54.1)。

两种髂腰肌转位的技术是 Mustard 横向转位[1]和Sharrard 后外侧转位[2](图 54.2)。后者的技术设计希望肌腱转位能够同时起到外展肌和髋关节伸肌的作用

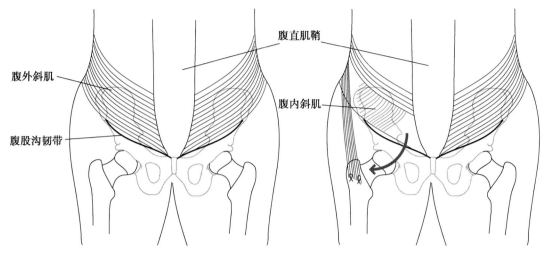

图 54.1　图示腹外斜肌转位恢复髋外展肌力量技术

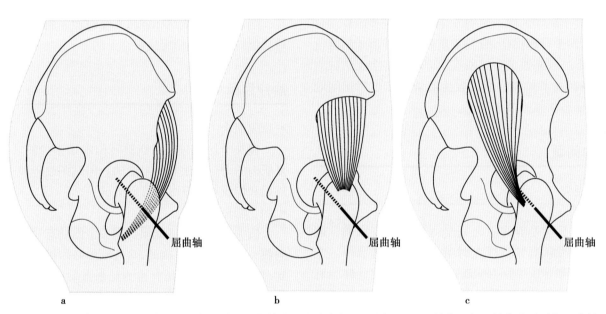

图 54.2　展示髂腰肌腱在正常位置上与髋关节屈曲轴线的关系（a）。证明当 Mustard 转位进行后转位的肌腱与这个轴线在一条线上，因此能够作为纯粹的外展肌不管在髋关节屈曲或伸直位时（b）。展示了 Sharrard 髂腰肌转位处理髋关节伸和外展肌瘫痪（c）

但这个很少能实现。肌腱转位后对外展肌功能的评估显示，部分转移最多只能起到肌腱固定的作用而不能达到外展的目的[3]。

竖脊肌转位处理臀大肌麻痹改善了蹒跚步态[4]但很少能完全恢复伸展的力量（图 54.3）。

矫正畸形

轻微的或中等的畸形可通过松解挛缩的软组织来治疗。然而，更严重程度的畸形需行转子下截骨术。在手术时决定来松解什么结构。结构的松解是按照连续的方式从深筋膜和最浅表的肌肉到深在的肌肉到最后所有髋关节的关节囊。通过松解的步骤来评估畸形，所以松解每一个结构的作用都很明显。松解所有软组织后的残余畸形应当通过适当的转子下截骨内固定术被矫正。

恢复关节的稳定性

恢复髋关节的稳定性必须矫正带来不稳定的畸形，矫正肌肉不平衡和处理相适应的骨的改变（见第 25、26 和 27 章）。

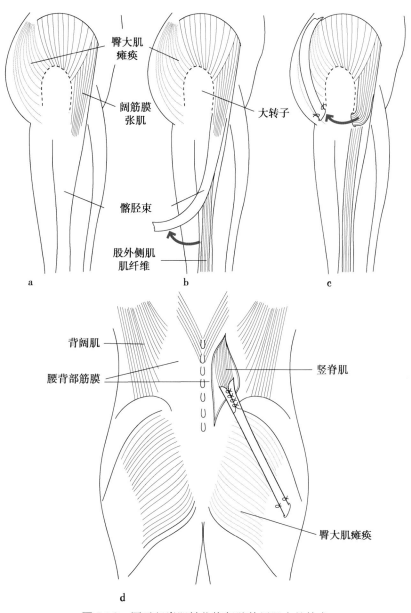

图 54.3　图示竖脊肌转位恢复髋伸展肌力的技术

治疗时考虑的因素

髋和膝关节预先存在的肌肉力量

髋关节周围的肌肉力量

当计划行肌腱转位术处理髋外展麻痹时需要考虑的一个重要的因素是预先存在的肌肉力量。通过肌腱转位来改善髋关节外展很少能真正成功的确实的力量增加。通常可以预见的是能增加的外展肌力是 MRC 分级 Ⅰ 级。因此如果目标是矫正 Trendeleburg 跛行,手术前臀中肌 Ⅱ 级肌力是基本的要求（图 54.4 ）。

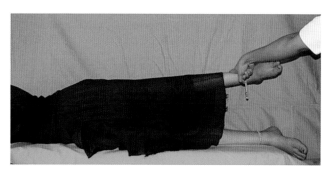

图 54.4　在这个脊髓灰质炎后肌肉无力的女孩,髋外展肌力为 Ⅱ 级。在 Mustard 髂腰肌腱转位术后髋关节的外展肌力增加到 Ⅲ 级

膝关节周围的肌肉力量

为克服 Trendelenburg 步态而进行肌腱转位的指征限于具有正常股四头肌功能且能很好的独立行走的儿童来说是有限的。如果目标是帮助患有髋关节麻痹性脱位的患儿恢复髋关节的稳定性，即使不满足这些先决条件，也可考虑肌腱转移[5]。

畸形对行走状态和髋关节稳定的影响

髋关节轻微程度的畸形是不需要治疗的。然而，如果畸形严重到影响走路的能力，这个是必须矫正的。任何影响髋关节稳定性的畸形是必须被矫正的。另一方面，髋关节轻微的外展畸形可以提供部分对于髋关节的稳定性和防止 Trendeleburg 步态甚至在臀中肌完全瘫痪的情况下，因此这个是不应该被矫正的。

推荐的治疗方案

麻痹性髋关节的治疗大纲见表 54.1。

表 54.1　麻痹性髋关节的治疗大纲

适应证			
臀中肌 II 级肌力 + 股四头肌功能正常（IV / V 级）- 对于步行的良好预期	臀小肌麻痹 - 严重的蹒跚步态	妨碍行走或影响髋关节稳定性的固定畸形	臀肌瘫痪合并肌力不平衡（强大的屈肌和内收肌） + 髋关节半脱位
Mustard 前外侧髂腰肌转位	竖脊肌转位	挛缩松解 ± 股骨转子下截骨	Mustard 前外侧髂腰肌转位
治疗			

治疗方法选择的依据

为什么 Mustard 转位优于 Sarrard 转位而且腹外斜肌转位能改善髋外展肌力？

文献中并没有强有力的证明指出那种转位能有效，因此能最简单被执行的一般是被选择的。因为髂腰肌肌肉和肌必须被自止点处切断来松解肌腱来恢复肌力平衡，进一步的前外侧转位将容易进行。

参考文献

1. Mustard WT. A follow-up study of iliopsoas transfer for hip instability. *J Bone Joint Surg Br* 1959; **41**: 289–98.

2. Sharrard WJ, Burke J. Iliopsoas transfer in the management of established dislocation and refractory progressive subluxation of the hip in cerebral palsy. *Int Orthop* 1982; **6**: 149–54.3.

3. Buisson JS, Hamblen DL. Electromyographic assessment of the transplanted ilio-psoas muscle in spina bifida cystica. *Dev Med Child Neurol Suppl* 1972; **27**: 29–33.

4. Cabaud HE, Westin GW, Connelly S. Tendon transfers in the paralytic hip. *J Bone Joint Surg Am* 1979; **61**: 1035–41.

5. Lorente Molto FJ, Martinez Garrido I. Retrospective review of L3 myelomeningocele in three age groups: Should posterolateral iliopsoas transfer still be indicated to stabilize the hip? *J Pediatr Orthop B* 2005; **14**: 177–84.

55

麻痹性膝关节

BENJAMIN JOSEPH

概述

作用于膝关节的肌肉麻痹可能：①单单局限于股四头肌；②累及单独的腘绳肌腱；③累及股四头肌和腘绳肌腱。尽管在步态的循环中腘绳肌腱在能量传递中发挥了重要的作用并且腘绳肌腱麻痹对步态产生很大的作用，如果股四头肌麻痹将产生更严重的残疾。单侧的股四头肌麻痹本身就是严重的问题，当双侧膝关节伸肌麻痹时，长期的独立行走的预期是差的。

处理的问题

功能丧失

腘绳肌腱麻痹导致膝关节屈曲活动的减弱。然而，因为膝关节在重力的作用下能够被动的屈曲，当行走时和坐下时，没有腘绳肌瘫痪治疗的需要。因此，只有股四头肌麻痹及其相关问题的治疗在这一章中被考虑。

股四头肌麻痹导致不能主动的伸直膝关节。

肌肉不平衡

孤立性的股四头肌麻痹导致膝关节的肌肉不平衡。

畸形

如果在股四头肌麻痹的儿童腘绳肌是有功能的，可能发生膝关节的屈曲畸形。在股四头肌麻痹的儿童同时也能看到膝反张。这个畸形并不是由肌力不平衡所产生，而是当在步态站立期的后半部分膝关节后方的推力所导致。当踝关节有马蹄足畸形时和当膝关节是连枷改变时，更有可能发展为反张的倾向。

关节不稳定

在股四头肌麻痹的所导致的结果中，膝关节不稳定是最致残的。股四头肌是对抗重力的肌肉，在行走时对于膝关节的稳定是起最重要的作用的。当在步态周期的单肢站立相时，当重心落在膝关节轴线后方时，主动有力的股四头肌收缩是防止膝关节屈曲所必不可少的。当股四头肌功能为肌力Ⅲ级（MRC）时就能够当行走在光滑的水平面上时在单肢周期时保持膝关节的稳定。然而，当行走在不平整的路面时，上下斜坡或楼梯时，膝关节很可能就需要儿童手扶大腿来行走（图 55.1）。

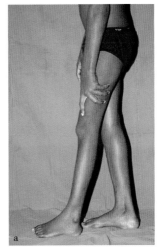
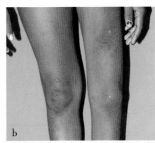

图 55.1 继发于脊髓灰质炎的股四头肌麻痹的儿童采取手扶大腿的行走步态（a）。大腿前方区域色素沉着和过度角化是采取这一步态大腿反复摩擦所导致（b）

治疗目标

- 恢复肌肉力量

  如果可能,必须恢复主动伸膝的能力。这个通过腘绳肌转位实现,但可能相对的减弱膝关节屈曲的能力。

- 预防和矫正畸形

  如果在股四头肌瘫痪时,轻微的膝关节屈曲畸形应当被矫正。较小程度的膝反张应当被保留而不矫正,如果有股四头肌瘫痪而严重的膝反张是必须被矫正的。

- 恢复稳定性

  到目前为止,当在步态的周期中,确保膝关节稳定性是最重要的目标。

治疗方法选择

恢复肌肉力量

伸膝力量的恢复可以通过腘绳肌腱转位实现;然而,并非所有的股四头肌麻痹的患者能够通过此转位替代。Schwartzmannn 和 Crego[1]确定了进行转位前必须满足的条件。首要条件是正常的腘绳肌、股三头肌和臀大肌肌力(V级)和不存在膝关节屈曲畸形和膝关节反张。如果这些条件满足,股二头肌和半腱肌腱可转位至髌骨(图 55.2)[2]。

矫正畸形

如前面所提到的,在任何股四头肌麻痹的患者即使是轻微的膝关节屈曲畸形必须被矫正。这是因为屈曲畸形的存在,负重线在膝关节运动轴的后方,这很难保持麻痹膝关节的稳定(图 55.3a 和 b)。矫正膝关节屈曲畸形的技术在第 13 章中讨论。另一方面,膝反张超过 15° 对于股四头肌麻痹的患者是有益的。如果膝反张时负重线位于膝关节运动轴的前方,这将稳定膝关节和防止膝关节屈曲(图 55.3c)。然而,过度的膝关节反张是应当被矫正的。

恢复关节稳定性

膝关节的稳定性可以通过腘绳肌腱转位达到动态的稳定,同时关节的稳定性可以通过使用矫形器或手术达到静态的稳定。股骨髁上截骨延长术可产生 10°的反张来达到恢复稳定性(图 55.3c)。然而,这些程序如果在骨骼未成熟的儿童上进行,截骨部位的重塑将可能产生膝关节的不稳定复发。因此这些手术适合留给骨骼成熟的儿童。

股四头肌麻痹的患者如果有固定的马蹄足畸形能够稳定膝关节。通过最初的足趾接触负重线转移至膝关节轴线的前方,这样膝关节将维持稳定(图 55.3d)。在这种情况下,完全的矫正马蹄足畸形将使膝关节不稳定。因此,如果股四头肌麻痹的儿童的严重的马蹄足被矫正,最好是留残余 10° ~15° 的马蹄足畸形不矫正。

一个落地式反应矫形器(FRO)(图 55.4a)或膝踝足矫形器(KAFO)合并膝关节锁(图 55.4b)可以用来稳定膝关节[3]。FRO 型有使膝关节在步态摆动相期不锁定和能在坐下时不需要操作膝关节锁就能允许膝关节屈曲的优势[4]。

治疗时考虑的因素

制定治疗计划时应考虑的因素包括患者的年龄,存在同一肢体的相关的髋、膝和踝关节畸形和所有肢体的髋、膝和踝关节肌力。

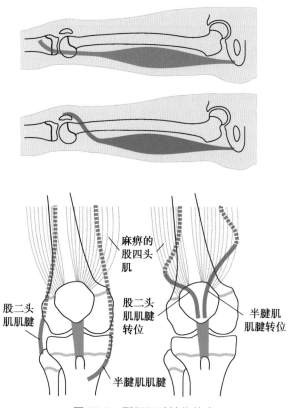

图 55.2 腘绳肌腱转位技术

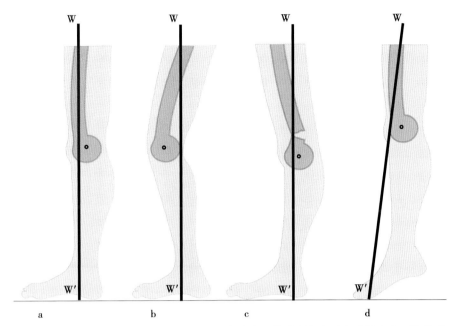

图 55.3 图示膝关节的运动轴（a）。如果膝关节屈曲畸形存在时负重线交位于膝关节轴线的后方（b）。如果股四头肌麻痹膝关节将难以保持稳定。当膝关节反张畸形存在时负重线将位于膝关节轴线的前方（c）。甚至在股四头肌麻痹的情况下仍能保持膝关节的稳定。相似的，股骨髁上截骨延长术有效的产生 10° ~15° 的反张畸形能够稳定麻痹的膝关节。马蹄足畸形在股四头肌麻痹的患者也能保持膝关节的稳定，通过确保负重线在膝关节轴线的前方（d）

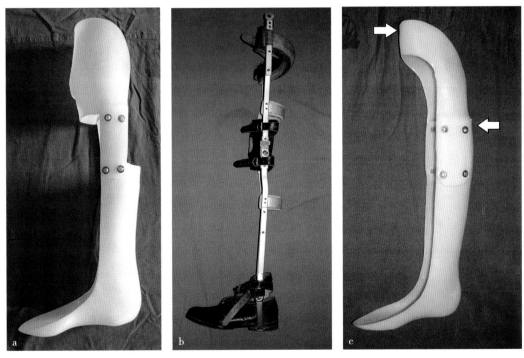

图 55.4 （a）落地式反应矫形器用于稳定膝关节麻痹。这个矫形器铸模为踝关节大约 10° 的跖屈。（b）膝踝足矫形器用于股四头肌麻痹。当患者直立时，膝关节在伸直位被锁定。（c）Lehneis 改进型落地式反应矫形器用于稳定膝关节麻痹和防止膝关节过伸。这一高髌上和腘窝调整力线（箭头）防止膝关节过伸（箭头）

患者的年龄

如前面所提到的,股骨髁上延长截骨术来恢复膝关节的稳定性不推荐于骨骼未成熟的儿童,因为有重塑趋势的考虑。相反的,一旦骨骼成熟,必须想尽一切方法来弃用矫形器。

髋、膝、踝畸形

腘绳肌转位不适用于有髋关节屈曲畸形的存在,如果存在,在腘绳肌转位术前髋关节屈曲畸形应当被矫正。相似的,在腘绳肌转位术前膝关节屈曲或反张畸形必须被矫正。

如果马蹄足畸形存在于踝关节,并且如果因为这个畸形的存在而膝关节保持稳定,就没有什么干预措施应当用于膝关节麻痹。然而,如果因为某种原因马蹄足需完全矫正是必不可少的时,股四头肌无力必须按概述中的处理。

落地式反应矫形器对于即使是轻微存在的膝关节屈曲畸形来说是无效的。因此至关重要的是在适用 FRO 前屈曲畸形应当被矫正。相似的,如果严重程度的膝反张存在时 FRO 是应避免使用的,因为矫形器通过施加延伸的作用力在膝关节来稳定膝关节,这样会加重畸形。然而,膝反张合并股四头肌无力能通过使用 Lehneis 改进型 FRO 来得到有效的控制(图 55.4c)。

膝关节预先存在的肌力

股四头肌肌力 II 级以下的患者是不推荐进行腘绳肌转位术的。这是因为如果股四头肌肌力从 0 或 I 级开始这种非相转移是不起作用的。因此股四头肌肌力非常弱的患者应该通过截骨或支撑来治疗。

髋关节的肌力

如果髋关节伸肌肌力为 V 级时腘绳肌转位是唯

一应当被考虑的。这是因为腘绳肌时继发于髋关节伸肌并且一旦被转位髋关节的伸直可以仅由臀大肌所带来。

对侧肢体的肌力

许多患者不能在双侧肢体使用 FRO 下行走,因此如果双侧膝关节是麻痹性需要支撑,传统的 KAFO 是需要使用在一侧肢体上的。总体说来锁定的 KAFO 所提供的稳定性是强于 FRO 的,前者是用在弱侧肢体的(图 55.5)。

推荐的治疗方案

股四头肌麻痹的治疗大纲见表 55.1。

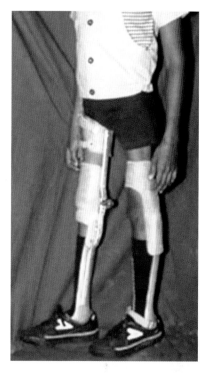

图 55.5 一个双侧膝关节麻痹的男孩佩戴落地式反应矫形器在一个肢体,佩戴膝踝足矫形器在弱侧的肢体

表 55.1 股四头肌瘫痪的治疗大纲

指征				
任何年龄： 股四头肌肌力 Ⅱ/Ⅲ级 + 臀大肌、股三头肌或腘绳肌肌力 Ⅴ级 + 没有膝、髋或踝关节畸形	骨骼成熟： 股四头肌肌力 0~Ⅲ级 + 臀大肌、股三头肌或腘绳肌肌力小于Ⅴ级 ± 膝关节屈曲畸形	骨骼不成熟： 股四头肌肌力 0~Ⅲ级 + 臀大肌、股三头肌或腘绳肌肌力小于Ⅴ级 + 膝关节屈曲畸	骨骼不成熟： 股四头肌肌力 0~Ⅲ级 + 臀大肌、股三头肌或腘绳肌肌力小于Ⅴ级 + 膝关节没有屈曲畸形 + 对侧肢体不需要膝关节支撑	骨骼不成熟： 股四头肌肌力 0~Ⅲ级 + 臀大肌、股三头肌或腘绳肌肌力小于Ⅴ级 + 膝关节没有屈曲畸形 + 对侧肢体麻痹需要膝关节支撑
半腱肌和股二头肌转位至髌骨	股骨髁上延长截骨创造 10° 反张	矫正屈曲畸形和提供矫形器	落地式反应矫形器（如果反张畸形 >10° 使用 Leheis 改进型）	弱侧肢体使用膝踝足矫形器并且强侧肢体使用落地式反应矫形器
治疗				

参考文献

1. Schwartzmann JR, Crego CH. Hamstring tendon transplantation for quadriceps paralysis in residual poliomyelitis: A follow-up study of 134 cases. *J Bone Joint Surg Am* 1948; **30**: 541–52.

2. Patwa JJ, Bhatt HR, Chouksey S, Patel K. Hamstring transfer for quadriceps paralysis in post polio residual paralysis. *Indian J Orthop* 2012; **46**: 575–80.

3. Brehm MA, Beelen A, Doorenbosch CA, Harlaar J, Nollet F. Effect of carbon-composite knee-ankle-foot orthoses on walking efficiency and gait in former polio patients. *J Rehabil Med* 2007; **39**: 651–7.

4. Joseph B, Rajasekaran S. Poliomyelitis. In: Bulstrode C, Buckwalter J, Carr A *et al.* (eds). *The Oxford Textbook of Orthopedics and Trauma*. Oxford: Oxford University Press, 2002: 1511–32.

56

麻痹性足和踝

BENJAMIN JOSEPH

概述

在各种麻痹条件下足和踝的受累非常常见并且不同的作用于足部的肌力瘫痪将导致特征性的畸形步态。除了尴尬的外观,足部的畸形可能导致继发性膝关节畸形(例如马蹄足畸形可能导致膝反张的发展)或如果知觉同时丧失的话增加失神经性溃疡的发生。

处理的问题

功能丧失

在正常步态中,鞋跟最初与地面接触。脚的其余部分落到地面因此在中间期鞋底的整个承重部分牢固的与地面接触(足是跖行的)。在终末阶段脚跟抬离地面,接下来在小腿三头肌的活跃、有力的收缩下,有助于肢体推进入摆动阶段(推离)。在步态的摆动阶段,脚踝的主动背屈是帮助脚趾接触地面的必不可少的。在瘫痪情况下两个最常见的困难是踝背屈肌麻痹导致足下垂和小腿三头肌麻痹导致推离无力。

肌力不平衡

围绕踝关节和距下关节运动轴的肌力不平衡可导致静态性或动态性畸形。

畸形

踝关节、距下关节和跗中关节的静态性(或固定性)畸形阻止正常鞋底负重部分在地面上静止(足不再是跖行)。

关节的不稳定

距下关节的不稳定导致难以在不平的地面上行走,同时踝关节的不稳定导致异常的步态。如果踝关节的背屈肌有功能同时小腿三头肌瘫痪,在最后的阶段不能控制踝关节跖屈的发生。这一典型性的,难看的步态异常被称为跟行步态。当这种情况发生时不正常的高的剪切力发生在足底,如果同时足底感觉消失时导致足底神经性溃疡。

肢体不等长

尽管短缩的主要部分发生在股骨和胫骨,足部同样导致下肢不等长。

治疗目标

- 使足跖行
- 在步态的摆动相时恢复主动的背屈。如果这个不可能,防止在摆动相时足"下垂"到跖屈
- 确保踝关节和距下关节在整个步态期间的稳定
- 在步态站立期的终末阶段促进更强大的推进。如果这个不可能,最起码防止在终末期的跟行步态

处理每一个患者的特殊的治疗目标取决于不同的类型和存在的瘫痪的严重程度,因此如例子所述治疗的目标有可能是变化的。

连枷足的治疗目标

连枷足通常是跖行的,因为没有肌肉的不平衡;没有可行的肌腱转位的方法,因此主动的背屈是难以恢复的;踝关节和距下关节是不稳定的;因为踝关节的背屈肌肉是麻痹的,推离的能力不能被恢复并且没有跖行的趋势。因此,治疗的目标是防止在摆动相时足下垂和确保在这一时期距下关节的稳定。

腓总神经麻痹足的治疗目标

背屈和外翻肌肉的麻痹导致足下垂,马蹄内翻足畸形和距下关节的不稳定。没有推离力量的减弱。因此,治疗目标是恢复跖行的足,恢复主动背屈肌力,防止足下垂和在这一期间稳定距下关节。

腓深神经麻痹足的治疗目标

单独的踝关节和趾背屈肌力麻痹导致足下垂。足在这一时期是跖行的并且没有距下关节的不稳定或推离力量的减弱。因此,唯一的目标是恢复踝关节的主动背屈。

治疗计划中的术前评估

为了确定哪些治疗方案在特别的患者中是有用的,当务之急是进行仔细的足部临床评估。基于临床评估,在治疗计划前需要回答以下问题:

- 哪些肌肉是麻痹的?
- 每一块有功能的肌肉的肌力是多少?
- 在踝关节,距下关节或跗中关节是否有肌肉不平衡,是否有畸形已经产生或在将来有产生畸形的潜在因素?
- 是否有肌力 V 级的肌肉能用作肌腱转位而不产生新的不平衡和不稳定?

为了便于回答这些问题,每一块肌肉的肌力绘制在图 56.1 上。当每个肌腱根据各自肌肉力量着色时,如图 56.1 所示,踝关节轴和距下关节周围肌肉平衡的图形标示将清晰可见。

该评估澄清是否肌腱转位是可行性的选择。如果肌腱被认为是可行的,接下来的问题是需要被回答的。

- 在肌腱转位前是否有固定的静态的畸形需要被矫正?
- 如果肌腱转位被进行,儿童能否理解和适应术后肌肉再教育的过程?

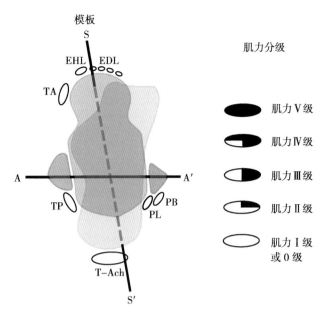

图 56.1　图示作用于踝关节和距下关节的肌肉力量的模板

治疗方法选择

恢复足跖行

为了恢复跖行的步态,动态性和静态性(固定性)畸形必须被矫正。动态性畸形可通过减弱形成畸形的力量来矫正(通过腱切断术或肌腱延长)或将变形力重新导向矫正力(通过肌腱转位)。

如果存在静态畸形,应该矫正,方法见第 2~7 章。

使摆动期恢复主动背屈

如果背屈肌肉瘫痪无法被神经支配,肌腱转位需要被用来恢复主动背屈功能。胫骨肌腱或腓骨肌腱之一可被转位至足背。

确保踝关节和距下关节在期间的稳定性

完成肌腱转位通常能恢复距下关节的稳定性。如果这个不可能,矫形器可用于儿童直到年龄足够做关节融合术。

促进强有力的推离力或最起码防止跟行足

如果小腿三头肌瘫痪,肌腱转位对于恢复加强推离很少是有效的。这是因为没有在小腿肌肉

能够媲美小腿三头肌[1]。尽管如此,肌腱转位用于降低肌肉的不平衡是合理的。一适当的肌腱转位应该能防止仰趾畸形进展[2]并能提供一些推离的力量。如果没有肌肉可用来转位,跟腱固定术最起码可防止仰趾畸形进展和防止行走时跖行[3]。

因为每一个人瘫痪的形式不同而导致问题不同,治疗的选择同样是每一个相改变的。

为了说明在足麻痹的儿童怎样选择治疗方案我们展示了一个例子。图56.2a展示了脊柱裂男孩的马蹄内翻足畸形。马蹄内翻足畸形可被被动矫正(图56.2b)。在第五跖骨基底部可见一个愈合的神经营养性溃疡瘢痕(图56.2c)。

足和踝关节周围的肌力展示在图56.3a。所有的肌肉除了胫前和胫后肌都是瘫痪的。

图56.3b展示了通过胫后肌腱转位来恢复肌肉平衡的方式。

将胫后肌腱转位至踝关节后方的腓骨重建跨踝关节和距下关节轴的肌肉平衡。这个转位同时可以矫正内翻畸形,因为一部分没有对抗的反转力将转移至外翻力。不稳定的距下关节同时被稳定。通过得到跖行的足,神经营养性溃疡的复发风险将被减小。所有这些没有进行关节融合都被实现了(当足底感觉缺失时这是禁忌证)。

推荐的治疗方案

处理麻痹性足的治疗大纲见表56.1~表56.4。

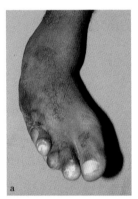
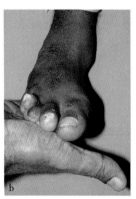
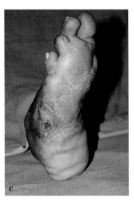

图56.2 (a)脊柱裂的男孩的马蹄内翻足畸形。(b)畸形可被被动矫正。(c)第五跖骨基底部可见一个愈合的神经营养性溃疡的瘢痕

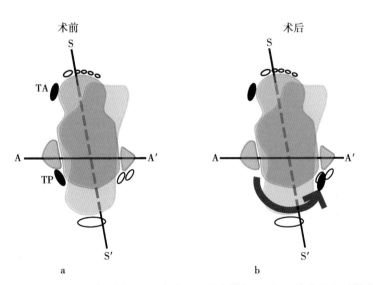

图56.3 (a)足和踝关节周围的肌肉力量展示在模板上。(b)恰当的肌腱转位,转位肌腱固定的位置和展示跨踝关节和距下关节轴的预期肌力平衡

表 56.1 在麻痹足使用肌腱转位恢复肌力平衡

瘫痪	问题	肌腱转位前后的肌力平衡	肌腱转位	转位的作用
胫前肌 + 伸拇肌 + 伸趾肌	肌力减弱：足下垂 肌力不平衡：跖屈 跖屈 > 背屈	图 56.4a 图 56.4b	胫后肌转移或腓骨长肌转移	纠正足下垂和恢复主动背屈 + 提高肌力平衡 + 预防马蹄足畸形
足趾	潜在畸形：马蹄足			
胫前肌 + 伸拇肌 + 伸趾肌 ++ 腓骨长肌 ++ 腓骨短肌	肌力减弱： 足下垂,外翻,肌无力 肌力不平衡： 跖屈 > 背屈 畸形：马蹄内翻足	图 56.4c 其他术式（距下关节融合术）	胫后肌转移	纠正足下垂和恢复主动背屈 + 改善踝关节肌肉平衡,提高距下关节连枷 + 纠正马蹄内翻足畸形
胫前肌 + 伸拇肌 + 伸趾肌 + 胫后肌	肌无力 足下垂 肌力失衡 跖屈 > 背屈、外翻 > 翻转 畸形：马蹄外翻足	图 56.4d	腓骨长肌转位或腓骨短肌转位	纠正足下垂和恢复主动背屈 + 改善踝关节及距下关节肌肉平衡 + 纠正马蹄内翻足畸形
胫后肌 + 腓肠肌	肌无力 趾屈肌肌力丢失,外翻无力 肌力失衡： 背屈 > 趾屈或外翻 > 翻转 畸形：跟骨外翻	图 56.4e	腓骨长肌移位至跟骨粗隆沟	预防跟骨痛,恢复行走 + 改善肌力平衡 + 预防跟骨前进性畸形
胫后肌	肌无力 外翻无力 肌力失衡： 内翻 > 外翻 畸形：扁平外翻足	图 56.4f 不是肌腱移植,但有肌腱移植的影响	跟骨内移截骨形成跟腱内移的效果	改善肌力平衡 + 改善后足外翻畸形

表 56.2 足、踝关节恢复肌力的适应证

适应证			
如果可直接修复神经（如周围神经损伤）	无法实现神经在支配肌肉 + 肌腱转位后可达到肌力 V 级 + 没有踝关节和距下关节的固定畸形存在 + 肌腱转位不会产生新的不稳定	肌腱转位可达到肌力 V 级 + 踝关节和距下关节有固定畸形存在	肌腱转位后可达到肌力 V 级 + 肌腱转位将产生新的不稳定
直接神经修复肌腱转位 + 肌腱转位关节 + 肌腱转位	肌腱转位	矫正固定畸形 + 肌腱转位	融合转位所产生的不稳定 + 肌腱转位
治疗			

表 56.3 围绕足和踝的恢复肌力平衡的治疗大纲

指征		
肌力调整恢复肌力平衡的可行性	肌腱转位不可行 + 轻微的肌力不平衡（1 或 2 级的拮抗肌群间的肌力差别）	肌腱转位不可行 + 严重的肌力不平衡（3 级或更多的拮抗肌群间的肌力差别）
肌腱转位	优势肌肉的肌腱延长	优势肌肉的肌腱切断术
治疗		

表 56.4 恢复存在瘫痪的足和踝关节的关节稳定性的治疗大纲

指征					
足下垂或仰趾足（踝关节的单向不稳定） ± 距下关节的单向不稳定（内翻或外翻不稳定） + 转位的肌腱力量可达到 V 级肌力	足下垂（踝关节的单向不稳定） + 距下关节双向的不稳定（内翻和外翻不稳定） + 转位的肌腱力量可达到 V 级肌力 + 儿童大于 5 岁	足下垂（踝关节的单向不稳定） + 没有距下关节不稳定 + 没有合适的作为转位的肌腱	仰趾足（踝关节的单向不稳定） + 没有合适的作为转位的 + 骨骼不成熟的儿童	足和踝关节的多向不稳定 + 骨骼成熟的儿童 + 没有适合的恢复稳定性的肌腱 + 足底有完整的感觉	足和踝关节的多向不稳定 + 骨骼不成熟的儿童或距下关节的双向不稳定 + 小于 5 岁的儿童（对于距下关节融合术太小）或足底感觉丧失
肌腱转位	肌腱转位来恢复踝关节的稳定性 + 距下关节融合术	踝足矫形器或后路植骨手术	跟腱固定术	三关节融合术（仰趾外翻足使用 Elmslie 术式或连枷足使用 Lambrinudi 术式）	踝足矫形器
治疗					

在麻痹条件下所能遇到的最常见的麻痹类型列于表 56.1。处理的难点，可被执行的肌腱转位和在这种情况下预期转位的作用列举在表和展示在图 56.4 中。

当一精心策划的肌腱转位对处理围绕足和踝关节的一些麻痹性问题是有价值的选择时，也许是不可行的。在这种情况下，应该考虑另外一些选择。表 56.2~表 56.4 总结了处理这些与麻痹性足和踝关节相关问题的推荐治疗方案。

处理足的麻痹性畸形和短缩管理可见第 2~7 章、第 43 章和第 44 章。

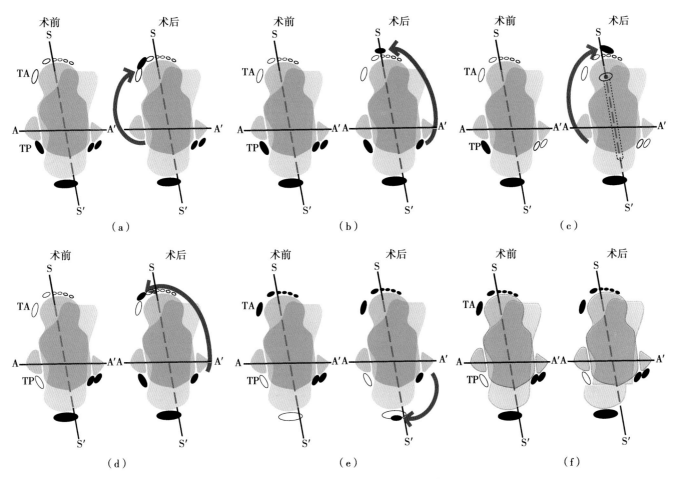

图 56.4　（a~f）图示肌腱转位治疗不同类型的麻痹性足和踝

参考文献

1. Silver RL, de la Garza J, Rang M. The myth of muscle balance: A study of relative strengths and excursions of normal muscles about the foot and ankle. *J Bone Joint Surg Br* 1985; **67**: 432–7.

2. Banta JV, Sutherland DH, Wyatt M. Anterior tibial transfer to the os calcis with Achilles tenodesis for calcaneal deformity in myelomeningocele. *J Pediatr Orthop* 1981; **1**: 125–30.

3. Westin GW, Dingeman RD, Gausewitz SH. The results of tenodesis of the tendo Achilles to the fibula for paralytic calcaneus. *J Bone Joint Surg Am* 1988; **70**: 320–8.

57

麻痹性肘关节

BENJAMIN JOSEPH

概述

麻痹性肘关节常见于分娩时臂丛神经损伤和具有多发性先天性挛缩的儿童。在分娩时臂丛神经损伤患儿中,肘屈肌、肘伸肌或肘屈伸肌均可能会麻痹。而在多发先天性挛缩的患儿中,通常是肘屈肌或肘伸肌麻痹。

治疗决策中要考虑的问题

功能的丧失

肱二头肌和肱肌的瘫痪,往往导致患儿不能将手送进嘴里。而肱三头肌瘫痪由于肘关节不能伸展,患儿手不能过头顶活动。如果患儿同时有下肢瘫痪,那么肱三头肌的瘫痪会妨碍患儿对拐杖的使用。

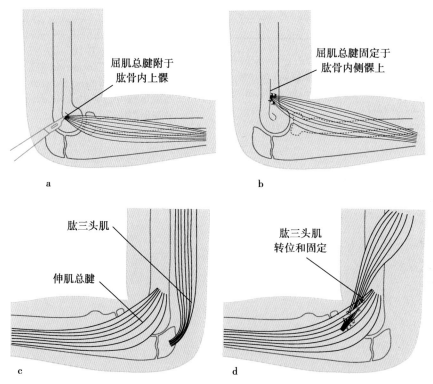

图 57.1 （a 和 b）实施 Steindler 屈肌成形术。（c 和 d）实施肱三头肌转移术。肱三头肌肌腱缝合到前臂伸肌总腱上

肌肉的不平衡和畸形

在多发性先天性挛缩的患儿中,如果肱三头肌瘫痪,那么肘关节屈曲畸形;如果肱二头肌瘫痪,那么肘关节过伸畸形。

治疗目标

- 恢复肘关节主动屈肘和纠正肘关节过伸畸形

治疗方法选择

恢复肘关节主动屈肘功能

Steindler 屈肌成形术

如果患儿手腕屈肌力量正常,那么恢复肘关节主动屈曲功能的一个简单方法是将屈肌总腱的起点从肱骨内上髁近端转移到肱骨干(图 57.1a 和 b)。虽然通过这种手术患儿主动屈肘功能恢复,但是屈肘肌力很少超过三级。手术后,当患儿尝试屈曲肘关节时,手腕可能有过度弯曲的倾向。手术后,如果患儿尝试屈肘同时能够收缩桡侧腕伸肌,那么则可以防止腕关节过度屈曲。在多发先天性挛缩的患儿中,腕伸肌经常是麻痹的,从而往往存在腕关节屈曲畸形。该畸形在实施 Steindler 屈肌成形术后变得更加严重。

肱三头肌转移术

Bunnell 推荐将整个肱三头肌转移至桡骨粗隆上。然而,将肱三头肌转移到伸肌总腱起点上[1]也是一个行之有效的方法来恢复合理的屈肘力量(图 57.1c 和 d),且该方法操作比较容易。因为肱三头肌转移术会带来新的肌力不平衡,在一些患儿中,肘关节屈曲畸形可能会进一步加重。对于关节挛缩畸形儿童,如果肱三头肌转移术仅仅只在一侧实施,那么随着术后屈曲畸形加重,双手的活动可能受到阻碍,因为一侧肘关节是弯曲的而另一侧是伸直的。另外,患儿双侧实施肱三头肌转移术后,如果出现双侧肘关节屈曲畸形的加重,那么独立完成个人会阴卫生是不可能的,因为任一只手都不能触到会阴部位。

肱三头肌长头转移术

单独肱三头肌长头转移术能够恢复屈肘肌力[2,3]。肱三头肌长头有独立的神经血管蒂,且其能够很容易从肱三头肌其余两个头分离出来。筋膜移植术被用于促进肌肉黏附于前臂上。该方法理论上优点是由于保留肱三头肌其余两个头所以肘关节伸肌力量是保留的。

胸大肌转移术

胸大肌两极或者单极转移术方法已经被描述。单极转移术有一个缺点,那就是拉力方向不是很理想。实施胸大肌单极转移术后,当尝试屈曲肘关节时,可能发生上肢强大的内收。带血管神经蒂的胸大肌两极转移术可以克服上述问题。但是,对于必须要使用拐棍或者轮椅的患儿,由于牺牲了强大的上肢内收肌力,其可能导致患儿残疾。另外,术后难看的伤口瘢痕,不对称的胸廓和乳房,这些对于女患儿也是一个问题。

背阔肌两极转移术

整个背阔肌转移需要连带血管神经蒂,该方法对于多发性先天性挛缩患儿并不是最理想的治疗方法,因为该类患儿肌肉经常纤维化。背阔肌是一块很重要的肌肉,是挂拐行走所必需的肌肉。因而,对于需要挂拐行走的患儿,该种方法是不适合的。

游离功能肌肉转移术

当其他简单方法不可行的时候,可能实施吻合微血管的游离股直肌或者股薄肌转移术[4]。

恢复肘关节被动屈肘功能

游离并保护好尺神经后,通过实施肱三头肌腱膜 V-Y 成形术必要时合并肘后关节囊切开术来延长肱三头肌。

治疗时考虑的因素

肘关节屈肌的力量

如果肱二头肌肌力小于 Ⅱ 级,Steindler 屈肌成形术不太可能充分提高肘屈肌力以有效地发挥肘关节的功能。因而更加有力的肌肉转移是有必要的。

手和腕关节屈肌的力量

只有手和腕关节屈肌的肌力是 V 级才能保证 Steindler 屈肌成形术治疗有效。

肩胛带肌的力量

如果肩胛带肌瘫痪,那么实施胸大肌及背阔肌转移术是不合适的。

下肢肌肉的力量

如果下肢存在广泛的肌肉瘫痪,患儿需要拄拐或者轮椅才能行走,那么肱三头肌转移术是不能实施的,因为肱三头肌对于患儿轮椅的推动和拄拐行走是很重要的一块肌肉。

肘关节固定伸直畸形

如果由于肱三头肌挛缩导致肘关节固定伸直畸形,那么在实施任何恢复肘关节屈曲功能的肌腱转移术前必须将其纠正。但是,如果肱三头肌肌腱转移术已经实施了,那么在实施该手术的同时,实施肱三头肌止点松解可以纠正肘关节固定伸直畸形。

是否为对称性无力?

如果肘关节屈肌为双侧对称性瘫痪,那么必须仔细评估已经应用于儿童日常活动的功能性残疾和适应机制。双侧对称性肘关节屈肌瘫痪常见于多发性先天性挛缩患儿。一个观点就是恢复优势上肢(大部分右侧)的肘关节屈曲功能,而非优势上肢保留伸直畸形。该方法可以使患儿一只手能够可以触到口和脸部,另一手可以触及会阴部来完成个人卫生护理[5]。然而,该方

法已经被质疑[6]。在多发性先天性挛缩患儿中,往往双手的握力是差的。在丧失了单侧强有力握力情况下,保留双手配合是很重要的。一侧肘关节保持固定伸直,另一侧肘关节处于屈曲可能妨碍双手的功能。

推荐的治疗方案

肘关节屈肌瘫痪治疗大纲见表 57.1。

肘关节伸肌瘫痪

虽然通过实施合适的肌腱转移术可以恢复主动伸肘能力,但是恢复伸肌力量的手术方法远远少于恢复主动屈肘手术方法。

治疗方法选择

适用于恢复主动伸肘关节的方法有:肱桡肌肌腹后转移术,三角肌后部转移术,背阔肌转移术。其中最简单的是肱桡肌肌腹后转移术。三种方法均不适用于多发性先天性挛缩患儿。

肱桡肌转移术

肱桡肌转移术有这些优点:①手术方法简单;②不减弱肘关节和腕关节在任何平面的运动功能。方法为:将肱桡肌肌腹近端转移到肘关节轴线后方(图57.2a)。实施该手术后肘关节伸肌肌力不太可能超过Ⅲ级。

表 57.1 肘关节屈肌瘫痪治疗大纲

适应证				
肘关节屈肌肌力小于Ⅱ级 + 手和腕关节屈肌肌力Ⅴ级 + 没有腕关节屈曲畸形 + 单侧或者双侧肘关节屈肌无力	肘关节屈肌肌力Ⅰ或者0级 +肱三头肌肌力Ⅴ级 + 患儿不需要轮椅或者拄拐行走 + 单侧肘关节屈肌无力	双上肢肘关节屈肌肌力≤Ⅲ级 + 手和腕关节屈肌肌力差 + 患儿不需要轮椅或者拄拐行走	双上肢肘关节屈肌肌力≤Ⅲ级 + 患儿不需要轮椅或者拄拐行走 + 肘关节固定伸直畸形	双上肢肘关节屈肌肌力≤Ⅲ级 + 患儿手、腕关节屈肌、肩胛带肌及肱三头肌无力
Steindler 屈肌成形术	肱三头肌转移术	肱三头肌长头转移或者肱三头肌转移术	肱三头肌成形术纠正肘关节伸直畸形	游离功能肌肉转移术
治疗				

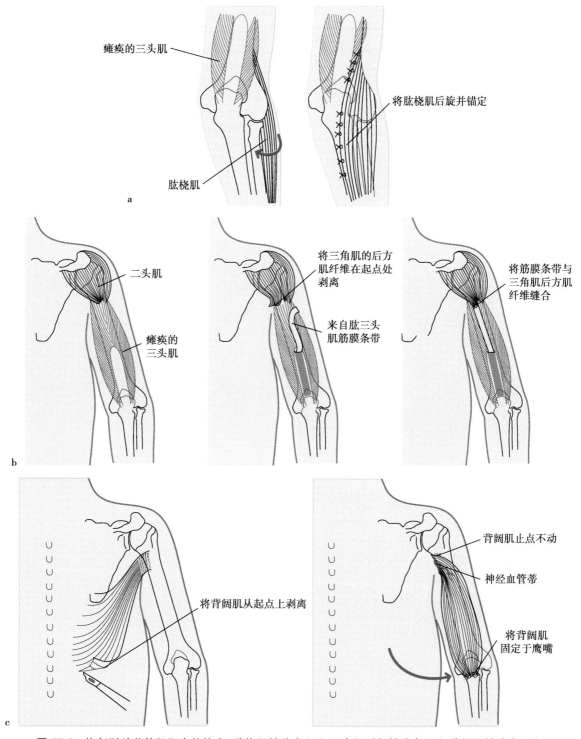

图 57.2　恢复肘关节伸肌肌力的技术：肱桡肌转移术（a）；三角肌后部转移术（b）；背阔肌转移术（c）

三角肌后部转移术

方法：将三角肌后部从三角肌上分离，并游离三角肌止点，将其连接起源于鹰嘴上并反折的肱三头肌肌条（图 57.2b），从而使三角肌转移的肌肉部分通过牵拉肱三头肌来达到伸肘的目的。该方法的优点有：①当肩关节外展时，三角肌转移后部分仍然起着外展作用；②在做过头顶运动时，其将使稳定肘关节。

背阔肌转移术

背阔肌转移的 Hovnanian 技术有可能提供强有力伸肘力量。方法：将该肌肉的起缘转移到鹰嘴上，而该肌的原来止点不动（图 57.2c）。

参考文献

1. Mennen U. Surgical aspects of neuromuscular disorders of the upper extremity. In: Gupta A, Kay SPJ, Scheker LR (eds). *The Growing Hand.* London: Mosby, 2000: 443–6.

2. Mennen U, van Heest A, Ezaki MB, Tonkin M, Gericke G. Arthrogryposis multiplex congenita. *J Hand Surg Br* 2005; **30**: 468–74.

3. Gogola GR, Ezaki M, Oishi SN, Gharbaoui I, Bennett JB. Long head of the triceps muscle transfer for active elbow flexion in arthrogryposis. *Tech Hand Up Extrem Surg* 2010; **14**: 121–4.

4. Chung DC, Carver N, Wei FC. Results of functioning free muscle transplantation for elbow flexion. *J Hand Surg Am* 1996; **21**: 1071–7.

5. Axt MW, Niethard FU, Doderlein L, Weber M. Principles of treatment of the upper extremity in arthrogryposis multiplex congenita type I. *J Pediatr Orthop B* 1997; **6**: 179–85.

6. Ezaki M. Treatment of the upper limb in the child with arthrogryposis. *Hand Clin* 2000; **16**: 703–11.

58

儿童麻痹性肩关节

BENJAMIN JOSEPH

概述

儿童肩关节肌肉麻痹常见于新生儿分娩性臂丛神经损伤后。非进展性肩关节麻痹也可见于脊髓灰质炎患儿。在这两种情况下，肩关节重建手术往往是必要的。但是，由于这两种情况患儿恢复机制明显不同，临床需要处理的问题也不同。对于新生儿分娩性臂丛神经损伤，尽管神经轴索断裂，甚至神经切断，但是神经会有一些恢复，因为受损的神经间隙很小，神经再生跨过这一空隙完全是有可能的。但是，随着神经逐渐恢复，由于再生轴突的错误引导，交叉支配神经逐渐增多。交叉支配神经引起协同肌群和拮抗肌群同步收缩[1]。这样增加发生于所有瘫痪情况下出现的不全麻痹、麻痹肌肉不平衡、畸形和关节不稳定的问题。

考虑的问题

* 功能的丧失

肩关节麻痹往往导致患儿功能丧失。三角肌瘫痪使患儿不能上举上肢。如果在肩关节瘫痪同时合并有肘关节屈肌无力，那么患儿不能使手到达口部而不能自行进食。内旋肌无力使患儿手不能到达背部。

* 畸形

肩关节固定畸形不常见于脊髓灰质炎患儿，但常见于分娩性臂丛神经损伤的新生儿。

在产瘫患儿中，由于引起瘫痪的机制不同，继发于肌肉不平衡的畸形症状表现不一。每一个畸形可能被肩胛骨位置代偿所掩盖。尝试伸展挛缩的肌肉使得肩胛骨突出。Putti 和 Zancolli 肩胛骨抬高征（图 58.1）就是这个现象的例子。Zancolli[2] 指出 82% 产瘫患儿具有该畸形，并将该畸形和肌肉挛缩进行了分类（表 58.1）。

* 关节失稳

合并有内旋肌挛缩患儿经常会有肩关节后脱位，而合并有外旋肌挛缩的一部分患儿可能出现肩关节前方不稳定。确认肩关节失稳是很重要的，因为它的存在会影响到治疗。

* 拮抗肌群同步收缩

在产瘫患儿中拮抗肌群共同收缩有四种模式[1]，其中三种模式影响肩关节。

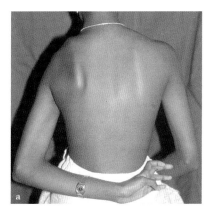
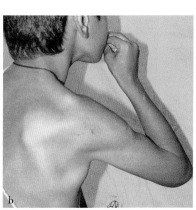

图 58.1 高肩胛征表示肩关节处存在肌肉的挛缩。当肩关节移动的方向与挛缩肌肉作用方向相反时肩胛骨角度抬高。在该青春期女孩，存在肩关节外旋肌的挛缩（a），而在该男孩存在内收肌的挛缩（b）

表 58.1 产瘫患儿畸形和肌肉挛缩的分类

畸形	肌肉挛缩	肩胛骨抬高体征
63% 的内旋、内收	肩胛下肌、大圆肌、背阔肌、胸大肌	阳性：内收、外旋时
14% 的外旋、内收	冈下肌、大圆肌	阳性：内收、内旋时
3% 的内旋、外旋	肩胛下肌、大圆肌、背阔肌、胸大肌冈下肌、大圆肌	阳性：内收、外旋时阳性：内收、内旋时
2% 的内收	肩胛下肌	阳性：内收时

1. 肩外展肌及肩内收肌同步收缩导致肩关节内收受限。当患儿尝试外展肩关节时，可以通过触诊腋窝前后皱襞很容易发现肩关节外展肌和内收肌（胸大肌、大圆肌和背阔肌）的同步收缩。如果肌肉突出拉紧腋窝皱襞，那么同步收缩是存在。

2. 肘关节屈肌及伸肌同步收缩。

3. 当患儿尝试将手放到嘴里时，在肩关节外展肌及肘屈肌同步收缩作用下，肩关节不由自主的外展（图 58.2）。这个肢体的姿势相似于患儿拿着"喇叭"所采用的姿势，因此，该姿势也被称为"喇叭"征[1]。

4. 当患儿尝试外展肩关节，在肩关节外展肌，肘屈肌及手屈肌同步收缩作用下，手和肘会不自主的屈曲。

治疗目标

- 改善肩关节的功能

必须通过增加肩关节的活动度和力量来改善肩关节的功能。为此，肌腱的转移、挛缩带的松解以及克服同步收缩问题是必要的。大约 20% 的产瘫患儿及一部分小儿麻痹患儿，存在连枷肩。对于这些患儿，肩关节融合术是合理的选择。

- 矫正畸形和肌力不平衡

需要矫正畸形以减少肩胛骨上抬，从而改善肩关节及背部的外观。恢复肌力平衡将最大限度减少畸形复发的风险。

- 恢复肩关节的稳定

在肱骨头关节面和关节窝发生不可逆的改变之前，需要恢复肩关节稳定。一旦关节面发生变形，那么肩关节就会变成头窝不相称。

治疗方法选择

改善肩关节的功能

重建肌肉的力量

当患儿发生产瘫已超过 1 年后，尝试通过修复臂丛神经再支配瘫痪肌肉是不合理的。因而，对于年龄大的患儿，需要肌腱转移以增加肌力。

重建肩关节外展肌力

目前用于增加肩关节外展肌力的两种肌腱转移术是斜方肌转移术和胸大肌锁骨头转移术（图 58.3）。

重建肩关节外旋肌力

通常肩关节外旋肌力较弱，一般行大圆肌及背阔肌转移术来恢复肩关节外旋肌力（图 58.4）。

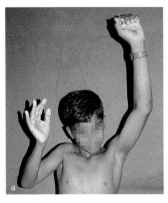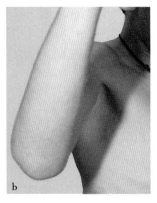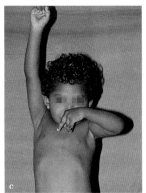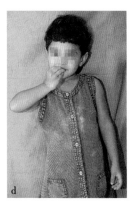

图 58.2 尽管被动肩关节被动外展接近正常和三角肌功能正常，但是该男孩主动肩关节外展是受限的（a）。近距离（b）可见胸大肌突出于腋前皱褶，提示肩关节内收肌和外展肌同步收缩。（c 和 d）当该患儿尝试外展双侧肩关节时，左边的肘关节不由自主屈曲（c）。相似，当该患儿屈曲肘关节来使右手到达口时，肩关节不自主地外展（d）。喇叭征是由于肩关节外展肌和肘关节屈肌同步收缩

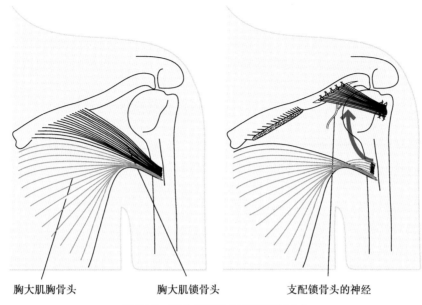

胸大肌胸骨头　　　　　胸大肌锁骨头　　　　支配锁骨头的神经

图 58.3 胸大肌锁骨头双极转移技术

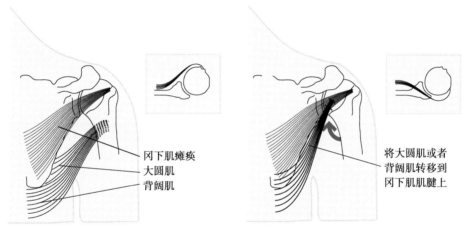

冈下肌瘫痪
大圆肌
背阔肌

将大圆肌或者
背阔肌转移到
冈下肌肌腱上

图 58.4 为了改善肩关节外旋肌肌力,大圆肌及背阔肌转移到冈下肌技术

缓解拮抗肌同步收缩

通过松解或者转移拮抗肌群来纠正其同步收缩,从而改善肩关节活动度[3,4]。

肩关节融合术

对于连枷肩的患儿,肩关节融合术后可以显著改善肩关节的功能。关节融合术后,肩胛骨部及胸部肌肉通过升降,伸缩,旋转肋骨表面的肩胛骨能够从任何方向活动手臂。过去,很多外科医生倾向于推迟关节融合手术,直到患儿骨骼已发育成熟。其中原因包括:肩关节完全彻底的融合有潜在的难度,破坏肱骨近端骺板的风险,融合位置随着生长发育发生改变对患儿的影响等。已经表明,关节融合术可以在 7 岁以上的患儿中实施,而不会损害骺板[5]。虽然关于肩关节融

合应当选择在什么位置目前暂时没有统一,但是肩关节融合的位置应使患儿手能够触摸到头部。为了能实现这一目标,肱骨相对于肩胛骨脊柱侧缘至少能外展 30°、屈曲 30° 和内旋 30°。对于年幼的患儿,融合术后肱骨的外展角度应当更大,因为随着患儿的生长发育,肩关节会丢失一部分外展角度。

纠正畸形和恢复肌力平衡

减少肩关节内旋度,增加其外旋度不仅可以改善肩关节外旋肌肌力,同时可以防止肩关节后脱位。

松解引起肩胛骨上抬的挛缩肌即使没有改善功能但可以改善外观。

重建关节的稳定

松解内旋肌挛缩可以增加正向后半脱位的肩关节稳定性[6]，而松解外旋肌挛缩可以改善肩关节向前半脱位。

治疗时考虑的因素

肩部、肘部、手部肌肉麻痹程度及胸部、肩胛部肌肉的力量

如果肩部、肘部及手部肌肉广泛性瘫痪，那么肩胛骨部及胸部肌肉的肌力就显得至关重要。

如果肩关节为连枷肩，那么为了改善肩关节活动，唯一可选择的是关节融合术。另一方面，如果只有部分肌肉的瘫痪，那么其他肌腱转移是可以考虑的。

如果前臂和手部肌肉严重瘫痪以至于重建手术不可行，那么就没有必要进行手术。

要想肩关节融合术后功能良好，那么肩胛骨部及胸部肌肉肌力必须正常。

肩关节稳定性

如果肱骨头无明显畸形，那么必须评估肩关节稳定性，同时任何肩关节不稳定因素都需要被纠正。

肱骨头的形状

如果肱骨头的形状已经变形，那么在考虑将变形的肱骨头复位关节窝内之前，必须评估肱骨头和关节窝是否匹配。

患儿的年龄

如果考虑实施肩关节融合术，那么患儿年龄至少达7岁。因为7岁以前的患儿肱骨头及关节窝太小而不能获得彻底稳定的融合。

推荐的治疗方案

肩关节瘫痪的治疗大纲见表58.2。

表 58.2　肩关节瘫痪的治疗大纲

适应证								
单独三角肌瘫痪 + 满意的手肘关节功能	肩关节力量虽然不正常但是足够 + 满意的手肘关节功能 + 挛缩造成高肩胛征	满意肩关节外展肌力 + 外旋肌力减弱 + 内旋肌挛缩 + 满意的手肘关节功能	肩关节内收肌及外展肌共同收缩存在 + 外旋外展肌力减弱 + 满意的手肘关节功能	内旋肌挛缩造成肱骨头向后脱位或者半脱位 + 肱骨头未变形 + 满意的手肘关节功能	内旋肌挛缩造成肱骨头向后脱位或者半脱位 + 肱骨头已变形 + 满意的手肘关节功能	连枷肩 + 肩胛部及胸部肌肉肌力正常 + 满意的手肘关节功能 + 患儿年龄大于7岁	连枷肩 + 肩胛部及胸部肌肉瘫痪 + 满意的手肘关节功能	任何形式的肩关节瘫痪 + 手功能极差而不能通过重建改善
斜方肌转移术恢复肩关节外展功能	松解导致高肩胛征的挛缩肌肉	挛缩肌肉的松解 + 大圆肌背阔肌转移到冈下肌	胸大肌锁骨头转移到肩袖 + 大圆肌背阔肌转移到冈下肌	内旋肌挛缩带松解术	肱骨近端旋转截骨术	肩关节融合术	不作任何干预	不作任何干预
治疗								

推荐的治疗方法

- 在考虑行肩关节重建术之前为什么手功能要满意？

    因为肩关节主要功能是方便手的空间定位去完成日常生活活动。因而，如果手已经没有任何功能，那么就没有任何理由进行手术来改善肩关节功能。

- 斜方肌转移术在只有单独三角肌瘫痪时才被提倡，为什么该方法不适合于除了三角肌瘫痪外还有其他肌肉瘫痪的情况？

    因为肩关节融合术是其他方法治疗肩关节瘫痪无效时的一个挽救方法。最好是让所有活动肩关节的肌肉在有广泛麻痹患儿中，保持原位，以便需要行关节融合术。

参考文献

1. Chuang DC, Ma HS, Wei FC. A new strategy of muscle transposition for treatment of shoulder deformity caused by obstetric brachial plexus palsy. *Plast Reconstr Surg* 1998; **101**: 686–94.
2. Zancolli EA. Classification and management of the shoulder in birth palsy. *Orthop Clin North Am* 1981; **12**: 433–57.
3. Hultgren T, Jonsson K, Pettersson H, Hammarberg H. Surgical correction of a rotational deformity of the shoulder in patients with obstetric brachial plexus palsy: Short-term results in 270 patients. *Bone Joint J* 2013; **95**: 1432–8.
4. Thatte MR, Agashe MV, Rao A, Rathod CM, Mehta R. Clinical outcome of shoulder muscle transfer for shoulder deformities in obstetric brachial plexus palsy: A study of 150 cases. Indian *J Plast Surg* 2011; **44**: 21–8.
5. Makin M. Early arthrodesis for a flail shoulder in young children. *J Bone Joint Surg Am* 1977; **59**: 317–21.
6. Sibinski M, Synder M. Soft tissue rebalancing procedures with and without internal rotation osteotomy for shoulder deformity in children with persistent obstetric brachial plexus palsy. *Arch Orthop Trauma Surg* 2010; **130**: 1499–504.

59

婴儿麻痹性肩关节和肘关节

BENJAMIN JOSEPH

概述

分娩时臂丛神经损伤后肩肘麻痹发生在上臂和整个手臂。幸运的是,大多数分娩时臂丛神经损伤都是神经失用症,因此,这些麻痹是暂时的,功能可以完全恢复[1,2]。较严重的损伤包括轴突断裂和神经断裂(图59.1a~c)。

在幼儿早期,很难区分这些损伤的不同类型,不幸的是,神经肌电诊法的测试并不完全可靠。因此预后是基于功能恢复的程度和时间而预测的。研究表明,如果在2个月龄前恢复肱二头肌的抗重力能力,那么两年内可能完全恢复。如果肱二头肌力在3~6个月能恢复抗重力,那么一定程度的关节活动受限和关节挛缩是不可避免的[2]。最严重的损伤形式是从脊髓近端到神经节的根部撕脱(图59.1d)。如果婴儿有霍纳综合征表现或伴有偏侧膈麻痹的膈神经撕脱,则可怀疑神经丛神经节前根性撕脱。

恢复的预后取决于臂丛损伤是神经节前(根性)还是神经节后(椎间孔外)。同样,被切断的神经根修复也仅限于神经节后损伤,因为椎管内任何形式损伤的修复都是不可能的(图59.2)。

考虑的问题

● 干预的时机

由于临床医生必须等直到有一些恢复出现后才能预测预后,所以在干预之前必须意识到可以安全地等待多久。任何修复臂丛的尝试应该在瘫痪肌肉的运动终板发生不逆的损害之前进行。据估计,神经损伤约18~24个月后运动终板将完全退化。已证实,神经连续性修复手术后神经再生仅以每天1mm速度进行。因此如果期望臂丛神经的损伤修复术后有效,那么必须尽早手术才能使再生神经元在运动终板退化前达到目标肌肉。因此,如果目的是恢复肘部肌肉神经,那么臂丛神经的修复术需要在6~9月龄进行。

治疗目标

● 恢复瘫痪的肌肉神经支配

治疗的目的是在运动终板发生永久性损伤之前重新恢复瘫痪的肌肉神经支配。

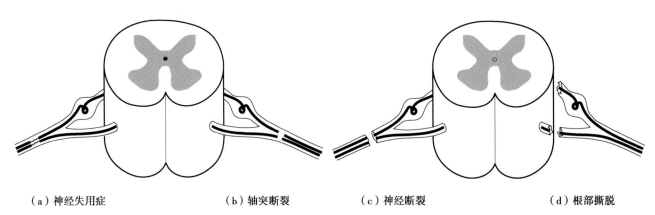

(a)神经失用症   (b)轴突断裂   (c)神经断裂   (d)根部撕脱

图59.1　见于分娩时臂丛神经瘫痪,臂丛不同损伤模式的图示

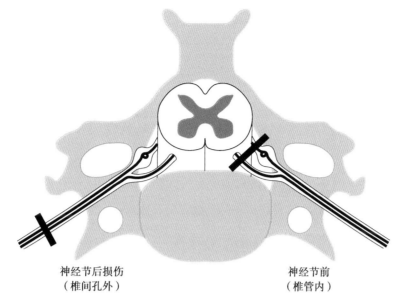

神经节后损伤　　　　　　　　　　　　神经节前
（椎间孔外）　　　　　　　　　　　　（椎管内）

图 59.2　臂丛损伤有可能是椎间孔外的（神经节后）或者在椎管内的（神经节前）

- 保持正常的关节活动,防止关节挛缩和肩关节半脱位或脱位

　　因为这类患儿发生肩关节进行性挛缩风险很高,因此必须预防其发生。

治疗方法选择

- 观察恢复情况

　　所有分娩时损伤臂丛神经的婴儿应该保持密切观察,记录出生后前三月神经肌电生理恢复的时间和程度。

- 臂丛神经松解术

　　虽然松解术在过去很受欢迎,大多数外科医师都放弃将其作为权威手术,因为该术后效果并不十分令人满意[3]。

- 神经瘤切除术后神经移植

　　在手术显微镜帮助下,切除神经瘤,并用腓肠神经桥接神经末端[1]。

- 神经转移（神经移植术）重新支配瘫痪的肌肉

　　在神经节前撕脱损伤情况下,神经转移连同神经移植同时进行。这些可以被用来转移的神经包括肋间神经（T2~T4）,支配斜方肌后的副脊神经一个分支、膈神经、对侧 C7 神经根和舌下神经[4]。

- 被动康复训练预防关节挛缩

　　对于所有分娩时臂丛神经损伤的患儿,为了预防关节挛缩加重,关节被动运动康复锻炼需要每天有规律地实施。尤其,要注重肩关节被动外旋锻炼,以防止关节内旋肌挛缩,因为肩关节内旋肌挛缩是导致其半

脱位和脱位的主要原因。当肩胛骨稳定时,必须实施这些康复锻炼。已接受神经修复手术的患儿也应该实施这些锻炼直到肌肉重新被神经支配,以防止关节挛缩加重。

治疗时考虑的因素

- 神经丛损伤的位点（神经节前或神经节后）

　　神经丛节前撕脱不能通过神经移植被修复,所以这些严重神经损伤的患儿需要神经转移治疗。一旦明确损伤是神经节前的,就不必等到 6~9 个月出现神经恢复的迹象。这些神经节前损伤的患儿应该在3 个月大时接受手术治疗。

- 患儿的年龄

　　3 个月以下的婴儿不能耐受臂丛神经的手术,9 个月以上的患儿不具备神经修复的指征（候选者）,因为可能已经太迟了。

- 自发恢复程度和恢复的可能性

　　如果患儿 2 个月大时进一步Ⅲ级屈肘肌力（MRC）自发恢复,那么不需要手术干预,因为可以完全康复。再者,如果患儿 6 个月大时有Ⅲ级肌力恢复,不必要行臂丛神经探查,但是需要注意将关节挛缩程度降到最低。如果伴有神经节后损伤的患儿 6~9 个月大时肘关节屈肌的抗重力肌力（Ⅲ级）不能恢复,则须探查臂丛神经。对于神经节前损伤的患儿,因为没有自发恢复的可能,所以患儿3 个月大时应该考虑实施神经丛探查术和神经转移术。

推荐的治疗方案

　　婴儿分娩时臂丛神经损伤的治疗大纲详见表59.1。

表59.1　婴儿肩部和肘部瘫痪的治疗大纲

适应证				
不到3个月大的神经节前或节后损伤的婴儿	3个月大的神经节前损伤的婴儿	神经节后损伤 + 2个月大时自发恢复Ⅲ级屈肘肌力	神经节后损伤 + 3~6个月大时自发恢复Ⅲ级屈肘肌力	神经节后损伤 + 6个月大时没有自发恢复Ⅲ级屈肘力量
手术前物理治疗以防止关节挛缩	神经转移重新神经支配瘫痪的肌肉 + 术后物理治疗以防止关节挛缩	神经丛非手术治疗 + 物理治疗以防止关节挛缩直到肌肉肌力完全恢复	神经丛非手术治疗 + 物理治疗以防止关节挛缩 + 在年长的患儿处理残留的问题	9个月大时切除神经瘤和腓肠神经移植 + 术后物理治疗以防止关节挛缩
治疗				

参考文献

1. Waters PM. Update on management of pediatric brachial plexus palsy. *J Pediatr Orthop B* 2005; **14**: 233–44.
2. Waters PM. Update on management of pediatric brachial plexus palsy. *J Pediatr Orthop* 2005; **25**:116–26.
3. Clarke HM, Al-Qattan MM, Curtis CG, Zuker RM. Obstetrical brachial plexus palsy: Results following neurolysis of conducting neuromas-in-continuity. *Plast Reconstr Surg* 1996; **97**: 974–84.
4. El-Gammal TA, Fathi NA. Outcomes of surgical treatment of brachial plexus injuries using nerve grafting and nerve transfers. *J Reconstr Microsurg* 2002; **18**: 7–15.

60

麻痹性手和腕关节

BENJAMIN JOSEPH

概述

　　儿童因撕裂伤或者肱骨、肘部、前臂、手、腕的骨折造成周围神经损伤后,可出现手部非进行性瘫痪。在大多数情况下骨折引起的神经损伤是暂时并且能够完全恢复。偶尔引起手永久性瘫痪。手瘫痪也可能发生在下臂或者更严重的全臂型产科臂丛神经麻痹或脊髓灰质炎后或麻风病之后。手部肌肉的瘫痪也可能作为前臂筋膜室综合征的一部分,若不及时行筋膜间室术,那么其仍将持续。

　　相关区域的感觉减弱可见于周围神经损伤、臂丛神经麻痹、麻风病和筋膜室综合征后。如果筋膜室综合征后发生缺血性痉挛,将进一步加剧肌肉挛缩运动瘫痪和感觉减弱的问题。

考虑的问题

功能的丧失

　　手的两个最重要的功能是抓握和拿捏,如握住铅笔写字(图 60.1)。拇指和手指的姿势被称为三脚架。

　　为了牢牢地抓住大的物体,手腕伸肌和手指屈肌必须有足够的肌力。为了有效地拿捏,拇对掌肌应该是有力的,并且食、中指的掌指关节和指间关节的屈肌应该是有功能的。同时,当屈曲的手指推拇指末节指骨时,拇指的掌指关节和指间关节应当保持稳定。

　　为了使一个物体放于手掌中或者拇指和手指的指尖从而抓住它,在实际的抓取或拿捏之前拇指和其他手指应充分张开来包绕物体。同样的,当将一个物体放置在所要求的位置后,松开拇指和其他手指也需要张开,这运动被称为释放。

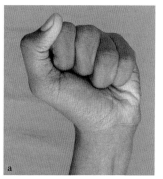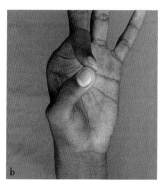

图 60.1　手的基本功能是抓握和拿捏。当一个物体被牢牢抓住,对于掌指关节和指间关节来说腕关节是伸直而手指是屈曲的(a)。当在示指和拇指之间抓住一个纤细的物体时,典型的拿捏手势被采用。拇指和示指的指腹相遇(b)

　　当手部外在肌或者内部肌瘫痪时,抓握或者拿捏将受到影响。当拇指和手指的伸肌瘫痪时释放将受到影响。

肌力不平衡和畸形

　　手指的内在肌肉瘫痪而手指的长屈肌和伸肌功能正常(手指外在肌)会导致手指三个关节的肌肉不平衡。由于蚓状肌和骨间肌(屈掌指关节作用)是瘫痪的,指伸肌在掌指关节处无对抗肌。由于骨间肌和蚓状肌(伸指间关节作用)是瘫痪的,手指长屈肌在指间关节处无对抗肌。因此,掌指关节过度伸展和指间关节屈曲产生了爪形手畸形。

　　当拇指的内在肌肉瘫痪时,拇指畸形的特点是"猿拇指"畸形,表现为是拇指不能对掌。患儿不能做三指拿捏动作,当尝试对掌时,拇指的指腹将接触示指末端指节外边。

关节不稳定

偶尔,拇指的掌指或指间关节不稳定,可能造成其屈曲或者过伸畸形。这使其不可能有效完成对掌运动。

治疗目标

- 恢复强劲的握力

为了能牢牢握住物体,强有力的手腕伸肌是必要的。如果存在桡神经麻痹,那么恢复手腕伸肌肌力是重要的。其对保证手指的指间关节和掌指关节能主动屈曲也是必要的。如果由于内在肌肉瘫痪手指呈爪形,那么必须恢复手指掌指关节的屈曲。

- 恢复三指拿捏

如果拇对掌肌是瘫痪的,拇对掌功能必须恢复。因为拇对掌功能是一项复杂的运动,包括外展、内旋和拇指的屈曲,恢复所有这三项运动是很重要的。

- 恢复手的释放运动

如果这些肌肉是瘫痪,那么手指和拇指的伸展肌力都必须恢复。

- 确保拇指各关节的稳定

如果拇指的任何一个关节是不稳定的,无法实现有效的拿捏,因此需要恢复拇指的稳定。

治疗方法选择

恢复手腕伸展能力

肌腱转移

为了恢复手腕的主动伸展运动,旋前肌圆肌可被转移至桡侧腕短伸肌。

矫形器

如果旋前肌圆肌不够强壮,不能转移,可以用夹板防止垂腕。

肌腱固定术

将瘫痪的伸腕肌肌腱固定于桡骨上可以防止垂腕。

关节融合术

对于骨骼发育成熟的青少年,手腕可以伸直融合。手腕的融合带来两方面的帮助。第一,假如手指的屈肌是强有力的,那么在伸展状态下稳定的腕关节将产生强有力握力。第二,如果手腕屈肌功能正常,那么腕关节固定术后这些肌腱可用来转移来改善手的功能,因为它们对于手腕无功能。然而,腕关节融合的一个缺点就是丧失肌腱固定术后能辅助手指伸展效果。

恢复掌指关节屈曲

如前所述,蚓状肌和骨间肌的瘫痪导致掌指关节和指间关节畸形;然而,没有必要试图分别地去纠正三个关节中每个关节的畸形。如果掌指关节仍然保留一定屈曲度,那么指伸肌可以通过手指背侧的牵拉来伸展指间关节。这样,只恢复掌指关节屈曲将成功纠正爪形手。恢复掌指关节屈曲可通过肌腱转移(动力纠正)或者当动力纠正不可能实施时,可通过一个使掌指关节轻微屈曲畸形的手术(静态纠正)。

肌腱转移术

为了恢复掌指关节主动屈曲功能,我们介绍了几种肌腱转移方法[1,2]。其中,Brand[3,4]将一腕伸肌转移到手指的近节指骨方法被广泛应用。这种伸肌到屈肌的四尾转移术(EF4T)需要应用一根游离的肌腱转移,通过掌侧到达掌指关节轴来确保手指的屈曲(图60.2)。手术的成功取决于转移合适的张力和术后康复锻炼,因为转移肌的再训练是非常重要的。

套索手术

Zancolli[5]描述了一种手术:屈指浅肌腱穿过屈肌纤维腱鞘远端到达掌指关节轴,保持足够的张力缝合回去,从而带来掌指关节轻度的屈曲畸形。不需要游离的肌腱移植,因此,这种手术比起伸肌到屈肌的四尾转移术(EF4T)更简单(图60.3)。肌肉再训练也是相对更简单的。

滑囊提升

Paland[6]描述一种简洁的手术,其不需要任何肌腱的转移,但是仍然使得掌指关节能主动屈曲。切除屈肌纤维腱鞘的近端滑囊,以至于屈肌腱鞘的口是从掌指关节的近端轴被移动到远端轴。通过这样,屈肌腱形成弓弦,其增加在掌指关节处屈肌的力矩臂。这足够使的屈肌腱能够主动地屈曲掌指关节(图60.3b和e)。

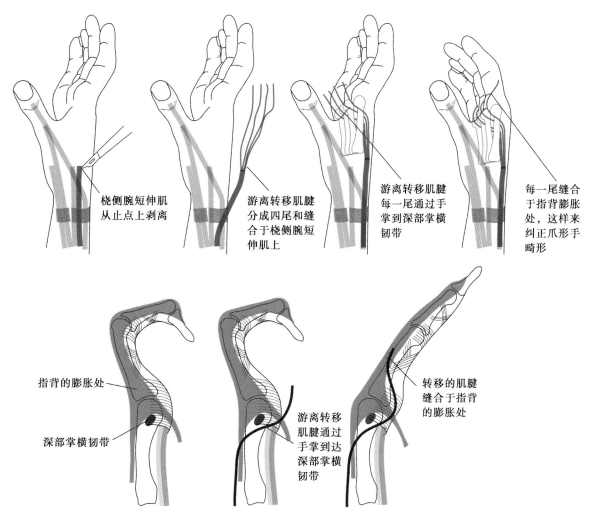

桡侧腕短伸肌从止点上剥离

游离转移肌腱分成四尾和缝合于桡侧腕短伸肌上

游离转移肌腱每一尾通过手掌到深部掌横韧带

每一尾缝合于指背膨胀处,这样来纠正爪形手畸形

指背的膨胀处

深部掌横韧带

游离转移肌腱通过手掌到达深部掌横韧带

转移的肌腱缝合于指背的膨胀处

图 60.2　图示实施伸肌到屈肌四尾手术(EF4T)来纠正爪形手畸形。注意到转移的肌腱条通过掌侧到达掌指关节轴。只有转移的肌腱能主动屈曲掌指关节

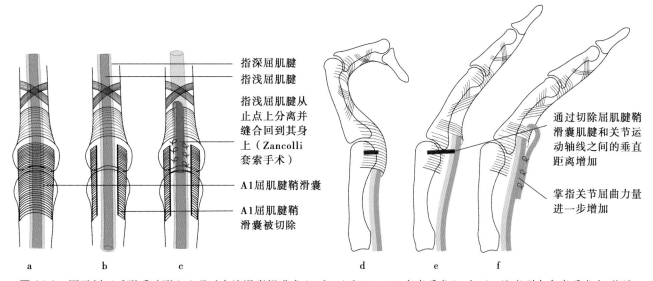

指深屈肌腱
指浅屈肌腱

指浅屈肌腱从止点上分离并缝合回到其身上(Zancolli套索手术)

A1屈肌腱鞘滑囊

A1屈肌腱鞘滑囊被切除

通过切除屈肌腱鞘滑囊肌腱和关节运动轴线之间的垂直距离增加

掌指关节屈曲力量进一步增加

a　　b　　c　　　　　d　　e　　f

图 60.3　图示纠正爪形手畸形(a)通过实施滑囊提升术(b和e)和 Zancolli 套索手术(c和f)。注意到在套索手术中,指浅屈肌腱正常屈曲近端指间关节被改变来屈曲掌指关节。通过提升屈肌纤维腱鞘口,指屈肌腱形成弓弦,这样增加掌指关节处屈肌的力矩臂

关节囊紧缩缝合术

Paland[6]提倡的另外一种手术是实施滑囊提升,手术时同时行掌指关节囊紧缩缝合术。通过切除掌指关节掌侧一部分关节囊并缝合关闭,产生掌指关节轻微屈曲畸形(图60.4)。

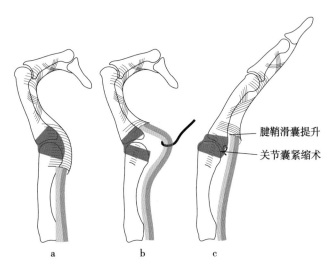

腱鞘滑囊提升
关节囊紧缩术

图60.4 掌指关节关节囊紧缩缝合术产生掌指关节屈曲畸形

夹板固定

一个指节铜套夹板维持掌指关节于屈曲状态,是一种可接受的临时措施,在等待一个更加永久的治疗方案,同时鼓励孩子更多的用手。

修复拇对掌功能

肌腱转移(对掌成形术)

为了恢复拇指的主动对掌功能,介绍了几种肌腱转移术。无名指的指浅肌腱转移是被广泛使用的一种方法[7]。另一个被用为对掌成形术的肌腱是示指固有伸肌。对掌成形术的两个关键环节是肌腱转移路径选择的方向和肌腱转移在拇指上的附着点。如果小心注意这两个技术点是正确的,那么转移的肌腱应该能使外展和内旋大拇指(图60.5)。

关节融合术

如果没有可用的肌腱转移来恢复拇指主动对掌功能,那么拇指可被固定在对掌位上。虽然拇指腕掌关节融合就足够了。但是对于一个儿童使得这个关节融合可能很困难。另外一个选择是在确保拇指维持对掌位后融合第一和第二掌骨,捆绑嫁接在一起。这样示指和中指可以对抗一个稳定的拇指。然而,这种方法的缺点是拇指将一直保持在一个对

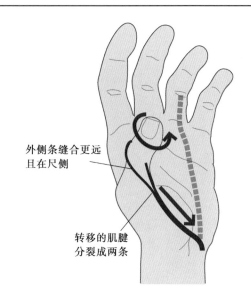

外侧条缝合更远且在尺侧

转移的肌腱分裂成两条

图60.5 图显示对掌成形术。为了产生对掌功能,转移的肌腱从豌豆骨区域转移,转移肌腱的两部分附着于拇指来确保拇指能屈曲,外展及内旋

掌的位置并且在某些情况下这可能是一个障碍,如将手放入口袋。

夹板固定术

固定拇指在对掌位的一个夹板可能作为一个临时措施,来决定在保持拇指对掌时是否手的功能会改善。对于需要关节融合术但年龄太小的患儿,这种方法可使用较长时间。

恢复手的释放功能

通过转移掌长肌腱至拇指和转移尺侧腕屈肌至指伸肌肌腱可以提供拇指的伸肌肌力。如果没有掌长肌腱,那么尺侧腕屈肌可能被转移到手指伸肌和拇指伸肌。

恢复拇指的稳定性

如果拇指的掌指关节和指间关节之间肌肉平衡恢复,那么这些关节应该是稳定的。然而,在腕关节广泛的瘫痪情况下,掌指关节和指间关节需要腕掌关节融合术。

治疗时考虑的因素

患儿的年龄

7岁以下的患儿不太能理解肌腱转移术后肌肉再

训练的指导。因此,肌腱转移术适合那些能够足够大能配合术后康复的患儿。最好避免患儿手的关节融合术,因为由于骺板损伤生长停滞更容易发生。因此,如果必须行关节固定术,那么应该在骨骺发育成熟后再实施。虽然对于成人,肌腱固定术可能是好的方法,但是由于术后肌腱张力可能随骨骼的生长发育而发生改变,因此预后不确定。

瘫痪的表型和肌肉转移的可应用性

肌腱转移术的选择是由仍有功能的肌肉和瘫痪的程度决定的。当一条神经瘫痪时,那么有可转移肌腱的选择。然而,当手的内在和外在的肌肉均瘫痪或者有多个神经瘫痪时,那么就没有足够可用的肌肉转移来恢复功能。

术后肌肉再训练的可行性

如果有效康复服务来指导患儿术后康复是不可能的或孩子不能理解或配合肌肉再训练计划,那么选择一种很少或者不需要肌肉再训练的手术是一个明智的选择。

相关感觉丧失

使一个瘫痪手恢复功能的尝试可能会受到存在的感觉丧失的程度影响。如果大部分手掌面不存在保护性感觉,那么不值得行重建手术,除非患儿足够大能理解感觉丧失的后果和能够照顾无感觉的手。

推荐的治疗方案

手瘫痪的患儿治疗推荐的方法见表 60.1 到表 60.3。

表 60.1　爪形手患儿的治疗大纲

适应证			
幼儿 + 手掌严重感觉丧失 + 没有足够大来照顾无感觉的手	任何年龄 + 没有适合动力转移肌肉 + 指长屈肌肌力弱	患儿无法理解或配合术后康复计划	在关节囊缝合术和滑囊提升术不成功的大龄患儿 + 手指和手腕的伸肌和手指外在屈肌功能良好
延迟干预	关节囊紧缩缝合术	关节囊缝合术 + 滑囊提升术	Zancolli 套索手术 或 伸肌到屈肌的四尾转移(EF4T) (如果有经验的手外科医师)
治疗			

表 60.2　对掌功能瘫痪患儿的治疗大纲

适应证				
幼儿 + 手掌严重感觉丧失 + 没有足够大来照顾无感觉的手	孩子无法理解或配合术后康复计划	骨骼未发育成熟的患儿 + 没有可以用来转移的肌肉	能够配合术后康复训练计划的患儿 + 指浅和指深屈肌有功能	骨骼发育成熟的患儿 + 没有可以转移的肌肉
延迟干预	延迟手术 + 对掌肌夹板固定术	延迟手术 + 对掌肌夹板固定术	对掌肌成形术联合 FDS4 (指浅屈肌腱至无名指)	拇指关节融合术同时第一和第二掌骨之间的骨间移植
治疗				

表 60.3 手指和腕下垂患儿的治疗指南

适应证			
旋前肌圆肌，尺侧腕屈肌、掌长肌功能正常	旋前肌圆肌瘫痪 + 骨骼发育未成熟的患儿	旋前肌圆肌瘫痪 + 骨骼发育成熟 + 手腕周围其他的肌肉功能正常	旋前肌圆肌瘫痪 + 骨骼发育成熟 + 手的多个肌肉瘫痪需要其他肌腱转移
旋前肌圆肌转移至桡短伸肌 + 尺侧腕屈肌转移至指伸肌 + 掌长肌转移至拇外展肌和拇伸肌	托手支具	腕伸肌肌腱固定到桡骨	腕关节融合术
治疗			

参考文献

1. Nanchahal J, Wolff TW. Reconstructive surgery in peripheral nerve palsy. In: Gupta A, Kay SPJ, Scheker LR (eds). *The Growing Hand*. London: Mosby, 2000: 825–30.

2. Anderson GA. The child's hand in the developing world. In: Gupta A, Kay SPJ, Scheker LR (eds). *The Growing Hand*. London: Mosby, 2000: 1097–114.

3. Brand PW. Tendon grafting. Illustrated by a new operation for intrinsic paralysis of the fingers. *J Bone Joint Surg Br* 1961; **43**: 444–53.

4. Brandsma JW, Brand PW. Claw-finger correction. Considerations in choice of technique. *J Hand Surg* 1992; **17**: 615–21.

5. Zancolli EA. Claw hand caused by paralysis of the intrinsic muscles *J Bone Joint Surg Am* 1957; **39**: 1076–80.

6. Palande DD. Correction of paralytic claw finger in leprosy by capsulorraphy and pulley advancement. *J Bone Joint Surg Am* 1976; **58**: 59–66.

7. Palande DD. Opponensplasty in intrinsic muscle paralysis of the thumb in leprosy. *J Bone Joint Surg Am* 1975; **57**: 489–93.

61

上运动神经元瘫痪的基本治疗原则

BENJAMIN JOSEPH

概述

儿童中痉挛性瘫痪最常见于脑瘫。然而,它可以发生于脑膜炎、脑炎、创伤性脑损伤和窒息(如溺水)后。除了这些静态脑病的形式,罕见进展性脑病的形式也有可能发生于这些患儿中。本章将讨论静态脑病的处理原则。

治疗时考虑的问题

痉挛状态

痉挛状态是由于疾病或外伤导致脑损伤后运动系统受累的最重要表现之一。它可能被定义为一个拉伸反射速度依赖性多动症[1]。如果不治疗,瘫痪的肌肉可能发生肌静止性挛缩。这是因为拉伸刺激使肌肉增长跟上骨骼的发育[2]而对抗肌不足以拉伸痉挛的肌肉。

目前能够充分减少痉挛状态,而副作用能被接受的可用口服药物很大程度上是无效的。

肌肉不平衡

一组肌肉的轻度瘫痪或对抗肌组的痉挛(即使不存在轻度瘫痪)可以导致肌肉不平衡。肌肉不平衡反过来引起相关关节的畸形。

不协调

在脑瘫患儿中可发现不同程度的不协调。如果合并有肌张力障碍、手足徐动症、震颤或共济失调,那么不协调将更加明显的。

不自主运动

不自主运动比如手足徐动症或肌张力障碍使痉挛的问题更为复杂,使手术效果更加不明确。

选择性控制的丧失

正常的个人可以在一个时间收缩单块肌肉,而脑瘫的患儿就不可能做到这一点,其有可能依赖一组肌肉收缩来产生所想要的运动。这一现象很好的例子见于胫前肌。正常的儿童当腿悬在沙发的边缘坐着时可以接受指令很好的主动背屈踝关节。脑瘫的儿童经常不能做到这些,需要屈曲大腿对抗阻力来激活胫前肌(图 61.1)。

拮抗肌的同步收缩

对于正常个人当一组肌肉收缩时,拮抗肌配合受抑制便于关节运动。对于脑瘫患儿,两组肌肉可以发生同步收缩。一个例子见于膝盖处,股直肌和腘绳肌同步收缩导致僵硬膝关节步态[3]。

畸形

痉挛状态和肌肉不平衡导致关节畸形,从而进一步损害四肢的功能。虽然畸形最初是由于肌肉挛缩引起,但经过一段时间后,骨将发生适应性改变。

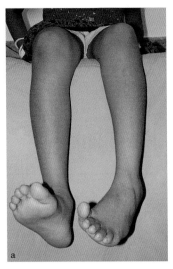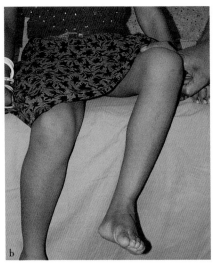

图 61.1 （a）左侧偏瘫的儿童尝试背屈她的踝关节。右边踝关节能正常背屈而左边不能。原因是她不能选择性控制左边胫前肌。（b）当她屈曲髋关节对抗阻力时，左边踝关节能背屈

关节脱位

在痉挛状态、肌肉不平衡和畸形的联合作用下，特别是髋关节，容易发生关节脱位这种并发症（见第25章）。偶见痉挛性肩关节或桡骨头脱位。

当涉及下肢时这些所有问题的联合作用将导致行走困难，而当涉及上肢时将导致难以完成日常生活活动。

在上运动神经元损伤可能出现的各种问题中，痉挛状态、肌肉不平衡、畸形和同步收缩作用和髋关节脱位可能通过骨科手术改变。不自主运动可能通过药物或者神经外科手术而改善。然而没有方法来治疗共济失调和选择性控制的丧失。

治疗长期目标

治疗长期目标是最大限度实现独立生活的能力，改善功能使依赖度降低到最低或者促进对完全依赖患儿的照顾。

评估患儿后，治疗的目标必须明确。确定在适当的时候患儿是否在社会上可以独立生活是必要的。如果这是不可能的，目的将是充分改善功能，至少减少患儿依赖照顾者的程度。在某些情况下可能预期不会有任何功能上的改进。如果有可能使完全依赖的患儿照顾起来更加容易，那么对于这些患儿治疗也是合理的。

为了实现这些长期的目标，骨科手术指征如下所示。

- 改善功能

上肢的功能应满足日常生活活动，而下肢的功能是能行走。手术应该理想的改善这些功能。然而，需要强调的是在许多情况下脑瘫的功能改善可能无法实现。

- 改善外观

即使功能得不到改善，矫正畸形也有一个明显的好处就是改善外观。残疾的孩子不关心外表是不公正的假设。身体形象是重要的，畸形的纠正对提高孩子的自信心有很大帮助。

- 便于个人卫生护理

纠正严重的髋关节内收畸形将有利于会阴部卫生护理。严重的手指屈曲畸形或者严重的拇指内收畸形的松解会减轻手掌皮肤的浸渍和减少皮肤感染。这也是明显的手术指征，即使没有获得预期的功能。

- 预防或治疗并发症

在脑性瘫痪中一个可预防的并发症主要的例子是髋关节脱位。手术作为一个预防髋关节脱位的措施是合理的，而且是非常重要的，因为一定比例的髋关节脱位会有疼痛，反过来，疼痛加剧痉挛状态。一旦发生脱位手术也是为了补救这种情况。

治疗短期目标

- 减轻痉挛状态
- 恢复肌肉平衡
- 减少不自主运动

- 克服拮抗肌肉同步收缩的影响
- 纠正畸形
- 预防或减少关节脱位

治疗方法选择

减轻痉挛状态

物理疗法措施

控制痉挛状态的主要方法之一就是痉挛状态肌肉缓慢被动的重复拉伸和保持恰当的姿势。痉挛肌肉的重复拉伸刺激肌肉随骨骼生长发育生长。因此,物理治疗需要规律的持续到骨骼发育成熟。

有效的石膏固定

短时间内的石膏固定可以暂时地减轻痉挛状态。也适用于控制腓肠肌的痉挛状态。

支具矫正

夹板固定可能有类似石膏的效果。一般来说,支具被用来限制下肢的足踝和足以及上肢的手和手腕。

肌神经阻滞

减轻痉挛状态的一种方法是通过部分肌肉暂时去神经支配来减弱其过度活动。可以通过在支配痉挛肌肉的神经附近或在运动区域腹肌中注射药物来实现。(肌肉的运动点就是电刺激产生最大反应的地点)。神经周围的注射通常需要借助电刺激器完成,该电刺激器通过一根依据神经表面标志走向神经的针来传递一个低电压电流。显而易见,反应于电刺激的肌肉收缩说明针的尖端已经接触神经,然后在此注射药物。第二种方法不需要电刺激器,直接在肌肉的肌腹处注射。理想的注射位置应该在肌肉运动点,也就是给予一个强大电流刺激后产生最强收缩的部位。在过去,上肢和下肢的肌肉运动点已经被生理学家标出,并且注射的部位也从这些点选择。然而,B超引导下注射药物有助于肌肉的精确定位[4-9]。

石炭酸、浓度为40%的酒精[10]和肉毒毒素[11]已被用于这一目的。其中,石炭酸现在已经很少使用。当酒精和肉毒杆菌毒素被注射到肌肉的运动点时,有相似的减轻痉挛状态效果,并可以持续6~9个月。

这种方法对于年轻的患儿特别有效并且可以推迟手术。肉毒毒素是非常昂贵的,由于这个原因,对于不太富裕的家庭酒精可能是首选。然而,酒精注射是很痛的并且在注射时需注射短效麻醉药。

巴氯芬鞘内注射

从一个植入泵实施巴氯芬鞘内注射能有效地控制痉挛状态[12]。该方法克服了常见于口服药物的副作用问题,因为当给予鞘内注射时控制痉挛状态需要的药物剂量更少。与泵相关的成本与技术问题是其主要的限制因素。但是,长期的研究证实这种方法治疗是有效的[13]。

选择性背侧神经根切断术

选择性切除从痉挛肌肉中携带传入冲动的后神经根能减轻痉挛[14]。这个方法需要腰椎椎板切除术,这可能增加发展为脊柱畸形和腰椎滑脱的风险[15,16]。一个长期研究报道该手术后痉挛的减轻和功能的改善可以维持20年[17],尽管手术时患儿年龄超过10岁,远期效果似乎不太有希望[18]。

神经切除术

在过去常常做的支配瘫痪肌肉的躯干神经切除术现在已经被淘汰了。一些痉挛肌肉的神经分支的切除被认为是减轻痉挛的一种方法。

手术治疗痉挛性肌腱

肌腱手术是最广泛应用治疗痉挛的方法。通过延长肌腱或通过松解肌肉纤维的近端起源并允许它们远侧滑动来减轻痉挛。这两个手术的作用是减少肌纤维的静息长度,从而减轻痉挛。

恢复肌肉平衡

通过加强较弱的肌肉群

从理论上来讲,理疗有助于增加薄弱肌肉的力量。现实中,对于这些患儿几乎没有作用。下一个选择是把痉挛肌肉群中的一个肌腱转移到较弱的一边。然而在下运动神经元瘫痪中肌腱转移的结果中常常能预测的到,而在上运动神经元瘫痪中其常常是不可被预测。由于缺乏选择性控制,被转移的肌肉完全不能起作用,使得肌肉再训练变得非常困难。这种转移偶尔导致矫枉过正,因为被转移的瘫痪肌肉过度活动和带来反方向的不平衡(图61.2)。

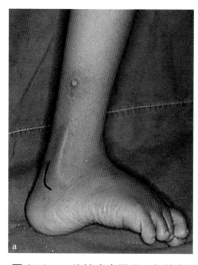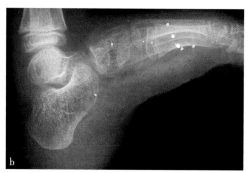

图 61.2　一脑性瘫痪男孩一年前实施胫后肌腱转移到足背侧来纠正马蹄内翻足畸形。
发展为跟骨外翻畸形（a 和 b）。为矫正新的畸形被转移的肌腱不得不被分离

通过减弱痉挛的、强壮的肌肉群

一般地手术主要目的是恢复痉挛状态下的肌肉平衡。需要决定是否通过肌腱切除使痉挛性肌肉丧失功能还是是否通过延长肌腱或者肌肉滑行仅仅只是使痉挛的肌肉力量减弱。其将取决于目前存在的肌肉不平衡的严重程度。肌肉群有被过度减弱的风险。这样肌肉不平衡可能被反转。例如，过度延长跟腱来矫正痉挛性马蹄足将导致踝关节的过度背伸和出现蹲伏步态。

减少不自主运动

药物或者神经外科手术都有可能帮助减少不自主运动。但很少可以完全摆脱不自主运动。

克服拮抗肌肉同步收缩

如果证实有痉挛性拮抗肌的同步收缩，那么痉挛肌肉群中的一块肌肉被转移可能会有帮助，使得两肌肉协调工作[3]。

纠正畸形

在一些病例中，一旦挛缩的肌腱被松解那么轻度畸形将被矫正。在畸形长期存在的病例中，可能需要截骨术或者骨短缩术来矫正畸形。

预防或减少关节脱位

预防和减少痉挛性髋关节脱位的方法已经在第25 章被讨论过。

建议治疗方法的理论依据

鉴于矫枉过正和对手术不可预知反应的风险，首先选择侵入性最小的方法是明智的。

最好选择一个过度矫正风险低和很受报道并发症的治疗方法。

矫正不比过度矫正更安全。

参考文献

1. Young RR, Wiegner AW. Spasticity. *Clin Orthop Relat Res* 1987; **219**: 50–62.

2. Ziv I, Blackburn N, Rang M, Koreska J. Muscle growth in normal and spastic mice. *Dev Med Child Neurol* 1984; **26**: 94–9.

3. Perry J. Distal rectus transfer. *Dev Med Child Neurol* 1987; **29**: 153–8.

4. Depedibi R, Unlu E, Cevikol A, Akkaya T, Cakci A, Cerekci R, *et al.* Ultrasound-guided botulinum toxin type A injection to the iliopsoas muscle in the management of children with cerebral palsy. *NeuroRehabilitation* 2008; **23**: 199–205.

5. Kwon JY, Hwang JH, Kim JS. Botulinum toxin a injection into calf muscles for treatment of spastic equinus in cerebral palsy: A controlled trial comparing sonography and electric stimulation-guided injection techniques: a pre-

liminary report. *Am J Phys Med Rehabil* 2010; **89**: 279–86.

6. Picelli A, Lobba D, Midiri A, Prandi P, Melotti C, Baldessarelli S *et al*. Botulinum toxin injection into the forearm muscles for wrist and fingers spastic overactivity in adults with chronic stroke: A randomised controlled trial comparing three injection techniques. *Clin Rehabil* 2014; **28**: 232–42.

7. Py AG, Zein Addeen G, Perrier Y, Carlier RY, Picard A. Evaluation of the effectiveness of botulinum toxin injections in the lower limb muscles of children with cerebral palsy: Preliminary prospective study of the advantages of ultrasound guidance. *Ann Phys Rehabil Med* 2009; **52**: 215–23.

8. Schnitzler A, Roche N, Denormandie P, Lautridou C, Parratte B, Genet F. Manual needle placement: Accuracy of botulinum toxin A injections. *Muscle Nerve* 2012; **46**: 531–4.

9. Walter U, Dressler D. Ultrasound-guided botulinum toxin injections in neurology: Technique, indications and future perspectives. *Expert Rev Neurother* 2014; **14**: 923–36.

10. Carpenter EB, Seitz DG. Intramuscular alcohol as an aid in the management of spastic cerebral palsy. *Dev Med Child Neurol* 1980; **22**: 497–501.

11. Cosgrove AP, Graham HK. Botulinum toxin A in the management of spasticity with cerebral palsy. *Br J Surg* 1992; **74**:135–6.

12. Albright AL, Cervi A, Singletary J. Intrathecal baclofen for spasticity in cerebral palsy. *J Am Med Assoc* 1991; **265**: 1418–22.

13. Albright AL, Gilmartin R, Swift D, Krach LE, Ivanhoe CB, McLaughlin JF. Long-term intrathecal baclofen therapy for severe spasticity of cerebral origin. *J Neurosurg* 2003; **98**: 291–5.

14. Peacock WJ, Staudt LA. Functional outcomes following selective posterior rhizotomy in children with cerebral palsy. *J Neurosurg* 1991; **74**: 380–5.

15. Johnson MB, Goldstein L, Thomas SS *et al*. Spinal deformity after selective dorsal rhizotomy in ambulatory patients with cerebral palsy. *J Pediatr Orthop* 2004; **24**: 529–36.

16. Langerak NG, Lamberts RP, Fieggen AG, Peter JC, Peacock WJ, Vaughan CL. Selective dorsal rhizotomy: Long-term experience from Cape Town. *Childs Nerv Syst* 2007; **23**: 1003–6.

17. Langerak NG, Lamberts RP, Fieggen AG, Peter JC, Peacock WJ, Vaughan CL. Functional status of patients with cerebral palsy according to the International Classification of Functioning, Disability and Health model: A 20-year follow-up study after selective dorsal rhizotomy. *Arch Phys Med Rehabil* 2009; **90**: 994–1003.

18. MacWilliams BA, Johnson BA, Shuckra AL, D'Astous JL. Functional decline in children undergoing selective dorsal rhizotomy after age 10. *Dev Med Child Neurol* 2011; **53**: 717–23.

62

痉挛性足和踝

BENJAMIN JOSEPH

概述

脑瘫患儿发生足踝畸形很常见,包括马蹄足、马蹄内翻足、内翻和外翻。跟骨畸形很少遇到,这可能是马蹄足治疗的后遗症。

马蹄足

马蹄足是目前为止在脑瘫中遇到的最常见的下肢畸形。畸形可分为小腿肌痉挛的动态性马蹄足或肌肉挛缩的固定性马蹄足。

治疗决策中要考虑的因素

在步态周期中的正常跟-趾顺序的丢失

马蹄足的儿童在步态的摆动相中不能背屈踝关节,开始接触地面足趾取代足跟。如果畸形是动态性的足跟将在中期放下并接触地面。如果小腿三头肌挛缩,足跟将在整个步态周期中不接触地面(图62.1)。

形成膝和足的继发畸形

膝和足的继发畸形能够形成在儿童有严重痉挛或小腿三头肌挛缩。继发畸形有膝关节反张畸形,后足外翻畸形(外翻-前足马蹄)和中足断裂。如果儿童有膝关节反张畸形虽然可将足跟放置地面,事实上,在踝关节足保持跖屈(图62.2a)。在继发于马蹄足的后足外翻畸形的儿童,如果足保持在内翻时测试运动范围表现出踝关节被动背伸受限(图62.2b)。如果测试时足不内翻,将会得到踝关节背屈的错误印象。

在发生适应性的骨改变发生而导致继发性畸形前矫正潜在的马蹄足畸形是很重要的。

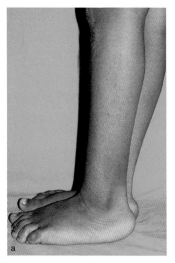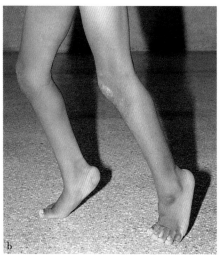

图62.1 在动态性马蹄足的患儿能够在站立时足跟在地面上(a)但只要儿童开始走路足跟就离开地面(b)。如果跟腱挛缩足跟在整个步态周期将不接触地面

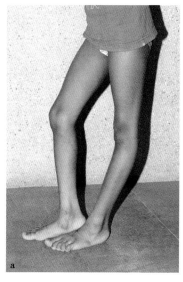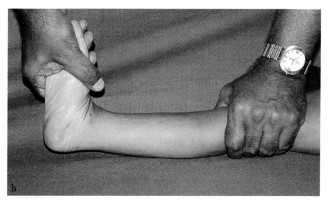

图 62.2 （a）痉挛性马蹄足的儿童形成膝反张。（b）如果不维持足于内翻位背屈是能达到跟腱挛缩可能不明显。当足维持内翻踝关节不能背屈；因此,在足维持在内翻时测试跟腱的紧张度是很重要的

手术矫正马蹄足后小腿三头肌力量减弱

如果小腿三头肌延长太多,肌肉的力量将会过分减弱,从而导致严重的后果。小腿三头肌过分的延长将导致跟骨畸形和严重的蹲扶步态,有时儿童可能不能行走。因此,肌肉的延长应当非常小心的进行,确保延长的程度恰好足够使踝关节达到超过中立位 10° 的位置。单独的小腿三头肌延长应当避免,因为其可能引起严重的蹲伏步态[1]。

治疗目标

- 矫正马蹄足以方便足跟 – 趾顺序步态
- 矫正因为潜在的马蹄足而形成的继发畸形
- 防止小腿三头肌过度减弱

治疗方法选择

理疗方案

牵伸练习

反复、轻柔、缓慢的牵伸小腿三头肌帮助降低痉挛和帮助防止挛缩的形成或手术松解后减少挛缩的复发。

张力抑制石膏

延长至超过足尖、塑型良好的下肢行走石膏可被使用并维持超过 3 周。当石膏去除后小腿三头肌的痉挛的轻柔的适当复位。然而,这个作用是短期的[2]。尽管如此,这一痉挛状态的复位过程对于更便利的进行更有效的理疗是有用的,并同时对决定潜在使用拐杖的收益有帮助。

矫形器的选择

对于有动态性马蹄足的儿童,张力抑制石膏有效果,可考虑足踝矫形器。必须决定选择固定型或活动型足踝矫形器。矫形器可被用作痉挛型马蹄足的初始治疗或用于神经阻滞或手术后来维持通过神经阻滞或手术所获得的改善。

固定型足踝矫形器

如果有膝反张的趋势,固定型足踝矫形器塑型于10° 的踝关节背屈位[3]。如果有相关的动态性弓形腿或内翻畸形应当选择固定型矫形器,因为其固定距下关节较活动型矫形器更有效。

活动型足踝矫形器

活动型足踝矫形器应选择用于以下情况如矫形器允许背屈但预防跖屈[4]。使用活动型足踝矫形器比固定型矫形器步态形式更接近正常。

神经阻滞

使用毒素或乙醇对于腓肠肌的神经阻滞能降低肌肉的痉挛。这个作用是暂时有效的,作用时间能

维持 6~9 个月。一旦有肌肉的挛缩阻滞是没有效果的。

手术选择

一旦确定有马蹄足挛缩，必须区分是单独的腓肠肌挛缩或是比目鱼肌和腓肠肌共同挛缩。如果两块肌肉都有挛缩，则进行跟腱延长术，但如果时腓肠肌单独挛缩，可进行腓肠肌腱膜延长术。前面强调过，确保腓肠肌不被过度延长是很重要的因为这将导致跟骨畸形和蹲伏步态，这将是很难治疗的。当跟腱过度延长的风险可能比腱膜延长更大[5,6]。出于这个原因，大多数外科医生根本不愿意延长跟腱而是只延长腓肠肌[5]。

腓肠肌延长

腓肠肌延长可通过图 62.3 所示任何一种技术在肌腱肌肉联合部进行。在过去，自股骨附着点松解腓肠肌的两个头是常用的，但现在是不推荐的。

跟腱延长

跟腱延长的选择包括开放性 Z 字成形术和 White 或 Hoke 经皮延长术（图 62.4）。

经皮延长术是优先选择的，因为过度延长的危险性要小于开放延长术。

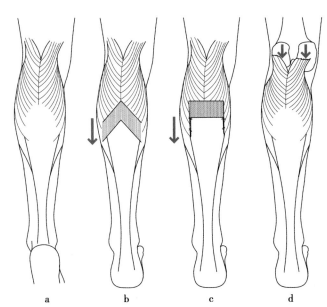

图 62.3　延长收缩的腓肠肌的不同技术（a）包括肌肉与肌腱结合部的腱膜松解（b 和 c）和肌肉位于股骨髁附着点的松解（d）

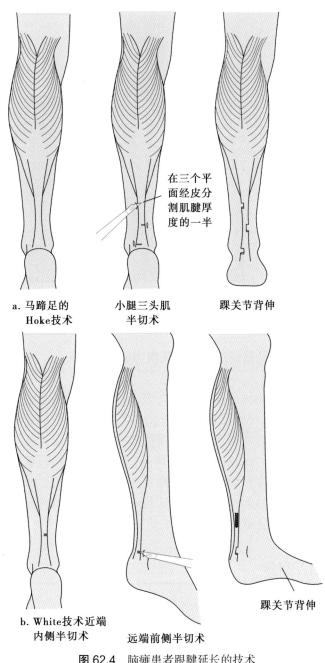

在三个平面经皮分割肌腱厚度的一半

a. 马蹄足的 Hoke 技术　　小腿三头肌半切术　　踝关节背伸

b. White 技术近端内侧半切术　　远端前侧半切术　　踝关节背伸

图 62.4　脑瘫患者跟腱延长的技术

考虑的因素

痉挛和挛缩的组成

在开始治疗前区分股三头肌的痉挛和挛缩是很重要的。如果有严重痉挛存在时区分此区别是不那么容易的。在这种情况下局麻下行肌肉神经阻滞，儿童的检查需在全身麻醉才能完成。肌肉神经阻滞或全身麻醉下的管理能取消痉挛和肌肉挛缩所导致的残余马蹄足。

如果马蹄足挛缩存在，如果膝关节屈曲或如果后足可以自由的外翻、挛缩的真实程度可能被掩盖。因

此,当检测股三头肌挛缩时,膝关节必须保持伸直并且足保持在内翻位。

对牵伸和拐杖的反应

轻微程度的挛缩对非手术治疗的方法有效,同时手术干预对理疗、拐杖和肌肉神经阻滞无效的挛缩是必需的。

继发畸形的存在

膝关节反张对于矫形器的类型的选择是有影响的;如果有反张的趋势时,固定型矫形器的使用塑型于轻微的背屈位,而如果没有反张时活动型矫形器是优选。

相关畸形的存在

相关的后足内翻或外翻畸形存在固定型矫形器可能优于活动型矫形器。

挛缩的肌肉的部分

在很少的情况下当比目鱼肌挛缩,跟腱延长将是必需的;当大多数情况下,腓肠肌挛缩导致马蹄足,必须行单独的腓肠肌松解。

推荐的治疗方案

对痉挛性马蹄足的治疗大纲见表 62.1。

表 62.1　痉挛性马蹄足的治疗大纲

适应证							
动态性马蹄足	动态性马蹄足 + 对牵伸反应差	动态性马蹄足 + 对张力限制石膏反应差	动态性马蹄足 + 动态性内翻或外翻 + 对张力限制石膏反应差	动态性马蹄足 + 膝关节反张畸形 + 对张力限制石膏反应差	动态性马蹄足 + 对张力限制石膏和拐杖反应不充分	腓肠肌挛缩	比目鱼肌和腓肠肌挛缩
↓	↓	↓	↓	↓	↓	↓	↓
伸直锻炼	张力限制石膏	活动型踝足矫形器	踝前方固定型踝足矫形器	背屈 10° 位置上固定型踝足矫形器	腓肠肌的肌肉神经	腓肠肌延长	跟腱延长
治疗							

内翻足

内翻足畸形是足部畸形胫前肌或胫后肌痉挛或挛缩所致,常见于偏瘫型脑性瘫痪,与马蹄足相关。

处理难点

跖行步态的丢失

如果畸形是动态性的,在足位于地面休息位时足是跖行,只有在步态摆动相时内翻畸形才被注意到(图 62.5)。动态性内翻不会干扰到步行能力但一旦肌腱挛缩,足将不再保持跖行。足的侧面将接触地面并且将在第五跖骨基底部形成痛性胼胝。如果挛缩的肌腱没有被松解,相适应性的跗骨会发生改变,然后只有通过骨性手术联合肌腱松解才能矫正畸形。

治疗目标

● 矫正后足内翻畸形并恢复跖行足

治疗的选择

足踝矫形器维持力线位于平衡轴前方

轻质热塑型足踝矫形器维持力线于平衡轴前方对于控制动态性内翻畸形是足够的,特别是在小年龄的儿童。虽然这是有效的,但最好能避免长期使用,因为踝关节的刚性支撑增加了能量的损耗。

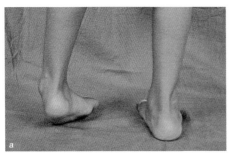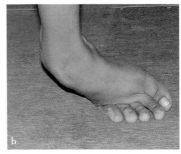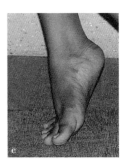

图 62.5 脑瘫患儿的动态性内翻畸形在步态的摆动相时得以证实（a）。
内翻畸形继发于内收肌的挛缩甚至在步态的站立期时存在（b 和 c）

推荐在肌腱转位术后使用几个月矫形器来防止转位的肌腱过分牵拉直到固定牢固。

肌肉神经阻滞

胫骨后肌的肌肉神经阻滞能够降低肌肉的痉挛和纠正后足内翻的趋势。然而，在技术上是很难以注射入此肌肉，因为其位于小腿后筋膜室的深层。

胫骨后肌肌内延长术

胫骨后肌的肌内延长减弱肌肉而减少内翻畸形，在踝关节上方几厘米处将肌腱自肌腹内分开[7]。要确保肌腱的不会过度延长。肌腱延长技术的另一重要的优势是肌腱的远端至最低的肌纤维不受干扰。如果在日后需要肌腱转位，将很容易进行，因为没有纤维化或肌腱的粘连。

胫骨前肌劈裂转位

如果胫骨前肌是导致内翻的主要原因，肌腱的侧面一半将被转位至骰骨或腓骨短肌腱[8,9]。手术降低内翻变形的力量并将一些肌肉力量转变为矫形的力量（图 62.6a）。

胫后肌腱平劈裂转位

如果胫后肌腱是致畸的肌肉并在胫后肌腱肌肉内延长后仍有内翻的趋势持续存在，将肌腱的侧半穿过[10]踝关节后方转位至腓骨肌腱（图 62.6b）。

胫后肌腱转位

整个胫后肌腱能被转位至足背来矫正马蹄内翻足畸形。然而，肌腱转位不能在所有的情况中起作用因

为换位过程很少发生在脑瘫患者。这同样有过度矫正的风险。

胫后肌腱切断术

切断术可能减弱内翻并且可能会导致外翻畸形。然而，胫后肌腱的切断术可作为青少年复发性、僵硬型内翻畸形的一种治疗选择。

考虑的因素

什么内翻的肌肉是导致畸形的原发因素？

需要仔细的评估来确定什么肌肉是原发的因素？动态肌电描记术采用细金属丝电极能理论上确定在步态的摆动相时异常的胫后肌腱活动。然而，在许多中心这些设备是不可用的，并且儿童可能有使用针刺电极的不适。如果胫后肌是原发的因素，足将在摆动相时形成跖屈和内翻，并且畸形主要是在后足。如果胫前肌痉挛是主要因素，后足和前足在摆动相时内翻没有明显的跖屈。

痉挛和挛缩的组成

轻微程度的痉挛不必通过手术处理，但是手术对于严重的痉挛和存在的挛缩是必需的。

儿童的年龄和畸形持续的时间

在低龄的儿童不会发生适应性的骨骼改变，因此手术仅限于软组织。在高龄的儿童有相适应性的骨性改变，软组织松解将联合跗骨的手术来恢复跖行步态。

推荐的治疗方案

对痉挛性后足内翻的治疗大纲见表 62.2。

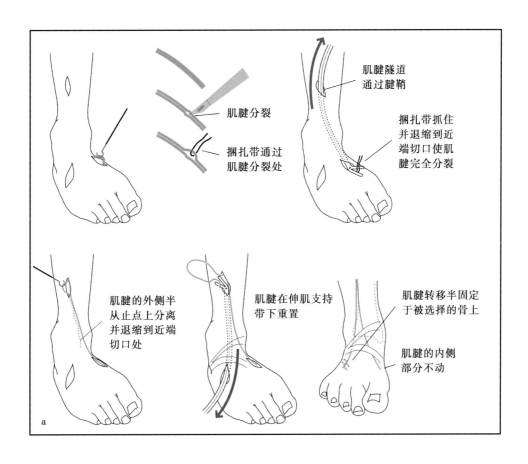

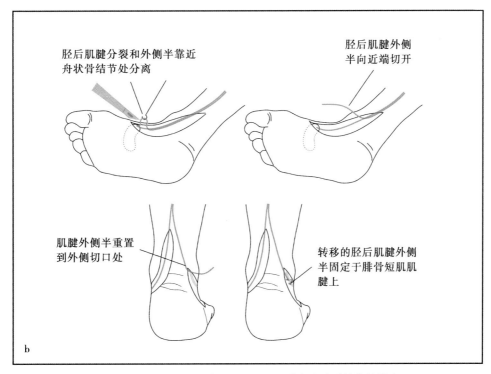

图 62.6　进行胫前肌腱（a）和胫后肌腱（b）劈裂转位的技术

表 62.2 痉挛性内翻足畸形的治疗大纲

适应证					
轻微的动态性内翻 + 小年龄儿童	动态性内翻 + 对伸展锻炼有好的效果	动态性内翻 + 对伸展和夹板没有效果	静止性内翻 + 大年龄儿童 + 在摆动相内翻和跖屈	静止性内翻 + 大年龄儿童 + 在摆动相没有内翻和跖屈	长期存在的静止性内翻 + 青少年 + 适应性骨改变存在
伸展锻炼	固定型热塑足踝矫形器(AFO)并力线于平衡轴前方	胫后肌腱肌内延长 + 其次是 AFO 力线于平衡轴前方	胫后肌腱劈裂移位 + AFO 保护肌腱力线位于平衡轴前方 6 月	胫前肌腱劈裂移位 + AFO 保护肌腱力线位于平衡轴前方 6 月	胫后肌腱松解 + 跗中截骨 + 胫前肌腱劈裂移位 + AFO 保护肌腱力线位于平衡轴前方 6 个月
治疗					

外翻足

外翻足畸形的形成可能继发于小腿三头肌的挛缩；这被称为马蹄外翻足。腓骨肌的痉挛可能会导致此畸形。

治疗决策中要考虑的问题

足的力学改变

外翻足看起来不美观并很难适应支持体重,并且跟骨杠杆臂的力学优势被明显的降低,因此推力被降低。

内侧纵弓的丢失

足的内侧纵弓倒塌,并且在严重的病例,距骨头可在脚背扪及。当重量承载在距骨头这个区域会疼痛。

跗中关节的伴随畸形

当后足有外翻畸形产生,前足的内旋和外展将发生在跗中关节(图 62.7)。

距下关节的外翻不稳定

在长时间站立的病例,即使在处理痉挛和挛缩的肌腱后,由于距下关节囊的伸展或适应性的骨改变,畸形可能存在。在严重受累的大年龄的儿童,可能出现踝关节外翻,并且治疗将变得更加困难。

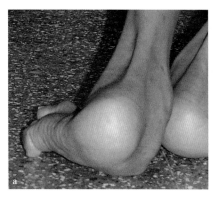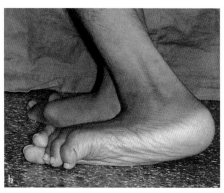

图 62.7 脑瘫儿童合并痉挛性内翻畸形合并后足的外翻畸形(a),在跗中关节有旋前和外展(b)

相关的胫骨外旋

胫骨外旋能加剧足的外翻畸形,并且这同样需要解决。

治疗目标

- 矫正后足外翻畸形及伴随旋前后前足外展
- 恢复距下关节的稳定性
- 防止踝关节的外翻和跗骨的适应性骨改变

治疗的选择

踝 - 足矫形器(AFO)

足的柔软的外翻畸形能被踝 - 足矫形器控制且维持平衡线位于踝部的前方。

小腿三头肌延长

如果小腿三头肌挛缩应当被延长。

腓骨肌延长

如果腓骨肌痉挛,行腓骨肌肉的肌内延长。

跟骨延长

僵硬型外翻畸形的患者,痉挛肌肉的延长和跟骨延长能改善足的外观。通过插入楔形骨块至在距下关节前中侧面截骨的外侧面使外侧柱延长(图62.8a)。

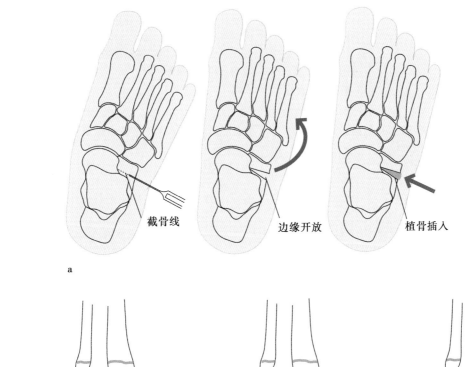

截骨线　　　边缘开放　　　植骨插入

a

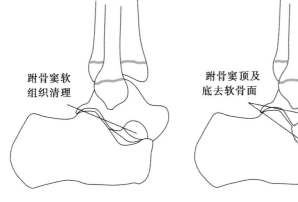
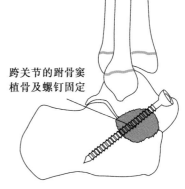

跗骨窦软组织清理　　　跗骨窦顶及底去软骨面　　　跨关节的跗骨窦植骨及螺钉固定

b

图62.8　跟骨延长(a)和距下关节融合(b)的技术

关节外距下关节融合

在高龄的儿童和畸形长期存在的病例中,仅仅降低痉挛可能不能纠正畸形,甚至肌肉不平衡已经被矫正的情况下。在这样的病例距下关节的融合是可以考虑的选择(图 62.8b)。在骨骼不成熟的儿童,关节外融合技术是可以选择的[12,13]。

在踝上区域胫骨的去旋转截骨

如果儿童合并有胫骨外扭转,胫骨去旋转截骨可以被考虑联合痉挛的治疗来处理外翻畸形,如概述于表 62.3。

治疗计划中应考虑到的因素

儿童的年龄

在低龄的儿童中,给予支撑可能就够了,但高龄的儿童和青少年骨骼和距下关节适应性的改变可能使得其需要进行骨性手术来改善足的排列。

小腿三头肌挛缩的存在

如果小腿三头肌挛缩,需要被松解,同时处理痉挛的腓骨肌。

表 62.3　足痉挛性外翻畸形的治疗大纲

适应证					
轻微的动态性外翻 + 小年龄儿童	动态性外翻 + 伸展锻炼有好的反应	静态性外翻 + 对伸展和夹板没有反应 + 可论证的小腿三头肌僵硬	静态性外翻 + 对伸展和夹板没有反应 + 没有小腿三头肌僵硬	在小腿三头肌或腓骨肌延长后静态性外翻存在 + 被动可矫正畸形	静态性外翻长期存在 + 青少年 + 适应性的骨改变存在 + 畸形不能被动
伸展锻炼	固定型热塑 AFO 并维持平衡线位于踝部的前方	腓肠肌肌腱膜延长	腓骨肌肌内延长 + 联合 AFO 并维持平衡线位于踝部的前方	关节外距下关节融合	三关节融合术 + 腓骨肌延长
治疗					

痉挛的肌腱和挛缩的肌肉松解后外翻的存在

如果在松解相关的腓骨肌或小腿三头肌的挛缩后外翻畸形存在,这可以表明在距下关节或距骨和跟骨发生了结构的改变。

推荐的治疗方案

后足痉挛性外翻畸形的治疗大纲见表 62.3。

仰趾足

有少量的高龄儿童和青少年有严重的固定型仰趾足畸形,通常伴有踝关节和距下关节的外翻畸形。这一畸形可见于跟腱过度延长的儿童。

处理难点

严重的蹲伏

仰趾足的主要结果是严重恶化的任何预先存在的蹲伏,这使得行走非常困难。

不能被动跖屈踝关节

起初踝关节能被动跖屈,随着时间的推移,胫骨前肌出现挛缩使踝关节不能被动跖屈。

过度延长的跟腱

跟腱总是被牵伸。这通常是医源性问题,尽管偶尔发生在长期严重的蹲伏的儿童他们还未行小腿三头肌的延长术。

治疗目标

● 矫正仰趾足畸形

治疗的目的是矫正仰趾足畸形并且确保胫骨垂直于足底来保证儿童直立而没有蹲伏的趋势。
● 防止踝关节过度背伸

仅仅矫正僵硬型仰趾畸形可能因为肌肉不平衡而不会改善姿势。为了改善肌肉平衡踝关节背伸需要被减弱。
● 恢复跟腱的正常长度

过度牵伸或过度延长跟腱致使小腿三头肌减弱和无效。跟腱长度的恢复能增加肌纤维的张力并从而增强跖屈的力量。

治疗方法选择

后方进入地面反馈式矫形器

Gage 和 Novacheck 描述了一种后方进入地面反馈式矫形器能防止踝关节背伸同时能允许跖屈[14]。在那些踝关节能被动跖屈的儿童中可以尝试。

踝关节背屈肌延长术和跟腱折叠紧缩术

当踝关节由于背屈肌挛缩而不能被动屈曲时,可能延长背屈肌腱。跟腱可同时吻合。

胫距跟关节固定术

一旦踝关节和距下关节的僵硬型畸形变得非常严重,软组织松解程度来改善肌肉平衡将很难成功。在这种阶段胫距跟关节固定术可用来改善姿态和步态[15]。

考虑的因素

儿童的年龄

关节固定术最好用于骨骼成熟的儿童来减小对胫骨远端生长板损伤的风险。

踝关节背伸肌肉挛缩的存在

一旦踝关节的背伸肌肉挛缩,后方进入式矫形器将无效。

踝关节外翻的存在

如果畸形存在的时间长至踝关节继发性改变出现,软组织手术将不能矫正畸形。

推荐的治疗方案

仰趾足畸形的治疗大纲见表 62.4。

表 62.4　痉挛性仰趾足畸形的治疗大纲

适应证		
被动可矫正畸形 + 小年龄儿童	畸形不能被被动矫正（表明踝关节背屈肌挛缩） + 没有踝关节外翻 + 骨骼不成熟	畸形不能被被动矫正（表明踝关节背屈肌挛缩） + 踝关节外翻存在 + 骨骼成熟
Gage 后方进入式地面反馈矫形器	踝关节背伸肌腱的延长 + 跟腱的折叠紧缩 + Gage 后方进入式地面反馈矫形器	胫距跟关节固定术
治疗		

参考文献

1. Vuillermin C, Rodda J, Rutz E, Shore BJ, Smith K, Graham HK. Severe crouch gait in spastic diplegia can be prevented: A population-based study. *J Bone Joint Surg Br* 2011; **93**: 1670–5.

2. Watt J, Sims D, Harckham F *et al.* A prospective study of inhibitive casting as an adjunct to physiotherapy for cerebral-palsied children. *Dev Med Child Neurol* 1986; **28**: 480–8.

3. Rosenthal RK, Deutsch SD, Miller W, Schumann W, Hall JE. A fixed-ankle, below-the-knee orthosis for management of genu recurvatum in spastic cerebral palsy. *J Bone Joint Surg Am* 1975; **57**: 545–7.

4. Neto HP, Collange Grecco LA, Galli M, Santos Oliveira C. Comparison of articulated and rigid ankle-foot orthoses in children with cerebral palsy: A systematic review. *Pediatr Phys Ther* 2012; **24**: 308–12.

5. Joo SY, Knowtharapu DN, Rogers KJ, Holmes L, Jr., Miller F. Recurrence after surgery for equinus foot deformity in children with cerebral palsy: Assessment of predisposing factors for recurrence in a long-term follow-up study. *J Child Orthop* 2011; **5**: 289–96.

6. Chung CY, Sung KH, Lee KM, Lee SY, Choi IH, Cho TJ *et al.* Recurrence of equinus foot deformity after tendo-achilles lengthening in patients with cerebral palsy. *J Pediatr Orthop* 2015; **35**: 419–25.

7. Majestro TC, Ruda R, Frost HM. Intramuscular lengthening of the posterior tibialis muscle. *Clin Orthop Relat Res* 1971; **79**: 59–60.

8. Barnes MJ, Herring JA. Combined split anterior tibial tendon transfer and intramuscular lengthening of the posterior tibial tendon: Results in patients who have a varus deformity of the foot due to spastic cerebral palsy. *J Bone Joint Surg Am* 1991; **73**: 734–8.

9. Hoffer MM. Reiswig JA, Garett AM, Perry J. The split anterior tibial tendon transfer in the treatment of spastic varus hindfoot of childhood. *Orthop Clin North Am* 1974; **5**: 31–8.

10. Kling TF Jr, Kaufer H, Hensinger RN. Split posterior tibial-tendon transfers in children with cerebral spastic paralysis and equinovarus deformity. *J Bone Joint Surg Am* 1985; **67**: 186–94.

11. Noritake K, Yoshihashi Y, Miyata T. Calcaneal lengthening for planovalgus foot deformity in children with spastic cerebral palsy *J Pediatr Orthop B* 2005; **14**: 274–9.

12. Alman BA, Craig CL, Zimbler S. Subtalar arthrodesis for stabilization of the valgus hindfoot in patients with cerebral palsy. *J Pediatr Orthop* 1993; **13**: 634–41.

13. Bourelle S, Cottalorda J, Gautheron V, Chavrier Y. Extra-articular subtalar arthrodesis: A long-term follow-up in patients with cerebral palsy. *J Bone Joint Surg Br* 2004; **86**: 737–42.

14. Gage JR, Novacheck TF. An update on the treatment of gait problems in cerebral palsy. *J Pediatr Orthop* 2001; **10**: 265–74.

15. Muir D, Angliss RD, Nattrass GR, Graham HK. Tibiotalocalcaneal arthrodesis for severe calcaneovalgus deformity in cerebral palsy. *J Pediatr Orthop* 2005; **25**: 651–6.

63

痉挛性膝关节

BENJAMIN JOSEPH

概述

脑瘫患儿膝关节的常见问题包括膝关节屈曲畸形、反屈畸形和膝关节僵硬步态。

膝关节屈曲畸形

站立位膝关节屈曲和蹲伏步态可以是膝关节本身的原因所引起，也可能继发于髋关节或者踝关节的问题。蹲伏步态除了难看以外，还导致行走时有很高的能量消耗[1]。

腘绳肌的痉挛或挛缩是蹲伏步态最常见的原因，但蹲伏步态也可能继发于髋关节屈曲、股四头肌无力或者是踝关节的跟行足畸形。已确定单独延长小腿三头肌能作为预防脑瘫患儿严重蹲伏步态的措施（见第62章）。

考虑的问题

腘绳肌痉挛或挛缩

通常在7岁左右患儿出现腘绳肌痉挛，除非对腘绳肌进行牵伸训练，否则很快发展成腘绳肌挛缩。

股四头肌无力

腘绳肌痉挛使得在站立位出现膝关节屈曲的倾向（图63.1）。除非股四头肌的肌力足以抵消这种倾向，否则将发生蹲伏步态。无论何时出现股四头肌无力就会发生腘绳肌挛缩。一旦腘绳肌挛缩被解除，倘若此时髌腱没有被拉得太长，股四头肌力量可以随着适当的强化训练而得到增强。

髌腱拉长和髌骨高位

长期屈膝畸形患儿的髌韧带被拉长并且发生高位髌骨（图63.2）。即使是行腘绳肌松解之后，这些患儿的蹲伏姿势依然会存在。这是由于髌韧带被拉长后，即便是膝关节完全伸直时，股骨头肌的伸膝机制仍无法发挥作用。

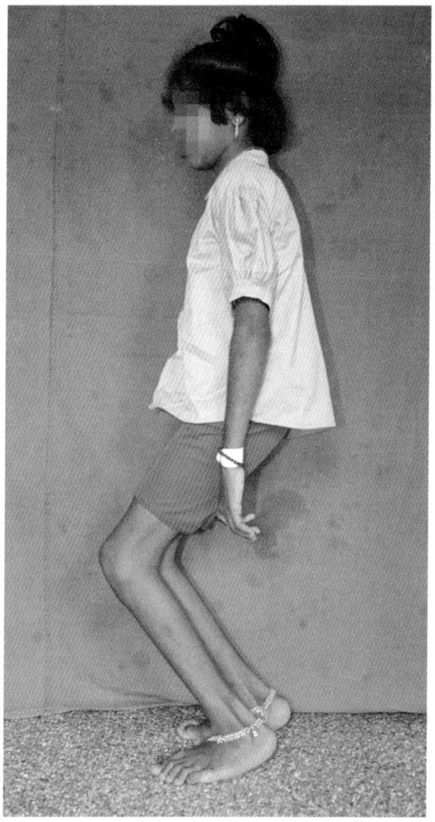

图63.1 腘绳肌痉挛导致的蹲伏姿势和膝关节屈曲畸形

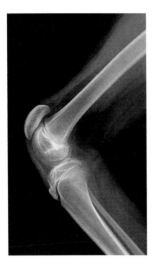

图 63.2 脑瘫患儿长期蹲伏步态的膝关节侧位 X 线片。明显可见高位髌骨

屈曲畸形

如果蹲伏步态持续存在,膝关节的屈曲畸形就会随着时间继续发展,如果得不到纠正,屈膝畸形会加重。

治疗目标

- 减轻腘绳肌痉挛和挛缩
  需要充分削弱痉挛腘绳肌的过度活动以获得膝关节屈肌和伸肌之间的肌力平衡。
- 恢复伸膝的力量
  必须充分增强股四头肌的力量以确保在步态站立相膝关节能稳定的伸直。
- 矫正屈膝畸形
  即使屈曲畸形的角度很小,为了使患儿站直也需要进行矫正。

治疗方法选择

物理疗法(腘绳肌拉伸和加强股四头肌)

如果蹲伏步态是由于腘绳肌痉挛所致而没有腘绳肌挛缩的证据,应该定期做股四头肌加强训练和腘绳肌牵拉训练[2]。

腘绳肌肌神经阻滞

如果没有腘绳肌挛缩,可能通过腘绳肌的肌神经

阻滞来增强物理治疗的效果。这些措施可以帮助推迟手术治疗时间。

地面反作用力支具

在患儿站立时,地面反作用力矫形器在胫骨近端的前方会产生一个向后的推力。在进行腘绳肌适当的松解手术后还残留蹲伏步态时,就可以使用这种矫形器(图 63.3)。

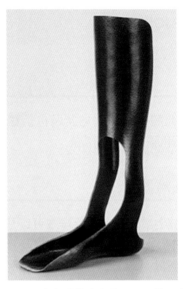

图 63.3 用于治疗蹲伏步态的地面反作用力支具。(澳大利亚墨尔本 Kerr Graham 教授赠送)

腘绳肌松解

一旦有腘绳肌挛缩就需要进行松解。应用最广泛的腘绳肌松解方法是部分延长技术。[3]该技术包括半膜肌和股二头肌腱膜延长和半腱肌肌腱的 Z 形延长。但是,对于复发性蹲伏步态的患儿进行反复的腘绳肌松解是无效的[4]。

腘绳肌转位

腘绳肌转位有两种方法。这两种方法的基本原理都是将屈膝肌转为伸髋肌。由于转位的肌肉向后牵拉股骨产生伸髋肌的作用,反过来就起到伸膝的作用(图 63.4)。

Egger 转位术

Egger 提出将内侧和外侧腘绳肌止点转移到股骨远端的后方。但该手术目前并不受欢迎,因为手术后发生膝反屈的频率太高而无法接受[3]。

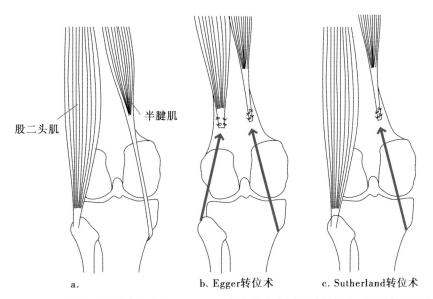

图 63.4　Egger 腘绳肌转位术（b）和 Sutherland 转位术将半腱肌肌腱转移至股骨的后方（c）

Sutherland 转位术

　　Sutherland 转位术的原理与 Egger 转位术相同，但 Sutherland 转位术只将半腱肌肌腱转移至股骨的后方。由于 Sutherland 转位术只转移一条肌腱至股骨，与 Egger 转位术转移两条肌腱相比较发生膝反屈的风险要小得多，因此认为 Sutherlands 转位术较好。

纠正屈膝畸形

　　对于长期的固定性屈膝畸形的患者，仅行腘绳肌松解不足以纠正屈膝畸形。在这种情况下行必须做股骨髁上伸直截骨[5-8]。如果屈曲畸形很严重，还要行股骨短缩截骨以减少坐骨神经受牵拉的风险[9]。

纠正高位髌骨

　　有两种方法纠正高位髌骨，就是髌腱折叠术和胫骨结节向远端移位术（图 63.5）。

髌腱折叠术

　　髌腱折叠术有几种不同的方法[5,8-10]，有些暂时将髌骨用钢丝或缝线固定于胫骨。对于骨骼未成熟的患儿要做髌腱折叠而不是胫骨结节转位。

胫骨结节远端移位术

　　对于骨骼发育成熟的患儿可以行胫骨结节向远端移位术。转位的胫骨结节必须固定稳定以防止痉挛肌将骨块拔出。

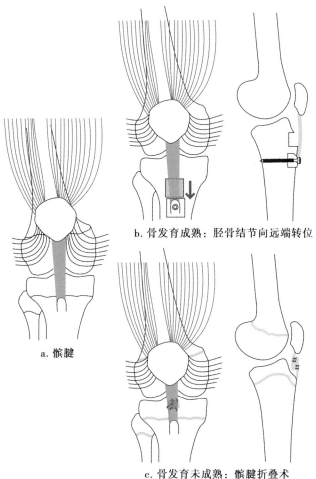

a. 髌腱

b. 骨发育成熟：胫骨结节向远端转位

c. 骨发育未成熟：髌腱折叠术

图 63.5　纠正高位髌骨的技术（a）有将胫骨结节连同肌腱止点一起向远端移位（b）和髌腱折叠术（c）

纠正髋关节屈曲畸形

因为痉挛性髋关节屈曲畸形的患儿有髋关节和膝关节出现一致性的屈曲倾向,为了使膝关节保持伸直,髋关节和膝关节畸形都要进行纠正很重要。

纠正踝关节的跟行足畸形

跟行足畸形能够加重蹲伏姿势,即使在膝关节畸形得到处理后,患儿仍然会出现蹲伏步态,除非踝关节背屈也得到处理。(处理跟行足的选择见第 62 章表 62.4。)

考虑的因素

患儿的年龄

畸形的程度和像高位髌骨之类的适应性改变的程度随着年龄的增长而加重,因此对于年长儿和青少年的治疗要更加积极。

存在腘绳肌挛缩

如果腘绳肌只是痉挛而没有挛缩,可以采用非手术治疗方法。而一旦有证据表明存在腘绳肌挛缩就必须进行手术治疗。

股四头肌的力量

如果股四头肌力量很弱,就必须要进行肌腱转位来加强伸膝的力量。

存在固定性屈膝畸形和严重的屈膝畸形

长期存在的固定性膝关节屈曲畸形必须要进行处理。如果膝关节屈曲畸形很严重,必须要进行股骨短缩截骨,使坐骨神经损伤的风险降到最低[11]。

存在高位髌骨

如果有高位髌骨,必须要进行纠正使股四头肌能起到有效地伸膝作用。

痉挛性膝关节屈曲畸形的推荐治疗方案

痉挛性蹲伏步态的治疗大纲见表 63.1。

表 63.1　痉挛性膝关节屈曲畸形和蹲伏步态治疗大纲

适应证							
幼儿 + 蹲伏步态 + 无固定性畸形 + 腘绳肌痉挛 + 股四头肌力量强	幼儿 + 尽管做了延长仍有蹲伏步态 + 无固定性畸形 + 腘绳肌痉挛 + 股四头肌力量强	大龄儿童 + 蹲伏步态 + 无固定性畸形 + 腘绳肌痉挛或挛缩 + 股四头肌力量减弱	青少年 + 蹲伏步态 + 屈曲畸形(轻度或中度) + 腘绳肌挛缩 + 股四头肌力量减弱	青少年 + 蹲伏步态 + 屈曲畸形(重度) + 腘绳肌挛缩 + 股四头肌力量减弱	青少年 + 蹲伏步态 + 屈曲畸形(重度) + 腘绳肌挛缩 + 高位髌骨	青少年 + 蹲伏步态 + 无固定性膝关节屈曲畸形 + 踝关节部跟行足畸形	腘绳肌松解或腘绳肌转位手术后仍有持续性蹲伏步态 + 无固定性膝关节屈曲畸形 + 股四头肌无力
腘绳肌延长 + 加强股四头肌训练	腘绳肌肌神经阻滞 + 加强股四头肌训练	Sutherland 肌腱转位 + 加强股四头肌训练	股骨髁上截骨 + Sutherland 肌腱转位 和加强股四头肌训练	股骨短缩 + Sutherland 肌腱转位 和加强股四头肌训练	股骨短缩 + Sutherland 肌腱转位 和加强股四头肌训练 + 髌腱折叠术	按 62 章(表 62.4)的大纲治疗	地面反作用力矫形支具
治疗							

膝反屈

　　膝反屈可能由于小腿三头肌的痉挛或挛缩,或者是蹲伏步态手术治疗后发展而来。

　　如果有小腿三头肌痉挛并且踝关节被动背曲活动超过中立位,这种膝反屈就能够用改良踝足矫形器进行有效地控制。在屈肌作用于膝关节时,通过矫形器的模具控制作用,能使踝关节保持在背屈 10° 的位置。另一个作用是由于踝足矫形器将踝关节控制在中立位,起到固定足跟的作用(图 63.6)。如果小腿三头肌有挛缩,必须进行腓肠肌或跟腱的延长来防止膝反屈进一步加重。

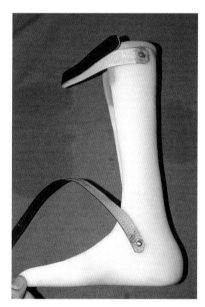

图 63.6　背屈 10° 的踝足矫形器能控制膝反屈

膝僵硬步态

　　膝僵硬步态的特点是在摆动相时,膝关节在矢状面的运动减小。患儿表现为拖步,患肢呈环形划圈运动而另一条腿呈支撑跳跃状。导致这种异常特殊步态的原因是股直肌和腘绳肌共同痉挛。根据收集到的步态分析的资料,Perry 等人推荐将股直肌的远端转移至膝关节运动轴的后方[12]。将股直肌在靠近髌骨的止点处切断,然后可以向内侧转移到半腱肌或者向外侧转移到髂胫束(图 63.7)[12]。该手术能在步态的摆动相增加膝关节屈曲[13]。

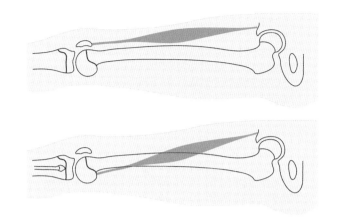

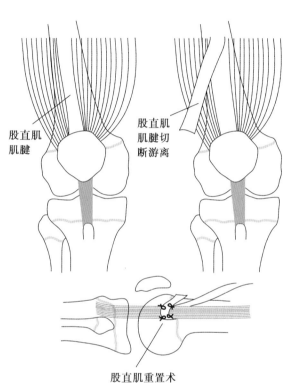

股直肌肌腱　　股直肌肌腱切断游离

股直肌重置术

图 63.7　远端股直肌转位手术技术控制膝僵硬步态示意图

参考文献

1. Raja K, Joseph B, Benjamin S, Minocha V, Rana B. Physiological cost index in cerebral palsy: Its use as an outcome measure of the efficiency of ambulation. *J Pediatr Orthop* 2007; **27**: 130–6.

2. Steele KM, Damiano DL, Eek MN, Unger M, Delp SL. Characteristics associated with improved knee extension after strength training for individuals with cerebral palsy and crouch gait. *J Pediatr Rehabil Med* 2012; **5**: 99–106.

3. Evans EB, Julian JD. Modifications of the hamstring transfer. *Dev Med Child Neurol* 1966; **8**: 539–51.

4. Rethlefsen SA, Yasmeh S, Wren TA, Kay RM. Repeat hamstring lengthening for crouch gait in children with cerebral palsy. *J Pediatr Orthop* 2013; **33**: 501–4.

5. Young JL, Rodda J, Selber P, Rutz E, Graham HK. Management of the knee in spastic diplegia: What is the dose? *Orthop Clin North Am* 2010; **41**: 561–77.

6. Ganjwala D. Multilevel orthopedic surgery for crouch gait in cerebral palsy: An evaluation using functional mobility and energy cost. *Indian J Orthop* 2011; **45**: 314–9.

7. Das SP, Pradhan S, Ganesh S, Sahu PK, Mohanty RN, Das SK. Supracondylar femoral extension osteotomy and patellar tendon advancement in the management of persistent crouch gait in cerebral palsy. *Indian J Orthop* 2012; **46**: 221–8.

8. Novacheck TF, Stout JL, Gage JR, Schwartz MH. Distal femoral extension osteotomy and patellar tendon advancement to treat persistent crouch gait in cerebral palsy: Surgical technique. *J Bone Joint Surg Am* 2009; **91**: 271–86.

9. Joseph B, Reddy K, Varghese RA, Shah H, Doddabasappa SN. Management of severe crouch gait in children and adolescents with cerebral palsy. *J Pediatr Orthop* 2010; **30**: 832–9.

10. Sossai R, Vavken P, Brunner R, Camathias C, Graham HK, Rutz E. Patellar tendon shortening for flexed knee gait in spastic diplegia. *Gait Posture* 2015; **41**: 658–65.

11. Rodda JM, Graham HK, Nattrass GR, Galea MP, Baker R, Wolfe R. Correction of severe crouch gait in patients with spastic diplegia with use of multilevel orthopaedic surgery. *J Bone Joint Surg Am* 2006; **88**: 2653–64.

12. Perry J. Distal rectus transfer. *Dev Med Child Neurol* 1987; **29**: 153–8.

13. Gage JR, Perry J, Hicks RR, Koop S, Werntz JR. Rectus femoris transfer to improve knee function in children with cerebral palsy. *Dev Med Child Neurol* 1987; **29**: 159–66.

64

痉挛性髋关节

BENJAMIN JOSEPH

概述

脑瘫的髋关节问题包括髋内收畸形、屈曲畸形、内旋步态及髋关节半脱位和脱位。尽管这些问题可能是组合在一起发生,但为了简单起见,每一个问题都将单独讨论。脑瘫的髋关节脱位在本书的其他部分讨论(见第 25 章)。

内收畸形

髋关节的内收畸形可能是由于与髋关节相关的肌肉(内收肌和股薄肌)痉挛所致,也可能这些肌肉的真正挛缩。区分痉挛和挛缩很重要,据此行手术计划。尽管可以通过仔细的临床检查来区分,有时如果痉挛严重时是很难区分的。在这种情况下,儿童可能需要在麻醉下进行检查,以克服痉挛,被动髋关节外展的任何限制都可归因于内收肌的挛缩。当在测试内收挛缩时髋关节和膝关节应该保持在伸直位。

考虑的问题

剪刀步态

髋关节的内收挛缩导致特征性的剪刀步态模式及肢体行进时越过行进线。此步态既难看又效率低下。

髋关节半脱位和脱位的趋势

内收肌痉挛和挛缩易导致髋关节半脱位和脱位(详见第 25 章)。

干扰会阴部卫生

当内收肌挛缩变得严重时,大腿足够的分离来保证正常的会阴部卫生将变得不可能。这种程度的挛缩常见于整个躯体受累不能行走的严重残疾的儿童。

畸形复发

尽管有充分的初步治疗,但仍有大约 10% 的患者有复发的趋向[1]。这种趋向是持续存在的直到骨骼成熟,因此采取措施来减少复发的危险性和及早的发现早期的复发是非常重要的。

畸形的过矫

如果外展肌肉很强大,过度的削弱内收肌会有严重的后果。髋关节可能将会外展过度使得难以行走或坐轮椅[2]。

治疗目标

- 矫正行走儿童的剪刀步态
  髋关节的剪刀步态克服后,可通过降低行走的能耗明显改善行走的外观及效率。
- 促进会阴部的卫生
  恢复髋关节的被动外展将达到这一目的。仅此一点就可对一个完全依赖照顾的儿童给予很大的帮助。
- 防止或矫正髋关节半脱位
  在髋关节开始半脱位前就降低内收肌痉挛状态,可预防此并发症的发生。如果发生髋关节半脱位,迅速采取措施来降低内收肌的痉挛可能有助于

防止髋关节脱位[3]。如果髋关节的被动外展活动小于30°，髋关节就有半脱位的风险。注意观察到髋关节外展受限的程度的儿童应该拍一个骨盆的X线片来看是否存在早期的半脱位（图64.1）。建议对所有脑瘫儿童定期进行髋关节不稳定的筛查，如果早期发现不稳定能够最大限度地减少这些儿童的手术范围[4]。

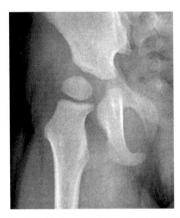

图 64.1 脑瘫儿童的骨盆 X 线片表现了早期的髋关节半脱位。Shenton' 线不连续，内侧关节间隙增加，并且股骨头覆盖不佳

● 避免过度矫正

选择干预方式来避免过度矫正的风险是很重要的，因为过度矫正的结果是灾难性的。

● 减少复发的风险

足够的物理治疗和保持适当的姿势能够降低内收肌挛缩手术后复发的风险，因此应该强调这些措施的必要性。

处理内收畸形和剪刀步态的治疗方法选择

伸展练习和坐卧姿势的改善

这个是对于绝大多数内收肌痉挛的幼儿的基本治疗。每日是从被动缓慢的内收肌伸展练习开始。对不能行走的儿童，确保当儿童在坐或躺时被使用填充块和垫子来保持髋关节外展。

肌神经阻滞

可使用局部麻醉药、40% 的酒精、苯酚或肉毒杆菌毒素。局部麻醉药的作用是非常短效的，因此不能作为降低内收肌痉挛的确切措施。然而，局部麻醉剂可被临床医师用作评估一种更持久药物的效果。酒精和肉毒杆菌毒素的作用持续至少 6~9 个月。

内收肌切断术

这个手术确保松解内收长肌和股薄肌从其各自的耻骨起点处松解。如果内收挛缩严重，一些内收短肌也同时需要松解。

内收肌切断术和闭孔神经切断术

在过去，闭孔神经切断术与内收肌松解术是常规联合进行的。然而，因为这可能会过度地削弱内收肌，现在如髋外展活动非常弱时，闭孔神经切断术则保留来防止再发。

内收肌转位

内收肌从其起点的耻骨上切除移位至更后方的坐骨上。手术的基本原理是废除内收活动并提高髋关节伸肌的力量。此手术较简单的内收肌松解术更广泛和复杂，但结果并没有优于内收肌松解术。[5,6]

治疗内收畸形时应考虑的因素

痉挛或挛缩

首要的问题是区分内收肌的痉挛和挛缩。

如果挛缩存在时，手术是有指征的，而内收肌痉挛的初期治疗基本上是非手术的。

对非手术治疗的反应

如果非手术治疗的反应是不佳的，内收肌痉挛将通过手术来减弱。

髋关节的稳定性

如果有髋关节半脱位的放射学证据（合并内侧间隙的增加，Shenton 线的不连续和股骨头的覆盖不佳）手术是必需的，无论是否存在内收肌挛缩（图 64.1）。

内收肌的力量

如果拟进行手术治疗，仔细的髋外展力量的评估必须进行。如果外展肌力为 Ⅲ 级或以上（MRC 英国医学研究委员会）应避免闭孔神经切断术。

儿童的运动状况

不能行走的儿童的姿态将促进内收畸形的复发，必须确保手术后的最佳体位。过度矫正内收畸形的后果在可以走动的儿童中最为严重，因此在决定对这些儿童的治疗时需要更加谨慎。

推荐治疗方案

处理内收畸形的推荐治疗大纲展示在表 64.1。

如果内收畸形是动态的，而没有肌肉的真正挛缩，应该严格实行物理治疗来拉伸内收肌。当儿童有更多

的痉挛时，内收肌的肌神经阻滞术将是对物理治疗的补充。当坐位时，大腿之间放置一个楔形块来保持髋关节外展。如果对这些措施的反应不佳时，有必要进行手术来减弱内收。

在所列出的手术选择中，单纯的内收肌切断术在大多数状况下应该是足够了。闭孔神经切断术最好是要避免，因为有过多的削弱内收肌的风险并且产生外展畸形。由于内收肌转位至坐骨的效果没有比内收肌松解好，这一额外的手术是不值得的。

需要强调的是，不论采用什么治疗，物理治疗是必须持续规律进行的以防止内收畸形的早期复发。

表 64.1　痉挛内收畸形治疗大纲

指征						
动态畸形（无挛缩）	动态畸形（无挛缩） + 伸展练习反应不佳	动态畸形（无挛缩） + 伸展练习反应不佳或髋关节半脱位	儿童内收肌挛缩不能行走（坐着） + 影响个人卫生或者即将发生的髋关节半脱位（被动外展<30°）或髋关节半脱位	儿童内收肌挛缩不能行走（卧床） + 影响个人卫生或者即将发生的髋关节半脱位（被动外展<30°）或髋关节半脱位	行走的儿童 + 剪刀步态或者即将发生的髋关节半脱位（被动外展<30°） + 三级或更多的髋外展肌肌力	行走的儿童 + 剪刀步态或者即将发生的髋关节半脱位（被动外展<30°） + 小于三级的髋外展肌肌力
伸展练习	肌神经阻滞	内收肌切断术	内收肌切断 + 外展坐姿调整	内收肌切断术 + 大腿间夹枕头以保持髋外展姿势	内收肌切断术	内收肌 + 闭孔神经前支切断术
治疗						

屈曲畸形

髋关节屈曲畸形是导致当行走时的前凸姿势和二次膝关节屈曲。这会同时增加髋关节不稳定的风险。屈曲畸形是由于髂腰肌或股直肌的痉挛或挛缩而发展起来的。确定所看到的屈曲畸形是在髋部是很重要的，而不是儿童站立时膝关节屈曲畸形的代偿。如果儿童跪下时没有过多的腰椎前凸，髋关节屈曲畸形是没有什么问题的。

存在的问题

姿态和步态的不正常

髋关节屈曲畸形的儿童行走时髋关节屈曲畸形

并且代偿性膝关节屈曲或膝关节伸直并腰椎代偿性前凸。这两种姿态都是不希望看到的。

髋关节不稳定的趋势

髋关节屈曲畸形易导致髋关节半脱位和脱位。

屈髋的过度弱化

意识到屈髋肌的过度弱化会在步态的摆动阶段的初始部分期间影响肢体的向前推进是很重要的。在手术治疗痉挛性髋关节屈曲时是需要避免的。

治疗的目标

- 对于可行走的儿童的治疗目的是克服髋关节屈曲畸形而不过度弱化髋关节的屈曲能力。
- 对于不能行走的儿童的治疗目的是纠正屈曲畸形从而降低髋关节不稳定的风险。

处理痉挛性髋关节屈曲畸形的治疗方法选择

伸展练习

拉伸髋关节屈肌可以在年幼的儿童有效地减少痉挛并防止挛缩。

肌神经阻滞

尽管髂腰肌注射在技术上是有难度的,但已有方法来便利地注入肌肉作为降低其痉挛的措施[7]。

髂腰肌切断术

在靠近其小转子附着点剥离髂腰肌腱虽然是减低肌肉挛缩的有效的方式,但是有过多减弱髋关节屈曲能力的风险。

这在可行走的儿童是很重要的,而在不能行走的儿童则没有更多的相关性。相反,如果是不能行走的儿童的髋关节脱位,自肌腱附着点剥离并转位至大转子是有意义的。这将改善肌力平衡和促进髋关节不稳性(见第 25 章)。

腰大肌自骨盆边缘的肌内松解

自骨盆边缘松解腰大肌腱,同时避免干扰髂肌和确保保留足够的髋关节屈肌功能[8]。

股直肌松解

如果 Duncan-Ely 征确定股直肌挛缩,股直肌应该被松解。在可行走的儿童,如果股直肌挛缩同时导致膝关节僵硬的步态,肌肉可行远端松解和转位(见第 63 章)。在不能行走的儿童,股直肌可从其髂前下棘的近端附着点松解,与髂腰肌一同松解。

治疗痉挛性髋关节屈曲畸形时考虑的因素

儿童的行走状态

在可以行走的儿童,应当纠正屈曲畸形而不过多影响髋关节屈曲能力,在不能行走的儿童这是不考虑的。在不能行走的儿童,屈曲畸形常与内收畸形一同可见;既然这样髂腰肌可以通过内侧松解的所作的内侧切口从小粗隆处松解。

膝关节处相关畸形的存在

如果在可行走的儿童除髋关节屈曲畸形外有腘绳肌的挛缩,髋关节和膝关节处的畸形需要同时加以纠正,否则儿童在站立位时持续有髋和膝关节屈曲。正如以前所提到的,如果股直肌导致髋关节的屈曲畸形,股直肌松解的位置将取决于是否股直肌产生膝关节僵硬步态。

髋关节的稳定性

如果松解髋关节屈曲挛缩是降低痉挛性髋关节脱位的过程的一部分,处理髂腰肌腱的方式包括腱性松解术和转位。

痉挛性髋关节屈曲畸形的推荐治疗方案

痉挛性髋关节屈曲畸形的治疗大纲展示在表 64.2。

内旋步态

内旋步态在脑性瘫痪的儿童是非常常见的。轻微程度的内旋步态可能影响甚微,但更严重程度的内旋步态则是既笨拙而又效率低下。导致内旋步态的原因包括过大的股骨前倾角、内侧腘绳肌的挛缩和髋内旋痉挛。

治疗目标

- 治疗的目的是恢复正常的足行进角而不产生髋外展肌的疲软

表 64.2　痉挛性髋关节屈曲畸形治疗大纲

指征					
可行走儿童 + 髂腰肌挛缩 + 膝关节僵硬	可行走儿童 + 髂腰肌挛缩 + 股直肌挛缩 + 腘绳肌挛缩	可行走儿童 + 髂腰肌挛缩 + 股直肌挛缩	不可行走儿童 + 髂腰肌挛缩 + 股直肌挛缩	不可行走儿童 + 髂腰肌挛缩 + 内收肌肌挛缩	不可行走儿童 + 髂腰肌挛缩 + 髋关节半脱位
沿骨盆边缘行腰大肌肌内松解	沿股盆边缘行腰大肌肌内松解 + 远端股直肌转位	沿股盆边缘腰大肌肌内松解 + 远端股直肌转位 + 腘绳肌松解	沿股盆边缘行腰大肌肌内松解 + 近端股直肌松解（单纯切除）	沿股骨小转子行髂腰肌松解 + 内收肌松解（单纯切除）	沿小转子行髂腰肌松解并转位到大转子 + 内收肌松解
治疗					

内旋步态的治疗选择

股骨去旋转截骨术

如果内旋的原因是由于股骨前倾角，股骨去旋转内固定术在至少 8 岁以上的儿童是被推荐的。旋转截骨术的位置常是股骨近端。这个位置可使用内固定装置以允许早期的下床活动。然而，去旋转也可允许在踝上水平进行。

内侧腘绳肌松解

因为内侧腘绳肌的痉挛或挛缩可以导致内旋步态，在考虑行去旋转截骨术前进行挛缩腘绳肌松解来看是否内旋步态得以改善是很重要的。

臀中肌前内侧转位

Steel 论证了一临床症状来确定臀中肌和臀小肌的前侧纤维的痉挛[9]。他推荐臀中肌切断后的前内侧转位（图 64.2）。当大部分患者的内旋步态得以改善，大概 1/4 的患者形成了 Trendelenburg 步态。因为 Trendelenburg 步态是不被接受的，这个术式没有被推荐。

选择性内旋肌松解

此手术可以选择性地减弱内旋肌的力量而不干扰外展肌的力量[10]。此过程的优点是外展肌力是不受影响的而只有臀中肌的内旋纤维在其附着点上被向后转位，同时单纯的外展纤维是保持不变的（图 64.3）。

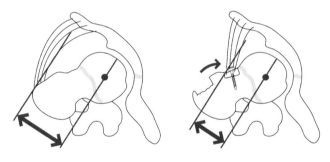

内旋运动臂（力臂）减少

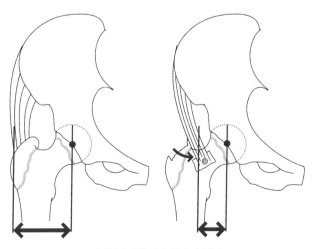

内收运动臂（力臂）也减少

图 64.2　臀中肌和臀小肌的切断和内侧转位技术。外展力臂的降低是相当明显的

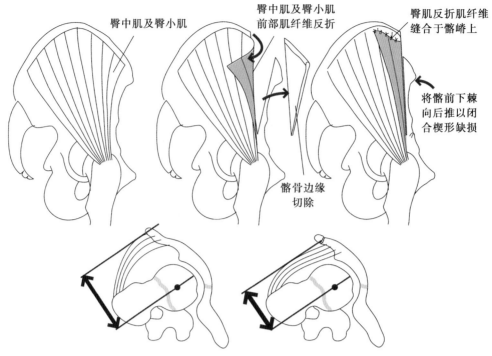

臀中肌及臀小肌

臀中肌及臀小肌
前部肌纤维反折

臀肌反折肌纤维
缝合于髂嵴上

将髂前下棘
向后推以闭
合楔形缺损

髂骨边缘
切除

内旋运动臂减少而内收运动臂未改变

图 64.3 自臀中肌和臀小肌内旋纤维的附着点处进行松解的技术。内旋运动降低但外展纤维不受干扰

推荐治疗

内旋步态的治疗大纲见表 64.3。

表 64.3 脑性步态内旋步态治疗大纲

指征		
内旋步态 + 内侧腘绳肌挛缩	内旋步态 + Steel 试验阳性 + 没有腘绳肌紧张 或在腘绳肌松解 后步态没有改善	内旋步态 + Steel 试验阴性 + 没有腘绳肌紧张
腘绳肌松解	选择性的内旋肌 松解	转子间或转子下的 股骨颈去旋转截骨 联合坚强内固定
治疗		

参考文献

1. Samilson RL, Carson JJ, James P, Raney FL Jr. Results and complications of adductor tenotomy and obturator neurectomy in cerebral palsy. *Clin Orthop Relat Res* 1967; **54**: 61–73.

2. Pollock GA. Treatment of adductor paralysis by hamstring transposition. *J Bone Joint Surg Br* 1958;

40: 534–7.

3. Presedo A, Oh CW, Dabney KW, Miller F. Soft tissue releases to treat spastic hip subluxation in children with cerebral palsy. *J Bone Joint Surg Am* 2005; **87**: 832–41.

4. Dobson F, Boyd RN, Parrott J, Nattrass GR, Graham HK. Hip surveillance in children with cerebral palsy. *J Bone Joint Surg Br* 2002; **84**: 720–6.

5. Terjesen T, Lie GD, Hyldmo AA, Knaus A. Adductor tenotomy in spastic cerebral palsy: A long-term follow-up study of 78 patients. *Acta Orthop* 2005; **76**: 128–37.

6. Reamers J, Poulson S. Adductor transfer versus tenotomy for stability of the hip in spastic cerebral palsy. *J Pediatr Orthop* 1984; **4**: 52–4.

7. Willenborg MJ, Shilt JS, Smith BP et al. Technique of ultrasound-guided eletromygraphy-directed boulinum a toxin injection in cerebral palsy. *J Pediatr Orthop* 2002; **22**: 165–8.

8. Bleck EE. Surgical management of spastic hip flexion gait patterns with special reference to iliopsoas recession. *J Bone Joint Surg Am* 1970; **52**: 829–30.

9. Steel HH. Gluteus medius and minimus insertion advancement for correction of internal rotation gait in spastic cerebral palsy. *J Bone Joint Surg Am* 1980; **62**: 919–27.

10. Joseph B. Treatment of internal rotation gait due to gluteus medius and minimus overactivity in cerebral palsy: Anatomical rationale of a new surgical procedure and preliminary results in twelve hips. *Clin Anat* 1998; **11**: 22–8.

65

痉挛性前臂和手

BENJAMIN JOSEPH

概述

上肢受累主要发生于脑瘫的儿童如偏瘫和四肢瘫或全身受累。上肢轻微的受累主要发生在脑瘫的双肢瘫,对这样的病例干预是没有必要的。

尽管在所有上肢受累的儿童中希望改善手的功能,在很多情况下是不可能的,重要的是确定哪些儿童在接下来的干预后功能不能改善。尽管功能改善的希望不大,手术干预来达到一个不令人耳目一新的目标仍然是可行的。手术的预期效果必须在儿童进行手术前与父母交代清楚。

尽管拇指经常与前臂和手联合受累,处理拇指的方法将会在第 66 章中介绍。

考虑的问题

前臂的旋前肌、腕关节和手指的屈肌的痉挛和挛缩

痉挛最明显的是前臂的旋前肌及腕和手指的屈肌。在一些儿童这些肌肉是痉挛的,在另外一些前臂旋前肌痉挛同时屈肌较少痉挛,而在另外一些儿童屈肌过度活跃,同时旋前肌不是如此。根据痉挛的肌肉不同,相应的前臂展现出不同的畸形(图 65.1)。

旋后和伸腕减弱

拮抗肌减弱,甚至没有旋前和屈曲挛缩存在的情况下,儿童表现出主动前臂旋后和腕关节伸直的减弱。

抓持无力

作为肌肉不平衡的结果,大多数前臂受累的儿童表现出抓持的减弱包括从完全不能抓住物体到抓持力的轻微减弱。

张手无力

许多儿童手指伸指无力,这些儿童的张手是被动的。当腕关节被动维持在伸直位时,可发现不能张手。在这样的体位下测试张手的能力时相当重要的,对于手术的目标是加强腕关节伸腕力量是值得商榷的(图 65.2)。

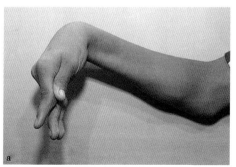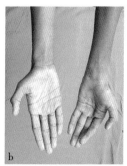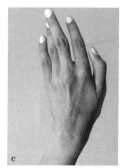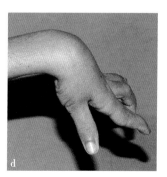

图 65.1 在脑瘫患者中常见的前臂和腕关节畸形包括旋前合并有限的主动旋后(a 和 b)、尺偏(c)和腕关节屈曲(d)

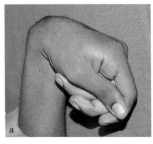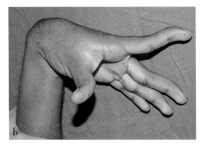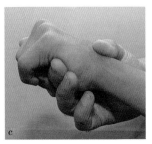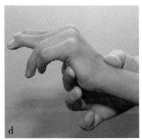

图 65.2　如果目标是加强腕关节伸力的肌腱转位计划是用于手功能不佳的儿童（a 和 b），
改善抓持（c）和张手的能力应当被测试，在腕关节维持在被动地伸直体位下（d）

不可接受的外观

除了手的功能受损，腕关节和手的屈曲是相当不好看的。

卫生和穿衣的困难

在严重受累的和没有一点手功能的儿童，也许有严重的手指的挛缩以至于手掌无法清洁。

治疗目标

- 通过改善抓持力，改善手的功能，同时保证能轻松的张手

在脑瘫的儿童也许无法达到手的精细抓握功能。手的更基本和重要的功能是抓持和释放物体，必须尽可能地达到这种程度。对于不能行走的儿童，改善手的功能是更迫切的需要，使他们在日常生活中更独立和推动他们的轮椅。虽然提高握力是非常重要的，这样儿童可以抓住物体，同样重要的是确保松手松物体的能力不能被削弱。

- 通过纠正可视的畸形来改善肢体的外观

如果功能不能被改进，行手术来简单地伸直严重畸形的腕关节以改善肢体的外观，对于那些畸形儿童来说是有必要的。

- 改善手的卫生

对于那些严重受累的在功能上没有提高可能性的儿童，需要手术来使洗手更便利和穿衣更容易。

治疗的选择

非手术的选择

伸展运动和双手的主动活动

首先，对于年幼的儿童，屈肌和旋前肌痉挛可通过伸展运动来治疗。如果定期练习，可以推迟挛缩的出现，并且挛缩的严重程度也被减轻。除了这些练习，儿童应通过鼓励双手的主动活动来刺激使用患肢。这有助于防止儿童完全忽视弱侧的手。这是很重要的，因为如果儿童忽视了这个肢体，在接下进行的任何手术对于改善功能都是无效的。

夹板固定

如果没有挛缩，动态的畸形可通过使用轻质的夹板来控制。儿童接下来应鼓励使用有夹板的手（图 65.3）。夹板作为一种临时性的措施是有效的，并且在许多使用小夹板手的功能被改善的儿童可确定是否需要手术。夹板对于接下来手术的预计结果的术前处理是有用的。使用夹板的儿童将给医师和父母确信接下来进行的手术所能改善的程度。通常在术后阶段需要夹板，直到功能改善。

神经阻滞

可以通过肌肉注射肉毒杆菌毒素暂时地减少痉挛[1]。在物理治疗阶段通过神经阻滞应用夹板和挛缩肌肉的伸展。

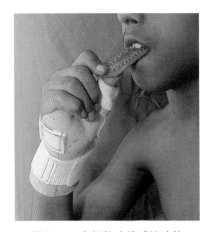

图 65.3　夹板能改善手的功能

手术的选择

尺侧腕屈肌转位至桡侧腕短伸肌

Green[2]所描述的肌腱转位意在去除畸形的主要驱动力（产生腕关节的屈曲和尺偏）并且转变为矫正力，有助于主动的旋后和伸腕（图 65.4）。肌腱自其进入豌豆骨处游离并重新改道至尺骨内侧缘至手腕的背部，适当紧张的附着在桡侧的腕短伸肌腱，使腕关节维持在背伸位。

尺侧腕屈肌转位至伸指肌

松手能力减弱的和不能松手指的儿童当其腕关节位于背伸位时能通过尺侧腕屈肌转位至伸指肌腱而获益。这个转位将去除驱动力和加强主动旋后和伸指的能力[3]。Hoffer 等[3]建议在动态肌电图的帮助下进行本次转位的操作。如果当儿童试图松手指时尺侧腕屈肌激动，这一转位将是合适的。

旋前肌转位或松解

如果没有腕关节的畸形并且手的功能是满意的，旋前肌的过于活跃可通过旋前圆肌的延长来降低。如果旋后肌的肌力需要加强，旋前圆肌可被改道延着桡骨使这个肌肉旋后前臂[4]。不能出现前臂的旋后畸形，因此在转位前的对旋后肌的力量的评估是非常重要的，并且转位应当是只有在旋后肌显著的减弱的情况下进行。

屈肌腱膜的松解

在那些明显的屈肌痉挛和没有旋前肌痉挛的预期能得到明显的功能改善的儿童，屈肌腱膜的松解是被推荐的（图 65.5）[5]。

屈肌和旋前肌滑动

如果是屈肌和旋前肌的挛缩或这些肌肉严重痉挛，从肱骨内上髁屈肌的附着点释放，向远端的滑动延长肌肉（图 65.6）[6]。

浅层至深层的转位

无旋前肌挛缩而严重屈肌挛缩的儿童，若预期没有任何功能的转归，则所有的浅层屈肌在一个水平切断，同时深层的屈肌在另一个水平切断。浅层肌腱的近端缝合固定于深层肌腱的远端[7]。同时腕屈肌被切除（图 65.7）。对没有任何手功能的成年中风患者是推荐的，同时对于青少年的脑瘫患儿也是一样有用的。

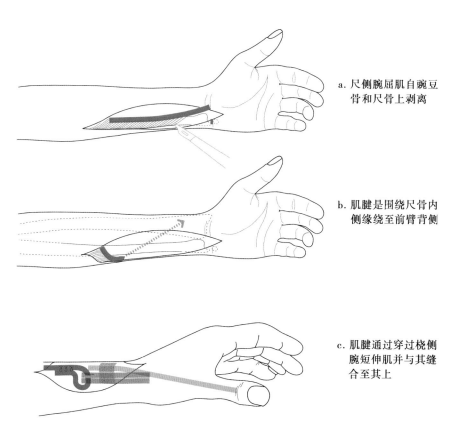

a. 尺侧腕屈肌自豌豆骨和尺骨上剥离

b. 肌腱是围绕尺骨内侧缘绕至前臂背侧

c. 肌腱通过穿过桡侧腕短伸肌并与其缝合至其上

图 65.4　图示尺侧腕屈肌转位至腕伸肌的技术

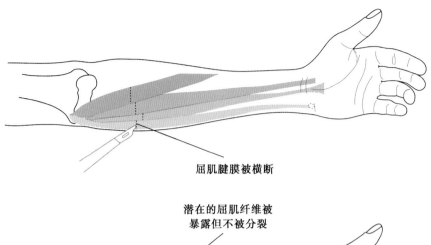

屈肌腱膜被横断

潜在的屈肌纤维被
暴露但不被分裂

图 65.5 图示进行腕关节和手指屈肌腱膜松解的技术

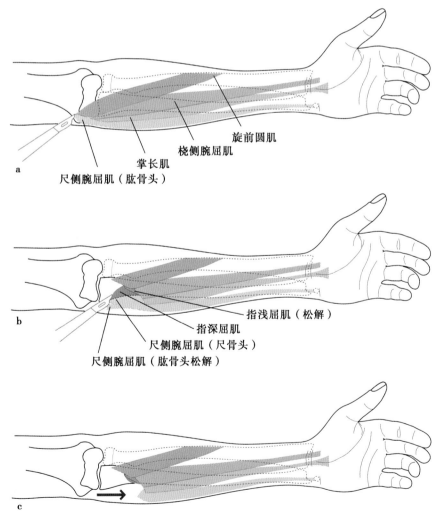

a

旋前圆肌

桡侧腕屈肌

掌长肌

尺侧腕屈肌（肱骨头）

b

指浅屈肌（松解）

指深屈肌

尺侧腕屈肌（尺骨头）

尺侧腕屈肌（肱骨头松解）

c

图 65.6 屈肌和旋前肌滑动延长的技术

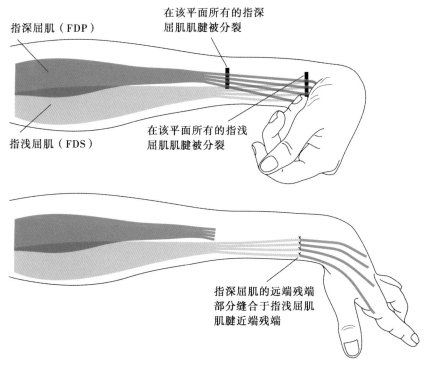

指深屈肌（FDP）

在该平面所有的指深
屈肌肌腱被分裂

指浅屈肌（FDS）

在该平面所有的指浅
屈肌肌腱被分裂

指深屈肌的远端残端
部分缝合于指浅屈肌
肌腱近端残端

图 65.7　图示进行自浅层到深层的转位术

治疗计划中应考虑到的因素

改善功能的可能性

在改善手功能的上肢手术前,详细地评估儿童的手是必要的。

评估独立抓持和释放的能力

如果儿童有独立抓持和释放的能力,尽管不是正常的强度和灵活度,这就有手术改善功能的机会。另一方面,如果儿童没有展示任何抓持和释放的努力的话,那么要留心功能所能改善的预后。

评估手指精细感觉的完整性

尽管通常认为脑瘫患者没有感觉的受损,但精细感觉例如形体感觉、两点辨别觉和辨别纹理的能力可能被影响。必须仔细测试这些对于确保手位于最佳的功能位置的感觉。通常认为在那些没有明显精细感觉受损的儿童中通过手术改善手功能的可能性是更大的[8]。

记录儿童的年纪

手术直接改善手的功能常常需要肌腱转位和手术后的肌肉再训练。正常智力（IQ）的儿童应当在 7 岁左右才能适应康复的需要。

评估儿童的智力

除非儿童的 IQ 高于 70,否则不能领悟术后肌肉再学习的要求。

总的说来,手术后手的功能的改善可以在大于 7 岁的、IQ 最少 70、有独立的抓持和释放能力及精细感觉没有受损预期的儿童上有所预期(图 65.8)。如果达不到这些标准,术后得到功能改善的机会将会很小,尽管肢体的外观可得到改善。

手术程序的选择通常有赖于是否有功能改善的机会。如果功能存在,必须小心避免减弱肌肉能力。肌肉滑动手术或浅层到深层的肌腱转位将削弱儿童残留的屈曲肌,功能改善的几率很小。

腕关节伸直位时手释放的能力

如果当腕关节被动位于伸直位时儿童不能伸直手指,尺侧腕屈肌转位至腕伸肌是禁忌证。

畸形的类型

手术程序的选择依赖于肌肉痉挛和存在的畸形的类型。

推荐的治疗方案

推荐治疗大纲在表 65.1。

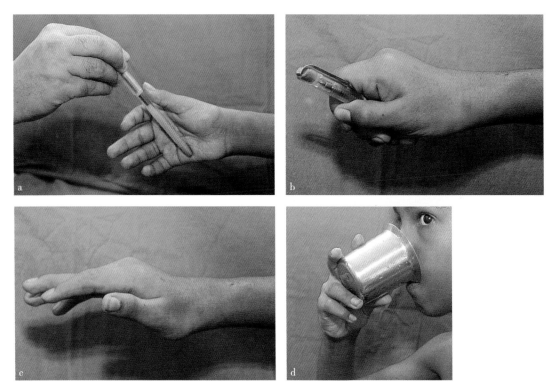

图 65.8　有满意的手的抓持（a 和 b）和释放（c）能力的儿童进行
尺侧腕屈肌至腕伸肌的转位的手术后手功能改善

表 65.1　痉挛性前臂和手的治疗大纲

指征								
屈肌和旋前肌痉挛大于7岁儿童	屈肌和旋前肌痉挛大于7岁儿童+伸展反应差	屈肌和旋前肌痉挛+等待手术或术后的儿童	屈肌痉挛或挛缩+没有旋前肌痉挛或挛缩+有功能改善的预期	旋前肌痉挛或挛缩+没有屈肌痉挛或挛缩+有功能改善的预期+旋后弱	屈肌或旋前肌痉挛或挛缩+腕关节伸直时能释放手+有功能改善的预期	屈肌或旋前肌痉挛或挛缩+腕关节伸直时释放减弱+有功能改善的预期	屈肌或旋前肌痉挛或挛缩+改善功能的预期渺小	屈肌挛缩+没有旋前肌挛缩+没有功能改善的预期
伸展锻炼（Botox）+鼓励使用患肢	神经阻滞+鼓励使用患肢	夹板固定+鼓励使用患肢	屈肌腱膜松解	旋前肌转位	尺侧腕屈肌转位至桡侧腕伸肌	尺侧腕屈肌转位至指伸肌	旋前圆肌滑行延长	浅层屈肌至深层的转位
治疗								

参考文献

1. Cosgrove AP, Graham HK. Botulinum toxin A in the management of spasticity with cerebral palsy. *Br J Surg* 1992; **74**: 135–6.
2. Green WT. Tendon transplantation of the flexor carpi ulnaris for pronation flexion deformity of the wrist. *Surg Gynecol Obstet* 1942; **75**: 337–42.
3. Hoffer M, Perry J, Melkonian GJ. Dynamic electro-myography and decision making for surgery of the upper extremity of patients with cerebral palsy. *J Hand Surg [Am]* 1979; **4**: 424–31.
4. Sakellarides HT, Mital MA, Lenzi ND. Treatment of pronation contractures of the forearm in cerebral palsy by changing the insertion of the pronator radii teres. *J Bone Joint Surg Am* 1981: **63**: 645–52.
5. Tonkin M, Gschwind C. Surgery for cerebral palsy: Part 2. Flexion deformity of the wrist and fingers. *J Hand Surg [Br]* 1992; **17**: 260–7.
6. Inglis AE, Cooper W. Release of the flexor-pronator origin for flexion deformities of the hand and wrist in spastic paralysis. *J Bone Joint Surg* 1966; **48**: 847–57.
7. Keenan MA, Korchek JI, Botte MJ, Smith CW, Gartland DE. Results of transfer of the flexor digitorum superficialis tendons to the flexor digitorum profundus tendons in adults with acquired spasticity of the hand. *J Bone Joint Surg* 1987; **69**: 1127–32.
8. Goldner JL, Ferlic DC. Sensory status of the hand as related to reconstructive surgery of the upper extremity in cerebral palsy. *Clin Orthop Relat Res* 1966; **46**: 87–92.

66

痉挛性拇指

BENJAMIN JOSEPH

概述

当作用于拇指的肌肉发生痉挛时所产生的典型畸形是拇指手掌内畸形（拇内收畸形）。这种畸形产生于拇指内在肌的痉挛，拇指外在肌的痉挛和无力，或者两者兼而有之。腕掌关节（CMC）、掌指关切（MCP）和指间关节（IP）的畸形程度因肌肉的缺陷而异。基于所见畸形的类型，不同类型的拇指在手掌中畸形（拇内收畸形）已经被描述[1]。如果仅拇内收肌痉挛，第一掌骨在 CMC 关节内收，而 MCP 和 IP 关节伸展。拇短屈肌痉挛将导致 MCP 关节屈曲。此外，如果拇长屈肌痉挛，IP 关节将同时屈曲（图 66.1）。

处理的问题

拇指内收

作为拇内收肌痉挛的结果，拇指保持内收。为

了抓住大的物体于手掌中，拇指需要外展，此时手定位于物体上，拇指需要采取相对的姿势才能抓住物体。对掌是一个复合的运动，包括占主导地位的拇指的 CMC 内收、内旋和第一掌骨的屈曲。内收拇指对于打开手来接受物体于手掌中和有效地抓住是基本的要求，如果改进手的功能，挛缩拇指的外展功能必须提高。

拇指屈曲

如果除了拇内收肌痉挛，拇短屈肌也痉挛，拇指将横跨于手掌中。这将更难抓住物体于手掌中，因为在物体抓住前，拇指已经占据了手掌的位置。

拇指关节不稳定

为了有效地履行抓握功能，示指和中指需要与稳定的拇指相对。有些儿童拇指的掌指关节可能由于肌肉不平衡而过伸，这将导致关节不稳定。

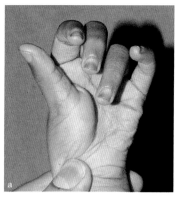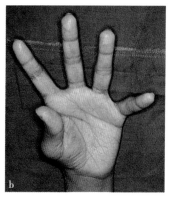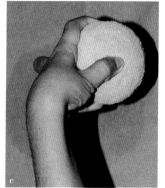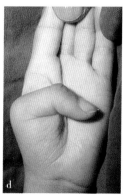

图 66.1（a）Ⅰ型拇内收畸形。第一掌骨内收因为拇内收肌痉挛。（b）Ⅱ型拇内收畸形。第一掌骨内收并且掌指关节（MCP）屈曲。这里拇内收肌和拇短屈肌痉挛。（c）Ⅲ型拇内收畸形。除了拇内收肌和拇短屈肌痉挛，MCP 关节不稳定。（d）Ⅳ型拇内收畸形。拇内收肌、拇短屈肌和拇长屈肌痉挛。这里第一掌骨内收和拇指的 MCP 和 IP 两个关节都屈曲。

治疗目标

- 方便使拇指桡侧外展

　　为了能确保拇指的主动桡侧外展,必须克服痉挛和挛缩的内收肌,并且拇指的外展肌无力必须得到加强。

- 当准备抓物体时,防止拇指横跨于手掌中

　　如果拇内收肌和屈肌挛缩,这些痉挛的肌肉必须被控制,使拇指不横跨于手掌中。

- 确保拇指的稳定对握

　　拇指的掌指关节和指间关节应当保持稳定,可通过恢复跨这些关节的肌肉平衡来实现,否则,如果失败,这些不稳定的关节可能需要进行关节固定术。

治疗方法选择

从起点松解内收肌

　　对于内收肌所进行的最常见的术式是从其起点松解内收肌[2]。在大鱼际肌横纹处作切口,内收肌可以通过回缩至示指的屈曲肌腱来简单确定。肌肉从其位于第三掌骨骨干和屈肌支持带的附着点上切断(图66.2)。

拇内收肌切断术

　　拇内收肌随着拇短屈肌可被从其附着处分离。这不是最优的选择,因为肌肉被减弱太多。

拇短屈肌从其起点处松解

　　如果掌指关节屈曲,拇短屈肌必须被松解。这

个可以通过松解内收肌时,在其起点处切断肌纤维来完成。

支配拇内收肌和拇短屈肌的神经切断

　　在支配鱼际肌之前就分离尺神经的深支和正中神经的回旋支,可以作为腕关节融合与拇指肌腱转位治疗无功能痉挛性手的辅助手段。神经切断可对拇指内收畸形有帮助[3]。

拇长屈肌延长

　　如果指间关节屈曲,表明拇长屈肌处于痉挛状态,它的肌腱可在前臂远端 1/3 处延长。

肌腱转位来加强桡侧外展肌的力量

　　如果拇指外展的力量薄弱,除了松解挛缩的内收肌,也可进行肌腱转位[4]。各种肌腱转位的方法被描述来加强拇指外展的力量[5],包括拇长屈肌腱转位[6]和拇长伸肌腱转位[7]。另外一种简单的加强外展肌力的方法是横向转移拇长伸肌腱,通过松解其腱鞘和让其从 Lister 结节转移(图66.3)。这将降低正常肌腱的内收运动。这一术式被推荐,而不是正式的肌腱转位,是因为操作非常简单,并且不涉及肌腱的游离和重新附着。进一步说来,这一程序没有肌肉需要进行再学习。如果因为持续的桡侧外展无力,在将来需要进行进一步的外展肌加强时,可以进行正式的转位手术,因为这个手术并非"不留后路"。

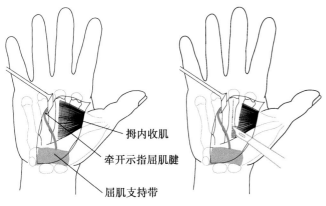

图 66.2　自其起点松解内收肌的技术

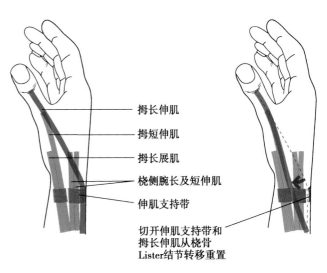

图 66.3　拇长伸肌腱从 Lister 结节处移位的技术

稳定拇指

如果肌肉再平衡后掌指关节仍然不稳定,骨骼不成熟的儿童可进行关节的肌腱固定术,骨骼成熟的儿童可能需要进行关节固定术[5,8]。

考虑的因素

拇内收的类型

痉挛或挛缩的结构决定了拇内收畸形的类型,并且相对应的,这些结构必须被松解。

拇指桡侧外展的力量

如果在松解了作用于拇指的挛缩肌肉后,桡侧外展的力量明显减弱,则需要进行肌腱转位来确保拇指的主动外展[9]。

儿童的年龄

稳定掌指关节的技术选择取决于儿童的年龄。如果考虑进行需要肌肉再学习的肌腱转位,儿童应至少7岁,以便配合术后康复。

手功能的水平

如果没有手功能的预期,拇指肌肉的去神经化是可以被进行的。肌腱转位来加强拇指的外展是被用于那些有手功能改善目标的儿童。

推荐的治疗方案

处理拇内收的推荐治疗概述在表66.1。

表 66.1　治疗痉挛性拇内收畸形大纲

指征							
任何类型（Ⅰ～Ⅳ型）拇内收 + 小于5岁的儿童	任何类型（Ⅰ～Ⅳ型）拇内收 + 5~7岁的儿童	Ⅰ型或Ⅲ型拇内收 + 大于7岁的儿童	Ⅰ型或Ⅲ型拇内收 + 大于7岁的儿童 + 内收肌松解后主动拇外展持续无力	Ⅱ型拇内收 + 大于7岁的儿童	Ⅳ型拇内收 + 大于7岁的儿童	Ⅲ型拇内收 + 在3或4列的方法进行治疗后有掌指关节的不稳定	任何类型拇内收 + 4,5或6列的方法进行治疗后持续有拇外展的无力
加强锻炼	夹板固定	自起点行拇内收肌松解	通过EPL转位加强拇外展力量	松解拇内收肌和拇短屈肌起点并行EPL转位	松解拇内收和拇短屈肌起点 + FPL延长 + EPL转位	在骨骼不成熟的儿童行MCP肌腱固定术或关节固定术	通过将正常的肌腱转位来加强拇外展
治疗							

参考文献

1. House JH, Gwathney FH, Fidler MO. A dynamic approach to the thumb-in-palm deformity in cerebral palsy. *J Bone Joint Surg Am* 1981; **63**: 216–25.
2. Matev I. Surgery for the spastic thumb-in-palm deformity. *J Hand Surg Br* 1991; **16**: 127–32.
3. Pappas N, Baldwin K, Keenan MA. Efficacy of median nerve recurrent branch neurectomy as an adjunct to ulnar motor nerve neurectomy and wrist arthrodesis at the time of superficialis to profundus transfer in prevention of intrinsic spastic thumb-in-palm deformity. *J Hand Surg Am* 2010; **35**: 1310–6.
4. Tonkin M, Freitas A, Koman A, Leclercq C, Van Heest A. The surgical management of thumb deformity in cerebral palsy. *J Hand Surg Eur Vol* 2008; **33**: 77–80.
5. Van Heest AE. Surgical technique for thumb-in-palm deformity in cerebral palsy. *J Hand Surg Am* 2011; **36**: 1526–31.

6. Smith RJ. Flexor pollicis longus abductor-plasty for spastic thumb-in-palm deformity. *J Hand Surg Am* 1982; **7**: 327–34.

7. Manske PR. Redirection of extensor pollicis longus in the treatment of spastic thumb-in-palm deformity. *J Hand Surg Am* 1985; **10**: 553–60.

8. Goldner JL, Koman LA, Gelberman R, Levin S, Goldner RD. Arthrodesis of the metacarpo-phalangeal joint of the thumb in children and adults:

An adjunctive treatment of thumb-in-palm deformity in cerebral palsy. *Clin Orthop Relat Res* 1990; **253**: 75–89.

9. Davids JR, Sabesan VJ, Ortmann F, Wagner LV, Peace LC, Gidewall MA *et al.* Surgical management of thumb deformity in children with hemiplegic-type cerebral palsy. *J Pediatr Orthop* 2009; **29**: 504–10.

第七篇

骨骺问题

___

67

Blount 病

RANDALL LODER

概述

Blount 病,或弓形腿,是一个进行性内翻畸形发生在胫骨近端骨骺的内侧部分。有两种主要的类型:婴儿期 Blount 病开始发生在儿童早期,迟发型或青少年型 Blount 病开始发生于儿童晚期和十几岁的年龄[1]。病因尚没有完全清楚,但绝大多数研究表明 Blount 病代表了胫骨近端内侧骨骺的超负荷现象,这种现象归因于超生理的压缩力来源于在儿童非常常见的重度肥胖[2,3]。

婴儿型 Blount 病的自然病史与青少年型 Blount 病是相当不同的(表 67.1)。意识到小年龄儿童和青少年的自然病史和疾病的转归的不同对于这两种类型的处理是不同的是非常重要的。

表 67.1　婴儿型 Blount 病和青少年型 Blount 病的不同

特点	婴儿型 Blount 病	青少年型 Blount 病
骺板改变	渐进性和常常很严重	轻微
骺板骨桥形成	常见	不常见
干骺端改变	进行性加重	未见明显改变
关节畸形	常见	少见
胫骨内扭转	常见	少见
复发	非常常见	很少见

婴儿型 Blount 病

婴儿型 Blount 病包括近端胫骨骨骺和干骺端的进行性的明确的影像学改变。这些改变被 Langenskiold 分为 6 个阶段(图 67-1),这个分期对于治疗计划和预测预后是适合的。

处理的问题

胫骨畸形

除了胫骨近端的内翻畸形,有相关联的一定程度的胫骨内扭转;这些畸形都是需要解决的。

关节畸形

内侧胫骨骨骺的压缩发生在疾病的晚期并导致关节不稳定,畸形复发和关节疾病的早期退行性改变。

骨骺骨桥形成

正常的骺板结构在骺板内侧部分缺失(图 67.2)。在适当时,整个骨骺停滞和骨性骨桥形成。处理骨骺骨桥是相当困难的,婴儿型 Blount 病采取骨骺骨桥切除术的结果是相当令人失望的。

肢体长度不等长

在一侧的婴儿型 Blount 病有明显的骺板生长阻滞在受累侧。由于下面的关节不稳定和畸形,肢体延长不是一个好的选择。患者必须紧密的随访以便对对侧肢体行骨骺固定术直到关节得到改善和关节压缩得到纠正。

畸形复发

婴儿型 Blount 病的儿童有很大的复发和疾病进展的风险,包括骨桥形成,即使当初的手术很成功[4,5]。

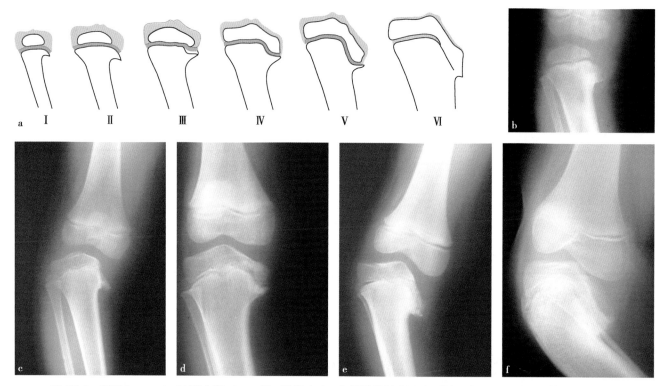

图 67.1 图示 Langenskiold 婴儿型 Blount 病 6 阶段（a）。内侧胫骨平台凹陷可见于Ⅳ、Ⅴ、Ⅵ型和过早的骨骺阻滞可见于Ⅵ型。Ⅱ型（b）、Ⅲ型（c）、Ⅳ型（d）、Ⅴ型（e）和Ⅵ型（f）的影像学典型病例

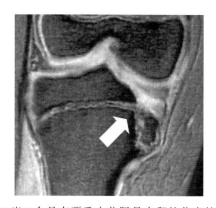

图 67.2 7 岁 5 个月有严重小儿胫骨内翻的儿童的磁共振图像。注意在胫骨内侧骨骺骺板结构的完全缺失（白色箭头）在干骺端水平

复发的概率会随着该疾病发展而增大。早期诊断和干预很有必要。

神经血管并发症

胫骨近端截骨术伴随着很高的骨筋膜室综合征和腓总神经麻痹的风险。观察这些并发症是需要相当的负责任的，并且所有 Blount 病进行胫骨近端截骨的儿童在指标评估时就应该早期行筋膜室切开[6]。

治疗目标

- 恢复胫骨的正常对线

  恢复胫骨的正常对线和恢复肢体的正常机械轴是最重要的目标。然而，在一些大龄儿童这是不可能实现的，因为大腿周径很大使得他们不能站立在一个正常的矫正的机械轴上[7]。

- 矫正关节畸形

  如果胫骨关节面塌陷是需要矫正的。在很严重的病例，胫骨内侧骨骺的压缩的抬升需要随着胫骨近端截骨一起完成[8]。

- 均衡肢体长度

  减小肢体长度的不平衡是很重要的因为不同的膝关节水平可能是退行性关节病的早期发展的又一诱发因素。

- 维持矫正和防止复发

  在婴儿型疾病，复发比较常见[4,5]。不幸的是，没有已知的术后康复手段（例如术后矫形支具）能够成功地防止复发。防止复发的最佳机会是在疾病的早期阶段就矫正畸形。

- 预防神经血管并发症

  适当的护理可以减少神经血管并发症的风险。

治疗方法选择

非手术

在婴儿型 Blount 病和 Langenskiold Ⅰ 或 Ⅱ 期的年幼的儿童,可以考虑全天使用膝踝足矫形器[9]。成功的几率是不同的。如果儿童到 4 岁没有被完全矫正或进展到 Langenskiold Ⅲ 期,立即行胫骨截骨是有指征的[4,5]。

胫骨近端截骨术

使用生长引导张力带钢板的半骨骺阻滞术

这一技术目前在重现[10]。如果畸形不是太严重和／或机械轴的偏斜不是太厉害,这是一项非常棒的技术(图 67.3a~c)。应当经常警惕儿童机械性的失败;经常两块钢板是必需的[11]。

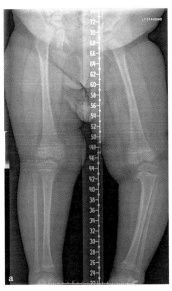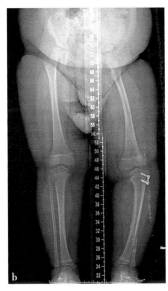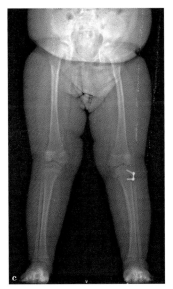

图 67.3　(a)3 岁 3 月 Langenskiold Ⅱ / Ⅲ 期左侧 Blount 病的女孩的站立位力线照片。(b)一侧张力带钢板固定 2 个月后和(c)14 个月后的力线。注意(c)比较(a)的机械轴力线的改善和内侧平台的骨质填充

胫骨近端截骨术是广泛使用的手术。在婴儿型受累的儿童,必须低于胫骨结节。在Ⅲ型的小龄儿童中,胫骨内扭转和胫骨内翻能够通过斜形的截骨术来纠正(图 67.4)。在大年龄的儿童横向胫骨近端截骨术来纠正内翻和胫骨内扭转畸形,前筋膜室切开和固定是被推荐的。在小龄儿童可使用简单的十字插销,而在大龄儿童需要使用钢板和螺钉(图 67.5a 和 b)。然而,在大龄儿童外固定架是可行的,因为能够微调矫正术后情况(图 67.5c)。

胫骨近端内侧骨骺抬升

在有胫骨内侧骺板明显压缩的儿童,骨骺的抬升可以通过骨骺内截骨[12]而不伤害骨骺完成(图 67.6a)。如果是初次完成手术,胫骨近端截骨来取得合理的矫正是必须完成的[8]。当儿童达到骨骺成熟或如果在骨骺未成熟时有骨骺停滞的证据,跨骨骺的截骨来抬升胫骨平台可以进行。(图 67.6b)。

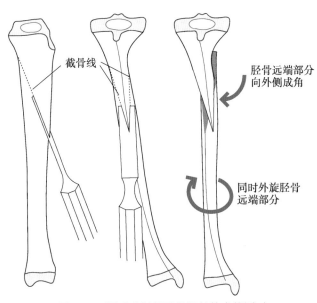

截骨线　胫骨远端部分向外侧成角　同时外旋胫骨远端部分

图 67.4　图示进行斜形截骨的技术能同时矫正内翻畸形和胫骨内扭转

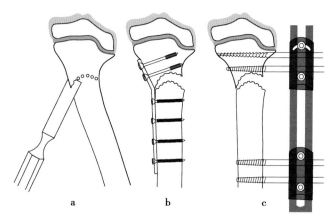

图 67.5 胫骨近端截骨（a）能被用钢板和螺钉稳定（b）或外固定架（c）

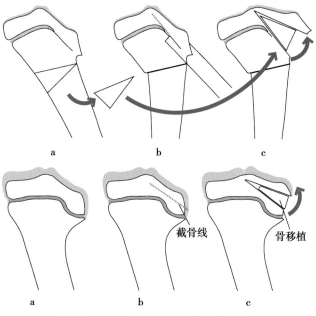

图 67.6 （a）跨骨骺截骨抬升胫骨平台。
（b）骨骺内截骨术抬升凹陷的内侧胫骨平台

骨骺骨桥切除

在婴儿型 Blount 病小龄患儿,胫骨近端内侧骨骺骨桥形成,可以考虑切除术,同时再次行截骨术[13]。结果经常是令人失望的。

骨骺固定术和接下来的肢体延长术通过使用外固定架来角度矫正

有"恶性"婴儿型 Blount 病经多次胫骨近端截骨或其他手术术后复发的儿童,可以考虑这个选择。使用外固定架来逐渐矫正畸形的含义必须完全解释给父母,因为这需要患者很好的依从性。

治疗时考虑的因素

疾病的分期

当制定治疗计划时需要考虑 Langenskiold 分期。早期阶段可能适合非手术治疗,同时更严重的阶段需要积极的手术干预。

单侧或双侧受累

如果双侧,肢体长度不等长的风险小于那些婴儿型 Blount 病。当考虑手术时,双侧截骨的位置有明显的可移动性基于儿童和家庭,特别是在大年龄的,大的肥胖的儿童。

剩余的生长量

在双侧病例,如果在胫骨近端骨骺有极微的剩余生长,可以考虑行跨骺板手术。相似的,如果有可以忽略不计的剩余生长量并且畸形是单侧的,可以考虑跨骺板进行对侧的骨骺阻滞术。

骨骺骨桥的存在

在 Langenskiold 晚期阶段,使用磁共振扫描来谨慎地评估骨骺骨桥的存在。

大体的医疗健康

在大龄肥胖的儿童,必须牢记关注肥胖相关性问题,包括 2 型糖尿病和睡眠呼吸暂停。

推荐的治疗方案

婴儿型 Blount 病的治疗大纲见表 67.2。

青少年型 Blount 病

青少年型 Blount 病通常包括胫骨骨骺的轻度改变,没有干骺端改变和逐渐进行性的膝内翻（图 67.7）。

表 67.2　婴儿型 Blount 病的治疗大纲

指征					
Langenskiold Ⅰ 或Ⅱ型 + 小于 4 岁	Langenskiold Ⅲ 型 + 4 岁或 5 岁	Langenskiold Ⅲ型 + 大于 5 岁	Langenskiold Ⅳ/Ⅴ型 + 没有骨骺成熟	Langenskiold Ⅳ/Ⅴ型 + 接近骨骼成熟	多次复发
全天使用膝踝足 矫形器或胫骨外侧 近端暂时骨骺阻滞	Rob 斜型截骨术	胫骨近端去旋转截骨（矫正超过 10°） + 筋膜切开	胫骨近端去旋转截骨（矫正超过 10°） + 骨骺内截骨提升胫骨内侧平台 + 筋膜切开	胫骨近端去旋转截骨（矫正超过 10°） + 经骨骺内截骨提升胫骨内侧平台 + 筋膜切开	胫骨和腓骨近端骨骺固定术 + 胫骨近端去旋转截骨 + 筋膜切开 + 进行性肢体延长 ± 适当的时候在对侧行骨骺阻滞术
治疗					

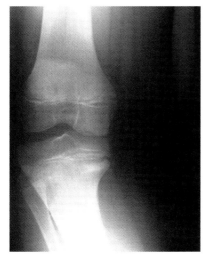

图 67.7　青少年型 Blount 病。
轻微的骨骺后干骺端改变

处理的问题

胫骨畸形和机械轴偏差

内翻畸形和肢体不协调需要矫正来防止膝关节的早期退行性关节炎。

治疗目标

● 矫正胫骨畸形和恢复机械轴

如在婴儿型 Blount 病的病例,在非常肥胖的个体恢复机械轴是很困难的。然而,如果对线恢复畸形一般不复发。

治疗方法选择

胫骨近端外翻截骨

畸形的矫正可以通过髌骨水平下截骨和同时行前骨筋膜室切开完成。外固定架固定可以允许微调来矫正畸形[14]（图 67.8）,也可同时使用 AO 钢板固定[15]。不能使用简单的骑缝固定[16]。

胫骨近端截骨和使用外固定架逐渐矫正

特别是单侧病例,畸形精细的矫正能够通过使用外固定架逐渐微调完成。

胫骨近端外侧骨骺阻滞术

有青少年 Blount 病和有足够剩余生长量的儿童,使用 U 形钉或半骨骺阻滞进行近端外侧胫骨骨骺阻滞可导致足够的矫正,因有持续内侧胫骨骨骺生长。尽管结果是变化的,这比截骨术手术程序简单,在条件许可的情况下应该被采取[7]。

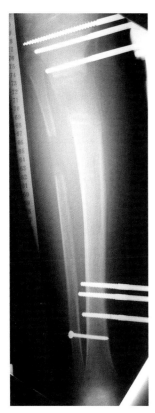

图 67.8　青少年型胫骨内翻使用外固定架矫正

考虑的因素

剩余生长

如果多余两年的剩余生长存在,并且畸形是轻微的,应该行胫骨外侧骨骺阻滞。作者推荐规范的骨骺阻滞术,认为家庭能够定期随访确认不发生过矫。

有严重的畸形并只有少量剩余生长的儿童,截骨术应在胫骨结节上方进行并行融合骨骺;否则截骨术只能在胫骨结节下方进行。

畸形的严重度

畸形的严重度很轻微并且有足够的剩余生长量存在,胫骨外侧骨骺固定术将会是优先的选择。另一方面,如果畸形严重,畸形的完全矫正将不能通过骨骺阻滞术达到并且在这种情况下规范的截骨矫形将被要求来达到完全的矫正。

单侧或双侧受累

在青少年型 Blount 病的双侧病例,畸形的逐渐的矫正通过半骨痂延长能确保肢体长度不变。

推荐的治疗方案

青少年型 Blount 病推荐治疗大纲见表 67.3。

Blount 病的治疗建议的基本原理

为什么在大年龄的青少年儿童截骨低于胫骨结节进行?

理想的固定是使用外固定架。所需固定的钉或钢丝要求足够的骨骼来固定,跨骨骺的截骨不需要大量的空间对于外固定架所需要的钉或钢丝的位置。

为什么不使用骑缝钉合并长腿石膏于进行截骨术的大年龄的儿童?

因为这些儿童的个子比较大,很难保证术中所需要的对线,畸形愈合的并发症发生率和针道感染是不能接受的。

表 67.3　青少年 Blount 病的治疗大纲

指征			
单侧 / 双侧 + 畸形轻微 + >2 年的生长期望	单侧 + 畸形轻微 + <2 年的生长期望或畸形严重(不大可能通过骨骺阻滞矫正)	双侧 + <2 年的剩余生长	双侧 + >2 年的剩余生长
胫骨近端外侧 U 形钉半骨骺阻滞 + 坚持随访以防止矫枉过正	胫骨外固定架内侧动态骨痂延长	胫骨近端邻近胫骨结节行胫骨楔形截骨	胫骨近端远离胫骨结节行截骨楔形截骨
治疗			

为什么在胫骨近端截骨后进行前方骨筋膜室切开术？

血管神经并发症的风险在儿童进行胫骨近端截骨术中是很高的。进行预防性的前侧骨筋膜室切开降低骨筋膜室综合征的风险。

为什么在婴儿型 Blount 病胫骨近端截骨术后争取过矫同时在青少年型 Blount 病中争取解剖学对线？

在婴儿状态下，与长期内翻畸形相关联的韧带松弛，合并很高的复发风险，要求畸形轻微的过矫。韧带松弛和复发在青少年型 Blount 病中很少见。

参考文献

1. Greene WB. Infantile tibia vara. *J Bone Joint Surg Am* 1993; **75**: 130–43.

2. Henderson RC, Greene WB. Etiology of late-onset tibia vara: Is varus alignment a prerequisite? *J Pediatr Orthop* 1994; **14**: 143–6.

3. Davids JR, Huskamp M, Bagley AM. A dynamic biomechanical analysis of the etiology of adolescent tibia vara. *J Pediatr Orthop* 1996; **16**: 461–8.

4. Loder RT, Johnston II CE. Infantile tibia vara. *J Pediatr Orthop* 1987; **7**: 639–46.

5. Schoenecker PL, Meade WC, Pierron RL, Sheridan JJ, Capelli AM. Blount's disease: A retrospective review and recommendations for treatment. *J Pediatr Orthop* 1985; **5**: 181–6.

6. Slawski DP, Schoenecker PL, Rich MM. Peroneal nerve injury as a complication of pediatric tibial osteotomies: A review of 255 osteotomies. *J Pediatr Orthop* 1994; **14**: 166–72.

7. Henderson RC, Kemp Jr. GJ, Greene WB. Adolescent tibia vara: Alternatives for operative treatment. *J Bone Joint Surg Am* 1992; **74**: 342–50.

8. Gregosiewicz A, Wosko I, Kandzierski G, Drabik Z. Double-elevating osteotomy of tibiae in the treatment of severe cases of Blount's disease. *J Pediatr Orthop* 1989; **9**: 178–81.

9. Zionts LE, Shean CJ. Brace treatment of early infantile tibia vara. *J Pediatr Orthop* 1998; **18**: 102–9.

10. Sabharwal S. Blount disease: An update. *Orthop Clin N Am* 2015; **46**: 37-47.

11. Burghardt RD, Specht SC, Herzenberg JE. Mechanical failures of eight-plate guided growth system for temporary hemiepiphysiodesis. *J Pediatr Orthop* 2010; **30**: 594-7.

12. Rab GT. Oblique osteotomy fro Blount's disease (tibia vara). *J Pediatr Orthop* 1988; **8**: 715–20.

13. Beck CL, Burke SW, Roberts JM, Johnston II CE. Physeal bridge resection in infantile Blount disease. *J Pediatr Orthop* 1987; **7**: 161–3.

14. Price CT, Scott DS, Greenberg DA. Dynamic axial external fixation in the surgical treatment of tibia vara. *J Pediatr Orthop* 1995; **15**: 236–43.

15. Martin SD, Moran MC, Martin TL, Burke SW. Proximal tibial osteotomy with compression plate fixation for tibia vara. *J Pediatr Orthop* 1994; **14**: 619–22.

16. Loder RT, Schaffer JJ, Bardenstein MB. Late-onset tibia. *J Pediatr Orthop* 1991; **11**: 162–7.

68

Perthes 病

BENJAMIN JOSEPH

概述

　　Perthes 病是一种不明原因的股骨头骨骺的自限性骨软骨病,通常发生于 5~12 岁的儿童[1]。小于 5 岁和青少年很少受累[1-3]。骨骺的部分或全部血供中断,导致受累部分坏死。需要 2~4 年以上的时间,血供会自行恢复,坏死骨骺愈合,提示疾病的发生不是在青少年。患儿的愈合过程能在 X 线平片上清楚的显示,

根据 X 线平片能够很快地对疾病的演化进行分期[2]。这些分期包括缺血期(Ⅰ期)、碎裂期(Ⅱ期)、修复重建期(Ⅲ期)和完全愈合期(Ⅳ期)。疾病前三期中的每一期又能进一步细分为早期(a 亚期)和晚期(b 亚期)(图 68.1a~g)。

　　在青少年好像没有任何血供自发性恢复重建的能力,因此见不到年幼患儿那种疾病演化的全部分期表现[3]。

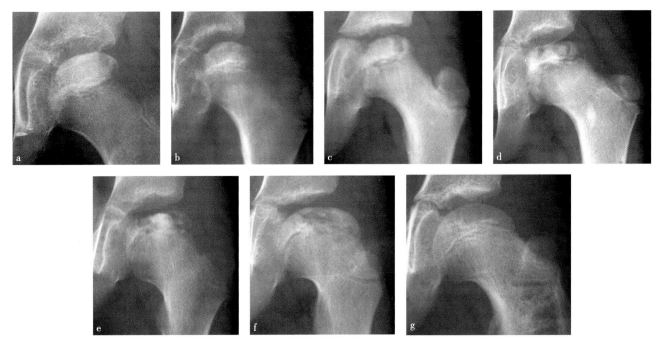

图 68.1　Perthes 病每一演化阶段的髋关节 X 线片。在Ⅰa 期骨骺出现硬化但骨骺的高度与未受累的髋关节一致(a)。在Ⅰb 期骨骺硬化同时骨骺的高度有一些减少但骨骺是一个整体(b)。在Ⅱa 期骨骺早期碎裂,明显可见骨骺有 1~2 个垂直的裂隙(c)。在Ⅱb 期骨骺有许多碎裂(d)。在Ⅲa 期在骨骺的外围明显可见早期新骨形成。在这一阶段新骨是不成熟的编织骨,在 X 线片上没有正常的骨密度(e)。在Ⅲb 期成熟骨至少覆盖骨骺圆周的三分之一(f)。X 线片上没有可见的坏死骨,认为疾病已经治愈(g)

处理的问题

股骨头变形

在骨骺血运修复过程中有一定比例的股骨头变形（图 68.2a）。在所有促进股骨头变形倾向的因素中，股骨头向髋臼外缘受压膨出似乎是最重要的[4,5]。有证据表明这种不可逆的变形既可以发生在碎裂期的后期也可以发生在修复重建期的早期[2]。

股骨头增大

随着病情的发展股骨头变大（图 68.2b）并且增大的程度与变形的程度呈比例[2]。

股骨头骨骺生长受损

骨骺缺血在股骨头骨生长板部位影响骺的正常生长，其结果是，在一些大龄患儿中有股骨颈变短[6]。转子部继续正常生长，其结果是大转子生长超过股骨头和股骨颈（图 68.2c）。这导致髋关节的力学性能改变，出现 Trendelenburg 步态。

继发髋关节退行性关节炎

上述所有这些股骨近端的三种形态改变能够单独的或共同的促进继发性退行性关节炎的发展[5,6]。然而，易导致退行性骨性关节炎发展的最重要因素是股骨头形状的变形[7]。

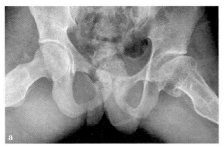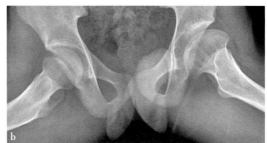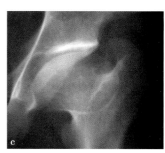

图 68.2 （a）一例年轻成年人 Perthes 病未经治疗而愈合的髋关节 X 线片。股骨头变形并且髋臼和股骨头关节面不再匹配。（b）一例 Perthes 病患儿的骨盆平片，显示在病变活动期的股骨头增大。（c）一例年轻成人已愈合 Perthes 病的髋关节 X 线片，其股骨头生长板生长迟滞导致股骨颈短缩和大转子"过度生长"。大转子的顶端高过股骨头的中心，因此该年轻人有 Trendeleburg 步态

治疗目标

● 预防股骨头变形

这是 Perthes 病治疗最重要的目标。为了达到防止这一并发症的目标，有必要理解股骨头变形的发生机制。负重和肌肉收缩所产生的应力传导至髋臼边缘作用于股骨头骨骺被挤出的部分。当受到这些压力时，这部分骨骺的血管特别容易受到损害而导致变形。研究表明如果股骨头的挤出部分超过 20%，疾病就已经发展到碎裂期的后期，有股骨头变形的高风险（图 68.3）[2,5]。因此必须尽一切努力防止股骨头的挤压膨出，如果已经发生膨出，应当在碎裂期的后期前进行纠正，防止股骨头的变形[8,9]。

● 使股骨头增大降到最低

因为股骨头增大的程度与股骨头变形的严重程度有关，成功阻止股骨头变形的干预也有可能成功地使股骨头增大的程度降到最低[10,11]。

● 防止或矫正大转子的过度生长

尽管干预正常股骨头骨骺生长看起来与疾病的严

重性有关，但没有办法确定哪些患儿可能会产生这种并发症。因此，治疗直接处理大转子的过度生长－股骨头生长板生长的阻滞作用。通过阻滞大转子的生长有可能防止过度生长[12]。一旦出现大转子的过度生长，行大转子阻滞术也有可能恢复股骨头中心和大转

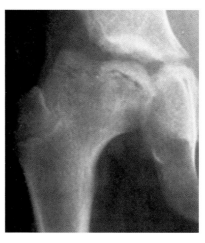

图 68.3 Perthes 病患儿的髋关节 X 线片显示股骨头膨出超过 20%。清晰可见髋臼外侧缘下方的股骨头部分变形

子的关系。治疗目标是确保转子的顶端在或低于股骨头中心的水平以防止 Trendelenburg 步态。

- 防止髋关节继发性退行性关节炎

通过确保股骨头保持球形和股骨头增大降到最低,就能减少后期退行性关节炎发展的机会。

治疗方法选择

免负重

在过去,治疗主要是长期避免负重,希望用这种方法防止股骨头变形。然而,很少有证据表明单独用这种方法治疗对防止股骨头变形是有效的。

支具或石膏包容

"包容"是针对于膨出在前外侧部分的股骨骨骺,使其重新进入髋臼内。这能够通过髋关节外展和屈曲或髋关节外展和内旋来获得。在疾病的活动期,各种不同式样的支具被设计出来保持髋关节在所需的位置(图 68.4)。在整个愈合过程中要确保包容,直到超过骨骺易受损害变形的阶段,例如直到修复重建的后期(Ⅲb 期)。如果是有效,佩戴支具要求超过 2 年[13]。

一种外展石膏(图 68.5)能保持髋关节外展和屈曲位或外展内旋位,通常用作临时性包容直到制订出更明确的治疗方案。

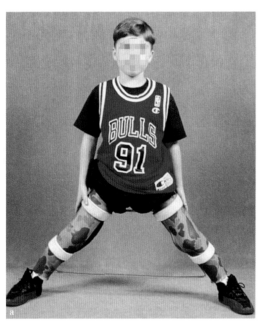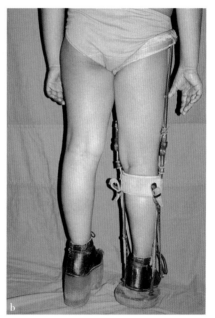

图 68.4　各种样式的支具保持患髋关节外展或外展和内旋已经被用于 Perthes 病获得包容治疗。A 形支具(a)保持髋关节外展(美国圣路易斯 Perry Schoenecker 博士友情提供)。试图降低髋关节压力的夹板可见免负重卡环(b);对侧的鞋加高以确保患髋有些外展

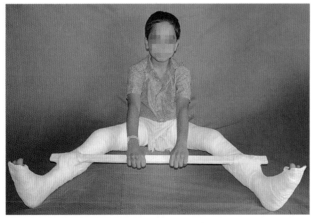

图 68.5　Perthes 病患儿包外展石膏作为包容的暂时方法

手术包容

可以通过股骨截骨手术或骨盆截骨手术来获得包容。股骨截骨的手术设计是为了确保截骨近端外展和内旋(当有股骨内翻做去旋转截骨)或外展和屈曲(当有内翻做伸直截骨)。骨盆手术为了改善股骨头骨骺前外侧的覆盖可以做髋臼增大手术或调整髋臼方向的手术。

股骨截骨术
内翻去旋转截骨

内翻去旋转截骨是应用最广泛的一种获得包容

的方法(图 68.6a)。手术包括转子间截骨或转子下截骨,将截骨远端内收和外旋,髋关节就获得同样度数外展和内旋,从而获得包容。一些外科医师通过术前关节造影来决定外展和内旋的程度,以最后确定髋关节获得最佳包容的位置。然而,在大多数情况下以 20° 的内翻角度和大概 20°~30° 的反向旋转来得到适当的包容显得足够[11],因此可能并不一定要做关节造影来进行验证。截骨要用钢板和螺钉固定。达到 12 岁的患儿可能要行开放性楔形截骨并且不会发生截骨延迟愈合的风险[11](图 68.6b)。因为开放性楔形截骨可使永久性肢体短缩的发生率降到最低,因此优于闭合性楔形截骨。

在进行内翻去旋转手术之前确保髋关节的所有活动都恢复正常是非常重要的,如果给患儿做几天牵引通常都可以达到。如果牵引一段时间后只有内旋仍然受限,可以做内翻伸直截骨。如果其他运动仍然受限,就不能手术。对于这种情况,麻醉下包外展石膏,维持髋关节在较大的外展位。6 周后去除石膏活动髋关节。此时关节活动常能完全恢复,能够安全的进行手术。

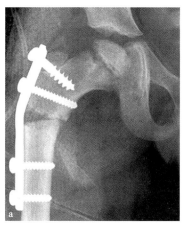
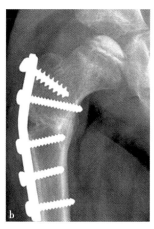
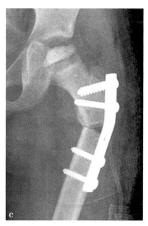
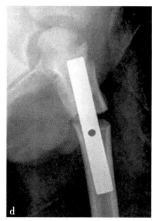

图 68.6 (a)行内翻去旋转截骨患儿的髋关节 X 线片。(b)10 岁男孩行开放性楔形内翻去旋转截骨术后 6 周 X 线片显示骨痂填充于骨间隙并截骨处骨组织的愈合良好。行内翻伸直截骨患儿的髋关节前后位(c)和侧位(d)X 线片。截骨远端内收和伸直 20°,骨骺包容良好

内翻伸直截骨

如果牵引一段时间或是拆除外展石膏后髋关节被动内旋活动仍然受限,只能行内旋伸直截骨(图 68.6c 和 d)。

骨盆手术
造盖术

该术式需要创建骨性臼盖覆盖膨出的骨骺,该手术推荐用于大龄患儿[14,15]。

重新定向截骨术

通过 Salter 截骨重新调整髋臼方向以增加股骨头骨骺前外侧的覆盖是改善包容的另一种方法[16]。

移位截骨术

Chiari 截骨术是另外一种改善股骨头覆盖的方法[17]。

大转子阻滞

当进行内翻截骨术时行骨骺阻滞术可以减慢大转子的生长。对于大龄患儿[11,12,18]推荐常规进行该手术作为一种防止大转子过度生长的措施。骨骺固定术可采用大转子生长板钻孔或用螺钉贯穿固定大转子生长板来完成(图 68.7)。

治疗时考虑的因素

儿童年龄

患儿年龄越大,预后越差[1],有几个原因。第一,患儿年龄越大股骨头膨出的趋势也明显增大[19]因此患儿的年龄越大股骨头变形的风险也越大。第二,患

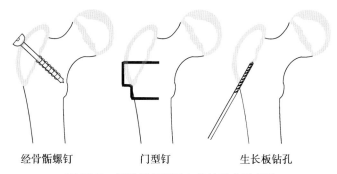

经骨骺螺钉   门型钉   生长板钻孔

图 68.7 行转子骨骺固定术的手术示意图

儿的年龄越大骨骺受累的程度更重并有髋关节僵硬,疾病也越严重[14]。第三,如果股骨头已经变形,在疾病愈合过程和骨骼成熟期间会有一些塑形,但随着患儿年龄的增长,塑形的潜力越来越差[20]。由此可见患儿的年龄越大,治疗要更加积极。

骨骺受累的范围

整个骨骺缺血比只有一部分骨骺缺血的预后更差[1]。骨骺缺血的范围越大,股骨头膨出的趋势也越大[2]。当骨骺缺血的范围少于一半时,即使不治疗结果一般也较好。

疾病进展的阶段

由于 Perthes 病的治疗目标是防止股骨头变形,任何干预计划都必须在这种并发症发生发展之前进行。股骨头不可逆的变形发生在碎裂期的后期(Ⅱb 期)或修复重建期的早期(Ⅲa 期),要在疾病进展到这些时期之前完成股骨头的包容[8,9]。

髋关节的活动范围

髋关节僵硬是预后不佳的征兆,如果髋关节僵硬包容不可能有效果,因此有髋关节僵硬存在就没什么理由进行包容处理。有一些患儿尽管进行一段时间的牵引仍然有内旋受限,这些患儿通过外展 – 内旋就不能获得包容。对于这类患儿采用髋关节屈曲外展位将能确保股骨头骨骺前外侧部分的包容。

骨骺脱位

如之前提到的,影响 Perthes 病结果的最重要因素是骨骺脱位。随着疾病进展,从一开始到碎裂期早期(Ⅱb),脱位逐渐增加。未经治疗的患儿,到后来脱位会突然增大[2]。脱位几乎一成不变的发生于 7 岁以上发病的患儿[21],并且大多数这些大龄患儿的骨骺脱位都超过 20%[2]。

防止股骨头变形的推荐的治疗方案

小于 12 岁出现症状的 Perthes 病患儿的治疗大纲见表 68.1。

治疗的基本原理

为什么股骨截骨达到包容优于骨盆截骨?

除了手术简单,股骨截骨似乎能加速疾病的愈合[10]。对于年龄较大的患儿,如果在缺血坏死期(Ⅰ期)施行了股骨截骨,大约有 1/3 的患儿可能完全绕过碎裂期。实际

表 68.1 小于 12 岁 Perthes 病患儿的治疗大纲

适应证					
发病年龄小于 5 岁 + 任何程度的骨骺受累 + 没有膨出 + 疾病在 Ⅰ、Ⅱ 或 Ⅲ期	发病年龄小于 5 岁 + 一半或更多骨骺受累 + 存在膨出 + 疾病在 Ⅰ期或 Ⅱ期	发病年龄小于 12 岁 + 受累骨骺小于一半 + 没有膨出 * + 疾病在 Ⅰ、Ⅱ 或 Ⅲ期	发病年龄 5~7 岁 + 一半或更多骨骺受累 + 存在膨出 + 疾病在 Ⅰ、Ⅱ 或 Ⅲ期	发病年龄 7~12 岁 + 一半或更多骨骺受累 + 有或无膨出 + 疾病在 Ⅰ、Ⅱ 或 Ⅲ期	发病年龄小于 12 岁 + 一半或更多骨骺受累 + 存在膨出 + 疾病在 Ⅲ期 + 髋关节疼痛
不主动干预 定期复查直到治愈	用外展屈曲位或外展内旋位支具维持包容	不主动干预 定期复查直到治愈	股骨内翻去旋转截骨(如果全髋关节活动恢复) 或 股骨内翻伸直截骨(如果只有内旋受限)	股骨内翻去旋转截骨(如果全髋关节活动恢复) 或 股骨内翻伸直截骨(如果只有内旋受限) + 大转子阻滞	休息和牵引治疗疼痛直到疼痛缓解 + 用补救性手术治疗残余问题(见表 68.2)
治疗					

* 受累骨骺小于一半的患儿通常不发生膨出

上每个绕过碎裂期的患儿其股骨头能保持球形[10]。文献没有证据表明骨盆截骨能对疾病的自然病史起作用。

为什么推荐开放性楔形截骨术？

因为任何一种成角截骨术都会导致某种程度的骨短缩，开放性楔形截骨技术的短缩量最小。

为什么不推荐在修复重建期（Ⅲ期）进行包容手术？

在修复重建期进行包容手术不大可能防止股骨头的变形，因为疾病进展至这一阶段已经发生股骨头的变形。在疾病这个阶段的包容手术结果证明是很差[8]。

为什么对于 7 岁以上的患儿即使没有膨出也推荐包容手术？

对于这种大年龄患儿，骨骺膨出迟早会发生[2,15]，由于在疾病的早期阶段（Ⅰa、Ⅰb 或 Ⅱa 期）的手术结果要明显的好于疾病晚期阶段的手术结果[9]，因此对于 7 岁以后开始出现症状的患儿，即使没有骨骺膨出的证据也推荐行包容手术。

Perthes 病后遗症的挽救性手术

一些 Perthes 病患儿没有进行简单的预防股骨头变形的治疗处理，因为他们就诊太晚，已处于疾病的晚期。然而，对这部分患者进行治疗可能是合理的。

治疗目标

Perthes 病后遗症患儿的治疗目标明显不同于 Perthes 病的早期治疗。治疗目标如下：

● 缓解疼痛
● 矫正 Trendelenburg 步态
● 退行性关节炎的发展风险降到最低

挽救性手术选择

内翻截骨

少数患儿发展为一种被称为外展铰链的现象[22]，这种情况是髋关节不能沿着正常的前后位旋转轴外展，而该旋转轴从股骨头的中心通过。铰链现象是股骨头铰链位于髋臼的边缘，关节的内侧间隙增宽，外展时髋关节内侧间隙展开（图 68.8）。频繁的这种反常活动会出现疼痛。已经表明行股骨近端外翻截骨能够缓解这种疼痛[22]。

关节牵伸

关节牵伸术或借助于铰链式外固定器的关节牵伸已经被试用于治疗严重的 Perthes 病[23]。外固定器允许单轴活动（屈曲和伸直），应用时在近端用螺钉固定于髂骨，远端螺钉固定于股骨，保持外固定器的关节轴与髋关节的运动轴一致。关节被牵开后维持外固定器固定几个月然后去除。尽管这种手术或许能促进愈合和防止骨骺塌陷，但不确定外固定器需要保留多长时间[24]。

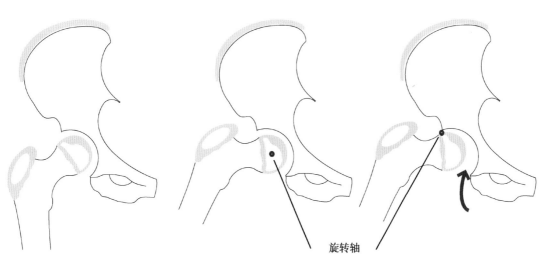

图 68.8　图示髋关节的正常外展和铰链现象的外展。因为外展铰链发生后，关节内侧间隙增大（弧形箭头）并且髋臼和股骨头的关节面将不再呈同心圆

旋转轴

关节融合

对于青少年,如果髋关节非常疼痛和有严重扭曲[3]（图 68.9）,关节融合是一种选择[3]。这些患者尽管关节完全没有活动但能预期有很好的功能[25]。

唇状突起切除术

一旦股骨头发生不可逆的变形,该手术试图改善股骨头的形状。手术包括去除股骨头外侧的凹凸。理论上这种方法能改善股骨头的形状和去除一种明显的外展铰链的病因。然而,在术后有关节僵硬的风险并且长期结果并不好[26]。

大转子下移

如果大转子过度生长到达一定的程度就会发生 Trendelenburg 步态,推荐行大转子向远侧和外侧移位（图 68.10）。这种移位使臀中肌止点外移,加大了外展肌的力臂。此外,向远端转位增加了臀中肌肌纤维的静息长度。其结果是 Trendelenburg 步态被矫正并且还有髋关节的压力降低。手术最好选择股骨头外形为球形的患者进行。

股骨颈延长

这是一种联合手术包括大转子向远端转位同时行股骨颈延长。虽然手术试图矫正短颈畸形和大转子高位,但结果并没显得比单纯大转子下移要好,而后者是更简单的手术[27, 28]。

改善髋臼对股骨头的覆盖

改善髋臼对股骨头的覆盖,通过减低股骨头的压力,可能会减少发生退行性关节炎的风险。通过髋臼周围截骨,使髋臼顶旋转覆盖股骨头或在未覆盖的股骨头上进行造架手术可能改善髋臼覆盖。

制定 Perthes 病后遗症治疗时考虑的因素

疼痛

疼痛通常是外展铰链患者由于股骨头对髋臼缘的机械碰撞所引起,或是由于髋关节严重变形所引起的关节炎改变。

股骨头的形状

如果股骨头呈球形就可以行高位大转子向远端移位手术来改善髋臼覆盖和改善髋关节的力学性能。这还可能使退行性关节炎的发展风险降到最低。另一方面,如果股骨头有严重变形,这些措施可能没什么作用。

股骨头的大小

如果股骨头变大,倘若股骨头的变形不是太差,可以考虑髋臼覆盖手术。

髋关节的匹配

如果股骨头和髋臼匹配,就可行髂骨截骨改变髋

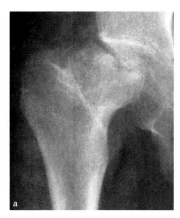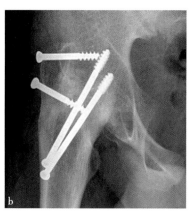

图 68.9 （a）Perthes 病青少年的髋关节 X 线片,股骨关节面大部毁损。（b）进行关节内的关节融合并可见完全融合

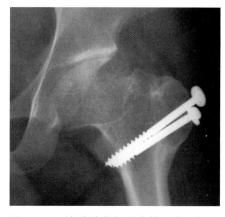

图 68.10 该髋关节行了大转子向远侧和外侧移位手术。术后随访 Trendelenburg 步态被纠正

臼位置来完善髋臼覆盖。然而,如果髋关节不匹配,则要行造架手术或 Chiair 截骨来改善髋臼覆盖。

Perthes 病后遗症推荐的治疗方案

Perthes 病后遗症的治疗大纲见表 68.2。

表 68.2　Perthes 病后遗症的治疗大纲

适应证				
疾病没有完全愈合或已经愈合 + 外展时有疼痛 + 球形头 + 内收时髋关节匹配 + 明显的外展铰链	疾病愈合 + 无疼痛 + 股骨头大球形覆盖不好 + 髋关节匹配	疾病愈合 + 无疼痛 + 股骨头大扁覆盖不好 + 髋关节不匹配	疾病愈合 + 无疼痛 + 球形头 + 髋关节匹配 + 短髋(短颈) + 大转子高位伴 Trendelenburg 步态	疾病愈合 + 疼痛 + 股骨头不规则 + 髋关节不匹配 + 关节炎改变
转子间外翻截骨	髂骨截骨 或 造架手术 或 髋臼扩大改善股骨头覆盖	造架手术 或 Chiair 截骨改善股骨头覆盖	大转子下移术	关节融合
治疗				

参考文献

1. Catterall A. The natural history of Perthes' disease. *J Bone Joint Surg Br* 1971; **53**: 37–53.
2. Joseph B, Varghese G, Mulpuri K, Rao NLK, Nair NS. The natural evolution of Perthes' disease: A study of 610 children under 12 years of age at disease onset. *J Pediatr Orthop* 2003; **23**: 590–600.
3. Joseph B, Mulpuri K, Verghese G. Perthes' disease in the adolescent. *J Bone Joint Surg Br* 2001; **83**: 715–20.
4. Joseph B. Prognostic factors and outcome measures in Perthes disease. *Orthop Clin North Am* 2011; **42**: 303–15.
5. Green NE, Beuchamp RD, Griffin PP. Epiphyseal extrusion as a prognostic index in Legg-Calve-Perthes disease. *J Bone Joint Surg Am* 1981; **63**: 900–5.
6. Bowen JR, Schreiber FC, Foster BK, Wein BK. Premature femoral neck physeal closure in Perthes' disease. *Clin Orthop Relat Res* 1982; **171**: 24–9.
7. Stulberg SD, Cooperman DR, Wallensten R. The natural history of Legg-Calve-Perthes' disease. *J Bone Joint Surg Am* 1981; **63**: 1095–108.
8. Joseph B, Price CT. Principles of containment treatment aimed at preventing femoral head deformation in Perthes disease. *Orthop Clin North Am* 2011; **42**: 317–27.
9. Joseph B, Nair NS, Rao NLK, Mulpuri K, Varghese G. Optimal timing for containment surgery for Perthes' disease. *J Pediatr Orthop* 2003; **23**: 601–6.
10. Joseph B, Rao N, Mulpuri K, Varghese G, Nair S. How does a femoral varus osteotomy alter the natural evolution of Perthes' disease? *J Pediatr Orthop B* 2005; **14**: 10–15.
11. Joseph B, Srinivas G, Thomas R. Management of Perthes' disease of late onset in southern India: The evaluation of a surgical method. *J Bone Joint Surg Br* 1996; **78**: 625–30.
12. Shah H, Siddesh ND, Joseph B, Nair SN. Effect of prophylactic trochanteric epiphyseodesis in older children with Perthes' disease. *J Pediatr Orthop* 2009; **29**: 889–95.
13. Rich MM, Schoenecker PL. Management of Legg-Calve-Perthes disease using an A-frame orthosis and hip range of motion: A 25-year experience. *J Pediatr Orthop* 2013; **33**: 112–9.
14. Carsi B, Judd J, Clarke NM. Shelf acetabuloplasty for containment in the early stages of legg-calve-perthes disease. *J Pediatr Orthop* 2015; **35**: 151–6.
15. Daly K, Bruce C, Catterall A. Lateral shelf acetabuloplasty in Perthes' disease: A review at the end of growth. *J Bone Joint Surg Br* 1999; **81**: 380–4.
16. Salter RB. The present status of surgical treatment for Legg-Perthes' disease. *J Bone Joint Surg Am* 1984; **66**: 961–6.

17. Cahuzac JP, Onimus M, Trottmann F, Clement JL, Laurain JM, Lebarbier P. Chiari pelvic osteotomy in Perthes disease. *J Pediatr Orthop* 1990; **10**: 163–6.

18. Matan AJ, Stevens PM, Smith JT, Santora SD. Combination trochanteric arrest and intertrochanteric osteotomy for Perthes' disease. *J Pediatr Orthop* 1996; **16**: 10–14.

19. Joseph B. Natural history of early onset and late-onset Legg-Calve-Perthes disease. *J Pediatr Orthop* 2011; **31**: S152–5.

20. Shah H, Siddesh ND, Joseph B. To what extent does remodeling of the proximal femur and the acetabulum occur between disease healing and skeletal maturity in Perthes disease? A radiological study. *J Pediatr Orthop* 2008; **28**: 711–6.

21. Muirhead-Allwood W, Catterall A. The treatment of Perthes' disease: The results of a trial of management. *J Bone Joint Surg Br* 1982; **64**: 282–5.

22. Quain S, Catterall A. Hinge abduction of the hip: Diagnosis and treatment. *J Bone Joint Surg Br* 1986; **68**: 61–4.

23. Segev E, Ezra E, Weintroub S, Yaniv M. Treatment of severe late onset Perthes disease by soft tissue release and articulated hip distraction: Early results. *J Pediatr Orthop B* 2004; **13**: 158–65.

24. Segev E, Ezra E, Wientroub S, Yaniv M, Hayek S, Hemo Y. Treatment of severe late-onset Perthes' disease with soft tissue release and articulated hip distraction: Revisited at skeletal maturity. *J Child Orthop* 2007; **1**: 229–35.

25. Iobst CA, Stanitski CL. Hip arthrodesis revisited. *J Pediatr Orthop* 2001; **21**: 130–4.

26. Rowe SM, Jung ST, Cheon SY et al. Outcome of cheilectomy in Legg-Calve-Perthes disease: Minimum 25-year follow-up of five patients. *J Pediatr Orthop* 2006; **26**: 204–10.

27. Schneidmueller D, Carstens C, Thomsen M. Surgical treatment of overgrowth of the greater trochanter in children and adolescents. *J Pediatr Orthop* 2006; **26**: 486–90.

28. Siebenrock KA, Anwander H, Zurmuhle CA, Tannast M, Slongo T, Steppacher SD. Head reduction osteotomy with additional containment surgery improves sphericity and containment and reduces pain in Legg-Calve-Perthes disease. *Clin Orthop Relat Res* 2015; **473**: 1274–83.

69

股骨头骨骺滑脱

RANDALL LODER

概述

股骨头骨骺滑脱（slipped capital femoral epiphysis，SCFE）是指在青春期前和青春期通过骨骺发生的股骨近端干骺端相对于固定骨骺的向前、上方、内侧旋转脱位。发生的平均年龄在男孩为 13 岁，在女孩为 12 岁。它被认为是在成年人中导致退行性髋关节疾病的常见原因。男孩比女孩更常见一些，趋向于发生在肥胖的儿童（ > 重量年龄比的第 95 百分位，或 BMI>25kg/m²）。疾病的自然病史是随着时间的推移 SCFE 逐渐增速，并且随着 SCFE 的严重程度增加，退行性髋关节疾病在以后的生活中的发生率也增加[1]。因此当滑脱不太严重时，早期诊断和正确的干预是有必要的。

股骨头骨骺滑脱可能发生在没有明显的基础疾病下（特发性 SCFE）或可能与潜在的内分泌异常和肾衰相关。

股骨头骨骺滑脱可被分为稳定型（能够走路用或不用拐杖）和不稳定型（不能行走，用或不用拐杖）[2]。绝大多数 SCFE 是稳定型（大约 95%）；不稳定型 SCFE 被股骨头缺血性坏死（AVN）的发生率显著增加而困扰，这对这些年轻人的髋关节是毁灭性的。

处理的问题

滑脱的进展

如果不治疗，滑脱是能够进展的，并且有很小比例的不稳定型 SCFE 能够进展，虽然有看似充分的治疗[3]。

股骨头缺血性坏死的风险

不稳定的 SCFE 固定有高的 AVN 的风险（图 69.1），并且试图强制复位可能增加这个风险。当 AVN 发生，有许多处理这个问题的方式，没有哪个能有完美的结果。

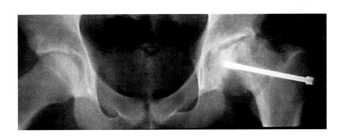

图 69.1 17 岁男孩股骨头缺血性坏死，其 13 岁时就患有不稳定型股骨头骨骺滑脱

软骨溶解的风险

SCFE 的另外一种严重并发症是软骨溶解（图 69.2），这是一种知之甚少的现象[4]。它能发生在未经治疗的 SCFE，在严重型 SCFE 更常见，并且如果关节被内固定装置永久的穿透固定，发生率将增加。引述的疾病发生率为 5%~7%。软骨溶解的自然病史有两个主要的结局：一部分儿童的关节间隙有一定程度上的晚期重建，另一部分将接近完全的强直，常在一不好的位置上。

髋关节晚期退行性关节炎

股骨头骨骺滑脱被认为是成年人退行性髋关节疾病的常见病因。随着 SCFE 的严重程度增加，相应

的是在以后的生活中退行性髋关节疾病的发生的几率增加,因此在 SCFE 轻微的程度时进行诊断是有价值的。

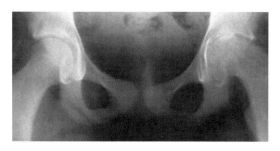

图 69.2 13 岁女孩左侧股骨头骨骺滑脱,以前被关节穿透的螺钉固定治疗的软骨溶解

治疗目标

- 延缓 SCFE 的进展

这个能通过确保骨骺的稳定固定或通过促进骨骺的早期融合来实现。

- 减少 AVN 的风险

尽管这个可能不是在外科医师的控制范围内,一些方法也许能降低 AVN 的风险。选择手术的方式有两个这样的措施来使产生 AVN 的风险较低并避免强力操作以达到滑脱复位的目的。

- 减少软骨溶解的风险

必须小心地来防止植入物穿透关节。

- 减少退行性关节炎的风险

如果没有并发症的发生,恢复股骨近端解剖尽可能的接近正常,理论上能降低退行性关节炎的风险。

治疗方法选择

原位固定

原位固定术包括空心螺钉的置入于骨骺前后位(AP)和侧位的中心,对阻止 SCFE 进展有很好的效果,并有很低的软骨溶解的风险[5]。从技术上说是在骨折床上用 C 臂机从 AP 位移动至侧位下进行,而不是移动肢体。皮肤的画线是使用 Canale 技术。在这些线的交点,作一个小切口。导针插入在正位和侧位像的骨骺的中心。在导针引导下插入空心钉,接近软骨下骨约 0.5~1cm 的位置(图 69.3)。

复位和固定

更严重的不稳定型 SCFE 需要通过轻柔的复位和空心螺钉内固定。

植骨骨骺固定术

植骨骨骺固定术可开放或微创下进行。内容包括植入骨条跨骺板,作为内固定装置和导致快速的骨骺闭合(图 69.4),以此防止 SCFE 进展[6]。

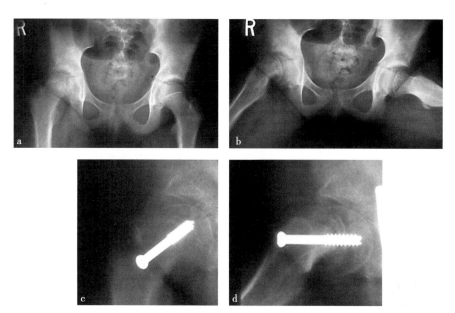

图 69.3 右侧股骨头骨骺滑脱的儿童的前后位(AP)(a)和蛙式侧位(b)X 线片。当评估稳定型 SCFE 的儿童时前后位和侧位必须包括双侧髋关节,以免漏诊可能没有症状的对侧肢体的 SCFE。术后的 X 线片显示空心螺钉位在前后位(c)和侧位(d)下位于骨骺的中心,跨过骺板并离软骨下骨 1cm

髋人字石膏的应用

髋人字石膏是经典的阻止 SCFE 进展的方法,但常常一旦去除石膏后进展又出现。这个同时治疗对侧髋关节,但相较原位固定双侧有较低的发生率。髋人字石膏有相当高的软骨溶解的几率,因此被大多数外科医师所弃用。

截骨术

当儿童表现为稳定,严重的 SCFE>50° 或 60°,一些作者认为截骨术为最开始的治疗。截骨术将复位骨骺相对于股骨远端的位置。截骨的位置在骨骺(楔形)(图 69.5)、颈的基底部和转子间或转子下[7]。尽管截骨在骺板水平使得矫形效果和机械力学改变最好,作为骨骺截骨的方法 AVN 的几率增加。最近又复现了改良 Dunn 截骨用于外科性髋关节脱位。这一程序的理论性的治疗原则是在其准确的解剖位置上矫正畸形,矫正任何髋臼和股骨间的影响,因而延长髋关节的生命;但是其长期随访结果还是有待明确的[8]。更远端截骨的潜在问题(例如转子间)是代偿性的和也许因为股骨畸形对将来所进行的全髋关节置换带来问题。当计划进行截骨,骨的大小和适当的内固定植入物的可用性是最重要的。没有合适大小和型号的植入物将给儿童带来差的结果,因为这些孩子都比较大并且需要坚强的内固定装置。在截骨前造模是强烈推荐的。

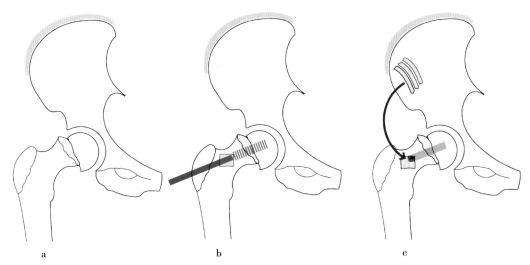

图 69.4 植骨骨骺固定术处理股骨头骨骺滑脱的技术(a)。一个粗的钻头穿过骨骺板(b)。髂骨骨条植入钻头所做的跨过骺板的孔(c)

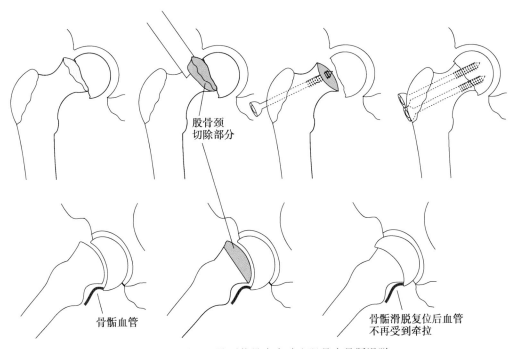

股骨颈切除部分

骨骺血管

骨骺滑脱复位后血管不再受到牵拉

图 69.5 图示股骨颈截骨术来减少股骨头骨骺滑脱

考虑的因素

当制定治疗 SCFE（稳定型或不稳定型）的计划时应考虑的因素有滑脱的病因学，滑脱的严重程度，儿童的年龄和股骨近端骨骺的状态。这些因素可预测：①在后来的成年生活退行性关节疾病的风险；②对侧肢体骨骺滑脱的风险；③并发症（AVN 和软骨溶解）的风险；④重塑的潜力和（或）接下来截骨重建的需要。

滑脱的稳定性

第一也是最重要的所要考虑的因素是 SCFE 的稳定性。SCFE 的稳定性对于 AVN 的风险和接下来髋关节恶化的预后是非常重要的。有不稳定 SCFE 的儿童应当紧急治疗，诊断后入院，绝对卧床休息，次日内固定。治疗不稳定型 SCFE 作为急症处理，有希望降低 AVN 的风险[9]。然而，尽管进行了早期治疗，但患者和父母必须被告知不稳定滑脱的潜在的负面结果。同样的，稳定型 SCFE 的固定不是一个可选择的方案，因为有许多儿童跌倒或摔倒后，稳定型 SCFE 变为不稳定型 SCFE 并导致 AVN[9]。

滑脱的病因学

滑脱的病因可能与双侧受累的可能性有关。儿童特发性 SCFE 双侧受累的几率为 15% 至 60%，并且如果儿童在小年龄有 SCFE 的指征，双侧受累几率将增加。有潜在的代谢性疾病的儿童双侧受累的几率高得多，可能接近 100%。如果双侧受累的风险高，当儿童初诊为单侧 SCFE 时，医师必须权衡风险/收益考虑，对对侧髋关节进行预防性治疗[10]。

滑脱的严重程度

稳定型 SCFE 的疾病严重程度直接与成年人退行性髋关节疾病的风险相关[1]。股骨头骨骺滑脱可在蛙式侧位片上通过测量骨骺－骨干角来量化[11]（图69.6）。SCFE 角 <30° 被认为是轻度，30°~50° 中度及 >50° 重度。SCFE 的儿童的自然病史是逐渐恶化至成年人的退行性髋关节疾病；恶化在一些严重的 SCFE 上将更迅速。

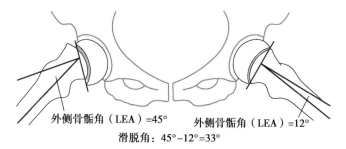

外侧骨骺角（LEA）=45°   外侧骨骺角（LEA）=12°

滑脱角：45°–12°=33°

图 69.6　使用 Southwick 所描述的侧位骨骺－骨干角来决定股骨头骨骺滑脱（SCFE）的严重程度的方法。在双侧髋关节，在蛙式侧位片上，划了三条线：一条线连接骨骺前方和后方的顶部；一条垂直于骨骺的线和一条延股骨骨干长轴的线。正常和 SCFE 的侧骨骺角（LEA）的区别就是滑脱的角度（滑脱的 LEA－正常 LEA），这个测量滑脱的严重程度。

儿童的年龄

如果儿童的年龄小（<10 岁），预防性的固定对侧髋关节应被强烈考虑，因为双侧受累的风险较高[12]。

SCFE 的小的儿童，原位固定后的重塑可能发生。然而，这个是有争议的，关于重塑的潜力有不同的意见。

股骨头骨骺的状态

如果儿童存在有严重的畸形和股骨近端骨骺接近闭合，这接下来没有重塑的潜力。这就提出了治疗的问题：原位固定或重新定位的截骨术。严重 SCFE 的儿童进行重新定位的截骨术改善了圆弧运动，在空间中肢体的位置，并增加了股骨头关节软骨接触髋臼的比例。这看起来合乎逻辑性的是这将降低退行性关节疾病的风险和延长髋关节寿命。然而，在使用现代化的手术和固定技术的进行了截骨的儿童长期随访中，这个有待观察尚不可用。

推荐的治疗方案

SCFE 在各种情况下的推荐治疗大纲见表 69.1，并总结如下。

稳定性 SCFE

如果骺板是没有闭合的，原位固定是对所有 SCFE 所推荐的最近的流行趋势。一枚中心位置的空心螺钉用来固定。在骺板闭合后，在更轻松的环境下，截骨术的风险/收益可与家庭讨论，并且如果需要的话可以

实施。如果选择了截骨术，Muller 的转子间截骨术并使用坚强的 AO 钢板来进行（图 69.7）。

不稳定型 SCFE

作者推荐轻柔的复位并使用一个或两个空心螺钉来固定，微创关节切开术来行关节减压和限制活动，直至负重前见到足够的骨痂（图 69.8）。改良 Dunn 手术复位过程被提倡，但是有相当多的技术性要求，并且关于 AVN 的结果尚未明确有决定性的优势[13]。

表 69.1　股骨头骨骺滑脱治疗大纲

指征			
稳定 + 特发性 SCFE + 任何严重程度的骨骺滑脱 + 青少年	稳定 + 特发性 SCFE + 严重程骨骺滑脱 + 青少年 + 家属要求纠正骨骺偏移	稳定 + 特发性 SCFE + 任何严重程度的骨骺滑脱 + <10 岁的儿童或存在潜在的代谢性或内分泌紊乱	不稳定型滑脱
使用单枚空心螺钉原位中心固定	使用单枚空心螺钉原位中心固定 + 骨骺闭合后转子间截骨术	用单枚空心螺钉原位中心固定 + 预防性固定健侧髋关节	立即卧床休息 + 牵引 + 轻柔地复位滑脱骨骺 + 采用两枚空心螺钉 24 小时急诊手术 + 关节减压 + 延迟负重
治疗			

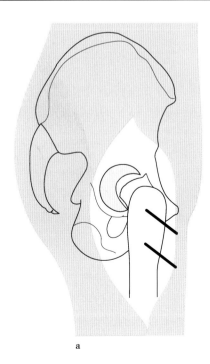 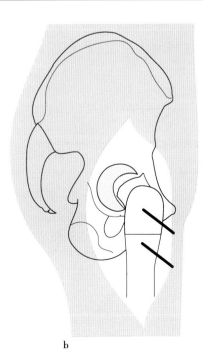 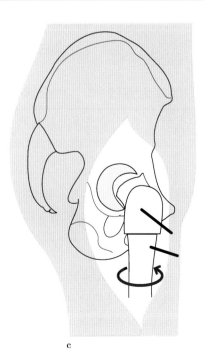

a　　　　　　　　　　　　b　　　　　　　　　　　　c

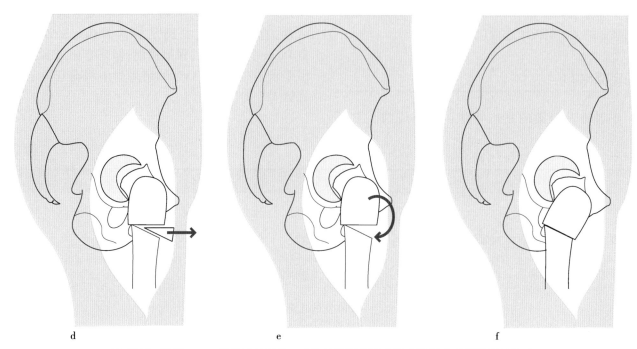

图 69.7 进行 Muller 所描述的屈曲 – 内旋转子间截骨术治疗股骨头骨骺滑脱的技术

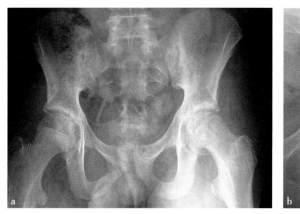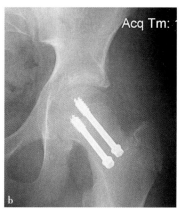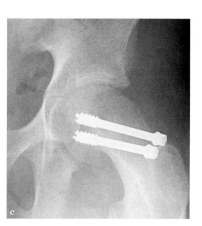

图 69.8 14 岁男孩不稳定型股骨头骨骺滑脱的 X 线片（a）。他被急诊轻柔地复位，2 枚空心螺钉内固定和微创关节切开术来行关节减压。术后的前后位（b）和侧位（c）

治疗的基本原理

稳定型 SCFE

为什么用原位固定？为什么只有一枚螺钉？

使用 1 枚中心位置空心螺钉的原位固定效果是最好的，具有最低的发病率，SCFE 稳定性良好，且进展最小，AVN 和软骨溶解的风险极低。

为什么不主张传统的截骨术？

目前尚不清楚现代截骨术对儿童严重的 SCFE 自然病史的长期改善情况，因此目前还不推荐对所有严重的 SCFE 常规行截骨术。

如果进行截骨术，为什么在转子间水平？

在转子间水平进行截骨 AVN 的风险很低。

为什么植骨骨骺固定术不可取？

相比较原位固定术，植骨骨骺固定术有很高的 SCFE 进展的几率，并且当骨骺未闭时进行，会导致发病率增加。基于这些原因，绝大多数医师将选择原位固定术，而不是植骨骨骺固定术。

为什么常规预防性固定健侧髋关节是不推荐的？

预防性固定的作用是有争议的，并且必须在个人的基础上加以考虑。必须权衡的因素有 SCFE 的病因学、儿童的年龄、患者和家庭对健侧髋关节症状的追踪

能力 / 依从性和家庭定期随访的能力。

不稳定型 SCFE

为什么迫切需要急诊手术?

为什么推荐复位?

为什么使用 2 枚螺钉?

为什么主张采用微创关节切开术进行关节减压?

为了减少 AVN 的潜在风险,最新的数据似乎建议进行轻柔的复位、固定和关节减压术可能有好的效果,因此这是目前推荐的治疗方法。然而,任何系列的数量都是相当小的,关于固定的确切时间、固定装置的数量(例如一枚或多枚空心螺钉)、关节切开或关节减压的确切作用、复位的作用,以及如果进行复位,复位的形式(例如开放或轻柔的闭合复位)和复位幅度(例如力求完全复位或只需足够允许螺钉固定)现在仍然有相当大的争议。

参考文献

1. Carney BT, Weinstein SW, Noble J. Long-term follow-up of slipped capital femoral epiphysis. *J Bone Joint Surg Am* 1991; **73**: 667–74.
2. Loder RT, Richards BS, Shapiro PS, Reznick LR, Aronson DD. Acute slipped capital femoral epiphysis: The importance of physeal stability. *J Bone Joint Surg Am* 1993; **75**: 1134–40.
3. Carney BT, Weinstein SL. Natural history of untreated chronic slipped capital femoral epiphysis.
Clin Orthop Relat Res 1996; **322**: 43–7.
4. Lubicky JP. Chondrolysis and avascular necrosis: Complications of slipped capital femoral epiphysis. *J Pediatr Orthop B* 1996; **5**: 162–77.
5. Aronson DD, Carlson WE. Slipped capital femoral epiphysis: A prospective study of fixation with a single screw. *J Bone Joint Surg Am* 1992; **74**: 810–19.
6. Weiner DS, Weiner S, Melby A, Hoyt Jr WH. A 30-year experience with bone graft epiphysiodesis in the treatment of slipped capital femoral epiphysis. *J Pediatr Orthop* 1984; **4**: 145–52.
7. Crawford AH. Role of osteotomy in the treatment of slipped capital femoral epiphysis. *J Pediatr Orthop B* 1996; **5**: 102–9.
8. Huber H, Dora C, Ramseier LE, Buck F, Dierauer S. Adolescent slipped capital femoral epiphysis treated by a modified Dunn osteotomy with surgical hip dislocation. *J Bone Joint Surg Br* 2011; **93**: 833–88.
9. Gordon JE, Abrahams MS, Dobbs MB, Luhmann SJ, Schoenecker PL. Early reduction, arthrotomy, and cannulated screw fixation in unstable slipped capital femoral epiphysis treatment. *J Pediatr Orthop* 2002; **22**: 352–8.
10. Kocher MS, Bishop JA, Hresko MT *et al*. Prophylactic pinning of the contralateral hip after unilateral slipped capital femoral epiphysis. *J Bone Joint Surg Am* 2004; **86**: 2658–65.
11. Southwick WO. Osteotomy through the lesser trochanter for slipped capital femoral epiphysis. *J Bone Joint Surg Am* 1967; **49**: 807–35.
12. Segal LS, Davidson RS, Robertson WWJ, Drummond DS. Growth disturbance after pinning of juvenile slipped capital femoral epiphysis. *J Pediatr Orthop* 1991; **11**: 631–7.
13. Sankar WN, Vanderhave KL, Matheney T, Herrers-Soto JA, Karlen JW. The modified Dunn procedure for unstable slipped stable slipped capital femoral epiphysis: A multicenter perspective. *J Bone Joint Surg Am* 2013; **95**: 585–91.

70

骨骺骨桥

RANDALL LODER

概述

骨骺骨桥代表着骨骺生长停滞的区域,随后跨骨骺部分的骨桥形成。骨桥导致正常的骨骼纵向生长的停滞和成角畸形、肢体不等长或两者都有[1]。它们通常是由创伤所导致(图 70.1),同样也可由脓毒症(骨髓炎、爆发性紫癜和脑膜炎球菌血症)、瘤形成、环境暴露(例如热和电烧伤、冻疮)、先天性畸形(如儿童胫骨内翻)和治疗的后遗症(如发育性髋关节发育不良的骨骺停滞、交叉韧带重建、骨骺骨折的内固定、恶性照射、疏忽的静脉外渗)所导致。

骨桥可以是周围性、中心性或线状的(图 70.2),骨桥的位置和范围决定了对正常生长骨骺的作用。

处理的问题

线性生长的停止

一旦骨桥形成,那个区域的骨骺便不能促进骨的线性生长。然而,生长停滞是否影响整个骨骺的生长决定于骨桥的范围、位置和骨骺所剩余的生长量。每一个长骨骨骺的生长的量是不同的,每一个骨骺对生长所贡献的量是必须知道的[2-7]。

成角畸形

当有明显的剩余的生长时,如果是周围型骨桥将产生成角畸形。中央型骨桥通常导致一隆起的关节面,如果骨桥位于偏心的位置,将有不同程度的成角畸形。

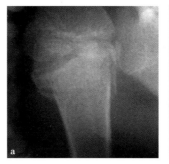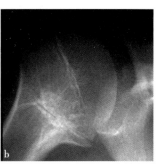

图 70.1 1 例在 6 岁 3 个月时肱骨近端骨骺损伤(a)导致周边外侧的骨骺生长停滞。这是 11 岁 10 个月时的表现(b)

肢体不等长

如果儿童有显著的剩余生长,大型的中央型骨桥将导致相当大的肢体短缩。如果诊断肢体长度的差异不大,成功的骨桥切除手术将不需要进入接下来的肢体平衡性的流程(如对侧的骺板阻滞术和单侧肢体延长术),假设正常的纵向生长在骨桥切除后得以恢复。然而,那样的事并非经常发生,经常是不完全性的生长的恢复以及晚期减速或过早的停止生长。

确定骨桥的大小和位置

骨桥的范围可以通过很多方式来确定,取决于技术的可行性。作者倾向于磁共振(MRI)可用特殊的软件,在大量的磁共振层面上来测量和评估骨桥的范围[8,9]。如果这是不可行的,接下来是螺旋 CT 扫描结合适当的冠状位和矢状位上的重建或传统正侧位的 X 线片,然后绘制在骨桥图上骨桥的范围和位置[10]。

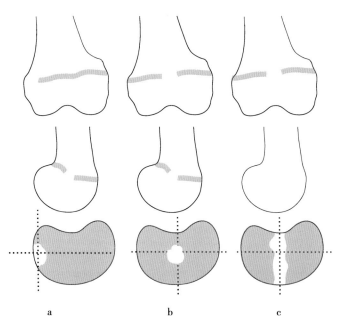

图 70.2　各种不同位置的骨桥：周围性（a）、中心性（b）和线性（c）。矢状切面（横线行）和冠状切面（竖线行）通过骨桥的表现

治疗目标

- 停止畸形的加重
- 肢体长度的均衡

  如果骨桥导致肢体的不等长，这个是需要被纠正的。理想的肢体不等长是在骨骼成熟后在 2cm 以内，在上肢这个可以稍微更多一些。

- 矫正成角畸形

  由于侧面上的骨桥所导致的成角畸形也是必须被矫正的。下肢显著的病理性成角畸形在骨骼发育成熟后（特别是在膝关节周围）很可能导致早期的退行性骨关节疾病。

- 切除或恢复生长

  如果有骨桥的儿童还有显著剩余的生长潜力，恢复生长是主要的治疗目的。如果儿童剩余的生长潜力是很小的，完全的生长阻滞是治疗的目的。

治疗方法选择

观察

如果剩余的生长潜力很小，且骨桥不可能导致明显的成角畸形或肢体长度的不等长，这个是可以选择的。

骨骺阻滞术

如果骨桥累及了超过 25%~50% 的骨骺区域，没有相关的成角畸形，并且预计到骨骼成熟时会有 2~4cm 的下肢不等长，推荐进行相应的对侧骨骺的骨骺阻滞术[4,11,12]。有时，患侧剩余的开放骨骺的骨骺阻滞术也是需要的。极少的情况下，儿童预计在骨骼成熟时的高度很矮，因此父母不希望损伤这 2~4cm 的高度，将会从选择骨骺阻滞术到选择肢体延长。

骨桥切除加隔离物的置入

当骨桥在横断面上小于 50% 并且累及的骺板有大于 2cm 的生长潜力，Langenskiöld 步骤[13-15]是有指征的。基本的概念是去除干骺端与骨骺间的骨性连接，以期望正常的纵向骨骼长度的恢复，其恢复来源于假设将会是正常的和健康的剩余骨骺。在切除术后，空隙必须填充隔离物（骨生长的阻止物）来防止骨桥的再次形成。所使用的隔离物为脂肪和甲基丙烯酸甲酯水泥。隔离物的选择取决于外科医生的偏好和机械稳定性（即小面积的骨桥切除容易填充脂肪，干骺端丢失严重而导致结构脆弱的大面积骨桥切除，最好填充甲基丙烯酸甲酯水泥）[16,17]。自体脂肪理论上的优势是在纵向骨骼生长恢复的同时，间隔物可以生长和肥大。一种监测切除术成败的方式是在术后放置骨性标志物在骨骺和干骺端并且测量其生长。周围型骨桥因为手术入路和显露更容易而比较容易切除（图 70.3 和图 70.4）。中央型骨桥需要在革新的可视化技术下行大面积的干骺端骨切除（小牙科镜或关节镜）[18,19]（图 70.5）。甚至尽管技术性上可行，但骨桥切除术的结果往往是令人失望的[20]。

矫形截骨术合并或不合并骨桥切除术或骨骺固定术

当患者有显著的成角畸形（>5°~10°），矫形截骨术是必要的；开放的楔形截骨术（如果安全的考虑皮肤和血管神经问题）将能够帮助改善轻微的肢体不等长[21]。对那些骨骼成熟的、有中等的肢体不等长的患者，对侧的骨骺固定术也是必需的（图 70.6 和图 70.7）。

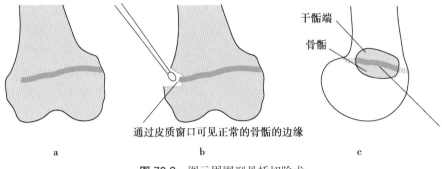

通过皮质窗口可见正常的骨骺的边缘

干骺端
骨骺

图 70.3 图示周围型骨桥切除术

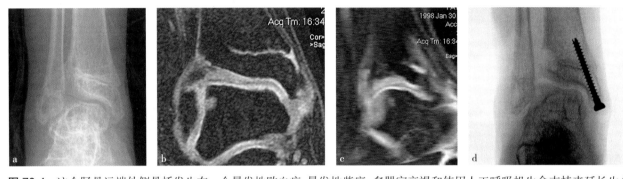

图 70.4 这个胫骨远端外侧骨桥发生在一个暴发性败血症、暴发性紫癜、多器官衰竭和使用人工呼吸机生命支持来延长生命的女孩。（a）是其 8 岁 9 个月时的正位 X 线片，（b 和 c）是磁共振扫描。（d）是骨桥切除术后外观，自体臀部脂肪移植隔离和胫骨内侧螺钉半骨骺阻滞术

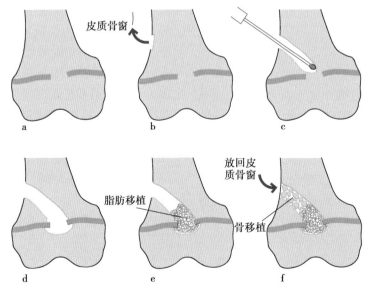

皮质骨窗

放回皮质骨窗

脂肪移植

骨移植

图 70.5 中央型骨桥（a）被切除，通过干骺端骨皮质开窗（b）和利用小牙钻切除隧道到达骨桥（c）。在完全切除骨桥后（d）脂肪移植被填入（e）。植骨材料被填充至骨道并且骨皮质窗被移回（f）

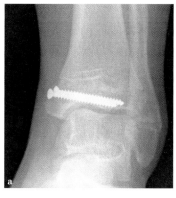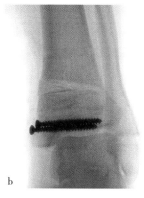

图 70.6 16 岁骨骼成熟的男孩矫形截骨术不合并骨桥切除术,其在 13 岁时胫骨远端 Salter-Harris Ⅲ型骨骺损伤行开放复位内固定术。骨折愈合后已无大碍,但有骨桥形成,内侧骨骺生长停滞并继发内翻畸形。肢体长度差异只有 1cm,踝关节内翻并完全胫骨远端骨骺闭合(a)。这是踝关节开放楔形截骨并植骨材料支撑填入和同侧腓骨远端骨骺固定术后的表现(b)。骨骺螺钉被植入骨内并没有被取除。

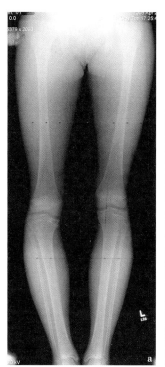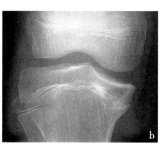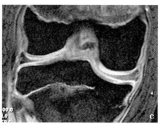

图 70.7 这个 13 岁啦啦队队长表现为右侧逐渐加重的膝内翻畸形,没有明显的创伤史除了她带领啦啦队反复的跳跃。右下肢长度较左侧短缩 1cm。(a)站立位的全长 X 线片显示了内翻畸形。(b)前后位的膝关节 X 线片显示了内侧胫骨骨桥。(c)磁共振确认了骨桥。由于剩余部分的胫骨近端骨骺的剩余纵向生长少于 2cm,没有进行骨桥切除术。而改为进行了剩余的胫骨近端骨骺的骨骺固定术及随之而来的胫骨高位截骨术和对侧胫骨近端骨骺固定术。恢复了正常的机械轴线对齐和在其骨骼成熟时肢体长度的不等长是可以忽略不计的。

肢体延长术合并或不合并骨桥切除术或骨骺固定术

患者预计在骨骼成熟时合并有明显的肢体不等长,再次行骨桥切除术将是不够的,可以选择同侧肢体延长术合并或不合并对侧骨骺固定术。

治疗时考虑的因素

骨桥的病因学

败血症所导致的骨桥可能在同一肢体伴有多条骨桥,这是很重要的。同时,创伤所致的骨桥的骨桥切除术的效果要好于来源于败血症、肿瘤或放疗。如果同一肢体有其他骨桥的存在,多处的骨桥切除术的结果是相当差的,了解到这一点是很重要的。

所累及的骨骺剩余的生长是多少?

了解这个是非常重要的。有一简单的方式来确定剩余生长的时间是否少于两年;如果是,许多外科医师主张终止剩余的生长和在对侧肢体一端采用骨骺阻滞术来处理肢体的长度差异,或对相应肢体做延长术,如果该肢体的成角畸形持续存在。骨桥切除术后肢体生长恢复的可能性也应该被考虑。

涉及哪些骨骺?

了解哪些骨骺被涉及是很重要的(如肱骨远端、股骨远端等),并且每个骨骺的生长总量对整个骨长度的贡献是必须关注的。那些对肢体纵向长度贡献较小的骨骺(如肱骨远端)通常会导致成角畸形及很小的肢体长度的不等长。那些对肢体长度起显著影响的骨骺(如股骨远端),如果有显著的剩余生长时发生骨骺生长停滞,则在骨骼成熟时,不但常常发生成角畸形,肢体长度也会出现明显的不平衡。

骨桥的范围

了解骨骺的范围是非常重要的,可以决定骨桥切除术的决策。虽然骨桥能成功切除,但恢复正常的纵向生长的范围大小是值得商榷的,但有公正的评价是越小的骨桥,切除后恢复增长的成功的机会就越大。骨桥大于 50% 的骨骺区域甚至不应该考虑骨桥切除,并且停滞大于 25% 的骨骺区域在切除术后不大可能

恢复正常的纵向生长。

骨桥的位置

外科手术入路的不同取决于骨桥的位置。周围型骨桥通常是容易到达的；中央型或线型骨桥处理起来较困难并需要更多的侵入性切除方法，这将影响治疗方式的选择（例如骨骺固定术合并肢体延长术是被推荐的，而不是骨桥切除术）。

相关的成角畸形

如果有与骨桥相关的成角畸形，单纯的骨桥切除术将可能不会是完全正确的方式。矫形截骨术无论是一期进行或二期完成都是可能需要的。作为常理，在关节运动平面的畸形的矫正效果好于那些不在关节运动平面的。基于这个原因（合并有其他），许多外科医师推荐骨桥切除术，然后后期行角度矫正的截骨术。这使得骨桥切除术的成功变得显而易见，同时利于在骨桥切除术时干骺端骨质移除后的愈合/填充；此区域良好的骨量是进行截骨术同时行固定术的必要条件。

相关肢体长度的不等长

如果有或将有显著的肢体长度的不等长（>2cm），单独行骨桥切除术对恢复肢体长度的平衡将是不够的。同侧肢体延长和（或）对侧骨骺固定术将可能是必要的。

推荐的治疗方案

单独行骨桥切除术在骨桥范围小于5%~50%的横截面区域并有显著的剩余生长（在作者看来2cm或更多）时是有指征的。

如果有大于5°~10°的成角畸形时，截骨术同时是必要的。这个可以在骨桥切除术进行的同时一期完成或作为二期的处理。截骨术的间隔时间是有机械因素决定 – 是否在骨桥切除术后有足够的骨量剩余，允许必要的固定来保持截骨术于正确地位置直至截骨愈合。

如果预期在骨骼成熟时肢体长度不等长在2~4cm时，接下来在合适的时候行对侧骨骺阻滞术（采用标准的骨骺固定术指南 – 尽管骨骺切除术后生长的程度是变化的，这使得该决定比标准的骨骺固定术的时序情况更具猜测性）。

如果预测在骨骼成熟时肢体长度不等长大于4~5cm，肢体延长术往往是必要的。

如果在早期有多处单侧骨桥形成，为先天性肢体畸形按指南行肢体重建是被推荐的（例如类似于股骨近端灶性缺损）。

治疗大纲总结在表70.1。

表 70.1　骨骺骨桥的治疗大纲

指征					
骨桥范围 <25% + <2cm 的剩余生长 + 没有成角畸形	骨桥范围 <25% + 2~4cm 的剩余生长或预期下肢不等长 + 没有成角畸形	骨桥范围 <25% + 2~4cm 的剩余生长或预期下肢不等长 + 有成角畸形	骨桥范围 <25% + >4cm 的剩余生长或预期下肢不等长 + 有成角畸形表现	骨桥范围 25%~50%	骨桥范围 >50%
剩余骨骺完全固定阻滞	骨桥切除联合间隔植入 + 对侧骨骺固定术	骨桥切除联合间隔植入 + 对侧骨骺固定术 + 矫形截骨（一期或二期）	骨桥切除联合间隔植入 + 对侧骨骺固定术 + 下肢延长 + 矫形截骨（一期或二期）	相关骨骺的完全固定 + 处理下肢长度的不对等（指南的第 42~48 章）	根据指南，25%~50% 的结果是需要谨慎的，更多的复杂重建需要处理，包括完全骨骺固定、对侧骨骺固定术、肢体延长、矫正成角畸形
治疗					

治疗建议的基本原理

如果剩余生长 <2cm，为什么进行骨骺固定术？

极微的肢体不等长是容易通过简单的经皮骨骺固定术达到预期的结果来治疗的，相比较而言是技术上更困难和难以预测结果的骨桥切除术。

为什么必须了解骨桥的范围和位置？

<25% 骨骺表面积的骨桥对于骨桥切除术有合理的成功率，那些大于的则成功率非常差及有其他更好的治疗方法（例如完全的骨骺固定术和肢体延长）。骨桥的解剖位置（如周围型、中央型和线型）对于任何骨桥切除术的手术入路的计划都是必要的。

为什么在骨桥切除术后进行成角畸形矫正的截骨术是有必要的？

即使在成功的骨桥切除术后，大于 5°~10° 的成角畸形也是难以通过反应和重塑来恢复正常的纵向骨骼生长。

参考文献

1. Khoshhal KI, Kiefer GN. Physeal bridge resection. *J Am Acad Orthop Surg* 2005; **13**: 47–58.
2. Paley D, Bhave A, Herzenberg JE, Bowen JR. Multiplier method for predicting limb length discrepancy. *J Bone Joint Surg Am* 2000; **82**: 1432–46.
3. Aguilar JA, Paley D, Paley J *et al*. Clinical validation of the multiplier method for predicting limb length at maturity, part I. *J Pediatr Orthop* 2005; **25**: 186–91.
4. Aguilar JA, Paley D, Paley J *et al*. Clinical validation of the multiplier method for predicting limb length discrepancy and outcome of epiphyseodesis, part II. *J Pediatr Orthop* 2005; **25**: 192–6.
5. Anderson M, Green WT, Messner MB. Growth and predictions of growth in the lower extremities. *J Bone Joint Surg Am* 1963; **45**: 1–14.
6. Anderson M, Messner MB, Green WT. Distribution of lengths of the normal femur and tibia in children from one to eighteen years of age. *J Bone Joint Surg Am* 1964; **46**: 1197–202.
7. Moseley CF. A straight line graph for leg length discrepancies. *Clin Orthop Relat Res* 1978; **136**: 33–40.
8. Ecklund K. Magnetic resonance imaging of pediatric musculoskeletal trauma. *Top Magn Reson Imaging* 2002; **13**: 203–18.
9. Lohman M, Kivisaari A, Vehmas T *et al*. MRI in the assessment of growth arrest. *Pediatr Radiol* 2002; **32**: 41–5.
10. Carlson WO, Wenger DR. A mapping method to prepare for surgical excision of a partial physeal arrest. *J Pediatr Orthop* 1984; **4**: 232–8.
11. Horton GA, Olney BW. Epiphyseodesis of the lower extremity: Results of the percutaneous technique. *J Pediatr Orthop* 1996; **16**: 180–2.
12. Gabriel KR, Crawford AH, Roy DR, True MS, Sauntry S. Percutaneous epiphyseodesis. *J Pediatr Orthop* 1994; **14**: 358–62.
13. Langenskiöld A. An operation for partial closure of an epiphyseal plate in children, and its experimental basis. *J Bone Joint Surg Br* 1975; **57**: 325–30.
14. Broughton NS, Dickens DRV, Cole WG, Menelaus MB. Epiphyseolysis for partial growth plate arrest: Results after four years or at maturity. *J Bone Joint Surg Br* 1989; **71**: 13–16.
15. Williamson RV, Staheli LT. Partial physeal growth arrest: Treatment by bridge resection and fat interposition. *J Pediatr Orthop* 1990; **10**: 769–76.
16. Bueche MJ, Phillips WA, Gordon J, Best R, Goldstein SA. Effect of interposition material on mechanical behavior in partial physeal resection: A canine model. *J Pediatr Orthop* 1990; **10**: 459–62.
17. Langenskiöld A, Österman K, Valle M. Growth of fat grafts after operation for partial bone growth arrest: demonstration by computed tomography scanning. *J Pediatr Orthop* 1987; **7**: 389–94.
18. Marsh JS, Polzhofer GK. Arthroscopically assisted central physeal bar resection. *J Pediatr Orthop* 2006; **26**: 255–9.
19. Jackson AM. Excision of the central physeal bar: A modification of Langenskiöld's procedure. *J Bone Joint Surg Br* 1993; **75**: 664–5.
20. Hasler CC, Foster BK. Secondary tethers after physeal bar resection: A common source of failure? *Clin Orthop Relat Res* 2002; **405**: 242–9.
21. Scheffer MM, Peterson HA. Opening-wedge osteotomy for angular deformities of long bones in children. *J Bone Joint Surg Am* 1994; **76**: 325–34.

第八篇

感染

71

急性化脓性关节炎

BENJAMIN JOSEPH

概述

在婴幼儿期和儿童期化脓性关节炎比骨髓炎更常见[1,2]。虽然所有的关节都可以累及,髋关节和膝关节是最常影响的关节,它们大约占了所有化脓性关节炎的 2/3。化脓性关节炎的儿童多关节受累发生率大约为 5%[3],当多个关节累及时,一些不常累及的关节也可受到影响。小于 5 岁的儿童似乎更容易患上化脓性关节炎,占所有急性化脓性关节炎病例的 75%。

知道这些参与模式的一般事实是很有用的,因为了解这方面的知识将对这种疾病诊断很有价值。

在引起化脓性关节炎的生物体中,最常见的是金黄色葡萄球菌。其他细菌包括 A 族和 B 族链球菌、肺炎链球菌和流感嗜血杆菌感染较少[4,5]。新生儿更容易受到 B 族链球菌的感染[5]。由耐甲氧西林的金黄色葡萄球菌(MRSA)所导致的化脓性关节炎最近一直是激增的。这些感染曾经被认为是医院获得性感染,但是后期,已经确定了一些社区获得性 MRSA 的病例。

处理的问题

除了感染本身对儿童健康的影响,对关节本身也有很大的损害。

对关节和骨骺软骨的破坏

在关节感染炎症反应中,细菌释放的强有力的蛋白水解酶和被激活的多晶状体、滑膜细胞、软骨细胞是一种对炎症的响应。这些酶导致透明软骨的退化,胶原蛋白和葡萄糖胺聚糖的消耗。

实验证明软骨的退化开始于细菌定植的 8 小时后。

对关节附近的生长板的破坏

血管的损伤和蛋白质降解的综合作用导致生长板的破坏。

关节脱位

关节囊扩张发生是由于在感染开始后不久发生的积液渗出所致。伴随着炎症,关节囊韧带的进一步拉伸导致充血的加剧。肌肉痉挛是对关节疼痛的反应,将导致关节过度伸展,甚至由于肌肉的痉挛导致肢体维持在强迫的体位。这些因素的组合导致关节的稳定机制失效,接下来关节半脱位和脱位。

破坏关节中骨骼的血供

在化脓性髋关节炎的儿童,股骨头的血供被破坏是通过关节内脓液的聚集所导致的关节内压力的增高致血管被填塞所造成的。

潜在的长期的并发症结果包括关节不稳、关节僵硬、畸形、肢体长度的不等和继发性的退行性关节炎。

诊断的难点

软骨的破坏发生在感染开始不久后,因此尽快明确诊断和在症状发生的一两天内开始治疗变得极其重要。

需要强调的是并没有一种影像学的方法可以明确关节化脓性感染的发生。影像学最多也许可能帮助临床医师确定关节内是否有积液和炎症。

相类似的,实验室检查如全血细胞计数、红细胞

沉降率（ESR）和 C 反应蛋白（CRP）也许可以在无法做出化脓性关节炎的诊断的时候，预先知道炎症的发生。

关节感染能够明确诊断的唯一途径是从关节抽出的液体中找到细菌。然而，在真正的化脓性关节炎病例中只有大概 60% 的能够培养出病原体，并且只有 75% 病例的聚合酶链式反应（PCR）呈阳性[6]。因此很明显没有单一的检查能够用来确定化脓性关节炎的诊断。

基于细致的临床检查，化脓性关节炎的初步诊断可以做出。如果关节穿刺术抽出的液体没有革兰氏染色或培养出细菌，那么在实验室检查结合临床发现的帮助下可以做出推定的诊断。

Kocher 等[7-9]认定临床和实验室检查预测化脓性关节炎的标准是：发热史，肢体无力承受重量，ESR>40mm/h 和白细胞（WBC）计数 >12 000/ml。他们注意到如果这些预报因素为阴性，发生化脓性关节炎的可能性为 0.2，如果有 2、3 或 4 点因素符合诊断，发生化脓性关节炎的可能性分别为 40%、93.1% 和 99.6%。在另外一个研究中，体温 >37℃、ESR>20mm/h、CRP>1mg/dl、WBC>11 000/ml 和增加的关节间隙 >2mm 可作为预测化脓性关节炎的独立的多因素预测指标[10]。

认识到确定诊断化脓性关节炎因素的局限性，在高度怀疑的基础上就有必要开始治疗。明确治疗不应该因缺乏实验室检查结果而耽误。

治疗目标

- 控制和根除感染

  感染必须尽快控制来防止并发症是至关重要的。
- 预防软骨损伤

  为了预防对软骨、骨骺和生长软骨破坏，感染必须被控制，并且细菌数必须迅速的减少，使关节内的蛋白水解酶能迅速的减少。
- 预防对生长板的损伤

  如果细菌定植量和炎症减少，生长板损伤的风险将会最小化。
- 预防关节脱位

  关节囊的膨胀必须通过关节充分的脱水被减小。另外，肌肉痉挛和炎症应当被降低。
- 预防缺血性坏死

  通过关节内迅速的减压来降低关节内的压力能减少血管损伤的风险。

治疗方法选择

使用抗生素控制和根除感染

抗生素的选择

抗生素的选择应该对引起感染的病原菌有效。因为感染多来源于革兰氏阳性菌，经验性的选择用药应能有效的治疗这些病原体。

用药的途径

首先，静脉途径使用抗生素是首选的。一旦临床满意的效果出现，抗生素可以给予口服。另外一条给药途径是外科医师的关节内给药。这个途径的缺点是需要反复的关节腔穿刺治疗，并且其本身也有对关节带来新鲜感染的潜在风险。除此潜在风险以外，抗生素对滑膜是有刺激性的，而且实际上有增加炎症反应的风险。

治疗的持续时间

在过去推荐抗生素治疗要持续 6 周。然而，最近的研究建议用药的时间可以被减少至 4 周或更少，从长远看没有不良的后果[11-13]。

关节的减压术

关节的减压可以减轻疼痛和降低关节囊的张力。一旦疼痛减轻，肌肉痉挛同时也减轻。肌肉痉挛和关节囊膨胀的减轻将会减少关节半脱位和脱位的风险。在髋关节，关节减压后血管填塞的风险将会最小化。关节减压术可以通过关节穿刺或关节切开术来完成。

穿刺术

穿刺术需要反复进行，因为关节腔的渗出在一天内可以重新出现。

关节切开术

关节切开术是关节减压最佳的有效途径。正规的关节切开术的另一个优点是可以让外科医师检查关节表面软骨是否有损伤。关节切开术后不闭合关节囊，这确保不会再次积液。

关节灌洗

关节灌洗可以帮助去除细胞残骸和减少细菌定植。灌洗通过以下三种方式：反复的穿刺和冲洗，在

正规的关节切开术中进行和在关节镜下进行灌洗。关节镜下灌洗对高龄儿童的膝关节化脓性关节炎是非常有效的。在低龄的儿童和小关节的感染中,关节镜下灌洗可能不可行。

关节的固定

通过石膏的固定或牵引能帮助减轻疼痛。一旦感染被控制并且炎症减轻,应开始关节的主动活动来避免关节僵直的发生。

治疗时考虑的因素

症状的持续

因为关节的退化在感染一产生时就开始,适当的治疗应尽可能的早期进行。由此得出如果症状出现超过两天,并且临床症状强烈指向关节感染,在开始使用抗生素后行关节引流可能更安全。另一方面,如果症状出现少于一天,静脉使用抗生素的临床反应应该被仔细观察,关节引流可以推迟一天。开始使用抗生素一天后症状的解决不明显的话,关节应当被引流。

儿童的年龄

软骨破坏的后果在婴儿比大年龄的儿童更具有毁灭性,因此对于观察抗生素治疗效果所允许的时间窗是更短的。此外,在感染发生时婴儿通常在 ICU 中已经使用了抗生素。因此更积极主动的处理在婴儿中是需要的,并且早期的关节减压术应当被考虑。

感染的来源

如果感染是在医院中发生的,很可能病原体更具有毒性,并且导致感染的病原体对一些抗生素是耐药的。在这种情况下早期的关节引流应当被考虑。

关节的影响

浅表的关节例如膝关节能更容易观察治疗的反应,因此引流可能会停止,而深在的关节例如髋关节很难被观察,因此髋关节的引流应当早期考虑。另外一个考虑早期行髋关节引流的原因是化脓性髋关节炎的并发症较其他关节常见。

相关的疾病

其他损害免疫力和宿主抵抗力的全身性疾病的存在会增加出现不利结果的机会。在这种情况下,可能更适合考虑关节的引流。

预测化脓性关节可能性的因素

如果像 Kocher 等建议的化脓性关节炎的预测因素有三个存在,关节切开术应当被考虑,特别是如果髋关节受累[14]。

推荐的治疗方案

急性化脓性关节的治疗大纲见表 71.1。

表 71.1　急性化脓性髋关节炎的治疗大纲

指征			
假性麻痹的婴儿 + 跨关节的压痛和肿胀	急性关节疼痛有 1 天病史的儿童 + 3 或 4 点 Kocher 的诊断指南存在 + 浅表的关节受累 + 社区获得性感染	急性关节疼痛有 1 天病史的儿童 + 3 或 4 点 Kocher 的诊断指南存在 + 髋关节受累(社区获得性感染) 或 任何医院获得性感染	急性关节疼痛有 >1 天病史的儿童 + 3 或 4 点 Kocher 的诊断指南存在 + 任何关节受累 + 社区获得性感染或医院获得性感染
静脉途径使用抗生素 + 关节切开术和关节灌洗 + 石膏固定	静脉途径使用抗生素 + 仔细观察症状减轻的临床反应	静脉途径使用抗生素 + 关节切开术 + 关节灌洗 + 石膏 / 牵引	静脉途径使用抗生素 + 关节切开术 + 关节灌洗 + 石膏 / 牵引
治疗			

推荐治疗的基本原理

作者推荐了一种表面看起来积极的治疗方式包括关节切开术和灌洗术,但有一组儿童除外,即病程不超过 1 天的,累及浅表关节的社区获得性感染不超过 1 天的病程累及浅表的关节。这一治疗的原因是延迟引流的危险性远远超过等待和观察使用抗生素的效果。

参考文献

1. K Schallert E, Herman Kan J, Monsalve J, Zhang W, Bisset GS 3rd, Rosenfeld S. Metaphyseal osteomyelitis in children: How often does MRI-documented joint effusion or epiphyseal extension of edema indicate coexisting septic arthritis? *Pediatr Radiol* 2015; **45**: 1174–81.

2. Montgomery CO, Siegel E, Blasier RD, Suva LJ. Concurrent septic arthritis and osteomyelitis in children. *J Pediatr Orthop* 2013; **33**: 464–7.

3. Shaw BA, Kasser JR. Acute septic arthritis in infancy and childhood. *Clin Orthop Relat Res* 1990; **257**: 212–25.

4. Morrey BF, Bianco AJ, Rhodes KH. Septic arthritis in children. *Orthop Clin North Am* 1975; **6**: 923–34.

5. Arnold, SA, Elias D, Buckingham SC et al. Changing patterns of acute hematogenous osteomyelitis and septic arthritis: Emergence of community-associated Methicillin-resistant Staphylococcus aureus. *J Pediatr Orthop* 2006; **26**: 703–8.

6. Choe H, Inaba Y, Kobayashi N, Aoki C, Machida J, Nakamura N et al. Use of real-time polymerase chain reaction for the diagnosis of infection and differentiation between gram-positive and gram-negative septic arthritis in children. *J Pediatr Orthop* 2013; **33**: e28–33.

7. Kocher MS, Mandiga R, Murphy JM, Goldmann D, Harper M, Sundel R et al. A clinical practice guideline for treatment of septic arthritis in children: Efficacy in improving process of care and effect on outcome of septic arthritis of the hip. *J Bone Joint Surg Am* 2003; **85**: 994–9.

8. Kocher MS, Mandiga R, Zurakowski D, Barnewolt C, Kasser JR. Validation of a clinical prediction rule for the differentiation between septic arthritis and transient synovitis of the hip in children. *J Bone Joint Surg Am* 2004; **86**: 1629–35.

9. Kocher MS, Zurakowski D, Kasser JR. Differentiating between septic arthritis and transient synovitis of the hip in children: An evidence-based clinical prediction algorithm. *J Bone Joint Surg Am* 1999; **81**: 1662–70.

10. Jung ST, Rowe SM, Moon ES et al. Significance of laboratory and radiological findings for differentiating septic arthritis and transient synovitis of the hip. *J Pediatr Orthop* 2003; **23**: 368–72.

11. Vinod MB, Mattussek J, Curtis N, Graham HK, Carapetis JR. Duration of antibiotics in children with osteomyelitis and septic arthritis. *J Pediatr Child Health* 2002; **38**: 363–7.

12. Kim HK, Alman B, Cole WG. A shortened course of parenteral antibiotic therapy in the management of acute septic arthritis of the hip. *J Pediatr Orthop* 2000; **20**: 44–7.

13. Dodwell ER. Osteomyelitis and septic arthritis in children: Current concepts. *Curr Opin Pediatr* 2013; **25**: 58–63

14. Frick SL. Evaluation of the child who has hip pain. *Orthop Clin North Am* 2006; **37**: 133–40.

72

急性骨髓炎

BENJAMIN JOSEPH

概述

急性骨髓炎通常发生在 10 岁以内的儿童,男孩发生更为常见[1]。在婴儿,急性骨髓炎和化脓性关节炎可以同时存在。

金黄色葡萄球菌仍然是最常见的急性骨髓炎的病原菌,链球菌、Kingella Kingae 菌、革兰氏阴性菌和沙门菌较少见。链球菌感染继发于麻疹和水痘所致的皮肤病损,并且患有镰状细胞病的儿童易于感染沙门菌骨髓炎。

处理的问题

感染的蔓延

感染通常始发于骨的干骺端。一旦感染没有得到控制,脓液将会聚集在此然后突破入骨髓腔或进入骨膜下。脓液也可以突破入邻近关节,如果是干骺端则是关节内感染(图 72.1)。

进展至骨的慢性感染

如果化脓完全形成然而脓液没有迅速地被引流,整个骨髓腔内将被脓液充满,通过骨膜下的脓液的聚集,骨膜将从骨皮质上被掀起剥离。一旦发生这种情况,骨干将缺乏骨内外膜的血供而成为死骨,感染接下来将变为慢性。

病理性骨折

干骺端区域的骨将变得脆弱,如果没有保护将会发生骨折(图 72.2)。一旦骨皮质被穿透或行治疗性

开窗骨折的风险将增加[2]。

生长停滞

一旦感染的区域邻近生长板,对生长板的损害将可能发生。损伤可能发生于骨骺的一部分区域,损伤的位置和范围将决定生长停滞是否发生。当损伤相当严重以足够导致生长停滞,肢体长度的不等或成角畸形将可能发生。在儿童骨髓炎后继发生长板损伤的几率据统计大概是 3% 左右[2],并且在婴儿这个几率还会要高些[3]。

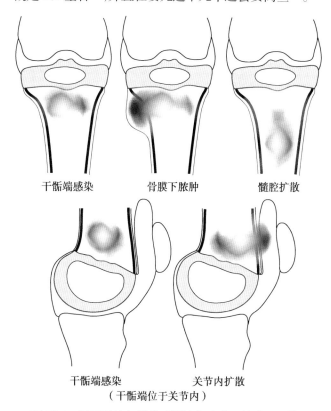

干骺端感染　　骨膜下脓肿　　髓腔扩散

干骺端感染　　关节内扩散
（干骺端位于关节内）

图 72.1　图示脓液怎样从干骺端突破进入骨膜下区域,进入骨髓腔和进入邻近区域如果干骺端位于关节囊内

437

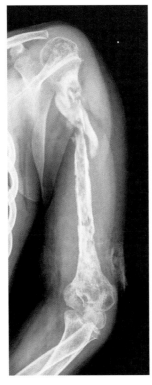

图 72.2　骨髓炎的儿童发生病理性骨折

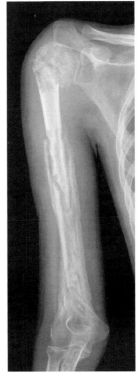

图 72.3　在儿童急性骨髓炎未得到充分的治疗，可见严重的骨干死骨形成

治疗目标

- 控制和根除感染

在绝大部分的病例中通过正确而迅速的治疗，感染能够被控制和根除；只有大约 5% 的病例发生感染的复发。复发通常发生在首次治疗 1 年以内[4]。然而，一旦急性感染迁延至慢性阶段，根除感染将变得相当的困难。

- 预防感染的扩散

如果感染只局限于干骺端，控制感染和预防并发症发生的可能性是很好的。一旦感染突破骨皮质，治疗将必须变得更积极以防止并发症的发生。

- 预防进展至慢性骨髓炎

防止发生至慢性骨髓炎的可能性与症状发生后治疗开始的时间是否迅速直接相关。

- 预防并发症

防止发生病理性骨折，可以通过使用石膏保护脆弱的骨头。如果脓液在骨膜下聚集在整个骨膜穿破骨皮质前予以引流就可以避免骨干死骨的形成（图 72.3）。这个只有在骨膜下脓肿被早期发现和引流下可能避免。

确立诊断

Trueta[5]将急性骨髓炎的临床阶段分为 3 部分。在阶段 I 有严重的骨骼疼痛和深在组织的压痛，没有任何软组织的感染。在阶段 II，全身和局部的症状将更显著；这与骨膜下脓肿的发展相关。在阶段 III，脓液位于软组织内，在这一阶段将很难将骨髓炎与蜂窝织炎相区分。

急性骨髓炎的临时性诊断应建立在临床症状上，必须努力在阶段 I 就确立明确的诊断。急性的长骨干骺端区域的局限性的压痛合并有发热就能够充分的做出急性骨髓炎的临时性诊断。

X 线平片对于诊断急性骨髓炎是没有太多作用的。在阶段 I X 线平片上不管是软组织还是骨骼都是没有改变的。在 II 和 III 阶段，很难在软组织层面上定义水肿，然而仍然在骨骼上没有改变；骨骼的改变在儿童要在感染症状 10~14 天后才出现，婴儿要稍微早点。X 线片对于区分急性骨髓炎和尤文氏肉瘤是有用的。

超声检查对于诊断骨膜下脓肿是有用的，在所有的病例都应该进行[6]。磁共振检查（MRI）可以发现早期的骨骼水肿；在 T1 加权像上在骨髓中特征信号强度减少，在 T2 加权像中信号增强[7]。MRI 可以同时显示

骨膜下脓肿(图 72.4a 和 b)。特别是对于诊断骨盆的骨髓炎是有帮助的,但很少用于诊断四肢的骨髓炎。

增高的白细胞计数,红细胞沉降率和 C 反应蛋白对于诊断是有帮助的,但没有哪个诊断可以完全确诊骨髓炎。血培养对于患者的阳性率大约 40% 左右。

对于确诊急性骨髓炎,最有价值的检查是穿刺抽吸术,这个可以在入院的数小时内完成。

使用 16 号或 18 号脊髓穿刺针于压痛最明显处穿透骨皮质。穿刺抽吸从骨膜下开始。如果能抽出脓液就进行革兰氏染色和培养。如果在骨膜下区域没有抽吸出脓液,穿刺针就刺入干骺端和骨髓内来抽吸。从骨髓中抽出的液体送至行革兰氏染色和培养。大概 60% 左右的病例能够得出阳性的结果[8]。

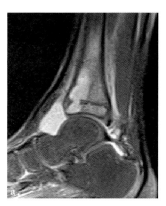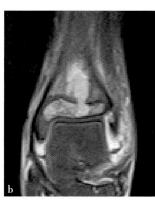

图 72.4 (a 和 b)儿童胫骨远端骨髓炎的磁共振扫描。脓液已经从干骺端跨骺板穿通至骨骺。脓液已经穿通至踝关节

治疗方法选择

抗生素

正确的使用抗生素是基本的治疗,在疾病早期有效地使用针对病原菌的抗生素来控制感染。一旦进行了穿刺,就应该静脉使用抗生素;抗生素的选择基于最可能的病原体。

引流骨膜下脓肿

一旦在超声下或磁共振检查中发现骨膜下脓肿或骨膜下穿刺出脓液,手术引流是有指征的[2,8]。早期的脓肿引流是防止周径的骨膜剥离和整个骨干骨膜血运减少的基本措施。

骨减压

骨减压是所有外科医师治疗急性骨髓炎的病例所推荐的[9],同时骨减压术也被其他一些人所质疑其必要性[10,11]。Cole 等[11]建议手术应仅限于症状持续超过 5 天的儿童,并且手术仅限于引流脓肿。

如果骨减压术被认为是必要的,应该通过小的皮肤切口来进行。骨膜应该被切开,在骨皮质上应该作一对引流孔。通常,有脓液自引流孔流出;如果化脓广泛,将会有大量的脓液自引流孔流出。如果大量的脓液被引流,应该在皮质上作小的骨窗来满足骨髓冲洗的要求。

小夹板或石膏

如果骨骼看起来脆弱和有被虫蚀样改变,或骨皮质被做引流或开窗,肢体应该用石膏被保护来防止骨折。

治疗时考虑的因素

儿童的年龄

在婴儿急性骨髓炎将比发生在较大的儿童更严重并发症更常见。因此,手术干预在婴儿骨髓炎的治疗中是合理的。

症状持续的时间

如果症状持续的时间少于 24~48 小时,在使用抗生素治疗后将有机会控制感染。另一方面,如果症状持续的时间长于 72 小时,很有可能形成骨膜下脓肿的聚集。

相关疾病

儿童如果治疗败血症后再形成骨髓炎,症状将隐蔽而不典型。进一步来说,如果已经使用抗生素下形成骨髓炎,处理骨感染单纯依赖抗生素将会变得不安全。在这种情况下考虑早期的骨减压将变得有必要。

骨膜下脓肿的存在

通常认为骨膜下脓肿的存在是引流的指征。

推荐的治疗方案

急性骨髓炎的治疗大纲见表72.1。

表72.1　急性骨髓炎的治疗大纲

指征				
症状 <24 小时 + 发热或所累及骨的局限性压痛 +超声下未发现骨膜下脓肿（Trureta Ⅰ 期）	症状 1~3 天 + 发热或所累及骨的局限性压痛 + 超声发现所覆盖骨的小的骨膜下脓肿（Trureta Ⅱ 期）	症状 3~5 天 + 所累及骨的局限性压痛 + 所覆盖骨的软组织的炎症	症状 >5 天 + 所累及骨的局限性压痛 + 所覆盖骨的软组织的炎症 + 大的骨膜下脓肿 ± 软组织的积脓（Trureta Ⅲ 期）	急性骨髓炎发生在婴儿或者是儿童败血症治疗中
静脉使用抗生素 + 卧床休息 + 观察临床反应 36 小时 + 反复超声检查明确无骨膜下脓肿	静脉使用抗生素 + 卧床休息 + 骨膜下脓肿引流	静脉使用抗生素 + 卧床休息 + 骨膜下脓肿引流 + 钻孔减压 + 患肢夹板固定	静脉使用抗生素 + 卧床休息 + 骨膜下脓肿引流 + 骨皮质下开窗减压 + 灌洗 + 夹板固定	继续抗生素 + 骨减压 + 夹板
治疗				

推荐治疗的基本原理

为什么只有在骨膜下脓肿出现后才提倡外科手术？
在超过 90% 的骨膜下脓肿尚未形成病例中可单用抗生素来根治感染。

为什么在急性骨髓炎的后期骨减压是被主张的？
尽管骨减压的必要性是有争议的,骨减压被主张是希望能尽可能地将骨膜内血供的影响降到最低,因此,骨皮质剥离的范围是有希望减小的。

参考文献

1. Gillespie WJ. The epidemiology of acute haematogenous osteomyelitis of childhood. *Int J Epidemiol* 1985; **14**: 600–6.
2. Gillespie WJ. Hematogenous osteomyelitis. In: Bulstrode C, Buckwalter J, Carr A *et al.* (eds). *Oxford Textbook of Orthopedics and Trauma*, vol. 2. Oxford: Oxford University Press, 2002: 1421–30.
3. Bergdahl S, Ekengran K, Eriksson M. Neonatal hematogenous osteomyelitis: Risk factors for long-term sequelae. *J Pediatr Orthop* 1985; **5**: 564–8.
4. Gillespie WJ, Mayo KM. The management of acute haematogenous osteomyelitis in the antibiotic era: A study of the outcome. *J Bone Joint Surg Br* 1981; **63**: 126–31.
5. Trueta J. The three types of acute haematogenous osteomyelitis: A clinical and vascular study. *J Bone Joint Surg Br* 1959; **41**: 671–80.
6. Howard CB, Einhorn M, Dagan R, Nyska M. Ultrasound in the diagnosis and management of acute haematogenous osteomyelitis in children. *J Bone Joint Surg Br* 1993; **75**: 79–82.
7. Jaramillo D, Treves ST, Kasser JR *et al.* Osteomyelits and septic arthritis in children. *AJR Am J Roentgenol* 1995; **165**: 399–403.
8. Dormans JP, Drummond DS. Pediatric hematogenous osteomyelitis: New trends in presentation, diagnosis and treatment. *J Am Acad Orthop Surg* 1994; **2**: 333–41.
9. Mollan RAB, Piggot J. Acute osteomyelitis in children. *J Bone Joint Surg Br* 1977; **59**: 2–7.
10. Blockey NJ, Watson JC. Acute osteomyelitis in children. *J Bone Joint Surg Br* 1970; **52**: 77–87.
11. Cole WG, Dalziel RE, Leitl S. Treatment of acute osteomyelitis in childhood. *J Bone Joint Surg Br* 1982; **64**: 218–23.

第九篇

长骨获得性缺陷

73

骨干缺损

BENJAMIN JOSEPH

概述

儿童长骨骨干缺损可由创伤[1]、感染[2,3]或骨肿瘤切除后[4]引起（图73.1a~c）。更罕见的病因包括成骨不全症[5,6]中骨的重吸收（图73.1d）和广泛的骨溶解。这些病因所要求的重建方法各不相同[7]。理论上，骨缺损应该用自体健康的骨桥接，因为自体骨有很好的血运并且能刺激骨诱导和骨重建。

处理的问题

获得一个足够大的移植物来桥接骨缺损

这是决定治疗性质的主要因素；如果骨缺损太大而不能用自体骨桥接，则需采用骨的替代物。

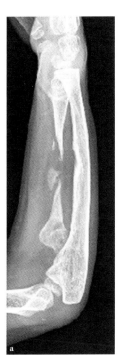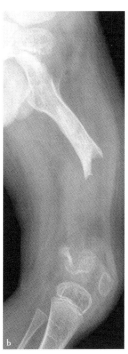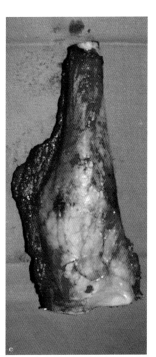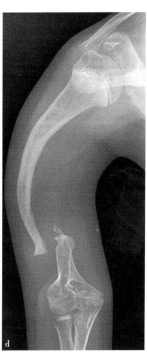

图73.1 在儿童中，由肿瘤引起的骨干缺损（a）、新生儿股骨骨髓炎（b）、股骨远端骨肉瘤切除的病骨（c）、成骨不全症患儿肱骨骨折后出现骨的重吸收（d）

为正常功能提供足够的结构稳定性

重建骨必须足够坚强以致于能承受肢体可能遭受的生理负担。这对于股骨、胫骨尤为重要，因为下肢有承受体重的功能。

在骨缺损处需克服的额外问题

不稳定

骨缺损处的不稳定会影响肢体的正常功能；如果骨缺损在股骨或胫骨，下肢承受体重是不可能的；如果骨缺损在肱骨（图73.2a）或前臂骨，日常生活会受到影响。

短缩

如果骨缺损长期存在会出现肢体短缩。肢体短缩常见于在婴儿期感染引起骨缺损的儿童（图73.2b）。肿瘤侵及干骺端行切除术时可损伤骺板。

畸形

肢体畸形常见于感染后引起的骨缺损（图73.2b），为了恢复骨的连续性，肢体畸形需被矫正。

周围软组织瘢痕形成

骨缺损处周围软组织瘢痕形成及纤维变性出现于感染和创伤或放疗后。瘢痕形成及纤维变性会妨碍一些治疗方法；特别是需行血管吻合的治疗方法。

治疗目标

- 重新恢复骨的连续性
- 确保重建骨的长度以恢复肢体功能
- 如果存在短缩畸形并且影响肢体功能，矫正短缩畸形
  需要强调的是肱骨或前臂骨的中等程度的短缩不会影响上肢的功能
- 如果存在畸形，需矫正

治疗方法选择

为了恢复骨的连续性

从相同的肢体部位的（有完整的血运）自体骨移植

在前臂或小腿，用尺骨或腓骨来桥接桡骨或胫骨的缺损是可能的。尺骨可分成一部分来桥接桡骨远端的骨缺损，而腓骨可分成两部分来桥接胫骨的骨缺损。用于桥接的部分不能破坏骨膜的覆盖和肌肉的附着点（图73.3）。这部分可以有效地转变成前臂或小腿的单独骨[8]。这种术式可以提供有血管的移植骨，当用于桥接的尺骨或腓骨很短是不用吻合血管。用腓骨桥接胫骨缺损是Huntington术式，该术式可分两个或是一个步骤[9-11]。腓骨移植物可急速获得或通过外固定的帮助逐渐的获得[12,13]。移植部分可用髓内钉（图73.4）、钢板和螺钉（图73.5），或外固定架固定。移植的腓骨可随时间而增厚，特别是在青少年，这是作为肢体解剖轴对体重压力的一种反应（图73.6）。

从远处带血管蒂的自体骨移植

可用于移植的骨有腓骨[14]、肋骨[15]和髂骨。移植骨的血管蒂需和骨缺损处的血管吻合（图73.7）。

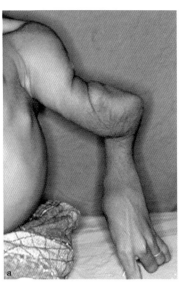
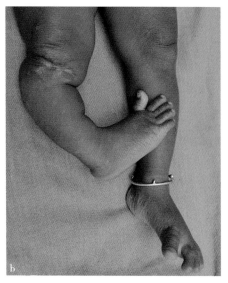

图73.2　一个患有成骨不全症的男孩肱骨骨缺损而出现严重的功能障碍（图a）。一个幼儿因胫骨骨髓炎引起骨干缺损而导致右小腿短缩和畸形（图b）

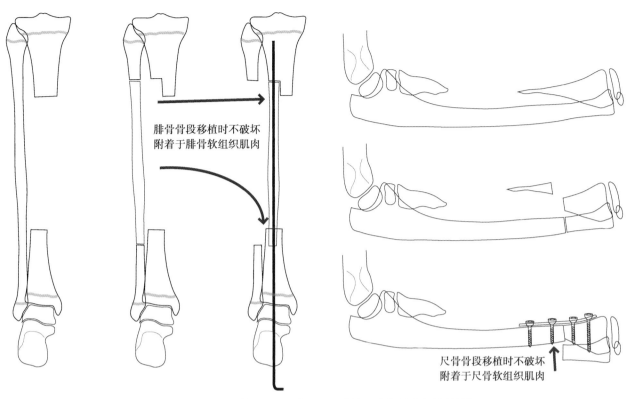

腓骨骨段移植时不破坏
附着于腓骨软组织肌肉

尺骨骨段移植时不破坏
附着于尺骨软组织肌肉

图 73.3　图解用同侧尺骨或腓骨骨段移植重建桡骨或胫骨骨缺损

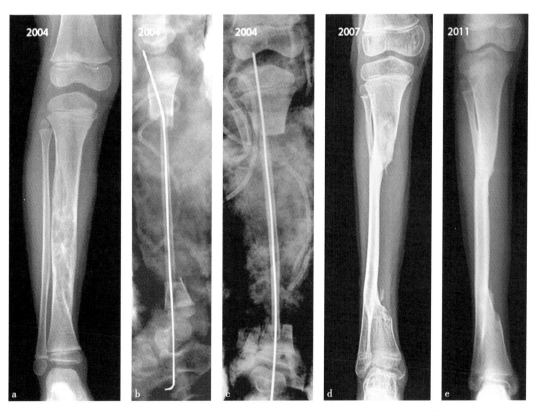

图 73.4　一个患有进展性骨纤维结构不良女孩的胫骨骨干切除后引起的骨缺损（a）；
一段腓骨移植到胫骨骨缺损的部位（b 和 c）。移植后的腓骨与胫骨相融合（d 和 e）

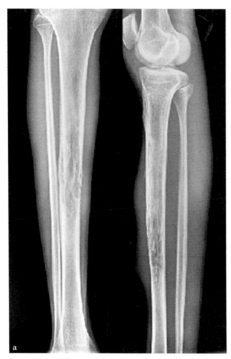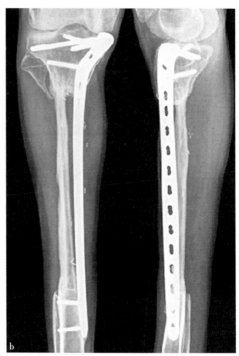

图 73.5　尤因肉瘤化疗后切除胫骨病变骨段（a）。用腓骨骨段移植到胫骨骨缺损的部位并用钢板和螺钉固定（b）。感谢印度孟买的 AjayPuri 医生提供的资料

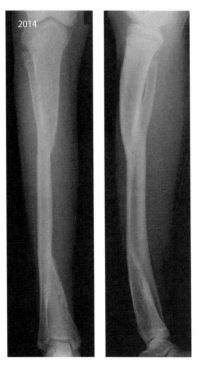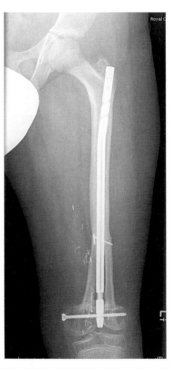

图 73.6　图 73.4 中患儿十年后随访的小腿 X 线片，可见移植的腓骨增生

图 73.7　切除股骨远侧干骺端肿瘤后用带血管蒂的腓骨桥接骨缺损。感谢澳大利亚墨尔本的 lanTorode 医生提供的资料

这是需要耗费许多人力的手术,需用到血管显微技术。如果需行血管吻合的部位由于损伤或感染而严重损害或纤维化,就不能行血管吻合术。术前血管造影可明确是否可行血管吻合术。

自体不带血管蒂的骨移植

自体不带血管蒂的骨移植对于儿童骨干缺损的桥接是有效的,腓骨经常被用作移植骨[2]。胫骨的骨皮质也常被用来重建骨干缺损[16]。大的不带血管蒂的移植骨理论上的缺点是需很长时间形成完整的血管并且在此期间可能出现骨折。尽管有此缺点,但好的结果常见于此相对简单的手术(图73.8和图73.9)。

骨搬运

牵拉骨生成的概念起源于Ilizarov技术。该技术是用外固定架长时间的牵引和加压从而使大的骨缺损被正常骨所桥接[17-19]。尽管骨搬运可通过髓内钉完成从而减少固定时间[20],但外固定架仍可能需固定在肢体上数月(图73.10)。骨搬运的优点是无需额外的骨供体并且骨搬运的部位有很好的血运。缺点是钉道感染发生率高以及截骨处延迟愈合。如果骨缺损相对小,截骨处可愈合,从而避免骨延迟愈合;然而,如果骨缺损很大,骨搬运就不适合了。

诱导膜和自体骨移植

最新的观点认为在第一阶段需在骨端放入骨水泥。6~8周取除骨水泥,然后骨移植并用异体诱导膜包绕[21]。这种膜可显著阻止移植骨的吸收以及促进骨愈合。长达22cm的骨缺损曾用这种技术桥接好了[22-24]。

同种异体骨移植

用同种异体骨重建骨干缺损在骨肿瘤外科中广泛应用[25-27](图73.11)。该种方法受限于骨库的可用性。同种异体骨移植有个问题需注意,那就是有骨折倾向[28]。移植骨的早期骨折可能可用骨水泥插入移植骨髓腔来减少到最小[4]。

放疗后切除部位的替代

恶性骨肿瘤病人需切除整段肿瘤骨。切下的肿瘤骨经过合适的方法杀死肿瘤细胞后再植是一种可桥接骨缺损的方法。杀死骨肿瘤细胞的方法有高压蒸汽法、微波辐射法、煮沸法、液体氮法和体外放疗法[29-33]。如果切除术前有病理性骨折或骨皮质广泛变薄,该方法不适合。

假体置换

内在的假体置换很少用于儿童骨干缺损。然而,如果切除部位为干骺端或是骨骺,假体置换是可以考虑的一种方法[34,35]。对于骺板需切除的病例,可延长假体能消除或至少减轻肢体不等长的程度(图73.12)。

这些治疗方法的优、缺点见表73.1。

为了恢复骨的连续性需接受骨功能的丧失

支具

如果为了恢复肱骨或前臂的骨不连而尝试了多次手术,结果仍然是失败的时,支具是一种有用的方法。当手的功能很好时,通过支具固定上肢不稳定的部位,上肢的整体功能会改善。支具也可用于下肢,但是下肢功能不会像截肢后安装假肢那么好。

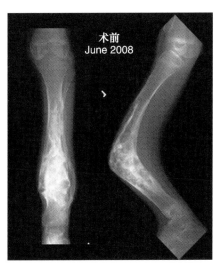
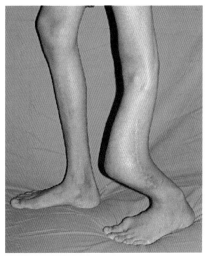

图73.8 一个患有胫骨复发的进展性骨纤维结构不良的女孩的临床表现和X线片。腓骨也出现畸形

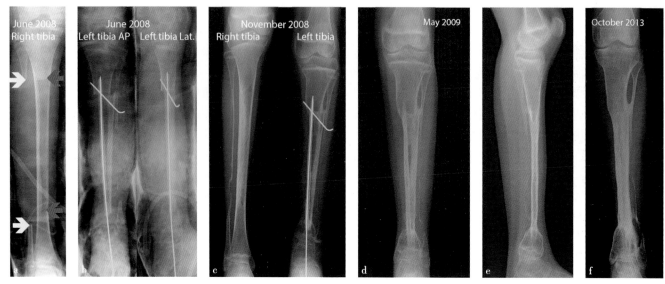

图 73.9 患儿 X 线片：左侧胫骨、腓骨病变部位被切除。取右侧胫腓骨骨段行自体骨移植（a）；一段腓骨（黄色箭头所指）和一大块胫骨骨皮质（红色箭头所指）用于重建左侧胫骨（b）。移植骨融合（c 和 d），并且随着时间推移而增生（e 和 f）。没有出现肢体短缩畸形

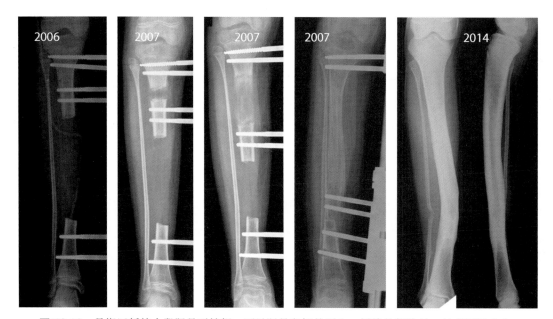

图 73.10 骨搬运桥接大段胫骨干缺损。可见胫骨良好的再生。桥接的部位见一长骨延迟愈合，需额外的手术促进骨愈合。胫骨桥接的部位有些成角畸形，进一步手术被患者拒绝

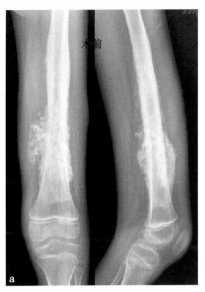
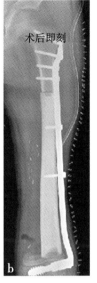
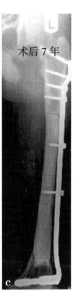

图 73.11 骨肉瘤患儿（a）整段病变骨被切除（切除标本见图 73.1 中 c），骨缺损用同种异体骨移植（b 和 c）。感谢印度孟买的 AjayPuri 医生提供的资料

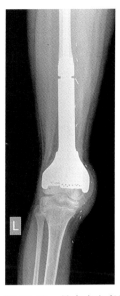
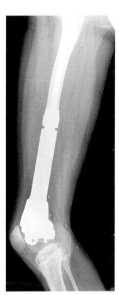

图 73.12 骨肉瘤患者肿瘤骨切除后用假体置换重建骨缺损。感谢印度孟买的 AjayPuri 医生提供的资料

表 73.1 桥接长骨干缺损的各种手术方法的优、缺点

自体骨重建骨缺损								
特点	局部腓骨或尺骨移植	游离的带血管蒂的骨移植	游离的不带血管蒂的骨移植	游离的不带血管蒂的带有诱导膜的骨移植	骨搬运	体外照射后的骨段移植	同种异体骨移植	假体桥接骨缺损
可行性	仅对胫骨或桡骨远端缺损可行	可重建任何长骨骨缺损，只要软组织不是严重的瘢痕需显微血管吻合技术	可重建任何长骨骨缺损	可重建任何长骨骨缺损	可重建任何长骨骨干缺损需有外固定架技术并且要求术后精心护理外固定架	适用于没有病理性骨折和显著骨皮质变薄的任何长骨的恶性骨肿瘤	可重建任何长骨骨缺损受制于骨库中的资源	可用于恶性骨肿瘤
手术的难易程度及费用情况	简单；便宜	复杂；昂贵	简单；便宜	简单；比较昂贵（分两期手术）	比较复杂；比较昂贵	简单；便宜	比较复杂；比较昂贵	复杂；昂贵
骨潜在的愈合能力	优良	优良	较好	很好	优良	在干骺端中等；在骨干差	差	不适合评价
重建部分的承力能力及骨折倾向	很好	很好	中等；有骨折倾向	很好	很好	中等	差；显著的骨折倾向	不适合评价
感染风险	低	低	低	低	低	高	高	高
供体部位的发病率	低；如果发生，在同一肢体	中等程度；如果发生，在远处部位	中等程度；如果发生，在远处部位	中等程度；如果发生，在远处部位	不适合评价	无	不适合评价	不适合评价

续表

自体骨重建骨缺损								
桥接骨缺损愈合时间	短	短	短	短	长	短	短	短
术后至肢体承重时间(例如不需保护的承受体重)	中等	中等	较长	较长	很长	较长	较长	很短
如果手术失败,挽救的可能性	尽可能挽救	尽可能挽救	尽可能挽救	尽可能挽救	尽可能挽救	可能需要截肢	可能需要截肢	可能需要截肢

截肢

当想尽办法桥接股骨或胫骨骨缺损失败时,截肢并安装假肢是合理的方法。该方法可以获得良好的功能。截肢的部位是骨不愈合的部位,而且需留给近端足够的距离来安装假肢。

旋转成形术

如果股骨骨缺损不能桥接,旋转成形术是一种有用的方法。可安装膝下假体来使踝关节功能相当于膝关节的功能。

治疗时考虑的因素

患儿年龄

在年龄非常小的儿童,重建骨干缺损是困难的,因为可用的皮质骨移植物尺寸很小,用于移植的髂骨骨松质很少,合适的固定很困难。然而,如果骨膜完整,在幼龄儿童移植物的愈合是很好的。

骨缺损的大小

小的骨缺损可以用简单的移植技术治疗,但大的骨缺损治疗需更多精细的手术。

骨膜的完整性

完整的骨膜极大的增加了重建术的成功率[36]。有时候,在骨愈合的部位可出现自发的骨吸收,而没有移植物桥接时,因骨太薄弱而不能承受压力。

相关的短缩的出现

当重建骨缺损或骨愈合的部位存在骨吸收时,将会发生短缩。如果决定在重建术时矫正短缩,骨搬运是优先考虑的手术方案。

相关的骨骺和关节面的缺损

如果病变骨的邻近关节部位缺失,需行关节融合术。对于肿瘤病例,可行假体置换术。

严重的软组织瘢痕形成

软组织瘢痕可妨碍血管吻合,可能需行重建术。

潜在的疾病

骨肿瘤整段骨切除需用切下的骨重建;但当感染或是创伤引起骨缺损时,就不能用切下的骨重建。

成骨不全症病例骨不愈合是十分难治的[5,6]。外科医生和患儿的父母需懂得行重建术时有很高的失败率。

恶性骨肿瘤病例需额外考虑的因素

- 肿瘤切除术前的病理性骨折
- 肿瘤部位的状态—病理性骨折或骨皮质显著变薄可妨碍用切下的肿瘤骨重建骨缺损。

推荐的治疗方案

骨干缺失的治疗大纲见表 73.2 和表 73.3。

表 73.2 儿童长骨骨干缺损的治疗大纲（除外恶性骨肿瘤切除后的重建）

适应证								
幼儿 + 任何骨的小缺损（<2cm） + 完整的骨外膜（例如创伤致骨缺损） + 无短缩 ↓ 自体不带血管蒂的松质骨移植入骨膜鞘内	幼儿 + 股骨或肱骨骨干大段缺损 + 完整的骨外膜（例如创伤致骨缺损） + 无短缩 ↓ 自体不带血管蒂的腓骨移植入骨膜鞘内并用内/外固定	幼儿 + 胫骨或桡骨远端大段骨缺损 + 骨膜不完整 + 无短缩 ↓ 用同侧腓骨或尺骨移植，使前臂或小腿变成"单根骨"	任何年龄的儿童 + 任何骨干任何长度的骨缺损 + 骨膜不完整 + 无短缩或轻微短缩 ↓ 用骨水泥诱导（Ⅰ期） + 自体不带血管蒂的腓骨和骨松质植入 + 内/外固定（Ⅱ期）	任何年龄的儿童 + 任何骨干缺损 <5cm + 骨膜不完整 + 中等程度的短缩 ↓ 应用外固定架 + 早期骨缺损处的桥接 + 近侧干骺端的延长	任何年龄的儿童 + 任何骨干缺损 >5cm + 骨膜不完整 + 中等程度的短缩 ↓ 应用外固定架 + 骨搬运 + 骨缺损处桥接后的延长	任何年龄的儿童 + 任何骨干缺损 >5cm + 骨膜不完整 + 严重的短缩 ↓ 应用外固定架 + 骨搬运 + 骨缺损处牢固愈合后分步延长	任何年龄、没有成骨不全症的儿童 + 任何骨干缺损 >5cm + 骨膜不完整 + 重建术失败 + 血管造影示可行血管吻合术 ↓ 游离的带血管蒂的骨移植	成骨不全症的儿童 + 肱骨或股骨骨不连 + 重建术失败 ↓ 功能性的支具
治疗								

表 73.3 恶性骨肿瘤切除后骨干缺损的治疗大纲

适应证			
桡骨远端或胫骨骨干切除后引起的骨缺损 ↓ 用腓骨或尺骨重建骨缺损，使前臂或小腿变成"单根骨"	非桡骨远端或胫骨骨干切除后引起的骨缺损 + 切除术前无病理性骨折 + 骨皮质不是很薄 ↓ 体外照射后行再植术	非桡骨远端或胫骨骨干切除后引起的骨缺损 + 切除术前有病理性骨折或者骨皮质很薄 ↓ 用同种异体骨移植重建骨缺损	骨干切除引起的骨缺损延伸至干骺端 ↓ 用常规的可延长的假体置换
治疗			

参考文献

1. Sales de Gauzy J, Fitoussi F, Jouve JL, Karger C, Badina A, Masquelet AC. Traumatic diaphyseal bone defects in children. *Orthop Traumatol Surg Res* 2012; **98**: 220–6.
2. Patwardhan S, Shyam AK, Mody RA, Sancheti PK, Mehta R, Agrawat H. Reconstruction of bone defects after osteomyelitis with nonvascularized fibular graft: A retrospective study in twenty-six children. *J Bone Joint Surg Am* 2013; **95**: e561–6.
3. Theodorou SD, Tsouparopoulos D, Economou K, Kostopoulos N. Pseudarthrosis of the long bones with extensive loss of bone substance following osteomyelitis in children. *Acta Orthop Belg* 1972; **38**: 324–34.
4. Puri A, Gulia A. Paediatric diaphyseal malignant tumors: Options for reconstruction after intercalary resection. *J Pediatr Orthop B* 2011; **20**: 309–17.
5. Agarwal V, Joseph B. Non-union in osteogenesis imperfecta. *J Pediatr Orthop B* 2005; **14**: 451–5.
6. Devalia KL, Mehta R, Yagnik MG. Use of maternal bone grafting for long standing segmental gap non-union in Osteogenesis Imperfecta: A case report with review of literature. *Injury* 2005; **36**:1130–4.
7. Gan AW, Puhaindran ME, Pho RW. The reconstruction of large bone defects in the upper limb. *Injury* 2013; **44**: 313–7.
8. Puri A, Gulia A, Agarwal MG Reddy K. Ulnar translocation after excision of a Campanacci grade-3 giant-cell tumour of the distal radius: An effective method of reconstruction. *J Bone Joint Surg Br* 2010; **92**: 875–9.
9. Codman, EA. Bone transference: Report of a case of operation after the method of Huntington. *Ann Surg* 1909; **49**: 820–3.

10. Agiza AR. Treatment of tibial osteomyelitic defects and infected pseudarthroses by the Huntington fibular transference operation. *J Bone Joint Surg Am* 1981; **63**: 814–9.

11. Puri A, Subin BS, Agarwal MG. Fibular centralisation for the reconstruction of defects of the tibial diaphysis and distal metaphysis after excision of bone tumours. *J Bone Joint Surg Br* 2009; **91**: 234–9.

12. Catagni MA, Camagni M, Combi A, Ottaviani G. Medial fibula transport with the Ilizarov frame to treat massive tibial bone loss. *Clin Orthop Relat Res* 2006; **448**: 208–16.

13. Catagni MA, Ottaviani G, Camagni M. Treatment of massive tibial bone loss due to chronic draining osteomyelitis: Fibula transport using the Ilizarov frame. *Orthopedics* 2007; **30**: 608–11.

14. El-Gammal TA, El-Sayed A, Kotb MM. Reconstruction of lower limb bone defects after sarcoma resection in children and adolescents using free vascularized fibular transfer. *J Pediatr Orthop B*; 200; **12**: 233–43.

15. Sundaresh, DC, Gopalakrishnan D, Shetty N. Vascularised rib graft defects of the diaphysis of the humerus in children: A report of two cases. *J Bone Joint Surg Br* 2000; **82**: 28–32.

16. Dodabassappa SN, Shah HH, Joseph B. Donor site morbidity following the harvesting of cortical bone graft from the tibia in children. *J Child Orthop* 2010; **4**: 417–21.

17. Demiralp B, Ege T, Kose O, Yurttas Y, Basbozkurt M. Reconstruction of intercalary bone defects following bone tumor resection with segmental bone transport using an Ilizarov circular external fixator. *J Orthop Sci* 2014; **19**: 1004–11.

18. Hill RA, Tucker SK. Leg lengthening and bone transport in children. *Br J Hosp Med* 1997; **57**: 399–404.

19. Zhang Q, Yin P, Hao M, Li J, Lv H, Li T et al. Bone transport for the treatment of infected forearm nonunion. *Injury* 2014; **45**: 1880–4

20. Wan J, Ling L, Zhang XS, Li ZH. Femoral bone transport by a monolateral external fixator with or without the use of intramedullary nail: A single-department retrospective study. *Eur J Orthop Surg Traumatol* 2013; **23**: 457–64.

21. Masquelet AC, Begue T. The concept of induced membrane for reconstruction of long bone defects. *Orthop Clin North Am* 2010; **41**: 27–37.

22. Auregan JC, Begue T. Induced membrane for treatment of critical sized bone defect: A review of experimental and clinical experiences. *Int Orthop* 2014; **38**: 1971–8.

23. Chotel F, Nguiabanda L, Braillon P, Kohler R, Berard J, Abelin-Genevois K. Induced membrane technique for reconstruction after bone tumor resection in children: A preliminary study. *Orthop Traumatol Surg Res* 2012; **98**: 301–8.

24. Taylor BC, French BG, Fowler TT, Russell J, Poka A. Induced membrane technique for reconstruction to manage bone loss. *J Am Acad Orthop Surg* 2012; **20**: 142–50.

25. Cara JA, Lacleriga A, Canadell J. Intercalary bone allografts: 23 tumor cases followed for 3 years. *Acta Orthop Scand* 1994; **65**: 42–6.

26. Donati, D, Capanna R, Campanacci D, Del Ben M, Ercolani C, Masetti C et al. The use of massive bone allografts for intercalary reconstruction and arthrodeses after tumor resection: A multi-centric European study. *Chir Organi Mov* 1993; **78**: 81–94.

27. Frisoni T, Cevolani L, Giorgini A, Dozza B, Donati DM. Factors affecting outcome of massive intercalary bone allografts in the treatment of tumours of the femur. *J Bone Joint Surg Br* 2012; **94**: 836–41.

28. Thompson RC Jr, Garg A, Clohisy DR, Cheng EY. Fractures in large-segment allografts. *Clin Orthop Relat Res* 2000; **370**: 227–35.

29. Hong AM, Millington S, Ahern V, McCowage G, Boyle R, Tattersall M et al. Limb preservation surgery with extracorporeal irradiation in the management of malignant bone tumor: The oncological outcomes of 101 patients. *Ann Oncol* 2013; **24**: 2676–80.

30. Manabe J, Ahmed AR, Kawaguchi N, Matsumoto S, Kuroda H. Pasteurized autologous bone graft in surgery for bone and soft tissue sarcoma. *Clin Orthop Relat Res* 2004; **419**: 258–66.

31. Lu S, Wang J, Hu Y. Limb salvage in primary malignant bone tumors by intraoperative microwave heat treatment. *Chin Med J (Engl)* 1996; **109**: 432–6.

32. Puri A, Gulia A, Agarwal M, Jambhekar N, Laskar S. Extracorporeal irradiated tumor bone: A reconstruction option in diaphyseal Ewing's sarcomas. *Indian J Orthop* 2010; **44**: 390–6.

33. Puri A, Gulia A, Jambhekar N, Laskar S. The outcome of the treatment of diaphyseal primary bone sarcoma by resection, irradiation and re-implantation of the host bone: Extracorporeal irradiation as an option for reconstruction in diaphyseal bone sarcomas. *J Bone Joint Surg Br* 2012; **94**: 982–8.

34. Aldlyami E, Abudu A, Grimer RJ, Carter RS, Tillman RM. Endoprosthetic replacement of diaphyseal bone defects: Long-term results. *Int Orthop* 2005; **29**: 5–9.

35. Gosheger G, Gebert C, Ahrens H, Streitbuerger A, Winkelmann W, Hardes J. Endoprosthetic reconstruction in 250 patients with sarcoma. *Clin Orthop Relat Res* 2006; **450**: 164–71.

36. Bullens PH, Schreuder HW, de Waal Malefijt MC, Verdonschot N, Buma P. The presence of periosteum is essential for the healing of large diaphyseal segmental bone defects reconstructed with trabecular metal: A study in the femur of goats. *J Biomed Mater Res B Appl Biomater* 2010; **92**: 24–31.

10